Bettina Schmitz

Barbara Tettenborn (Hrsg.)

Paroxysmale Störungen in der Neurologie

Bettina Schmitz   Barbara Tettenborn (Hrsg.)

Paroxysmale Störungen in der Neurologie

Unter Mitarbeit von
C. L. Bassetti, H.-C. Diener, M. Dieterich, H. Gast, T. Grunwald,
P. Henningsen, M. Jeub, H. W. Kölmel, T. Klockgether,
G. Krämer, T. Lempert, H.-M. Meinck, I. Mothersill,
M. Mumenthaler, S. Noachtar, L. Schelosky, K. Schindler,
P. Urban, K. Werhahn, F. Weissinger, P. Wolf

Mit 53 Abbildungen und 44 Tabellen

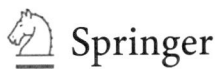 Springer

Priv.-Doz. Dr. Bettina Schmitz
Klinik und Poliklinik für Neurologie
Charité – Universitätsmedizin Berlin
Campus Virchow-Klinikum
Augustenburger Platz 1
13353 Berlin

Priv.-Doz. Dr. Barbara Tettenborn
Klinik für Neurologie
Kantonsspital St. Gallen
9007 St. Gallen, Schweiz

ISBN 3-540-40789-8
Springer Medizin Verlag Heidelberg

Bibliografische Information der Deutschen Bibliothek
Die Deutsche Bibliothek verzeichnet diese Publikation in der Deutschen Nationalbibliografie;
detaillierte bibliografische Daten sind im Internet über http://dnb.ddb.de abrufbar.

Springer Medizin Verlag.
Ein Unternehmen von Springer Science+Business Media
springer.de
© Springer Medizin Verlag Heidelberg 2005
Printed in Germany

Planung: Renate Scheddin
Projektmanagement: Gisela Zech-Willenbacher
Lektorat: Daniela Böhle, Berlin
Design: deblik Berlin

SPIN: 10924785
Satz: Fotosatz-Service Köhler GmbH, Würzburg
Druck: abcdruck GmbH, Heidelberg

Gedruckt auf säurefreiem Papier   26/3160/SM – 5 4 3 2 1 0

Geleitwort

Die Idee ist überraschend, ein Buch zu verfassen über ein Krankheitsgebiet, das in keiner Krankheitslehre vorkommt: über Störungen, die plötzlich kommen und wieder gehen, überfallartig oder im Crescendo auftreten und ebenso plötzlich wieder »weg« sein oder allmählich wieder abklingen können, Störungen, für die es zwar einen aus der Praxis hervorgegangenen Oberbegriff – den von Anfallskrankheiten –, aber keinen Ort im Krankheitssystem gibt.

Die einzige mit dem gegenwärtigen Vorhaben vergleichbare Monographie liegt fast 100 Jahre zurück. Das zum Klassiker gewordene Spätwerk von William Gowers über »Das Grenzland der Epilepsie – Ohnmachten, Vagusanfälle, Vertigo, Migräne, Schlafsymptome und ihre Behandlung« ist 1908 in deutscher Übersetzung erschienen und erst kürzlich wieder allgemein zugänglich geworden.[1]

Ausführliche Darstellungen der nichtepileptischen Anfallserkrankungen wurden seither nur gelegentlich in Lehrbüchern über Epilepsie vorgenommen wie in dem leider nie wieder aufgelegten »Anfälle im Kindesalter« von Philipp Bamberger und Ansgar Matthes (1959) und in dem zweibändigen Opus von William Lennox (1960), das schon im Titel – Epilepsy and Related Disorders – auf die »Borderlands of Epilepsy« Bezug nimmt.

War der Blick der Vorgänger immer auf die Differentialdiagnose gegenüber Epilepsie gerichtet, so orientieren sich die Autoren der vorliegenden Monographie primär an den krisenhaften Störungen der Tätigkeitsformen des Nervensystems: von Schlafen und Wachen, Wahrnehmen und Bewegen, Erinnern und Vergessen.

Mit dieser Verschiebung der Perspektive kommt eine neue Ordnung ins Blickfeld, die die epileptischen Anfälle einschließt, darüber hinaus aber alles Transitorische von kurzer Dauer mit dem Begriff von paroxysmalen Störungen umfasst. Die Gruppierung unter diesem Oberbegriff und die Einteilung mehr nach der Störung von Funktionen und Leistungen als nach nosologischen Entitäten bietet eine handliche Hilfe zur Unterscheidung, wie es sie bisher nicht gegeben hat. Auch wird es auf diese Weise leichter, die verschiedenen Störungsformen miteinander zu vergleichen und ihre Beziehungen untereinander zu studieren. So kann man sich etwa die Frage stellen, warum verschiedenartige Störungen durch die gleichen Triggermechanismen ausgelöst werden oder warum Störungen mit verschiedener Pathogenese auf die gleichen Medikamente ansprechen.

Die von der jungen Neurologengeneration, die dieses Buch verfasst hat, zum Ausdruck gebrachte Zuständigkeit der Neurologie für fast alle paroxysmal auftretenden Störungen ist allerdings nicht mehr vereinbar mit einer gelegentlich noch zu hörenden Selbstbeschränkung des Faches nur auf »organische Neurologie«. Denn zunächst ist der Arzt, zu dem Vertrauen entsteht, der Zuständige. Das ist auch bei psychogenen Störungen und auch in der Notaufnahme in der Regel der Neurologe. Und wer mit dem diagnostischen Gespräch und der körperlichen Untersuchung begonnen hat, kann das dadurch entstandene Vertrauensverhältnis nicht einfach weitergeben. Denn meist misslingt ein Weiterreichen zum »Psycho«, wie die Erfahrung gezeigt hat. Dass ein der jeweiligen Störung angemessener Umgang nicht nur in diagnostischer, sondern auch in therapeutischer Hinsicht vom Neurologen erwartet werden kann, ist nicht der geringste Gewinn dieses ungewöhnlichen Buches.

Dieter Janz
Berlin, im Sommer 2004

---

[1] Gowers WR ([1]1908, 2000) Das Grenzgebiet der Epilepsie – Ohnmachten, Vagusanfälle, Vertigo, Migräne, Schlafsymptome und ihre Behandlung. Neuausgabe der deutschen Übersetzung von »The borderland of epilepsy« (1907) mit einer neuen Einführung von Nicolaas Arts und Günter Krämer. Arts & Boeve, Nijmvegen.

Geleitwort

Vordergründig kann man sich fragen, was Ohnmachten, Kopfschmerzen, Schwindel, Sehstörungen, Gedächtnisstörungen, Ataxie und Angstzustände gemeinsam haben. Was rechtfertigt ihre Zusammenfassung in einer einzigen Monographie?

Und doch: Die beiden Herausgeberinnen, beide qualifizierte Expertinnen im Bereiche der Epileptologie und der klinischen Neurologie, haben zu Recht scheinbar so heterogene Bereiche in einem Band vereint. In der vorliegenden Monographie werden durch 21 Autoren Bereiche abgehandelt, die eines gemeinsam haben: Es handelt sich immer um Störungen, die »anfallsweise«, »paroxysmal«, »plötzlich«, »schlagartig«, »apoplektiform« auftreten.

Tatsächlich gibt es eine Reihe von Charakteristika neurologischer Störungen, die für deren diagnostische und ätiologische Zuordnung entscheidend sind. Eines davon sind deren temporale oder zeitliche Besonderheiten. Die Raschheit von deren Auftreten ist zum Beispiel eines davon. Tritt ein Ereignis sehr rasch oder gar schlagartig auf, dann bezeichnen wir es als paroxysmal. Eine weitere häufige zeitliche Besonderheit paroxysmaler Störungen ist das Repetitive, die Wiederholung eben dieser Anfälle. Als erfahrene Klinikerinnen haben Bettina Schmitz und Barbara Tettenborn als Herausgeberinnen und Autorinnen diese Aspekte als gemeinsamen Nenner der im vorliegenden Band abgehandelten Störungen genommen.

Ein weiterer Grund legitimiert die Zusammenfassung der Störungen in einem Band: Die Plötzlichkeit dieser Störungen rückt sie alle auch in den Bereich des Unerwarteten, des Bedrohlichen und des Notfalls.

Wie Peter Wolf im ersten Beitrag zu Recht betont, setzt die korrekte Präzisierung der Charakteristika eines paroxysmalen Phänomens eine subtile anamnestische Befragung voraus. Nicht selten wird man dort, wo die anfallsartige Störung von einer Beeinträchtigung des Bewusstseins begleitet wird, auch eine Fremdanamnese heranziehen müssen.

Die Autoren der einzelnen Beiträge haben jeder in seinem Bereich das Besondere der von ihnen dargelegten paroxysmalen Störung herausgearbeitet. Trotz der naturgemäß zu erwartenden Verschiedenheit des Stils und der Akzente ist doch eine befriedigende Homogenität im gemeinsamen Anliegen zustande gekommen: Das Besondere des Anfallsartigen in den verschiedenen abgehandelten Bereichen ist in jedem der Abschnitte angemessen in den Vordergrund gerückt worden. Es gelang den Autoren durchweg, dem Leser das Besondere der von ihnen abgehandelten Krankheitsbilder in ihrer diagnostischen Spezifität, in ihrer Dramatik und in Bezug auf den Umgang mit der Erkrankung nahe zu bringen. Geschildert werden je in eigenen Beiträgen z. B. Ohnmachten und Sturzanfälle, Schwindel, Kopfschmerzen, Sehstörungen, Lähmungen, Muskelzuckungen, Gedächtnisstörungen, Angstanfälle, Ataxien und vegetative Störungen. Damit erfahren viele neurologische Syndrome eine Darstellung unter Betonung des ihnen gemeinsamen Aspekts des Anfallsartigen.

Gerade Erkrankungen, die das zentrale Nervensystem tangieren, manifestieren sich oft plötzlich, schlagartig, paroxysmal. Dies in einer Monographie zusammenzufassen, ist praktisch, nützlich und sinnvoll. Möge der Band nicht nur Neurologen, sondern auch all jenen Ärzten nützen, die in der Alltagspraxis und in der Notfallstation mit akuten Erkrankungen konfrontiert werden.

Marco Mumenthaler
Zürich, im Sommer 2004

Vorwort

In den letzten Jahren hat sich die Medizin zunehmend von einem Fachgebiet, in dem klinische Erfahrung und Raffinesse gefordert sind, in eine hochtechnisierte und kostenaufwändige Disziplin verwandelt. Dabei besteht die ärztliche Kunst doch eigentlich in der klinischen Evaluation, der differentialdiagnostischen Überlegung und der begründeten und damit ökonomischen Auswahl der Zusatzdiagnostik. Paroxysmale Störungen können alle Bereiche der Wahrnehmung, des Denkens und Fühlens, der Motorik, der Sensibiliät, der Koordination und des Vegetativums betreffen. Daher sind nicht nur Neurologen, sondern auch Kliniker aller angrenzenden Fachgebiete mit der differentialdiagnostischen Abklärung dieser transienten Ereignisse konfrontiert. Die besondere Herausforderung besteht darin, dass die Symptome in der Regel nicht mehr vorhanden sind, wenn sich der Patient beim Arzt vorstellt. Deshalb basieren die differentialdiagnostischen Überlegungen im Wesentlichen auf den Schilderungen des Betroffenen oder von Zeugen, die aber immer nur so gut sein können wie es die Interviewtechnik des Arztes erlaubt. Der Schwerpunkt in dem vorliegenden Buch wurde daher auf die klinischen Besonderheiten gelegt, die in der Eigen- oder Fremdanamnese bzw. in der Anfallsbeobachtung relevant sind, und die zusammen mit den Ergebnissen der gezielten Zusatzdiagnostik unter Berücksichtigung aller in Frage kommender Differentialdiagnosen zur richtigen Diagnose führen.

Wir freuen uns, dass erfahrene Kliniker aus Deutschland und der Schweiz bereit waren, die einzelnen Kapitel zu bearbeiten, und bedanken uns sehr herzlich für deren Engagement. Unser besonderer Dank gilt dem Springer-Verlag, der spontan für unsere Buchidee zu begeistern war. Frau Zech-Willenbacher hat uns maßgeblich geholfen, die Idee in die Realität umzusetzen, und uns in jeder Phase des Projektes tatkräftig und unbürokratisch unterstützt.

Wir hoffen, dem Leser mit diesem Buch eine praktische Hilfe für die klinische Erarbeitung in Frage kommender Differentialdiagnosen bei paroxysmalen Störungen zu bieten. Wir sind uns bewusst, dass es sicher noch Verbesserungsmöglichkeiten gibt, und sind daher für jegliche Anregungen dankbar. Es wäre schön, wenn sich die Freude, die wir an der klinischen Medizin haben, durch unser Buch auf den Leser übertragen würde, und wünschen deshalb nicht nur Erkenntnisgewinn, sondern auch Vergnügen bei der Lektüre.[1]

Berlin, St. Gallen, im Juli 2004
Bettina Schmitz, Barbara Tettenborn

---

[1] Obwohl es sich bei der Behandlung immer um Ärztinnen und Ärzte sowie Patientinnen und Patienten handelt, wurde im vorliegenden Buch zur besseren Lesbarkeit auf die Nennung der weiblichen Form verzichtet.

Inhaltsverzeichnis

Autorenverzeichnis

Bassetti, C. L., Prof. Dr.
Neurologische Klinik, Universitätsspital Zürich
Frauenklinikstr. 26, 8091 Zürich, Schweiz

Diener, H.-C., Prof. Dr.
Klinik und Poliklinik für Neurologie
Universitätsklinikum Essen
Hufelandstr. 55
45147 Essen

Dieterich, M., Prof. Dr.
Neurologische Universitätsklinik Mainz
Langenbeckstr. 1, 55131 Mainz

Gast, H., Dr.
Neurologische Klinik, Universitätsspital Zürich
Frauenklinikstr. 26, 8091 Zürich, Schweiz

Grunwald, T., Priv.-Doz. Dr. Dr.
Schweizerisches Epilepsiezentrum
Klinische Neurophysiologie
Bleulerstr. 60, 8008 Zürich, Schweiz

Henningsen, P., Priv.-Doz. Dr.
Abt. für Psychosomatik
Klinik für Psychosomatik, Universitätsklinikum
Thibautstr. 2, 69115 Heidelberg

Jeub, M., Dr.
Klinik und Poliklinik für Neurologie
Universitätsklinikum Bonn
Sigmund-Freud-Str. 25, 53105 Bonn

Kölmel, H.-W., Prof. Dr.
Klinik für Neurologie, Helios Klinikum Erfurt
Nordhäuser Str. 74, 99089 Erfurt

Klockgether, T., Prof. Dr.
Klinik und Poliklinik für Neurologie
Universitätsklinikum Bonn
Sigmund-Freud-Str. 25, 53105 Bonn

Krämer, G., Dr.
Schweizerisches Epilepsiezentrum
Bleulerstr. 60, 8008 Zürich, Schweiz

Lempert, T., Prof. Dr.
Neurologische Abteilung
Schlosspark-Klinik, Heubnerweg 2,
14059 Berlin

Meinck, H.-M., Prof. Dr.
Neurologische Universitätsklinik
Im Neuenheimer Feld 400, 69120 Heidelberg

Mothersill, I.
Schweizerisches Epilepsiezentrum
Bleulerstr. 60, 8008 Zürich, Schweiz

Mumenthaler, M., Prof. Dr.
Witikoner Str. 326, 8053 Zürich, Schweiz

Noachtar, S., Priv.-Doz. Dr.
Neurologische Klinik und Poliklinik
Klinikum Großhadern
Ludwig-Maximilians-Universität
Marchioninistr. 15, 81377 München

Schelosky, L., Dr.
Medizinische Klinik
Neurologie, Kantonsspital Münsterlingen
8596 Münsterlingen, Schweiz

Schindler, K., Dr.
Neurologische Klinik, Universitätsspital Zürich
Frauenklinikstr. 26, 8091 Zürich, Schweiz

Schmitz, B., Priv.-Doz. Dr.
Klinik und Poliklinik für Neurologie
Charité – Universitätsmedizin Berlin
Augustenburger Platz 1, 13353 Berlin

Tettenborn, B., Priv.-Doz. Dr.

Klinik für Neurologie, Kantonsspital St. Gallen
9007 St. Gallen, Schweiz

Urban, P., Priv.-Doz. Dr.

Neurologische Universitätsklinik Mainz
Langenbeckstr. 1, 55131 Mainz

Werhahn, K., Priv.-Doz. Dr.

Neurologische Universitätsklinik Mainz
Langenbeckstr. 1, 55131 Mainz

Weissinger, F., Dr.

Klinik und Poliklinik für Neurologie
Charité – Universitätsmedizin Berlin
Schumannstr. 20/21, 10177 Berlin

Wolf, P., Prof. Dr.

Epilepsihospitalet
Kolonivej 1, 4293 Dianalund, Dänemark

Anfallserkrankungen: Diagnostischer Goldstandard Anamnese

P. Wolf

Geht es überhaupt an, die Anamnese als diagnostischen »Goldstandard« zu bezeichnen?

Ein Goldstandard ist im Allgemeinen eine fest etablierte, zuverlässige Größe, ein Referenzpunkt, woran sich andere Maßnahmen messen lassen müssen. Man denkt an harte Daten, quantitativ überprüfbar und vielfach belegt.

Demgegenüber ist die Anamnese eine »weiche«, intersubjektive Angelegenheit, von Missverständnissen unter allen Beteiligten, Vorurteilen und der Verführung zu Suggestivfragen bedroht. Dennoch steht außer Frage, dass die Ergebnisse auch der exaktesten Untersuchungsmethoden nur dann klinisch verwertbar sind und therapeutische Konsequenzen haben können, wenn sie mit den anamnestisch gewonnenen Daten sinnvoll übereinstimmen. Man geht mit diesen also wie mit einem Goldstandard um, einem oder dem wesentlichen Prüfstein für die Plausibilität der Befunde.

1.1 Besonderheiten der Anfallsanamnese

Die große Bedeutung der Anamnese gilt in besonderem Maße für Anfallserkrankungen: Viele Arten von Anfällen enthalten subjektive Symptome oder bestehen sogar ausschließlich aus solchen, die aufgrund ihrer Flüchtigkeit kaum zu objektivieren und anders als durch die Anamnese überhaupt nicht zu ermitteln sind. Hier besteht nun die Schwierigkeit, dass die ungefilterten Berichte der Patienten über ihre Wahrnehmungen für den Arzt oft nicht unmittelbar verwertbar sind, sondern der Klärung durch Nachfragen, einer Strukturierung und »Übersetzung« bedürfen. An dieser Stelle kommt alles darauf an, dass der Arzt vermeidet, in die Patienten Dinge »hineinzufragen«, die von seinen eigenen Hypothesen und Vorurteilen bestimmt sind. Gleichzeitig ist es oft unumgänglich, das ärztliche Vorwissen über typische Anfallssymptome in das Anamnesegespräch einzubringen, weil anders eine Strukturierung unmöglich sein kann. Hier gilt es, die richtige Balance zu finden, die eigenen Fragen kritisch zu reflektieren und immer darauf gefasst zu sein, eine Arbeitshypothese über den wahrscheinlichen Anfallstyp auch wieder aufgeben zu müssen. Eine gute Anfallsanamnese erfordert vom Arzt ein ungewöhnlich hohes Maß an Konzentration und Disziplin.

Eine Idealvorstellung könnte sein, dass der die Anamnese erhebende Arzt versucht, völlig neutral zu bleiben und seine Subjektivität vollständig auszuschalten, um sich jeder Einflussnahme auf die Patienten zu enthalten. Dies klingt schwer durchführbar wenn nicht gar utopisch, es ist aber z. B. von Schöndienst und Gülich in ihrem sprachanalytischen Forschungsprojekt über die Spontanberichte von Anfallspatienten durch die Reduktion auf wenige Standardfragen nach einem Gesprächsleitfaden zum methodischen Prinzip gemacht worden (Schöndienst 2002). Die Berichte werden aufgezeichnet, transkribiert und einer detaillierten linguistischen Analyse unterzogen. Daraus sind bereits einige qualitative und quantitative Kriterien entwickelt worden, die z. B. mit hoher Wahrscheinlichkeit die Unterscheidung fokaler epileptischer Anfälle von pseudoepileptischen Anfällen ermöglichen. Aus diesen sich noch in einem frühen Stadium befindenden Forschungen werden später vermutlich Softwareprogramme entwickelt werden können, die solche diagnostischen Schlüsse schnell und evtl. online gestatten. Hier wird das Kriterium messbarer und überprüfbarer, in der Anamnese begründeter Daten weitgehend erfüllt, doch handelt es sich um eine Analyse der sprachlichen **Formen** und nicht der inhaltlichen Aussagen der Patienten, also nur um **einen**, sehr speziellen und bisher vernachlässigten Aspekt anamnestischer Eigenberichte.

Ob für die inhaltlichen Aspekte ein ähnliches Maß an Objektivität erreichbar ist, erscheint sehr fraglich. Ist das überhaupt erstrebenswert und sinnvoll? Mit der Anamnese werden zunächst diagnostische Ziele verfolgt, die vor allem die Differentialdiagnose und Differentialtypologie der Anfälle, ihre Ätiologie und Anatomie betreffen. Die diagnostische Beurteilung vollzieht sich im Verlauf der Anamneseerhebung. Es werden diagnostische Hypothesen gebildet, weiterverfolgt oder verworfen; die Hypothesen steuern den Verlauf des Gesprächs: Will man epileptische Anfälle von einer Migraine accompagnée abgrenzen, stellt man völlig andere Fragen, als wenn es um die Unterscheidung zwischen fokalen und generalisierten epileptischen Anfällen geht. Schon die letztere relativ grobe Gliederung kann der Fragetechnik sehr viel abverlangen. Dies gilt z. B. wenn es darum geht, ob Wahrnehmungen des Patienten zu Beginn des Anfalls oder unmittelbar davor als Auren im Sinne eines fokalen Beginns, als generalisierte kleine Anfälle oder als unspezifische Empfindungen einzuordnen sind. Dabei sind oft Justierungen der Fragetechnik nötig, um sie dem sprachlichen Verständnis- und Ausdrucksvermögen der Patienten anzupassen.

Am Ende der Anamnese eines fokalen epileptischen Anfalls sollte der Arzt eine möglichst präzise Vorstellung davon entwickelt haben, wo im Gehirn der Anfall entsteht und wie er sich ausbreitet. Dafür ist es äußerst wichtig, die genaue Sequenz der Anfallssymptome zu erfassen. Die Patienten beschreiben die Symptome jedoch meistens hierarchisierend danach, was sie am stärksten beeindruckt, und lassen sich manchmal nur mühsam davon abbringen. Anatomische Schlüsselhinweise können aber durchaus in Symptomen liegen, die so subtil sind, dass sie dem Patienten gar keiner Erwähnung wert erscheinen.

Anfallsanamnesen sind daher immer strukturierende und auch bis zu einem gewissen Grade strukturierte Anamnesen. Ihre genaue Dynamik ist aber letzten Endes das Ergebnis einer Interaktion zwischen Fragendem und Befragtem, deren Verlauf nicht vorhersagbar ist.

Ein derart vertieftes Gespräch zwischen Arzt und Patient eröffnet aber auch Perspektiven, die über das rein Diagnostische hinausgehen. Die meisten Patienten sind es nicht gewohnt, so detailliert und sachkundig befragt zu werden. Sie fühlen sich auf eine Weise ernst genommen, die gute Voraussetzungen für die therapeutische Beziehung schafft, die sich aus diesem Gespräch oft entwickeln soll.

Gleichzeitig lassen sich aus vielen Anamnesegesprächen auch jenseits der differentialdiagnostischen und anatomischen Schlussfolgerungen wichtige therapeutische Ansätze in mehreren Richtungen gewinnen. Hierzu gehört z. B. die Entwicklung von Selbstkontrollstrategien durch Vermeidung von spezifischen oder unspezifischen Anfallsauslösern sowie durch eine angemessene Umgehensweise mit Anfällen, etwa im Sinne der Vermeidung von Verletzungen oder der Entwicklung von Gegensteuerungsstrategien. Voraussetzung hierfür ist natürlich, dass man nach Auslösern und nach Verhaltensweisen zum Anfall gefragt hat.

Sprachliche Kommunikation schlägt fehl, wenn die Gesprächspartner aneinander vorbeireden. Vom Anamnesegespräch hängt diagnostisch und therapeutisch so viel ab, dass dies auf jeden Fall vermieden werden muss. Wer eine Anamnese erhebt, muss sich bewusst sein, dass er sich in einer asymmetrischen Gesprächssituation befindet, in der er selbst der Überlegene ist. Deshalb ist der Arzt derjenige, der für das Gelingen verantwortlich ist. Dabei muss er sich ferner bewusst sein, dass Missverständnisse in beide Richtungen möglich sind.

1.2 Sich dem Patienten verständlich machen

Wer vom Patienten brauchbare Angaben bekommen will, muss seine Fragen so stellen, dass dieser sie verstehen kann.

Die wenigsten Patienten haben Medizin studiert und kennen unsere Fachsprache. Mit Nichtmedizinern in allgemein verständlichen Begriffen zu reden ist deshalb mehr als nur ein Gebot der Höflichkeit, es ist einfach notwendig.

Exkurs

Vor einigen Jahren ergab sich bei einer Untersuchung darüber, wie Patienten medizinische Fachausdrücke aufnehmen, dass ein nicht geringer Prozentsatz unter »Medikamentendosis« die Dose verstand, in der die Tabletten abgepackt waren.

In der asymmetrischen Gesprächssituation kann man auch nicht voraussetzen, dass der Patient zurückfragt, wenn er etwas nicht verstanden hat. Oft wird er sich genieren. Deshalb ist es Sache des Arztes, sich zu vergewissern, dass er verstanden wurde.

1.3 Verstehen, was der Patient sagt

Dass es auch darauf ankommt, die Aussagen der Patienten richtig zu verstehen, ist nur scheinbar trivial.

Gemeint sind hier nicht in erster Linie Dialekte oder sprachliche Besonderheiten mancher ausländischer Patienten (auch wenn man z. B. wissen sollte, dass Patienten aus Mittelmeerländern Tabletten oft »trinken« statt »nehmen«), sondern sprachliche Vagheiten und Metaphern. Hier einige Beispiele:

❯ Beispiel

Wenn ein Patient berichtet, im Anfall »**neben sich zu stehen**«, so neigt man unwillkürlich dazu, das nach einer im heutigen Sprachgebrauch gängigen Metapher als eingeschränkte Attenz oder Geistesgegenwart zu verstehen und darüber hinwegzugehen. Der Patient kann aber etwas ganz anderes meinen, nämlich ein Doppelgängererlebnis, ein bei Parietallappenanfällen manchmal vorkommendes, sehr spezifisches Symptom, das von den Patienten meistens so benannt wird. In einer Anfallsanamnese **muss** auf diese Aussage die Rückfrage folgen, auf welcher Seite er neben sich stehe. Diese Frage kann ein Patient mit iktalen Doppelgängererlebnissen in der Regel prompt beantworten, während sie im Rahmen der Metapher keinen Sinn ergibt.

❯ Beispiel

»**Schwarzwerden vor den Augen**« ist eine typische Bezeichnung für die vegetative Aura vieler vasomotorischer Synkopen und meistens so zu verstehen. Trotzdem sollte man fragen, wie wörtlich das Schwarzwerden gemeint ist, denn es kann sich auch um ein Schwarzphotom als Symptom einer visuellen epileptischen Aura handeln. Wenn sich eine Schwarzwahrnehmung innerhalb des Gesichtsfelds bewegt, ist das Letztere sehr wahrscheinlich der Fall, ebenso wenn der Patient auf die Frage angibt, es handle sich um eine tiefschwarze Wahrnehmung. Die Unterscheidung ist aber anamnestisch nicht immer möglich.

❯ Beispiel

Die Unnatürlichkeit der Wahrnehmungen, die für viele epileptische Auren so charakteristisch ist, führt häufig dazu, dass die Patienten auf einen Ersatzbegriff ausweichen, der von der eigentlichen Wahrnehmung sogar relativ weit entfernt liegen kann. »**Schwindel**« ist der am häufigsten gebrauchte dieser Notbegriffe. Ihn unbefragt stehen zu lassen ist ein Fehler, besonders wenn es um die anamnestische Abgrenzung von Synkopen und epileptischen Anfällen geht. Hinter ihm können sich verschiedenste Symptome verbergen und bei epileptischen Anfällen haben viele von ihnen nicht die entfernteste Ähnlichkeit mit irgendetwas, was man üblicherweise Schwindel zu nennen pflegt.

Exkurs

Einer der bestbekannten traditionellen Begriffe in der Epileptologie, die »Aura«, wörtlich »kühler Luftzug«, ist wahrscheinlich ein Missverständnis und als Notbegriff in einem Anamnesegespräch entstanden. Es wird berichtet, Galen habe bei der Visite einen jungen Burschen nach seiner Anfallswahrnehmung gefragt und dieser habe ein vom Bein durch den Körper bis zum Kopf aufsteigendes Gefühl benannt, aber nicht beschreiben können. Dann habe ein anderer Junge, »der ein besserer Beobachter war«, die Empfindung mit einer kühlen Brise verglichen (Temkin 1971). Die Geschichte ergibt so keinen Sinn, denn es gab ja gar nichts zu »beobachten«. Man sieht die Situation deutlich vor sich: Der Patient stand wahrscheinlich vor eben dieser Schwierigkeit, etwas eigentlich Unbeschreibliches in Worte zu fassen, genierte sich und griff dankbar nach dem ersten sich bietenden Ausweg. Ich habe noch keinen Patienten getroffen, der seine Aura mit einem kühlen Luftzug verglichen hätte.

Illusionäre Wahrnehmungen sowie Halluzinationen beim Anfall werden von vielen Patienten zunächst verschwiegen, weil sie befürchten, für verrückt gehalten zu werden (oder befürchten, dies zu werden). Dies gilt nicht nur für epileptische Anfälle, sondern auch für die hypnagogen Halluzinationen, nach denen man bei der Differentialdiagnose eines Narkolepsie-Kataplexie-Syndroms fragen muss. Ein Anamnesegespräch muss unbedingt so geführt werden, dass der Patient Vertrauen fassen kann. Trotzdem muss nach solchen Symptomen vorsichtig, aber dennoch gezielt gefragt werden, wenn ein entsprechender Verdacht besteht, also z. B. bei Hinweisen auf Anfälle der temporoparietookzipitalen Übergangsregion.

1.4 Stichpunkte für die Anamneseerhebung bei Anfällen

Auch wenn man das Anamnesegespräch nicht nach einem starren Schema führen wird, sollte man doch als Standard einen bestimmten Themen- und Fragenkatalog durchgehen.

1.4.1 Eigenanamnese

> **Merke**
>
> Patienten berichten oft spontan nicht von allen Symptomen, sondern nur von den aufdringlichsten. Das zuerst genannte Symptom ist oft nicht das erste im Anfall, sondern das subjektiv eindrucksvollste.

- Was ist das erste Anzeichen eines Anfalls? (Frage wird nicht selten missverstanden und Patienten berichten über vermutete Anfallsauslöser)
- Was geht diesem evtl. voraus? (Auren werden subjektiv oft als Vorboten eingeordnet, die noch nicht zum Anfall gehören)
- Symptomensequenz?
- Auslösefaktoren (z. B. reflexepileptische Anfälle; Husten-, Schmerz- und Miktionssynkopen; affektiv ausgelöster kataplektischer Anfall; kinesigene paroxysmale Choreoathetose)?
- Abhängigkeit von Körperhaltungen (orthostatische Synkopen)?
- Erfahrungen mit Gegensteuern?
- Dauer des Anfalls?
- Tageszeitliche Bindung?

1.4.2 Fremdanamnese

> **Merke**
>
> Manche Beobachter haben eine hartnäckige Tendenz, nicht zu erzählen, was sie beobachtet haben, sondern wie sie sich selbst in der Situation verhalten haben. Dann können Geduld und beharrliches Nachfragen seitens des Interviewers schwer fallen, beides ist aber unerlässlich

- Wodurch auf den Anfall aufmerksam geworden?
- Was war das erste beobachtete Symptom?
- Symptomensequenz?
- Bewegungen (mit Ausmaß, Geschwindigkeit und Richtung)?
- Zuckungen? Versteifungen (wo; einseitig oder beidseitig; Dauer)?

- Ausbreitung motorischer Symptome?
- Gezielte Frage nach Automatismen (werden oft nicht spontan berichtet, selbst wenn sie ausgeprägt sind)
- Sturz? Wie gestürzt (steif oder schlaff; Richtung)?
- Muskeltonus schlaff oder steif?
- Augen offen oder geschlossen? Verdreht?
- Gesichtsausdruck? Blick?
- Verfärbung?
- Speichelfluss?
- Zungenbiss (seitlich oder Spitze; immer, häufig oder gelegentlich)?
- Enuresis?
- Ansprechbarkeit?
- Beim Anfall gesprochen? Wie (z. B. Kauderwelsch; grammatikalisch richtig, aber zusammenhangslos; Paraphasien)?
- (Geschätzte) Dauer des Anfalls? (Beobachter haben besonders nach schweren Krampfanfällen oft die Tendenz, die Phase postiktaler Beeinträchtigungen oder einen Nachschlaf mit hinzuzurechnen)
- Beginn und Ende abrupt oder gleitend?
- Postiktale Symptome (z. B. Sprachstörung; Lähmung oder Schwäche; Orientierungsstörung; Abwehrverhalten)?
- Laufen alle Anfälle mehr oder weniger gleich ab?

Es ist oft sinnvoll, die Eigen- und Fremdanamnese in einer Sitzung zusammen mit allen Beteiligten zu erheben und dabei ausdrücklich darauf hinzuweisen, dass viele Anfälle subjektive Symptome haben, die nur der Kranke kennt, und sichtbare Symptome, die alle wahrnehmen können außer dem Kranken selbst. Dadurch wird das den einzelnen Aussagen beizumessende Gewicht gleichmäßig verteilt. Für viele Betroffene, die Bevormundungen gewohnt sind, ist das etwas Neues. Man kann und sollte dann bei den einzelnen Symptomen nachfragen, ob die jeweils andere Seite dieses auch wahrnimmt oder ob es rein subjektiv oder rein objektiv ist.

Literatur

Schöndienst M (2002) Von einer sprachtheoretischen Idee zu einer klinisch-linguistischen Methode. Psychotherapie und Sozialwissenschaft 4:253–269

Temkin O (1971) The falling sickness. A history of epilepsy from the Greeks to the beginnings of modern neurology, 2nd edn. Johns Hopkins, Baltimore

Ohnmacht

F. Weissinger, T. Lempert

Mit dem volkstümlichen Begriff »Ohnmacht« wird ein Sturz mit kurzer Bewusstlosigkeit bezeichnet, dem häufig Schwindel und ein Schwächegefühl vorausgehen.

Im medizinischen Sinne entspricht dieser Zustand einer Synkope. In diesem Kapitel sollen deshalb vor allem die unterschiedlichen Formen der Synkope genauer betrachtet werden. Andere Formen der Ohnmacht werden am Ende des Kapitels unter Differentialdiagnosen beschrieben.

2.1 Definition

> **Definition**
> Eine Synkope ist definiert als vorübergehender Verlust des Bewusstseins und der Haltungskontrolle.

Pathophysiologisch liegt dem eine globale zerebrale Hypoxie als Folge einer transienten Minderperfusion des Gehirns zugrunde. Die Erholung erfolgt in aller Regel spontan.

Die Synkope ist keine eigene Krankheitsentität, sondern ein Symptom: Eine Vielzahl verschiedener Ursachen kann dahinter stecken. Synkopen können nach ihrer Ätiologie eingeteilt werden. Klinisch relevant ist die Unterscheidung zwischen den potentiell gefährlichen kardialen Synkopen und den eher harmlosen Kreislaufsynkopen. Neben der ätiologischen Einteilung können Synkopen auch aufgrund ihrer klinischen Präsentation unterschieden werden. **Konvulsive Synkopen** gehen mit tonischer oder klonischer Muskelaktivität während der Bewusstlosigkeit einher und treten unabhängig von der jeweiligen Ätiologie der Synkope auf. Als **Präsynkope** bezeichnet man ein Vorstadium der Synkope, allerdings ohne vollständigen Verlust des Bewusstseins.

2.2 Epidemiologie

Mehr als ein Drittel aller Menschen erlebt einmal im Leben eine Synkope (◼ Abb. 2.1).

In der Normalbevölkerung liegt die Inzidenz von Synkopen bei etwa sechs pro 1000 Personenjahren. Für Männer und Frauen ist die Inzidenz

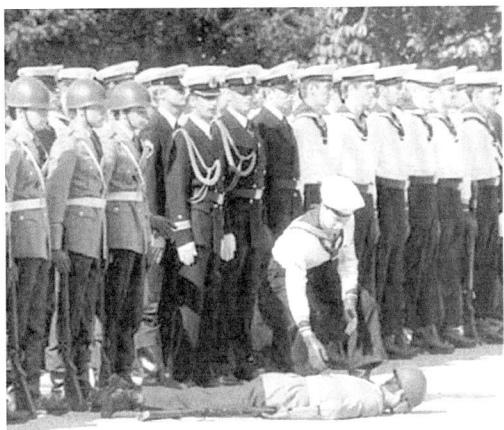

■ **Abb. 2.1.** Neurokardiogene Synkope mit klarem Auslöser: langes Stehen in der Hitze. Weitere Diagnostik nicht erforderlich. Präventive Therapie: Auslöser meiden, reichlich Flüssigkeit und Salz, Orthostasetraining. (Foto: Schüring/Voller Ernst)

vergleichbar, allerdings findet sich ein deutlicher Anstieg mit zunehmendem Lebensalter (Soteriades et al. 2002).

In den Industrienationen machen Synkopen 3–5% der Diagnosen in Rettungsstellen aus, 1–6% der stationären Krankenhausaufnahmen erfolgen aufgrund von Synkopen.

2.3 Diagnose

2.3.1 »Ohnmacht« als Symptom

Patienten mit ganz unterschiedlichen Formen von Bewusstseinsstörungen stellen sich beim Arzt vor und berichten, sie seien »ohnmächtig« geworden.

Aufgabe des behandelnden Arztes ist es nun, diese »Ohnmacht« diagnostisch zuzuordnen. In den meisten Fällen handelt es sich um eine Synkope, insbesondere dann, wenn es zu einem vollständigen Verlust des Bewusstseins gekommen ist. Für das weitere diagnostische und therapeutische Vorgehen ist jedoch entscheidend, dass andere paroxysmale Ereignisse, die mit Bewusstseinsstörungen und Stürzen einhergehen, ausgeschlossen werden. Bei Patienten, die sich nach einer transienten Bewusstseinsstörung beim Arzt oder in der Rettungsstelle vorstellen, ist also zuerst die Frage zu klären,

ob es sich bei dem Ereignis um eine Synkope im eigentlichen Sinne gehandelt hat, oder ob eine andere Ursache für das Ereignis verantwortlich ist. Zu Fehldiagnosen kommt es nicht nur, weil Patienten und Angehörige bisweilen ungenaue Angaben machen, sondern auch, weil Ärzte oft eine falsche Vorstellung davon haben, wie eine Synkope abläuft. Ursachen dafür sind die mangelnde Gelegenheit, Synkopen mit eigenen Augen zu beobachten, und das einprägsame Stereotyp der melodramatischen »Hollywoodsynkope«: Die Patientin bzw. Schauspielerin seufzt, sinkt zu Boden oder besser noch in die Arme eines männlichen Helden, liegt dann regungslos mit geschlossenen Augen am Boden und kommt schließlich mit ein paar Lidschlägen wieder zu sich: »Wo bin ich?«

2.3.2 Klinische Phänomenologie von Synkopen

Im Folgenden werden die klinischen Merkmale von Synkopen beschrieben und ihre Abgrenzung von generalisierten tonisch-klonischen Anfällen, die im klinischen Alltag am häufigsten Schwierigkeiten bereitet.

Die Differenzierung ist wichtig, da pathophysiologisch völlig unterschiedliche Prozesse zugrunde liegen. Vor allem konvulsive Synkopen, die mit tonischen oder myoklonischen Phänomenen einhergehen, lassen sich bisweilen nur schwer von generalisierten tonisch-klonischen epileptischen Anfällen unterscheiden (Lempert 1994; Gastaut 1957).

Auslöser und Vorboten

Synkopen werden durch spezifische Auslöser oder Umstände provoziert, während epileptische Anfälle fast immer spontan auftreten.

Durch eine sorgfältige Anamnese lassen sich in etwa der Hälfte der Fälle solche Provokationsfaktoren eruieren. Zu den häufigeren gehört:

- langes Stehen, vor allem in warmer Umgebung,
- kräftiges anhaltendes Husten,
- Miktion,
- Anstrengung,
- Einnahme von Antihypertensiva, Nitraten oder Alkohol,
- Blutverlust,

- Venenpunktion oder jede andere invasive medizinische Maßnahme und
- aversive Reize wie der Anblick von Blut und sogar der Besuch von Popkonzerten, ein Risikofaktor vor allem bei weiblichen Teenagern.

Charakteristische Vorboten einer Synkope sind ein bilateraler Tinnitus, häufig beschrieben als »Ohrenklingeln oder -sausen«, oder auch ein vermindertes Hören bis hin zu einem »Zuklappen beider Ohren«. Ein weiteres typisches Vorzeichen ist das »Schwarzwerden vor den Augen«, eine transiente Amaurose bei noch erhaltenem Bewusstsein, die durch die frühe Perfusionsminderung in den Kapillaren der Retina zustande kommt. Da dieses Schwarzwerden von vielen Patienten bereits mit einer Bewusstlosigkeit gleichgesetzt wird, muss gezielt nach einem kurzzeitigen Verlust der Sehfähigkeit vor dem Bewusstseinsverlust gefragt werden.

Die Beschreibungen
- Benommenheit,
- ein Gefühl der »Leere im Kopf«,
- Wärme,
- allgemeines Unwohlsein und
- Schwäche

sind ebenso häufig zu finden, diese Begriffe werden aber in ähnlicher Weise von Patienten benutzt, um eine epileptische Aura oder den Beginn eines psychogenen Anfalls zu beschreiben.

Umgekehrt treten folgende typische Phänomene einer epileptischen Aura im Vorfeld von Synkopen nicht auf:
- die Wahrnehmung eines bestimmten Geschmacks oder Geruchs,
- Déjà-vu- oder Jamais-vu-Erlebnisse,
- Sprachstörungen oder
- unilaterale Parästhesien (Benke et al. 1997).

Auch vorangehende Palpitationen sind nicht spezifisch für eine Synkope, obwohl sie Hinweis für eine Tachykardie mit vermindertem kardialem Auswurf sein können.

Phänomene während der Synkope

Patienten mit einer Synkope stürzen in der Regel mit Beginn der Bewusstlosigkeit zu Boden.

Dabei kommt es entweder zu einem atonischen, schlaffen Zusammensacken oder zu einem steifen Fallen mit Streckung von Knien und Hüfte, und zwar jeweils in etwa der Hälfte der Fälle (Lempert 1994). Ein steifer Sturz, wie er üblicherweise bei einem generalisierten tonisch-klonischen Anfall vorkommt, kann daher nicht als eindeutiges differentialdiagnostisches Kriterium herangezogen werden. Der Sturz bei einer Synkope kann rückwärts, seitlich oder vorwärts gerichtet sein, so dass auch Gesichtsverletzungen gelegentlich vorkommen.

Die Häufigkeit von tonischer oder myoklonischer Aktivität während einer Synkope liegt in experimentellen Studien zwischen 12 und 100%, meist jedoch im Bereich von 70–90%. Damit sind konvulsive Synkopen eher die Regel als die Ausnahme, was damit zu erklären ist, dass Konvulsionen wesenhaft zur hypoxischen Reaktion des Gehirns gehören. Die unterschiedlich hohe Frequenz, mit der Konvulsionen im Zusammenhang mit Synkopen beobachtet werden, ist durch ihren sehr variablen Ausprägungsgrad zu erklären. Im klinischen Alltag werden beispielsweise einmalige Myoklonien der Gesichtsmuskulatur häufig übersehen, während das Auftreten von heftigen, repetitiven Myoklonien, die den ganzen Körper erfassen, oft vorschnell auf einen epileptischen Anfall zurückgeführt wird. In klinischen Fallserien, die die Angaben von zufälligen Augenzeugen der Synkope verwerteten, wurden Konvulsionen bei 5–15% der Patienten dokumentiert (Alboni 2001; Graham u. Kenny 2001; Sheldon et al. 2002).

Als wichtigstes Kriterium zur Abgrenzung von synkopalen und epileptischen Konvulsionen dient ihre spezifische Phänomenologie. Im Gegensatz zu epileptischer Muskelaktivität sind synkopale Myoklonien arrhythmisch. Meist sind sie eher multifokal als generalisiert, das heißt, sie treten asynchron in unterschiedlichen Körperregionen auf. Sie dauern selten länger als 30 Sekunden an. Tonische Phänomene finden sich bei Synkopen wesentlich seltener und meist nur in geringer Ausprägung, was sie deutlich von dem forcierten Opisthotonus generalisierter tonisch-klonischer Anfälle unterscheidet. Eine tonische Streckung des Körpers mit Beugung der Arme kommt häufiger bei tiefgreifender zerebraler Hypoxie vor, beispielsweise bei längerer

Asystolie, oder aber bei kindlichen Synkopen, etwa bei den so genannten respiratorischen Affektkrämpfen.

Automatismen finden sich ebenfalls in bis zu 80% der Synkopen. Meist sind es komplexe, unwillkürliche Bewegungen wie Lecken der Lippen, Kauen, Nesteln, Handbewegungen zum Kopf, Aufsetzen oder sogar Aufstehen, die sich meist in der zweiten Hälfte einer Synkope ereignen. In der Regel handelt es sich um singuläre Bewegungen, die sich somit von den meist repetitiven Automatismen bei komplex-fokalen Anfällen unterscheiden lassen.

Die Augen bleiben bei einer Synkope typischerweise geöffnet, ebenso wie beim epileptischen Anfall. Auch Blickwendungen nach oben oder zur Seite können in beiden Fällen beobachtet werden, allerdings sind sie bei Synkopen im Gegensatz zu epileptischen Anfällen oft transient und dauern nur wenige Sekunden.

Halluzinationen als ein weiteres Merkmal werden häufig im klinischen Alltag übersehen, weil sie von Ärzten nicht gezielt erfragt und von Patienten nicht spontan berichtet werden. Visuelle und auditive Halluzinationen, oft mit angenehmem Inhalt, gegen Ende einer Synkope sind jedoch erstaunlich regelmäßig zu eruieren, was in einzelnen Fällen zu Verwechslungen mit einer vorausgehenden Aura bei fokalen epileptischen Anfällen führen kann.

Als Unterscheidungsmerkmal mit der größten Trennschärfe gilt übereinstimmend die Dauer der postiktalen Bewusstseinsstörung, von der ein Beobachter berichtet. Nach einer Synkope sind Patienten innerhalb weniger Sekunden reorientiert, und selbst nach prolongierten Attacken von 1–2 min Dauer hält die postiktale Verwirrtheit oder Benommenheit selten länger als 30 s an. Jede länger anhaltende Orientierungsstörung spricht für einen epileptischen Anfall. Umgekehrt muss man allerdings beachten, dass insbesondere fokale Anfälle des Frontallappens oft mit einer raschen Reorientierung einhergehen, so dass auch in diesem Punkt weitere Kriterien zur Abgrenzung eines epileptischen Anfalls gegenüber einer Synkope herangezogen werden müssen.

Zungenbisse sind nach generalisierten tonisch-klonischen Anfällen in etwa einem Drittel der Fälle zu finden, während sie bei Synkopen nur in Ausnahmefällen vorkommen. Damit stellen sie im positiven Fall einen recht verlässlichen Indikator für einen epileptischen Anfall dar. Urininkontinenz und Kopfverletzungen treten dagegen etwa ebenso häufig bei Synkopen wie bei generalisierten epileptischen Anfällen auf. Allgemeinsymptome wie Erschöpfung, Müdigkeit, Erbrechen sowie Kopf- und Muskelschmerzen kommen auch nach Synkopen vor, sind aber nach generalisierten tonisch-klonischen Anfällen häufiger und ausgeprägter.

Die vielfältigen klinischen Merkmale der Synkopen wurden auch mittels einer Videostudie dokumentiert. Diese Synkopen wurden an gesunden Probanden experimentell durch die Kombination einer Hyperventilation mit einem Valsalva-Manöver ausgelöst. In ◘ Abb. 2.2 sind Standbilder von einzelnen Phasen einer solchen Synkope zu sehen, die mit einer Videokamera aufgezeichnet wurde (Lempert et al. 1992; Lempert et al. 1994).

In einer prospektiven Studie von Sheldon et al. (2002) wurde ein einfacher Score zur Diagnose von Synkopen entwickelt. Anhand der Summe der Punktwerte können Synkopen mit einer Sensitivität von 94% und einer Spezifität von ebenfalls 94% von epileptischen Anfällen abgegrenzt werden.

Diese anamnestischen Kriterien sind:
- Erwachen mit einem Zungenbiss (2 Punkte);
- Déjà-vu- oder Jamais-vu-Erlebnisse vor dem Ereignis (1 Punkt);
- Bewusstseinsverlust bei emotionalem Stress (1 Punkt);
- Kopfwendung (1 Punkt);
▼

Postiktale Phase

Für die Differenzierung von Synkopen und epileptischen Anfällen haben postiktale Phänomene eine besondere Bedeutung.

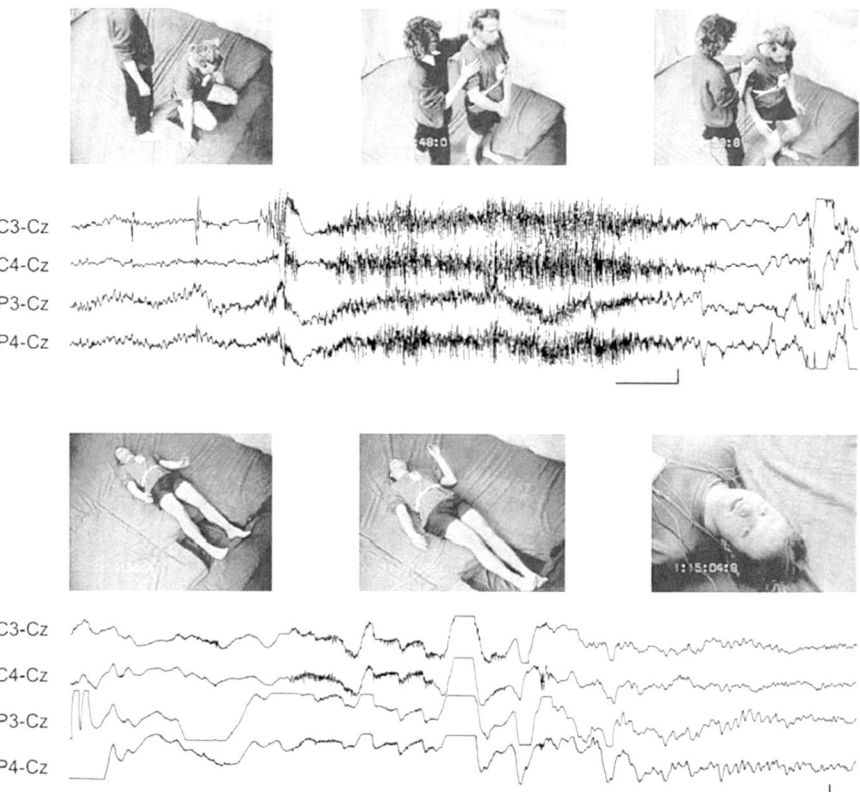

◻ Abb. 2.2. Videostandbilder einer experimentell induzierten Synkope, bei der parallel ein EEG abgeleitet wurde. In keiner der einzelnen Phasen der Synkope finden sich im EEG epilepsietypische Potentiale, man sieht lediglich eine vorübergehende Verlangsamung des Grundrhythmus während der Bewusstlosigkeit. (Lempert et al. 1992)

— Beobachtung von fehlender Reaktion, ungewöhnlichen Körperhaltungen, Zuckungen der Extremitäten oder Amnesie (1 Punkt);
— postiktale Verwirrtheit (1 Punkt);
— Gefühl der Leichtigkeit im Kopf (–2 Punkte);
— Schweißausbruch vor dem Ereignis (–2 Punkte);
— Assoziation des Anfalls mit längerem Sitzen oder Stehen (–2 Punkte).

Ergibt die Summe der Punkte einen Wert von 1 oder höher, handelt es sich um einen epileptischen Anfall, ist die Summe kleiner als 1, um eine Synkope.

Postiktal kommt es etwa 2 h nach einem generalisierten tonisch-klonischen Anfall zu einem Anstieg der Kreatinkinase (CK) im Serum über den Normalwert. Werden bereits initial Werte über 200 U/l gemessen, ist dies hinweisend auf einen epileptischen Anfall. Auch ein nur geringer Anstieg um mindestens 15 U/l innerhalb von 24 h nach dem Ereignis deutet eher auf einen epileptischen Anfall hin. Patienten mit Synkopen dagegen haben allenfalls gering erhöhte CK-Werte direkt nach dem Ereignis und zeigen in der Regel keinen zusätzlichen Anstieg im weiteren Verlauf (Neufeld 1997).

Die Prolaktinplasmakonzentration steigt eine Stunde nach einem generalisierten tonisch-klonischen Anfall an, während sie nach einer Synkope entweder ansteigt oder unverändert bleibt. Somit hat die Bestimmung von Prolaktin im Plasma hinsichtlich der Unterscheidung von Synkope und

◼ **Tabelle 2.1.** Differentialdiagnostische Merkmale von Synkopen und epileptischen Anfällen

	Synkope	Generalisierter tonisch-klonischer Anfall
Präiktal		
Unmittelbare Auslöser	Ca. 50% z. B. langes Stehen, Venenpunktion, Miktion, Defäkation	Keine
Subjektive Zeichen	*Präsynkope*: Schwindel, Ohrengeräusche, Schwarzwerden vor Augen	*Epileptische Aura*: z. B. Übelkeit, Déjà-vu-Erlebnis, Geruch
Objektive Zeichen	Schwitzen, Blässe	Fokalmotorische Einleitung (fakultativ)
Iktal		
Sturz	Schlaff oder steif	Steif
Motorische Phänomene	Ca. 80% Mild bis heftig Arrhythmisch Multifokal oder generalisiert Meist <30 s	100% Meist heftig Rhythmisch Generalisiert 1–2 min
Augen	Geöffnet, Deviation	Geöffnet, Deviation
Urininkontinenz	Häufig	Häufig
Zungenbiss	Sehr selten, jede Lokalisation	Häufig, lateral
Dauer	Meist <30 s	1–3 min
Postiktal		
Reorientierungsphase	<30 s	4–45 min
Neurologische Herdsymptome	Nie	Toddsche Phänomene (6%)
Kopfschmerz	Häufig	Häufig
Kreatinkinase	>200 U/l (12%) Geringer Anstieg oder Abfall innerhalb 24 h	>200 U/l (56%) Weiterer Anstieg innerhalb 24 h (50%)
Prolaktin	Normal oder erhöht	Erhöht

epileptischem Anfall keine Bedeutung (Lusic et al. 1999).

Die wichtigsten differentialdiagnostischen Merkmale von Synkopen und epileptischen Anfällen sind in ☐ Tabelle 2.1 zusammengefasst.

Interaktion von synkopalen und epileptischen Mechanismen

In seltenen Fällen kommt es innerhalb einer Attacke zur Interaktion zwischen synkopalen und epileptischen Mechanismen.

Das bedeutet auf der einen Seite, dass ein epileptischer Anfall aus einer Synkope hervorgehen kann, was in Einzelfällen vor allem bei Kindern dokumentiert wurde; viele andere Berichte legen den Schluss nahe, dass hypoxische Konvulsionen im Rahmen der Synkope als epileptische Myoklonien missinterpretiert wurden. Auf der anderen Seite kann es aber bei bestimmten Formen von epileptischen Anfällen, vor allem bei komplex-fokalen Anfällen des Temporallappens, zu kardialen Rhythmusstörungen kommen, und im Verlauf zu einer Synkope. Finden sich anamnestische Hinweise auf epileptische und synkopale Phänomene innerhalb der gleichen Attacke, so kann die Diagnose nur mit Hilfe des iktalen EEG und EKG gestellt werden.

2.3.3 Präsynkope

Als Präsynkope bezeichnet man das Prodromalstadium einer Synkope, bei der es zu einer weniger ausgeprägten Hypoperfusion des Gehirns und damit nicht zu einem vollständigen Verlust des Bewusstseins kommt.

Werden neben dem Benommenheitsgefühl folgende weitere Symptome berichtet, so kann dies Hinweis für das Vorliegen einer Präsynkope sein:

- Schwitzen,
- Übelkeit,
- Sehstörungen,
- Schwarzwerden vor den Augen,
- »Schwinden der Sinne«,
- Palpitationen oder
- Hyperventilation.

Gelegentlich können Patienten auch bei partiell erhaltenem Bewusstsein stürzen. Wenn es bei Patienten mit Präsynkopen nie zu einer kompletten Synkope mit Sturz und Bewusstlosigkeit kommt, bleibt die Abgrenzung zu metabolischen und psychiatrischen Störungen schwierig.

2.3.4 Ursachen von Synkopen

Im vorangegangenen Abschnitt wurde die Phänomenologie von Synkopen in Abgrenzung zu generalisierten tonisch-klonischen Anfällen dargestellt.

Im Folgenden geht es um den zweiten Schritt der Diagnostik: die ätiologische Zuordnung von Synkopen.

Reflexvermittelte Synkopen

Neurokardiogene (vasovagale) Synkope. Die bei weitem häufigste Form der Synkope ist die neurokardiogene Synkope, die etwa 18% (8–37%; Kapoor 2000) aller Synkopen ausmacht und vermutlich auch für einen großen Teil der ätiologisch ungeklärten Synkopen verantwortlich ist.

Patienten aller Altersgruppen können von neurokardiogenen Synkopen betroffen sein. Insbesondere bei jungen und ansonsten gesunden Menschen sind sie jedoch der häufigste Auslöser einer transienten Bewusstlosigkeit.

Ältere Bezeichnungen sind vasovagale oder auch vasodepressorische Synkope. Im Englischen hat sich der Begriff »neurally mediated syncope« etabliert, der wahrscheinlich der treffendste ist, da weder der N. vagus (»vasovagal«) noch vom Herzen ausgehende Reflexe (»neurokardiogen«) eine wesentliche Rolle spielen. Pathophysiologisch kommt es vielmehr zu einem Abfall des peripheren Gefäßwiderstandes mit einer plötzlich einsetzenden und rasch progredienten Hypotension, die durch einen Anstieg des kardialen Auswurfes nicht ausgeglichen werden kann. Begleitend tritt häufig statt einer kompensatorischen Pulsbeschleunigung eine vagal vermittelte Bradykardie auf, die allerdings für das synkopale Geschehen nicht von entscheidender Bedeutung ist. Die Mechanismen, die der akut einsetzenden Vasodilatation und Bradykardie zugrunde liegen, konnten noch nicht ausreichend erklärt werden. Bislang wurde angenommen, dass die synkopale Reaktion durch Stimulation kardialer Mechanorezeptoren als Folge eines erhöhten Sympathikotonus ausgelöst würde. Da aber auch transplantierte Patienten mit komplett denerviertem Herzen diesen Synkopentyp entwickeln können, ist die Bedeutung kardialer Mechanorezeptoren eher zweifelhaft.

Neurokardiogene Synkopen können durch alle Arten unangenehmen Erlebens ausgelöst werden, insbesondere durch physischen Schmerz oder ein Trauma, etwa eine Venenpunktion. Auch in emotional belastenden Situationen mit Angst oder Schrecken, manchmal schon beim Anblick von Blut kann eine solche Gefäßreaktion auftreten (sog. »psychogene Ohnmacht«). Langes Stehen, Dehydratation, Übermüdung sowie eine warme und stickige Umgebung wirken darüber hinaus begünstigend für die Entstehung neurokardiogener Synkopen.

Eine Glossopharyngeus- oder Trigeminusneuralgie kann ebenfalls zu einer neurokardiogenen Synkope führen, wobei zum einen die einschießenden neuropathischen Schmerzen als Auslöser der synkopalen Reaktion angenommen werden, zum anderen aber auch direkte reflektorische Mechanismen auf Hirnstammebene.

Situationssynkopen. Situationssynkopen, die auch als Reflexsynkopen bezeichnet werden, machen etwa 5% aller Synkopen aus.

Bei dieser Form tritt die synkopale Reaktion unmittelbar als Folge bestimmter Situationen oder Tätigkeiten auf. Typische Auslöser solcher Synkopen sind Miktion, Schlucken, Husten, Defäkation, Niesen, Schreien oder das Heben schwerer Lasten.

Bei dieser Gruppe handelt es sich um Synkopen, deren Pathogenese unterschiedlich ist. So kommt es bei Miktions- und Schlucksynkopen wie bei den neurokardiogenen Synkopen zu einer reflexvermittelten Vasodilatation mit oder ohne Bradykardie, so dass die Übergänge zwischen diesen beiden Formen von Synkopen fließend sind. Umgekehrt zählen einige Autoren auch Synkopen nach langem Stehen oder im Rahmen von Neuralgien zu den Situationssynkopen.

Insbesondere bei älteren Patienten können Synkopen auch nach Einnahme kohlehydratreicher Mahlzeiten auftreten. Diese so genannten postprandialen Synkopen werden durch eine Umverteilung des Blutvolumens in das Abdomen hervorgerufen, während die kompensatorisch erforderliche periphere Vasokonstriktion ausbleibt.

Eine gänzlich andere Pathophysiologie liegt den Synkopen beim Husten, Schreien oder beim Gewichtheben zugrunde. Kommt es durch das Pressen zu einem plötzlichen Anstieg des intrathorakalen Drucks, nimmt der kardiale Auswurf ab und der Blutdruck sinkt.

> Unter experimentellen Bedingungen lässt sich dieser Mechanismus durch das Valsalva-Manöver reproduzieren (Duvoisin 1961). Angestrengtes Pressen gegen die verschlossene Epiglottis erhöht den intrathorakalen Druck.
>
> Da der Druckgradient zwischen der venösen Endstrecke in den peripheren Kapillaren und dem rechten Herzvorhof nur gering ist, führt diese Druckerhöhung zu einer relevanten Verminderung des venösen Rückstroms zum Herzen. Fällt der arterielle Mitteldruck dabei unter 60 mmHg, kommt es zur Synkope (Stucki 1958). Die bei Schulkindern beliebte Selbstinduktion von Synkopen beruht auf diesem Mechanismus, gekoppelt mit einer Hyperventilation, die zur zerebralen Vasokonstriktion führt.

Karotissinussyndrom. Eine weitere Form reflexvermittelter Synkopen tritt beim Karotissinussyndrom auf.

Durch festen Druck auf den Karotissinus kommt es bei gesunden Individuen zu einem leichten Blutdruckabfall und zu einem kurzzeitigen Abfall der Herzfrequenz. In seltenen Fällen liegt jedoch eine Hypersensitivität des Karotissinus vor, so dass bereits ein geringer Druck auf das seitliche Halsdreieck genügt, um einen extremen Abfall der Herzfrequenz bis hin zur kurzen Asystolie und einen begleitenden Blutdruckabfall auszulösen. Bei Patienten mit einem solchen hypersensitiven Karotissinus kann eine Synkope möglicherweise schon beim Rasieren oder durch Kopfwendung ausgelöst werden. Betroffen sind überwiegend ältere Patienten, vor allem Männer, bei denen sich häufig zusätzlich eine Atherosklerose findet. Allerdings ist der Nachweis eines hypersensitiven Karotissinus kein eindeutiger Beweis dafür, dass zuvor aufgetretene Synkopen auch durch diesen Mechanismus ausgelöst wurden. Insgesamt ist ein Karotissinussyndrom vermutlich für etwa 1% der Synkopen verantwortlich.

Orthostatische Synkopen

Als orthostatisch werden Synkopen dann bezeichnet, wenn sie kurze Zeit nach dem Aufrichten auftreten, das heißt beim Wechsel von liegender oder sitzender zu stehender Position.

Häufig bemerken die Patienten vor der Bewusstlosigkeit präsynkopale Symptome wie Schwindel oder ein Gefühl der Leere im Kopf. Orthostatische Störungen werden als Ursache von ungefähr 8% der Synkopen angenommen.

Aufgrund unterschiedlicher klinischer Merkmale lassen sich zwei Unterformen pathologischer Orthostasereaktionen abgrenzen: die hypoadrenerge orthostatische Hypotension und das posturale Tachykardiesyndrom.

Hypoadrenerge orthostatische Hypotension. Sie ist definiert als anhaltender Abfall des systolischen Blutdrucks um mindestens 20 mmHg oder des diastolischen Blutdrucks um mindestens 10 mmHg innerhalb von 3 min nach dem Aufstehen oder nach passivem Aufrichten auf dem Kipptisch mit einem Winkel von mindestens 60°.

Beim Gesunden kommt es beim Wechsel von liegender zu stehender Position zu einer Verschiebung des zirkulierenden Blutvolumens in die kapazitiven Gefäße der unteren Körperhälfte. Kompensatorisch wird durch eine sympathisch vermittelte Vasokonstriktion sowie durch einen reflektorischen Anstieg der Herzfrequenz der Blutdruck in der Regel innerhalb von 30 s wieder auf seinen Ausgangswert angehoben. Liegt eine Insuffizienz dieser neuronalen Kompensationsmechanismen vor, kommt es zu einem überschießenden und anhaltenden Blutdruckabfall und in dessen Folge zur Synkope.

Als Ursachen einer solchen Regulationsstörung finden sich am häufigsten
- Fieber,
- Dehydratation,
- Bettlägerigkeit und vor allem
- Nebenwirkungen von Medikamenten einschließlich

- Nitraten,
- Antihypertensiva,
- Diuretika,
- trizyklischen Antidepressiva,
- L-Dopa und Dopaminagonisten.

Weiterhin ist nach internistischen oder neurologischen Grunderkrankungen zu suchen. So sollte aus internistischer Sicht beispielsweise eine Addison-Krankheit oder eine Hypothyreose ausgeschlossen werden. Mögliche neurologische Grunderkrankungen lassen sich an der starren Herzfrequenz erkennen, die auch bei Blutdruckabfall nicht ansteigt, sowie an weiteren autonomen Störungen. Zentrale Abschnitte des autonomen Nervensystems können beispielsweise bei der multiplen Sklerose oder der Multisystematrophie betroffen sein, periphere beim Guillain-Barré-Syndrom oder bei Polyneuropathien. Erleidet ein Patient mit Diabetes mellitus eine transiente Bewusstlosigkeit, so kann es sich unter anderem um eine Hypoglykämie handeln oder um eine orthostatischen Synkope als Folge einer diabetischen Polyneuropathie mit autonomer Beteiligung. Tritt die orthostatische Hypotension im Rahmen einer isolierten autonomen Funktionsstörung auf, so wird sie als »pure autonomic failure« eingeordnet.

Posturales Tachykardiesyndrom. Das posturale Tachykardiesyndrom (Synonyme: orthostatische Tachykardie, sympathikotone, hyperadrenerge oder hyperdiastolische Dysregulation) ist die wohl häufigste Form der orthostatischen Dysregulation und findet sich insbesondere bei jüngeren, ansonsten gesunden Patienten mit orthostatischen Synkopen.

Im Vordergrund steht die überschießende orthostatische Tachykardie. Die Herzfrequenz steigt dabei innerhalb von 10 min nach dem Wechsel zur stehenden Position um mindestens 30 Schläge pro Minute oder erreicht ein Maximum von mindestens 120 Schlägen pro Minute. Im Unterschied zur hypoadrenergen orthostatischen Hypotension kommt es zu keinem oder nur zu einem sehr geringen Abfall des systemischen Blutdrucks, wobei der diastolische arterielle Druck sogar deutlich ansteigen kann. Trotz dieser stabilen Blutdrucksituation kommt es zu einem übermäßigen zerebralen Blutflussabfall auf der Grundlage einer zerebrovaskulären Wider-

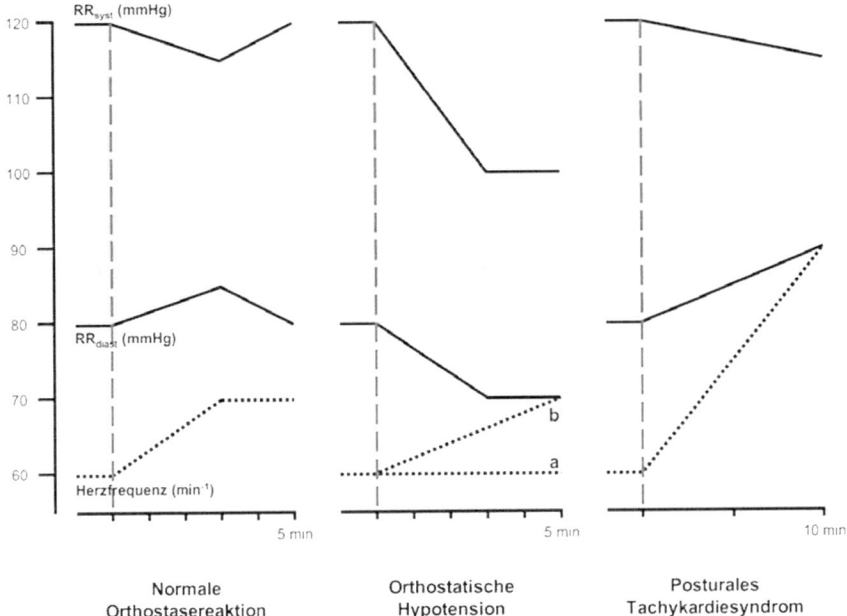

◘ Abb. 2.3a,b. Verhalten von Blutdruck und Herzfrequenz bei der physiologischen Orthostasereaktion, bei hypoadrenerger orthostatischer Hypotension **a** mit und **b** ohne kardiale Denervierung und beim posturalen Tachykardiesyndrom. Die gestrichelte senkrechte Linie markiert immer den Übergang von liegender zu stehender Position

standserhöhung. Klinisch treten bei den Betroffenen im Stehen zunehmend präsynkopale Symptome und schließlich eine vollständige Synkope auf.

Symptomatische posturale Tachykardien können grundsätzlich bei allen Formen der Hypovolämie auftreten, z. B. bei Dehydratation oder bei Blutverlusten. Sie sind dann als physiologische Reaktion des Körpers auf ein im Stehen zusätzlich vermindertes Volumen des zirkulierenden Blutes zu verstehen (◘ Abb. 2.3). Die Ätiologie des idiopathischen posturalen Tachykardiesyndroms ist bislang nicht ausreichend geklärt. Als mögliche Ursachen werden eine Hypersensitivität kardialer Betarezeptoren sowie ein erhöhtes venöses Pooling in den Beinen bei gestörter Venokonstriktion diskutiert. Neurologische oder internistische Grunderkrankungen liegen in der Regel nicht vor (Diehl u. Linden 1999).

Hyperventilationssynkopen

Bei Hyperventilation mit Hypokapnie kann es zu Bewusstseinsstörungen bis hin zum Bewusstseinsverlust kommen.

Allerdings zeigen Patienten bei einer Hyperventilation lange vor der Bewusstseinsstörung das typische Bild eines tetanischen Anfalls, anfangs mit Parästhesien, später mit symmetrisch einsetzenden, schmerzhaften, tonischen Muskelkrämpfen, Pfötchenstellung der Hände und Equinovarusstellung der Füße. Eine Hyperventilation scheint bei einem Teil der Patienten mit posturalem Tachykardiesyndrom zur Auslösung von Synkopen beizutragen.

Kardiale Synkopen

Etwa 18% aller Synkopen sind kardial bedingt.

Kardiale Synkopen gehen mit einer erhöhten Mortalität einher und sind oft behandelbar, daher dürfen sie nicht unerkannt bleiben. Ätiologisch kommen strukturelle Herzerkrankungen und kardiale Arrhythmien in Betracht.

Strukturelle Herzerkrankungen mit verminderter Auswurfleistung. Alle Erkrankungen, bei denen die kardiale Ausflussbahn eingeengt ist oder der venöse Rückstrom behindert wird, sind mit einem erhöhten Risiko für Synkopen assoziiert und für etwa 4% der Synkopen verantwortlich.

Kommt es bei diesen Patienten zu einer Abnahme des zirkulierenden Blutvolumens, z. B. durch eine Reduktion des peripheren Gefäßwiderstandes, so ist eine kompensatorische Steigerung des Herzminutenvolumens durch Erhöhung des kardialen Auswurfs nicht in ausreichendem Maße möglich.

Insbesondere Synkopen, die bei körperlicher Anstrengung auftreten, sollten an eine kardiale Ursache denken lassen, da bei strukturellen Herzerkrankungen mit fixiertem kardialen Auswurf unter Belastung keine Anpassung der Kreislaufsituation an den erhöhten Bedarf des Körpers stattfindet.

Strukturelle Herzerkrankungen, die häufig zu Synkopen führen, sind u. a.:

- koronare Herzkrankheit,
- Herzinsuffizienz,
- Erkrankungen der Herzklappen,
- Kardiomyopathien und
- angeborene Herzfehler.

Bei älteren Patienten kann eine Synkope Symptom eines akuten Myokardinfarkts sein. In seltenen Fällen kommt es im Rahmen von Aortendissektionen zur Synkope. Auch Obstruktionen im Lungenkreislauf, wie beispielsweise bei pulmonaler Hypertension oder Lungenarterienembolien, können zu einer Verringerung des linksventrikulären Auswurfvolumens und damit zu Synkopen führen.

Arrhythmien. Ungefähr 14% der Synkopen lassen sich auf kardiale Rhythmus- und Überleitungsstörungen zurückführen.

Prinzipiell kann jede Art der kardialen Arrhythmie zu einer Synkope führen. Entscheidend dabei ist, dass durch die Rhythmusstörung hämodynamische Veränderungen mit konsekutivem Abfall der zerebralen Perfusion auftreten.

Wichtige bradykarde Rhythmusstörungen, die mit Synkopen assoziiert sind, sind:

- das Sick-Sinus-Syndrom,
- ein AV-Block 2. oder 3. Grades sowie
- Schrittmacherfehlfunktionen.

Klinisch richtungsweisend für die Diagnose einer Synkope bei Bradyarrhythmien ist die plötzlich einsetzende Bewusstlosigkeit ohne typische Prodromi. Im Gegensatz dazu bemerken Patienten im Vorfeld tachykarder Synkopen häufig Palpitationen, unabhängig davon, ob es sich um supraventrikuläre oder ventrikuläre Tachykardien handelt. Diagnostische Unsicherheiten können sich vor allem bei der Abgrenzung tachykarder Rhythmusstörungen gegenüber der Tachykardie im Rahmen des posturalen Tachykardiesyndroms ergeben. Das wichtigste Unterscheidungsmerkmal sollte die typische Anamnese und das reproduzierbare Auftreten der Tachykardie nach dem Aufrichten sein.

Als Long-QT-Syndrom wird eine kardiale Rhythmusstörung bezeichnet, die mit ventrikulären Torsades-des-pointes-Tachyarrhythmien einhergeht und sich klinisch häufig als Synkope manifestiert. Patienten mit Long-QT-Syndrom haben ein erhöhtes Risiko, einen plötzlichen Herztod zu erleiden, daher sollte bei Patienten mit Synkopen immer ein EKG abgeleitet werden.

Die folgende Übersicht führt die klinischen Verdachtsmomente auf, die an eine kardiale Synkope denken lassen.

Klinische Anhaltspunkte für kardiale Synkopen

- Präsynkopale Palpitationen
- Synkope im Liegen
- Anstrengungsinduzierte Synkopen
- Erstmanifestation im höheren Lebensalter
- Kardiale Grunderkrankung
- Pathologisches EKG

Medikamenteninduzierte Synkopen

Eine Reihe von Medikamenten können Synkopen auslösen, entweder als überschießender Effekt der erwünschten Wirkung oder als unerwünschter Nebeneffekt der Therapie.

Je nach Wirkweise der jeweiligen Substanzen kommt es zu:

- Hypotension,
- Bradykardie oder
- Hypovolämie.

Beispiele für solche Medikamente sind Vasodilatanzien wie Nitrate, alle Arten von Antihypertensiva, Antidepressiva sowie Antiarrhythmika.

Synkopen bei neurologischen Erkrankungen

Bisweilen können Synkopen als Komplikation neurologischer Erkrankungen auftreten.

So kommt es beim äußerst seltenen Subclavian-steal-Syndrom zu einer transienten Minderperfusion des Hirnstamms infolge einer Stenose der A. subclavia vor dem Abgang der A. vertebralis. Bei Anstrengung des betroffenen Arms, zum Beispiel beim Wäscheaufhängen, wird die resultierende Minderdurchblutung im Arm durch eine Strömungsumkehr in den vertebrobasilären Gefäßen kompensiert, wobei dem hinteren Stromgebiet Blut entzogen wird.

Synkopen im Rahmen einer Migräne sind besonders häufig bei der Basilarismigräne zu beobachten. Diese Form der Migräne tritt vor allem bei jungen Frauen auf und ist gekennzeichnet durch Hirnstammsymptome wie
- Schwindel,
- Doppelbilder,
- Dysarthrie,
- Tinnitus,
- Hyperakusis und
- Parästhesien zu Beginn der Attacke.

Im weiteren Verlauf kann auch eine Bewusstlosigkeit hinzukommen, die zentralnervös im Bereich des Hirnstamms generiert wird. Wie bei anderen Formen der Migräne sind Kopfschmerzen bei der Basilarismigräne nicht obligat. Andere Migränepatienten entwickeln orthostatische Synkopen, die durch eine periphere Vasodilatation während der Kopfschmerzphase hervorgerufen werden.

Erkrankungen des autonomen Nervensystems, beispielsweise die Multisystematrophie vom Typ Shy-Drager oder die diabetische autonome Neuropathie, können zu orthostatischen Kreislaufsynkopen führen (Abschn. »Hypoadrenerge orthostatische Hypotension«).

Synkopen bei psychiatrischen Erkrankungen

In der Literatur wird häufig über eine psychiatrische Komorbidität bei Patienten mit Synkopen berichtet.

Gelegentlich wird dabei impliziert, die psychiatrische Erkrankung selbst würde zu Synkopen füh-

ren. Plausibler dagegen erscheinen andere Mechanismen der Interaktion zwischen psychiatrischer Erkrankung und der transienten Bewusstseinsstörung, beispielsweise
- eine sekundäre Angststörung nach Synkope jedweder Genese,
- Pseudosynkopen im Sinne von psychogenen Anfällen als somatoforme Störung,
- durch Hyperventilation induzierte Synkopen im Rahmen von Panikattacken oder
- eine medikamentös verursachte orthostatische Hypotonie, etwa durch trizyklische Antidepressiva.

Synkopen unbekannter Ätiologie

Ungefähr ein Drittel der Synkopen kann auch nach ausführlicher Diagnostik nicht eindeutig ätiologisch zugeordnet werden.

Überwiegend handelt es sich bei diesen Fälle wahrscheinlich um neurokardiogene Synkopen, die erst im weiteren Verlauf oder gar nicht diagnostiziert werden können. Wenn sich keine spezifischen Verdachtsmomente für eine kardiale Synkope ergeben, ist die Prognose quoad vitam in der Regel günstig. Bei älteren Patienten ist eine eindeutige Zuordnung häufig ebenfalls erschwert, wenn gleichzeitig mehrere Erkrankungen vorliegen, die zu Synkopen führen können, und darüber hinaus Medikamente eingenommen werden, die Synkopen begünstigen.

2.4 Spezifische Untersuchungstechniken

In den vorangegangenen Abschnitten wurde bereits dargestellt, dass die Diagnose von Synkopen in zwei Schritten erfolgt: zum einen in der Abgrenzung gegenüber anderen paroxysmalen Ereignissen mit Bewusstseinsstörung oder Sturz, zum anderen in der ätiologischen Zuordnung der Synkope.

Die diagnostische Klärung von Synkopen und die Untersuchungsmethoden, die dabei zum Einsatz kommen, sollen in diesem Abschnitt erläutert werden.

2.4.1 Diagnostik von Synkopen

◘ Abbildung 2.4 zeigt einen Algorithmus zur systematischen Evaluation transienter Bewusstseinsstörungen.

Im klinischen Alltag soll er als Hilfestellung dienen, die einzelnen Punkte darin können aber allenfalls als Eckpfeiler der Diagnostik verstanden werden. Entsprechend der großen klinischen Variabilität muss das diagnostische Vorgehen im Einzelfall modifiziert werden.

Erstuntersuchung. Die Erstuntersuchung eines Patienten, der sich nach einer Bewusstlosigkeit vorstellt, umfasst eine sorgfältige Anamnese, eine körperliche Untersuchung, die Messung von Blutdruck und Puls im Liegen und im Stehen sowie ein Elektrokardiogramm (EKG).

Blutuntersuchungen sind nur zur Abgrenzung nichtsynkopaler Attacken, z. B. Blutglukose bei Hypoglykämie oder Kreatinkinase bei tonisch-klonischem epileptischem Anfall, sowie bei speziellen Fragestellungen indiziert, etwa Herzenzyme bei Myokardinfarkt, D-Dimere bei Lungenarterienembolie. Zur weiteren ätiologischen Diagnostik von Synkopen sind Laboruntersuchungen ansonsten wenig hilfreich und werden daher nicht als Standard empfohlen.

Die Erstuntersuchung ermöglicht in aller Regel bereits die Abgrenzung von Synkopen gegenüber anderen Ursachen einer Bewusstseinsstörung. Im Folgenden werden die diagnostischen Schritte zur ätiologischen Zuordnung von Synkopen behandelt.

Anhand der Erstuntersuchung lassen sich Patienten mit Synkope in zwei Gruppen unterteilen: Die erste Gruppe umfasst Patienten mit klinisch wahrscheinlicher oder gesicherter Pathogenese der Synkope, die zweite Patienten mit ätiologisch ungeklärter Synkope.

Bei Patienten mit gesicherter oder vermuteter Diagnose ist oft keine weitere Diagnostik erforderlich, oder aber wenige gezielte Untersuchungen zur Bestätigung oder Widerlegung des Verdachts.

Neurokardiogene Synkopen bedürfen aufgrund ihrer eindeutigen Anamnese in der Regel keiner weiteren Diagnostik. Eine Kipptischuntersuchung kann in Zweifelsfällen durchgeführt werden, um die Diagnose wahrscheinlicher zu machen. Die Untersuchung ist dann positiv, wenn sich ein Blutdruckabfall mit oder ohne Bradykardie induzieren lässt und dabei synkopale Symptome auftreten. Ein positiver Untersuchungsbefund legt nahe, dass eine zuvor aufgetretene Synkope ebenfalls durch eine leicht induzierbare hypotensive Kreislaufreaktion ausgelöst wurde, beweist dies aber nicht.

Situative Synkopen sind ebenfalls meist diagnostisch eindeutig, ggf. kann versucht werden, die Situation, in der es zur Synkope kam, unter Blutdruck- und EKG-Kontrolle zu provozieren.

Bei **orthostatischen Synkopen** sind Anamnese sowie die Blutdruck- und Pulsmessung richtungsweisend für die Diagnose. Um eine zugrunde liegende autonome Störung zu beurteilen, können einfache Funktionstests wie das Valsalva-Manöver hilfreich sein. Besteht der Verdacht auf eine orthostatische Kreislaufregulationsstörung, so sind weitere diagnostische Schritte notwendig, die eine neurologische oder internistische Grunderkrankung als Ursache ausschließen. Wenn der orthostatische Blutdruck ohne gezielten Verdacht gemessen wird, zeigen gerade ältere Patienten oft falsch-positive Befunde, also orthostatische Blutdruckabfälle ohne klinische Relevanz. Daher sollte immer nach orthostatischen Beschwerden im Vorfeld und während der Messung gefragt werden.

Ein **Karotissinussyndrom** als Synkopenursache kann ebenfalls schon aufgrund anamnestischer Angaben des Patienten vermutet werden. Die Verdachtsdiagnose kann durch den Karotissinusdruckversuch erhärtet werden. Ein positiver Test mit hämodynamischen Veränderungen und synkopalen Symptomen ist hinweisend, wenn keine anderen Synkopenmechanismen in Frage kommen.

Zu den Ursachen **kardialer Synkopen**, die sich bereits aus der Erstuntersuchung ableiten lassen, gehören sowohl vorbestehende strukturelle Herzerkrankungen, z. B. eine Aortenstenose, Erkrankungen der Herzklappen oder ein Myokardinfarkt, als auch Arrhythmien, wie beispielsweise ein kompletter AV-Block oder ventrikläre und supraventrikuläre Tachykardien. Zur Bestätigung einer solchen Verdachtsdiagnose sollten eine Echokardiographie und ein Belastungs-EKG (Ergometrie) durchgeführt werden.

Die Diagnose einer **medikamentös verursachten Synkope** kann dann mit großer Wahrschein-

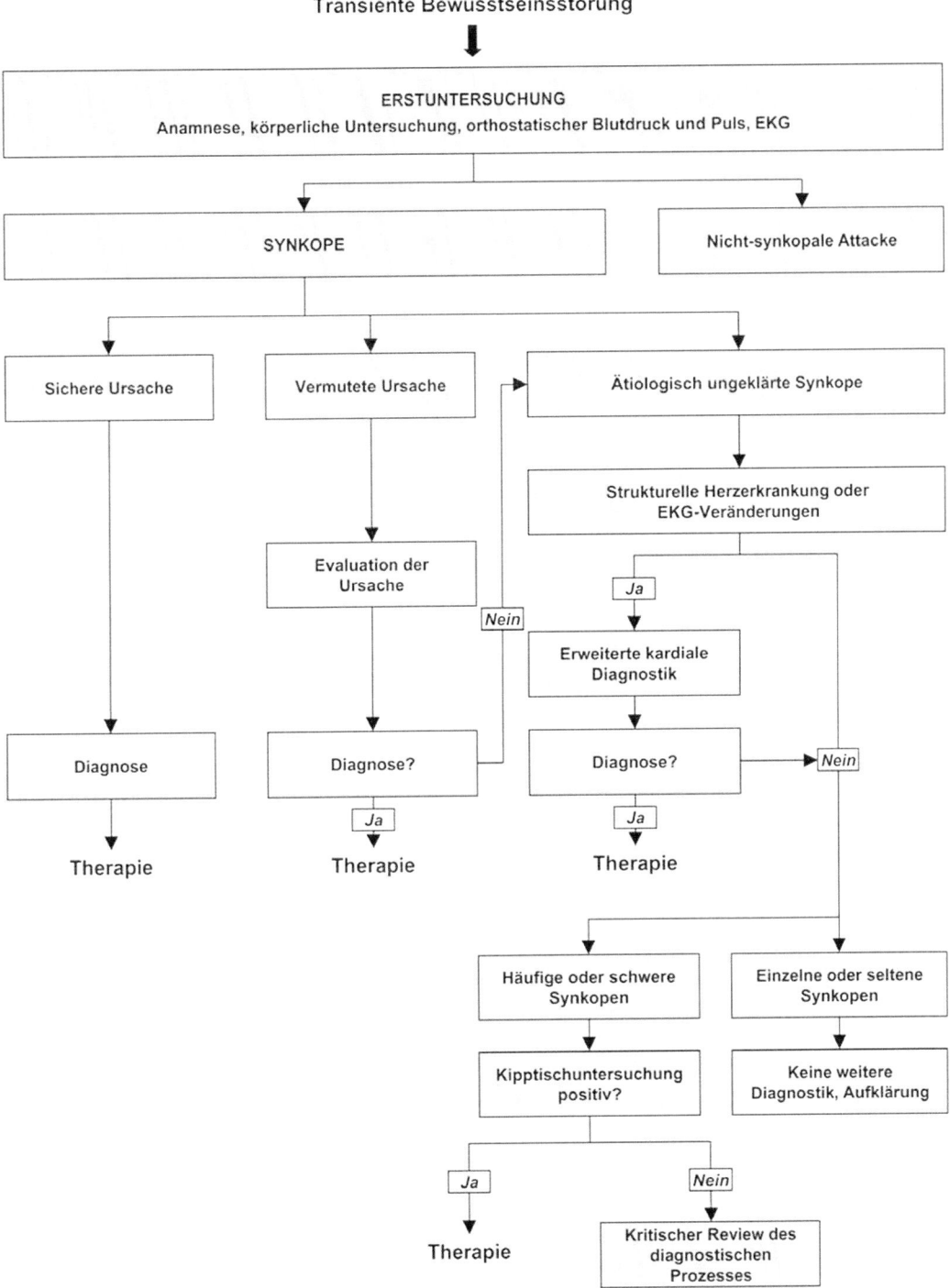

Abb. 2.4. Algorithmus zur Evaluation von Patienten mit transienter Bewusstseinsstörung (»Ohnmacht«). (Modifiziert nach Kapoor 2002)

lichkeit gestellt werden, wenn aus der Anamnese ein enger zeitlicher Zusammenhang zwischen Beginn oder Änderung der Pharmakotherapie und dem Auftreten von Synkopen hervorgeht.

Weiteres diagnostisches Vorgehen bei ätiologisch ungeklärten Synkopen. Bei der Gruppe von Patienten mit ätiologisch ungeklärten Synkopen hat die Erstuntersuchung keine Verdachtsdiagnose ergeben.

Das weitere diagnostische Procedere in dieser Gruppe richtet sich nach den individuellen Risikofaktoren. Bei Patienten mit einer strukturellen Herzerkrankung oder Auffälligkeiten im EKG sind Arrhythmien die häufigste Ursache von Synkopen. Deshalb sollte nach Echokardiographie und Belastungs-EKG die erweiterte kardiale Diagnostik bei diesen Patienten im Vordergrund stehen. Ein EKG-Monitoring mit 24h-(Holter-)EKG oder Loop-Rekordern (▶ s. unten) kann eine Korrelation zwischen synkopaler Symptomatik und Arrhythmien bestätigen oder ausschließen. Gelingt dies nicht, können invasive Verfahren wie intrakardiale elektrophysiologische Untersuchungen und die Koronarangiographie in Betracht gezogen werden.

Finden sich anamnestisch keine Hinweise auf kardiale Beschwerden und sind die Ergebnisse von EKG, Ergometrie und Echokardiogramm unauffällig, so liegt mit hoher Wahrscheinlichkeit keine organische Herzerkrankung und keine kardiale Rhythmusstörung vor und es ist eher eine neurokardiogene Synkope anzunehmen. Untersuchungsmethode der Wahl in dieser Gruppe ist die Kipptischuntersuchung, mit der die Diagnose oft erhärtet werden kann.

Wenn bei Patienten ohne Herzerkrankung und mit normalem EKG nur einmalig oder sehr selten eine Synkope auftritt, handelt es sich sehr wahrscheinlich um eine neurokardiogene Synkope. Da eine Therapie bei seltenen neurokardiogenen Synkopen nicht unbedingt indiziert ist, ist in diesem Fall auch keine Kipptischuntersuchung zur Bestätigung erforderlich, da sich kaum Konsequenzen im Hinblick auf eine Therapie ergeben würden. Diese Patienten sollten aber im Verlauf beobachtet werden und im Falle häufiger auftretender Synkopen nochmals evaluiert werden.

Bei älteren Patienten ist oft die eindeutige ätiologische Zuordnung von Synkopen problematisch, da mehrere Ursachen in Frage kommen können. Ziel der Diagnostik sollte auch hier sein, die klinisch relevante Ursache der Synkope zu identifizieren. Ist dies nicht möglich, sollte die wahrscheinlichste oder potentiell gefährlichste Ursache behandelt werden. Für alle Patienten gilt: Wenn nach klinischer Evaluation und unter Einbeziehung aller Untersuchungsergebnisse keine eindeutige Ursache der Synkopen identifiziert werden kann, sollten alle diagnostischen Schritte nochmals kritisch bewertet werden. Insbesondere eine Reevaluation der Anamnese und eine erneute körperliche Untersuchung können bei der diagnostischen Suche nach möglichen Synkopenauslösern hilfreich sein.

Untersuchungsmethoden

Anamnese. Wie bei allen episodisch auftretenden Störungen sind auch bei Ohnmachten die anamnestischen Angaben des Patienten und der Augenzeugen von entscheidender Bedeutung.

Zum einen müssen Synkopen gegenüber anderen Formen transienter Bewusstseinsstörungen abgegrenzt werden. Zum anderen können anamnestische Angaben oft bereits einen Anhalt für die Ursache der Synkope geben. In ◘ Tabelle 2.2 sind einige diagnostisch relevante Hinweise zur Ätiologie von Synkopen aufgeführt.

Es kommt darauf an, ein möglichst genaues Bild des Geschehens und der begleitenden Umstände zu bekommen. Daher sollte gezielt gefragt werden nach:
- Körperposition,
- Tätigkeit und
- möglichen prädisponierenden Faktoren im Vorfeld,
- nach Empfindungen und Wahrnehmungen zu Beginn und
- nach der Episode.

Gibt es einen Beobachter, so sind Fragen zu stellen nach:
- Art des Sturzes,
- Hautfarbe,
- Dauer der Bewusstlosigkeit und
- Myoklonien.

⬛ **Tabelle 2.2.** Diagnostische Anhaltspunkte zur Ätiologie von Synkopen

Auslöser und Begleiterscheinungen	Wahrscheinliche Ätiologie
Plötzlicher Beginn ohne Vorzeichen oder in liegender Position; Verletzung beim Sturz	Kardiale Arrhythmie
Beginn unter körperlicher Belastung	Kardiale oder pulmonale Obstruktion
Präsynkopale Palpitationen	Kardiale Arrhythmie
Präsynkopale Dyspnoe oder Brustschmerzen	Akuter Myokardinfarkt, Lungenembolie
Präsynkopale neurologische Herdsymptome	Basilarismigräne, Migräne mit Aura
Präsynkopale Symptome Sekunden oder Minuten nach dem Aufrichten/Aufstehen	Orthostatische Synkope
Auftreten nach langem Stehen, bei unangenehmen Erlebnissen, in emotionaler Belastungssituation, bei invasivem medizinischem Eingriff, Glossopharyngeus- oder Trigeminus-Neuralgie.	Neurokardiogene Synkope
Auftreten bei Miktion, Defäkation, Schlucken	Reflektorische neurokardiogene Synkope
Auftreten beim Husten, Schreien, Gewichtheben, Orgasmus	Pressorische (Valsalva-induzierte) Synkope
Auftreten nach einer Mahlzeit	Postprandiale hypotensive Synkope
Auftreten bei Kopfdrehung, Druck auf den Hals	Karotissinus-Syndrom
Einnahme von Alkohol oder Antihypertensiva	Orthostatische Synkope
Familienanamnese für plötzlichen Herztod; EKG-Auffälligkeiten, insbesondere Sinusbradykardie <40/min, Sinus-Pausen >3 s; AV-Block 2. oder 3. Grades; alternierende Schenkelblockbilder; schnelle supraventrikuläre oder ventrikuläre Tachykardie; Schrittmacherdysfunktion mit Pausen	Kardiale Arrhythmien
Zeitlicher Zusammenhang mit Medikationsbeginn oder Dosisänderung; Einnahme von Vasodilatanzien, Antihypertensiva, Antidepressiva oder Antiarrhythmika	Medikamenteninduzierte Synkope
Wiederholte Episoden über mehrere Jahre bei unauffälligem kardialen Befund	Meist neurokardiogene oder orthostatische Synkope

Auffälligkeiten in der vegetativen Anamnese des Patienten, z.B. Blasenentleerungsstörungen oder Obstipation, können ein Hinweise auf autonome Störungen sein. Bedeutsam sind vor allem internistische Vorerkrankungen, aber auch neurologische und psychiatrische Störungen sollten gezielt erfragt werden. In jedem Fall müssen auch die eingenommenen Medikamente und deren Dosierung ermittelt werden. Weiterhin ist zu klären, ob es sich um das erste Ereignis dieser Art gehandelt hat oder ob in der Vergangenheit ähnliche oder identische Episoden aufgetreten sind. Auch die Frage nach Herzerkrankungen in der Familie sollte nicht vergessen werden.

Körperliche Untersuchung. Zur körperlichen Untersuchung eines Patienten nach einer Synkope gehört vor allem die Überprüfung der kardiopulmonalen Funktionen: Besonderes Augenmerk sollte bei der internistischen Untersuchung auf folgende Zeichen gerichtet werden:

- pathologische Herztöne,
- Herzrhythmusstörungen,
- Zeichen der kardialen Insuffizienz und
- Strömungsgeräusche über den Karotiden.

Die neurologische Untersuchung sollte bei Synkopen unauffällig sein. Neurologische Herdsymptome können einen Hinweis auf eine alternative Diagnose geben, beispielsweise zerebrale Ischämien oder eine symptomatische Epilepsie.

Blutdruck- und Pulsmessung. Der Schellong-Test wird heute in einer Kurzform über 3 min durchgeführt, die ausreicht, um die Orthostasetoleranz zu bewerten.

Nach fünfminütigem Liegen wird eine Ruhemessung durchgeführt. Nachdem der Patient sich hingestellt hat, werden weitere Messungen im Abstand von 1, 2 und 3 min durchgeführt. Kommt es dabei zu einer anhaltenden Abnahme des systolischen Blutdrucks um mehr als 20 mmHg oder des diastolischen Blutdrucks um mindestens 10 mmHg, so liegt eine hypoadrenerge orthostatische Hypotension vor, die als möglicher Auslöser von Synkopen in Frage kommt. Die Spezifität des Tests ist deutlich höher, wenn der Patient während der Messung typische Beschwerden bekommt. Ein Pulsanstieg von bis zu 15 Schlägen pro Minute nach dem Aufstehen ist normal, ein reduzierter oder fehlender Anstieg ist Zeichen einer autonomen kardialen Denervierung. Zur Erfassung eines posturalen Tachykardiesyndroms muss über 10 min gemessen werden. Kommt es während dieser Zeit zu einem anhaltenden Pulsanstieg um mindestens 30 Schläge pro Minute, kann die Diagnose gestellt werden.

EKG. Relevante EKG-Veränderungen sind bradykarde oder tachykarde Rhythmusstörungen, atrioventrikuläre Überleitungsstörungen oder intraventrikuläre Leitungsblöcke sowie Zeichen eines akuten Myokardinfarkts oder einer Herzhypertrophie.

Karotissinusdruckversuch. Hierbei wird der Karotissinus seitengetrennt über der Bifurkation der A. carotis 5–10 s unter kontinuierlicher EKG- und Blutdruckregistrierung massiert.

Der Test gilt als positiv, wenn synkopale Symptome auftreten, verbunden mit einer mindestens 3 s langen Asystolie oder einem Abfall des systolischen Blutdrucks um mindestens 50 mmHg.

Kipptischuntersuchung. Die Kipptischuntersuchung ist ein Baustein zur Diagnose neurokardiogener Synkopen, die nicht bereits anhand der Anamnese diagnostiziert werden können.

Sie sollte Patienten mit rezidivierenden Synkopen ungeklärter Ursache vorbehalten bleiben, bei denen eine organische Herzerkrankung oder Arrhythmien als Ursache der Synkopen ausgeschlossen wurden.

Für die Durchführung wird der Patient auf einem Stehbrett mit Fußplatte festgeschnallt. Nach einer Ruhephase von 20–45 min in waagerechter Position wird der Tisch über eine Dauer von 20–45 min in einem Neigungswinkel von 60 bis 80° gekippt, wodurch der Patient einer passiven Orthostase ausgesetzt ist. Während der Untersuchung werden das EKG und der Blutdruck kontinuierlich aufgezeichnet. Kommt es hierbei nicht zur Synkope, kann zusätzlich eine pharmakologische Provokation durch Isoproterenol oder Nitrate erfolgen; allerdings kann dadurch der Anteil falsch-positiver Ergebnisse steigen. Das Untersuchungsergebnis gilt nur dann als positiv, wenn die für den Patienten typischen Symptome einer Synkope ausgelöst werden.

EEG. Das EEG während einer Synkope zeigt mit Beginn der Bewusstlosigkeit generalisierte, hochamplitudige Slow-wave-Aktivität, danach kommt es zur Abflachung der Kurve und schließlich treten erneut langsame Wellen auf, bevor die normale Hintergrundaktivität zurückkehrt (Brenner 1997).

Diese Sequenz ist unabhängig vom Mechanismus der Synkope und der klinischen Präsentation als konvulsive oder nichtkonvulsive Synkope, da sie Ausdruck der gemeinsamen Endstrecke im Sinne einer globalen zerebralen Hypoxie ist.

Die Aussagekraft des EEG wird häufig überschätzt. Es konnte gezeigt werden, dass bei unselektierten Patienten mit Synkope die Ableitung eines postikalen EEG wenig hilfreich war. Zwar können epilepsietypische Potentiale während einer interiktalen Ableitung die Diagnose einer Epilepsie unterstützen, zusätzliche synkopale Anfälle sind jedoch dadurch nicht ausgeschlossen. Umgekehrt können selbst bei chronischen Epilepsien epilepsietypische Potentiale im interiktalen EEG fehlen, so dass auch dadurch keine klare Zuordnung der Anfälle erfolgen kann. Auch bei Gelegenheitsanfällen nach Alkohol- oder Benzodiazepinentzug sind in der Regel im interiktalen EEG keine epilepsietypischen Potenziale zu finden. Aus diesen Gründen wird das EEG in der Routinediagnostik nach Synkopen nicht empfohlen und sollte Patienten vorbehalten bleiben, deren Anamnese hinsichtlich epileptischer Anfälle positiv ist.

Kardiologische Diagnoseverfahren. Folgende kardiologische Untersuchungsmethoden sind neben dem 12-Kanal-EKG im Rahmen der erweiterten Diagnostik von Bedeutung:

- Belastungs-EKG (Ergometrie),
- Echokardiographie,
- Langzeit-(Holter-)EKG,
- intrakardiale elektrophysiologische Untersuchungen und
- Koronarangiographie.

Da es sich um spezielle kardiologische Untersuchungen handelt, sollen sie hier nicht näher beleuchtet werden.

Ein neues Verfahren sind die sog. Loop-Rekorder, die das EKG monatelang auf einer Endlosschleife registrieren. Kommt es zu einer Synkope, können die aktuellen Daten festgehalten und ausgewertet werden.

2.5 Differentialdiagnose

2.5.1 Andere epileptische Anfälle

Die Abgrenzung von Synkopen gegenüber komplex-fokalen Anfällen oder Absencen ist meist problemlos, da es bei beiden Anfallstypen nicht zum Sturz kommt.

Bei komplex-fokalen Anfällen treten häufig Automatismen auf, die denen bei Synkopen ähnlich sein

können (► s. oben), in aller Regel aber stärker ausgeprägt sind und länger anhalten. Auch die Dauer komplex-fokaler Anfälle von 2–3 min und die postiktale Umdämmerung helfen bei der Differenzierung von Synkopen. Die Differenzierung von Synkopen und generalisierten tonisch-klonischen Anfällen wurde bereits im Rahmen der klinischen Phänomenologie von Synkopen besprochen (Abschn. 2.3.2).

2.5.2 Stürze, Drop attacks und Kataplexie

Auch Stürze werden manchmal als Ohnmachten fehlinterpretiert, besonders dann, wenn sie plötzlich auftreten und nicht offensichtlich akzidentell bedingt sind, z.B. durch Stolpern.

Hier ist eine anamnestische Unterscheidung gleich zu Beginn der Diagnostik essentiell, da Stürze gerade alter Menschen auf sensomotorischen und orthopädischen Problemen beruhen, die diagnostisch anders anzugehen sind als kardiovaskuläre Synkopen.

Eine weitere Kategorie sind Drop attacks, bei denen es zu einem plötzlichen Tonusverlust mit Sturz kommt, oft infolge einer zerebralen Minderperfusion im vertebrobasilären Stromgebiet. Das Bewusstsein ist bei diesen Sturzanfällen nicht beeinträchtigt, was bei einer genauen Anamneseerhebung die Abgrenzung gegenüber Synkopen zweifelsfrei zulässt.

Auch bei der Kataplexie kommt es zu einem attackenförmigen Tonusverlust der Körpermuskulatur bei vollständig erhaltenem Bewusstsein. Kataplexien werden in der Regel affektiv ausgelöst, z. B. bei Freude, Ärger oder Verwunderung; sie sind eines der Hauptsymptome des Narkolepsie-Kataplexie-Syndroms.

2.5.3 Transiente ischämische Attacken

Transiente ischämische Attacken (TIA), die das vertebrobasiläre Stromgebiet betreffen, gehen zu etwa 10% mit einer kurzzeitigen Bewusstlosigkeit und Sturz einher (Grad 1989).

Pathophysiologisch kommt es dabei zu einer lokalen zerebralen Perfusionsminderung der mesenzephalen Formatio reticularis, die zur Bewusstlosigkeit führt. Eine globale zerebrale Hypoxie liegt jedoch in der Regel nicht vor. Diagnostisch wegweisend sind begleitende neurologische Symptome aus dem hinteren Stromgebiet.

2.5.4 Hypoglykämie

Eine progrediente Bewusstseinsstörung bis zur Bewusstlosigkeit kann auch im Rahmen metabolischer Störungen auftreten.

Prominentestes Beispiel ist die Hypoglykämie, bei der es nach einem Prodromalstadium mit Hunger, vermehrtem Speichelfluss, Schwitzen, Tremor und zunehmender Verwirrtheit nicht selten zum Verlust des Bewusstseins kommt. Ausschlaggebend für die Diagnose sind in diesem Fall der meist prolongierte Verlauf, die Bestimmung der Blutglukose sowie das sofortige Ansprechen auf Glukosegabe.

2.5.5 Psychogene Anfälle

Die häufigste nichtepileptische Differentialdiagnose zur Synkope ist der psychogene Anfall.

Beide können durch emotionalen Stress ausgelöst werden, mit Konvulsionen einhergehen und zu Verletzungen durch einen abrupten Sturz führen. Allerdings gibt es eine Reihe von Merkmalen, die die Abgrenzung gegenüber Synkopen vereinfachen. So sind psychogene Anfälle häufig durch Suggestion auslösbar, die Dauer kann Minuten bis Stunden betragen, die Augen sind typischerweise geschlossen, und es treten lang anhaltende tonische, klonische oder komplexe Bewegungen auf. Nonverbale Reaktionen während des Anfalls und eine partielle Erinnerung an iktale Ereignisse sind Zeichen eines erhaltenen Bewusstseins.

2.6   Therapie

Prinzipiell sollte bei der Behandlung von Synkopen einer kausalen Therapie der zugrunde liegenden Störung der Vorzug vor einer symptomatischen Therapie gegeben werden.

Die Therapie rezidivierender **neurokardiogener und situativer Synkopen** besteht in erster Linie darin, dass der Patient seine individuellen Auslöser meidet. Außerdem soll er präsynkopale Symptome erkennen lernen, um möglichst früh darauf zu reagieren, indem er sich beispielsweise flach auf den Boden legt und einen Sturz mit schwerwiegenden Folgen verhindert. Auch Überkreuzen der Beine und Anspannen von Bein-, Bauch- und Gesäßmuskulatur kann der peripheren Vasodilatation entgegenwirken und so die Synkope verhindern (◘ Abb. 2.5).

Eine verbesserte Orthostasetoleranz kann dadurch erreicht werden, dass das Kipptischmanöver mehrfach wiederholt wird. Einfacher und sehr wirkungsvoll ist das Orthostasetraining: Dabei stellt sich der Patient zweimal täglich für jeweils 15–30 min mit dem Rücken an die Wand (◘ Abb. 2.6). Die Füße stehen geschlossen 15 cm von der Wand entfernt. Dieses Training wird vier Wochen

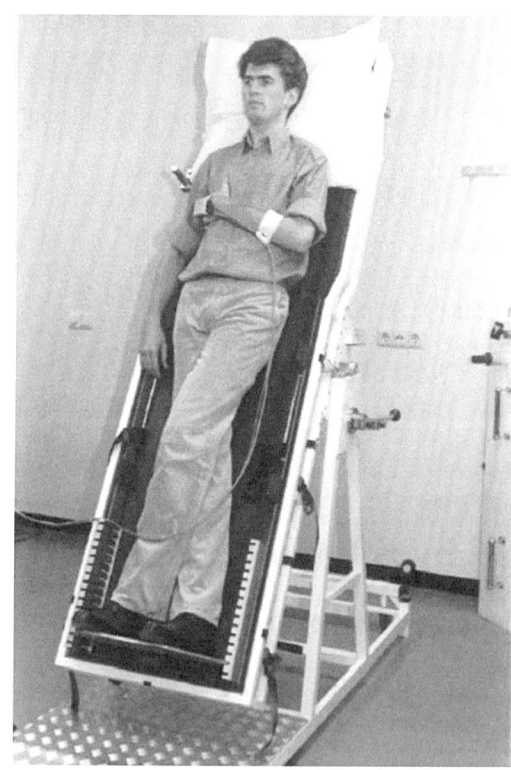

◘ **Abb. 2.5.** Überkreuzen der Beine und Anspannen von Bein-, Bauch- und Gesäßmuskulatur während einer Kipptisch-untersuchung. (Aus Krediet et al. 2002)

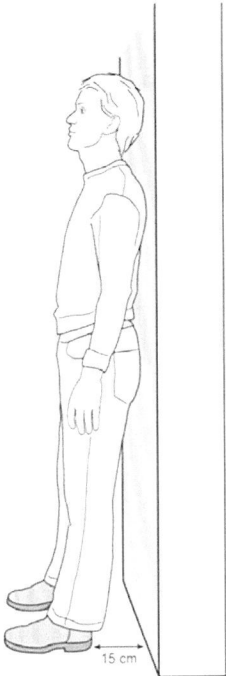

15 cm

☐ **Abb. 2.6.** Schematische Darstellung des Orthostasetrainings. Der Patient steht mit dem Rücken an die Wand gelehnt, die Füße stehen geschlossen 15 cm von der Wand entfernt

lang durchgeführt. Wichtig ist außerdem eine reichliche Zufuhr von Flüssigkeit (2–3 l/Tag) und Kochsalz (zusätzlich 3–5 g/Tag). Nur wenn diese Maßnahmen nicht ausreichen, häufige Synkopen zu vermeiden, sollte ein Therapieversuch mit Medikamenten unternommen werden. Hierbei ist vor allem der Einsatz von Fludrocortison (0,1–0,2 mg/Tag) oder Midodrin (2,5–10 mg, 3-mal/ Tag) zu erwägen. Eingesetzt werden auch Paroxetin (20–40 mg/Tag) oder Betablocker (z. B. Metoprolol 50–100 mg, 2-mal/Tag). Der Einsatz von Herzschrittmachern bei neurokardiogenen Synkopen ist umstritten.

Auch Patienten mit **orthostatischen Synkopen** profitieren von einer erhöhten Flüssigkeits- und Salzzufuhr. Durch Schlafen mit erhöhtem Oberkörper kann ebenfalls eine Besserung erzielt werden. Auch bei orthostatischen Synkopen sollten Patienten die Vermeidung der Auslöser und Maßnahmen zur Gegenregulation erlernen. In Einzelfällen kann das Tragen von hohen Kompressionsstrümpfen oder Leibbinden indiziert sein, was jedoch meist nicht gut toleriert wird. Medikamente,

die zu einer Hypotension führen können, sollten reduziert oder abgesetzt werden. Ist eine Pharmakotherapie der orthostatischen Synkopen erforderlich, können ebenfalls Fludrocortison und Midodrin eingesetzt werden.

Kardiale Synkopen können bisweilen kausal behandelt werden, beispielsweise durch die operative Beseitigung eines Klappenfehlers oder einer anderen Obstruktion der kardialen Strombahn. Für die Therapie von kardialen Arrhythmien stehen neben der medikamentösen Behandlung Herzschrittmacher oder intrakardiale Defibrillatoren zur Verfügung.

2.7 Prognose

Etwa 35% der Patienten mit Synkope erleben innerhalb eines Jahres ein Rezidiv (Kapoor 1990).

Kardiale Synkopen sind mit einem erhöhten Risiko für einen plötzlichen Herztod und für kardiovaskuläre Ereignisse, wie z.B. Myokardinfarkte, assoziiert. Im Gegensatz dazu ist bei Patienten mit neurokardiogenen oder orthostatischen Synkopen weder die kardiale noch die Gesamtmortalität im Vergleich zu Patienten ohne Synkope erhöht (Soteriades 2002). Komplikationen von Synkopen sind vor allem Verletzungen infolge von ungeschützten Stürzen und von Verkehrsunfällen.

Literatur

Alboni P, Brignole M, Menozzi C, Raviele A, Del Rosso A, Dinelli M, Solano A, Bottoni N (2001) Diagnostic value of history in patients with syncope with or without heart disease. J Am Coll Cardiol 37:1921–1928

Benke T, Hochleitner M, Bauer G (1997) Aura phenomena during syncope. Eur Neurol 37:28–32

Brenner RP (1997) Electroencephalography in syncope. J Clin Neurophysiol 14:197–209

Diehl RR, Linden D (1999) Differentialdiagnose der orthostatischen Dysregulation. Nervenarzt 70:1044–1051

Duvoisin RC (1962) Convulsive syncope induced by the Weber maneuver. Arch Neurol 7:65–72

Gastaut H, Fischer-Williams M (1957) Electro-encephalographic study of syncope. Its differentiation from epilepsy. Lancet 2:1018–1025

Grad A, Baloh RW (1989) Vertigo of vascular origin. Clinical and electronystagmographic features in 84 cases. Arch Neurol 46:281–284

Graham LA, Kenny RA (2001) Clinical characteristics of patients with vasovagal reactions presenting as unexplained syncope. Europace 3:141–146

Kapoor WN (2002) Current evaluation and management of syncope. Circulation 106:1606–1609

Kapoor WN (2000) Syncope. N Engl J Med 343:1856–1862

Kapoor WN (1990) Evaluation and outcome of patients with syncope. Medicine 69:160–175

Krediet CT, van Dijk N, Linzer M, van Lieshout JJ, Wieling W (2002) Management of vasovagal syncope: controlling or aborting faints by leg crossing and muscle tensing. Circulation 106:1684–1689

Lempert T, Bauer M, Schmidt D (1994) Syncope: a videometric analysis of 56 episodes of transient cerebral hypoxia. Ann Neurol 36:233–237

Lempert T, Bauer M, Schmidt D (1992) Synkopen: Klinische Diagnose und EEG. EEG-Labor 14:176–182

Lusic I, Pintaric I, Hozo I, Boic L, Capkun V (1999) Serum prolactin levels after seizure and syncopal attacks. Seizure 8:218–222

Neufeld MY, Treves TA, Chistik V, Korczyn AD (1997) Sequential serum creatine kinase determination differentiates vasovagal syncope from generalized tonic-clonic seizures. Acta Neurol Scand 95:137–139

Sheldon R, Rose S, Ritchie D, Connolly SJ, Koshman ML, Lee MA, Frenneaux M, Fisher M, Murphy W (2002) Historical criteria that distinguish syncope from seizures. J Am Coll Cardiol 40:142–148

Soteriades ES, Evans JC, Larson MG, Chen MH, Chen L, Benjamin EJ, Levy D (2002) Incidence and prognosis of syncope. N Engl J Med 347:878–885

Stucki P (1958) Der Kreislauf bei pressorischen Anstrengungen. Arch Kreisl Forsch 28:242–317

Stürze

T. Grunwald, I. Mothersill, G. Krämer

Die Kontrolle von Körperhaltung, Stand und Gang stellt große Anforderungen an das periphere und zentrale Nervensystem eines Lebewesens, insbesondere wenn es sich dabei um ein zweibeiniges, relativ rasch bewegliches mit hoch liegendem Schwerpunkt handelt.

Eine Vielzahl externer und interner Störvariablen kann zu einem Verlust der Balance führen, was sich nicht zuletzt darin zeigt, dass Gehen und Stehen einerseits zu Beginn des Lebens erst einmal erlernt werden müssen und andererseits im Alter erneut ein besonderes Problem darstellen können. Insbesondere im höheren Lebensalter sind Stürze ein häufiges medizinisches Problem – nicht nur wegen altersassoziierter Veränderungen der Stand- und Gangkontrolle, sondern auch wegen der erhöhten Inzidenz neurologischer Erkrankungen wie etwa des Parkinson-Syndroms oder neuropathischer und zerebrovaskulärer Störungen.

3.1 Übersicht

Etwa 30% der über 65-Jährigen stürzen mindestens einmal pro Jahr und diese Zahl steigt pro Lebensjahrzehnt um jeweils 10% an.

Gerade bei Patienten höheren Alters erscheint es daher ratsam, jeden Sturz prinzipiell – bis zum Beweis des Gegenteils – als symptomatisch zu betrachten.

Eine umfassende Diskussion aller möglichen Ursachen eines Sturzes ist hier nicht möglich. Allein die Zahl neurologischer Störungen und Krankheitsbilder, die Ursache eines Sturzes sein können – etwa Paresen, Sensibilitäts- oder Koordinationsstörungen ebenso wie akute Bewusstseinsstörungen jeglicher Genese-, ist für ein einzelnes Kapitel zu groß. Um die häufigsten paroxysmalen Ursachen eines Sturzes besser identifizieren zu können, die zu einer neurologischen Abklärung führen, möchten wir kurz an die physiologischen Bedingungen der Kontrolle von aufrechter Köperhaltung und Balance erinnern. Die Differentialdiagnose der Ursache eines Sturzes ist dabei keine seltene Aufgabe in der neurologischen Praxis, insbesondere wenn es um die Frage geht, ob ein bestehendes oder vermutetes neurologisches Problem die **Folge** oder die **Ursache** eines Sturzes darstellt. In diesem Kapitel wollen wir uns auf die in der alltäglichen klinischen Praxis relevanten, jedoch manchmal differentialdiagnostisch schwierigen **paroxysmalen** Ursachen eines Sturzes konzentrieren. Viele der möglichen Ursachen eines Sturzes sind nämlich **nicht** paroxysmal – wie etwa manifeste Paresen und Sensibilitätsstörungen – und erschließen sich dadurch relativ unproblematisch der Anamnese und neurologischen Untersuchung. Andere paroxysmale Störungen wie etwa vestibulär oder zerebrovaskulär bedingte Stürze weisen oft charakteristische Begleitsymptome auf und werden in anderen Kapiteln dieses Buches behandelt.

Auf den ersten Blick mag es hilfreich erscheinen, die Liste der ätiologischen Möglichkeiten danach zu gliedern, ob der Sturz mit einer Bewusstlosigkeit einherging oder nicht. So offensichtlich diese Frage erscheint, so schwierig ist jedoch in der Praxis oft ihre Beantwortung: Ein Sturz kann beispielsweise einerseits zu einem Schädel-Hirn-Trauma mit nachfolgender Amnesie für das Ereignis führen, andererseits gibt es selbst klare epileptische Anfälle, die zu einem Sturz führen können, das Bewusstsein aber nicht beeinträchtigen – oder nur so kurz, dass der Aufprall bereits wieder bei vollem Bewusstsein erlebt und später erinnert wird. Die Unterscheidung von Stürzen nach dem Kriterium, ob sie mit einem initialen Bewusstseinsverlust einhergehen oder nicht, ist somit zwar von unbestreitbarer theoretischer Bedeutung, in der klinischen Praxis jedoch oft eine schwierige Aufgabe. Wir möchten uns daher den Differentialdiagnosen unklarer Stürze von einem etwas »physiologischeren« Ausgangspunkt aus nähern:

Die Kontrolle des Gleichgewichts und der aufrechten Körperhaltung umfasst drei wesentliche Aufgaben:

1 Kopf und Körper müssen gegen die Schwerkraft und gegen von extern einwirkende Kräfte stabilisiert werden,
2 der Körperschwerpunkt muss über der (schmalen) Standbasis balanciert werden und
3 der Körper muss bei willentlichen Bewegung so stabilisiert werden, dass er dadurch nicht selbst aus dem Gleichgewicht gebracht wird.

Damit dies alles gelingt, bedarf es des Zusammenspiels einer Reihe von Faktoren, deren Störungen zur Ursache von Stürzen werden können (vgl. Massion 1997).

Zu 1. Ein multisensorischer Input muss ausreichende vestibuläre, propriozeptive und visuelle Informationen über die Lage des Kopfes sowie des Körpers und der Körperteile im Raum zur Verfügung stellen. Fehlende oder falsche Informationen durch Läsionen der peripheren Reizrezeption und -weiterleitung sowie der zentralen Reizverarbeitung können die Kontrolle von Stand und Gang so weit beeinträchtigen, dass der Körper aus dem Gleichgewicht gerät. Daher stellen Sehstörungen und Polyneuropathien ebenso differentialdiagnostisch zu berücksichtigende Ursachen von Stürzen dar wie vestibuläre Drop attacks, bei denen fehlerhafte Informationen durch endolymphatische Druckschwankungen zu unilateralen Reizungen der Otolithenorgane (Utrikulus oder Sakkulus) des Innenohrs führen (Kap. 6). Aber auch Störungen der zentralen Verarbeitung und Integration des multimodalen sensorischen Inputs können zu Stürzen führen – etwa bei Läsionen (oder Anfällen) parietaler oder temporaler kortikaler Areale, die für die Verarbeitung vestibulärer Reize von besonderer Bedeutung sind und deren epileptische Aktivität klinisch z.B. mit starken Schwindelattacken assoziiert sein kann. Zu diesen zentralen Verarbeitungsstörungen gehören auch Beeinträchtigungen der Wahrnehmung der Lage des eigenen Körpers im Raum, etwa im Rahmen des Pusher-Syndroms nach ischämisch bedingten Läsionen des posterolateralen Thalamus.

Zu 2. Um den Körperschwerpunkt in Ruhe und bei Bewegung über der Standbasis balancieren zu können bedarf es sowohl schneller kompensatorischer Reaktionen auf jede Störung des Gleichgewichts als auch bereits antizipatorischer Mechanismen, mit denen motorische Programme auf zu erwartende Störungen reagieren können, noch bevor diese überhaupt eingetreten sind (wie etwa bei der Stabilisierung des Körpers vor und bei willentlichen Bewegungen mit einer Extremität etc.). Das Funktionieren dieser »Feedback-« und »Feedforward-Mechanismen« (Ghez 1991) setzt wiederum die Integrität der exzitatorischen und inhibitorischen absteigenden Bahnen voraus, über die der Muskeltonus unbewusst kontrolliert wird. Somit können alle Störungen Stürze bedingen, die mit der Initiierung und Kontrolle motorischer Programme interferieren und mit einer Steigerung oder Minderung des Muskeltonus einhergehen (z. B. akute oder chronische Paresen) oder die Feinabstimmung zwischen Körperhaltung, Gleichgewicht und Bewegung stören (z. B. extrapyramidale oder zerebelläre Bewegungsstörungen, Hyperekplexien und Startle-Erkrankungen u.v.m.).

Zu 3. Schließlich führt zwar nicht jede Bewusstseinstrübung zwingend zu einem Sturz, dennoch birgt die verminderte Kontrolle natürlich auch eine erhöhte Sturzgefahr. Dies trifft prinzipiell auch auf fast alle generalisierten oder komplex-fokalen Anfälle zu, so dass sturzbedingte Traumata ein nicht zu ignorierendes Risiko bei den meisten Epilepsieformen darstellen. Dennoch muss betont werden, dass die Mehrzahl dieser Anfälle in der Regel nicht mit Stürzen einhergeht. Andererseits gibt es aber auch Anfallsformen, die gerade durch den zwingend auftretenden Sturz definiert sind.

Differentialdiagnostisch sind somit bei der neurologischen Abklärung der Ursachen eines Sturzes eine Vielzahl möglicher Erkrankungen zu berücksichtigen (❏ Tabelle 3.1 gibt eine unvollständige Übersicht über wichtige Beispiele neurologischer Ursachen von Stürzen). Viele der in Frage kommenden zugrunde liegenden Erkrankungen werden vielleicht durch einen zur Abklärung führenden Sturz erstmals diagnostiziert, sind jedoch eigentlich chronische Erkrankungen, die mit in der neurologischen Untersuchung objektivierbaren Befunden einhergehen. Andere akut bedrohliche Ereignisse wie z. B. ein plötzlicher Sturz bei einer intrazerebralen Massenblutung werden ebenfalls kaum zu differentialdiagnostischen Schwierigkei-

❏ **Tabelle 3.1.** Neurologische Ursache von Stürzen

1.	**Sensorischer Input**
1.1	Sehstörungen
1.2	Gleichgewichtsstörungen (vestibuläre Drop attacks)
1.3	Polyneuropathien
2.	**Zentrale Verarbeitung und Integration des sensorischen Inputs**
2.1	Zentrale Sehstörungen (z. B. Hemianopsie)
2.2	Zentrale Gleichgewichtsstörungen (z. B. Schwindel als Symptom temporolateraler Anfälle)
2.3	Graviozeptionsstörungen (z. B. Pusher-Syndrom bei Läsionen des posterolateralen Thalamus)
2.4	Störungen der Integration des multimodalen sensorischen Inputs (z. B. Störungen des Körperschemas und Neglect bei rechtsparietalen Läsionen)
3.	**Motorische Systeme zur Unterstützung der Körperhaltung**
3.1	Pyramidale Läsionen (Paresen)
3.2	Extrapyramidal-motorische Störungen (z. B. Parkinson-Erkrankung, Hyperkinesien, L-Dopa-sensitive Dystonie)
3.3	Zerebelläre Störungen (z. B. paroxysmale Ataxien)
3.4	Enthemmung von Reflexsystemen (z. B. Hyperekplexie, Startle-Erkrankungen)
3.5	Atonische Hirnstammanfälle (z. B. entzündliche oder tumorbedingte Läsionen der Formatio reticularis)
3.6	Altersassoziierte Gangstörungen
3.7	Syndrome des genoux bleus (Syndrom der blauen Knie), Sturzattacken älterer Frauen
4.	**Bewusste Kontrolle**
4.1	Synkopen (z. B. vasovagal, kardiovaskulär, orthostatisch, bei Liquorzirkulationsstörungen, z. B. bei Hydrozephalus, Syringobulbie etc.)
4.2	Drop attacks (nichtepileptische Sturzanfälle)
4.3	Kataplexie (u. a. Störungen der Schlaf-Wach-Regulation)
4.4	Psychogene nichtepileptische Anfälle
4.5	Epileptische Anfälle
4.6	Andere Ursachen (z. B. metabolisch [Hypoglykämie, Hypothyreose], Tumoren im Bereich der hinteren Schädelgrube etc.)

ten führen. Die in der Praxis tatsächlich auftretenden Probleme ergeben sich eher dann, wenn ein
erstmaliger Sturz oder rezidivierende paroxysmale Sturzereignisse ohne unmittelbar objektivierba-
re Befunde zur neurologischen Abklärung führen.
Hierbei gilt es insbesondere zu unterscheiden zwischen den im Folgenden dargestellten Diagnosen:

- Synkopen,
- Drop attacks,
- Kataplexie,
- Startle-Erkrankungen,
- extrapyramidale Bewegungsstörungen,
- Niedrigdruckhydrozephalus,
- nichtepileptische (psychogene) Anfälle,
- epileptische Anfälle und Epilepsien.

3.2   Synkopen

Synkopen werden in Kap. 2 dieses Buches ausführlich behandelt; dennoch sollen sie hier als wichtige
differentialdiagnostische Ursache unklarer Stürze
nochmals besonders herausgestellt werden, nicht
zuletzt deshalb, weil sie ungleich häufiger sind als
etwa epileptische Anfälle.

Andererseits bereiten sie nicht selten aufgrund
ihrer vielgestaltigen Symptomatik differentialdiagnostische Probleme. Ihre Semiologie erschöpft sich
nämlich nicht in dem meist abgefragten »Schwarzwerden vor den Augen« bzw. dem »Rauschen auf
bzw. in den Ohren«, vielleicht noch begleitet von
Blässe, Schwindel und Übelkeit. Vielmehr kann es
durchaus auch zu oroalimentären und manuellen
Automatismen, Vokalisationen oder etwa zu visuellen oder auditiven Halluzinationen kommen, die
ein Verwechseln mit fokalen epileptischen Anfällen
ermöglichen (Lempert et al. 1994). Bei längerem
Fortbestehen einer zerebralen Hypoxie kommt es
schließlich auch zu Myoklonien (»konvulsive Synkope«), die in manchen Fällen zur Fehldiagnose
eines generalisierten tonisch-klonischen Anfalls
führen. Synkopale Stürze können zudem mit einem
Tonusverlust, aber auch mit einer Tonuserhöhung
der Muskulatur einhergehen. Auch bei auf den
ersten Blick vielleicht ungewöhnlicher Symptomatik müssen Synkopen daher immer in die differentialdiagnostischen Überlegungen bei der Abklärung unklarer Stürze einbezogen werden.

3.3   Drop attacks

Drop attacks sind nichtepileptische Sturzattacken,
die lokalisatorisch neben dem vertebrobasilären
Stromgebiet bzw. der hinteren Schädelgrube auch
auf das Anteriorstromgebiet des vorderen Kreis-
laufs bezogen werden können.

Sie sind überwiegend vaskulär bedingt, daneben können aber auch zahlreiche andere Ursachen (Hacke et al. 1991), z. B. Tumoren im Bereich
des dritten Ventrikels oder der hinteren Schädelgrube, verantwortlich sein (Lee et al. 1994).

Drop attacks treten ohne Warnzeichen oder
erkennbare Auslöser im Stehen oder Gehen auf. Das
Bewusstsein bleibt erhalten oder ist allenfalls
momentan beeinträchtigt, begleitender Schwindel
fehlt und das Sensorium und die Muskelkraft in
den Beinen sind direkt oder sehr kurze Zeit nach
dem Hinstürzen wieder normal. Drop attacks werden nicht von Kopfbewegungen, Haltungsverände-
rungen oder fokalen neurologischen Zeichen begleitet.

Drop attacks des vertebrobasilären Stromgebiets
beruhen auf einer transienten Ischämie der kortikospinalen Bahnen oder der paramedianen Formatio reticularis. Die Patienten haben anamnestisch
meist auch weitere Symptome wie Schwindel,
Doppelbilder oder Ataxie. Drop attacks des Anteriorstromgebiets beruhen auf einer ischämischen
Perfusionsstörung des parasagittalen prämotorischen oder motorischen Kortex (Meisner et al. 1986).

In der Regel sind Drop attacks eine Ausschlussdiagnose. Unseres Erachtens gehören auch die sog.
kryptogenen Sturzattacken von älteren Frauen
(manchmal auch als »Syndrome des genoux bleus«
oder Syndrom der blauen Knie bezeichnet) in diese
Gruppe. Wirksame medikamentöse Behandlungs-
ansätze stehen nicht zur Verfügung.

3.4   Kataplexie

Eine wichtige Differentialdiagnose rezidivierender
Stürze stellen die kataplektischen Attacken im Rahmen einer Narkolepsie dar.

Die Prävalenz der Narkolepsie beträgt zwischen
0,02 und 0,05% (Hublin et al. 1994). Ihre vier Kardinalsymptome sind:

- Schlafattacken,
- Schlaflähmungen,
- hypnagogische bzw. hypnopompe (also beim Einschlafen oder Aufwachen auftretende) Halluzinationen und schließlich
- Kataplexie.

Nur wenige Patienten weisen aber alle diese Symptome auf. Am häufigsten bereiten den Patienten eine exzessive Tagesmüdigkeit in Form rezidivierender Schlafattacken, die nahezu immer eruierbar ist (und für eine positive Diagnose zwingend gefordert wird), sowie die bei 60–100% auftretenden kataplektischen Anfälle Probleme (Bassetti u. Aldrich 2000). Kataplexie bezeichnet eine durch plötzlich auftretende Emotionen ausgelöste Lähmung der quergestreiften Muskulatur. Dabei sind die auslösenden Emotionen in der Regel eher positiv gefärbt. Am häufigsten wird über kataplektische Anfälle bei plötzlichem Lachen berichtet, aber auch Überraschung, Aufregung oder – seltener – negative Emotionen wie Furcht oder Zorn können als Auslöser in Frage kommen. Die auftretenden Lähmungserscheinungen sind meist nicht so ausgeprägt, dass sie zu einem Sturz führen müssen. Oft sind nur kraniale Muskeln betroffen, so dass es z. B. zu Phänomenen kommt, die auch in der Alltagssprache sprichwörtlich geworden sind (dass nämlich jemandem vor Überraschung oder Schreck »der Mund offen steht« oder »der Unterkiefer herunter klappt«). Die Lähmung kann sich jedoch auch nach kaudal ausbreiten und schließlich die Beinmuskeln befallen, wodurch ein Sturz unausweichlich wird (wiederum kennt die Alltagssprache das Phänomen, dass man »vor Schreck wie gelähmt« sein kann). Der Sturz selbst wird bei vollem Bewusstsein erlebt und kann mit paroxysmalen Atemschwierigkeiten und vegetativen Begleitsymptomen assoziiert sein. Die Dauer des Anfalls überschreitet in der Regel 60 s nicht. In Einzelfällen können jedoch auch prolongierte kataplektische Episoden von bis zu 20 min auftreten (Honda 1988).

Pathophysiologisch ist der Tonusverlust während kataplektischer Anfälle (ähnlich wie im REM-Schlaf) mit einer Reduktion der Aktivität des im Hirnstamm gelegenen Locus coeruleus assoziiert. Dies, so wird gegenwärtig diskutiert, könnte indirekt auf eine Schädigung hypothalamischer Neu-

rone zurückzuführen sein, die das Peptid Hypokretin produzieren. Eine Störung des hypothalamischen Hypokretinsystems scheint sowohl in einem Hundemodell der Narkolepsie als auch beim Menschen mit Schlafanfällen und dem Auftreten kataplektischer Symptome assoziiert zu sein (für eine Übersicht vgl. Siegel et al. 2001).

Differentialdiagnostisch wird man kataplektische Anfälle vermuten, wenn sich typische emotionale Auslöser für Stürze bei erhaltenem Bewusstsein eruieren lassen und weitere Symptome aus der narkoleptischen Tetrade vorhanden sind. Die weitere diagnostische Abklärung erfordert eine polysomnographische Untersuchung inklusive eines multiplen Schlaflatenztests (MSLT) in einem Schlaflabor sowie ggf. eine Bestimmung der humanen Leukozytenantigene HLA-DR15 und -DQ6, wobei ein fehlender Nachweis die Diagnose einer Narkolepsie nicht ausschließt (Bassetti u. Aldrich 2000).

3.5 Startle-Erkrankungen

Bei den seltenen Startle-Erkrankungen ist die physiologische Startle- oder Schreckreaktion pathologisch gesteigert und führt u. a. zu einem paroxysmalen Verlust der Körperhaltungskontrolle.

Wenn eine Startle-Reaktion reflektorischer Auslöser konsekutiver epileptischer Anfälle ist, liegen Startle-induzierte Anfälle bzw. eine Startle-Epilepsie vor (Abschnitt 3.9.3).

Bereits unmittelbar nach der Geburt zeigen betroffene Kinder ein abnormes Schreckverhalten, bei dem es im Gegensatz zum Moro-Reflex jedoch zu einem Flexionsmuster kommt. Eine postnatal zu beobachtende dauerhafte Tonuserhöhung in den Extremitäten, die an eine Para- oder sogar Tetraspastik erinnern kann, verliert sich innerhalb der ersten sechs Monate. Mit Beginn des Laufens nehmen die Beeinträchtigungen zu, da die Kinder sich z. B. bei Geräuschen oder einer plötzlichen Berührung versteifen und häufiger hinstürzen, wobei die üblichen Abfangreaktionen durch das Beugemuster in den Armen beeinträchtigt sind. Bei schweren Verlaufsformen hält die Sturzgefährdung lebenslang an.

Als Hyperekplexie wird eine autosomal dominante gesteigerte Startle- oder Schreckreaktion bezeichnet, als deren Ursache eine auf Chromosom 5 lokalisierte Störung der Alpha-1-Untereinheit des inhibitorischen Glyzinrezeptors nachgewiesen werden konnte (Zhou et al. 2002). Eine früher von manchen Autoren vorgeschlagene nomenklatorische Differenzierung zwischen Hyperexplexie für die familiären und Hyperekplexie für die sporadischen Formen ist nicht allgemein akzeptiert worden.

Klinisch wird eine »Minor-« und eine »Majorform« der Hyperekplexie unterschieden (Andermann et al. 1980). Während die Minorform durch eine übersteigerte und länger andauernde Schreckreaktion gekennzeichnet ist, treten bei der Majorform als zusätzliche Symptome eine generalisierte Muskelanspannung und der Verlust der willkürlichen posturalen Kontrolle hinzu. Stürze werden bei der Minorform durch die massive und heftige Schreckreaktion selbst bedingt, bei der Majorform sind sie Folge eines Verlustes der posturalen Kontrolle. Dies kann insbesondere bei der Majorform zu differentialdiagnostischen Schwierigkeiten bei der Abgrenzung zu schreckinduzierten epileptischen Sturzanfällen führen. Eine klare Differenzierung ist dann nur mittels simultaner EEG- und EMG-Ableitungen während eines solchen Ereignisses möglich.

Der zeitliche Ablauf der normalen Schreckreaktion ist genau definiert (Gogan 1970): Die initiale Reaktion auf einen Schreck beginnt 20–40 ms nach dem auslösenden Reiz und dauert 150–200 ms. Darauf folgt eine Phase relativer Ruhe für 250–300 ms, an die sich eine Reorientierungsphase anschließt, die wiederum zwischen 3 und 10 s dauern kann. Mit eigenen iktalen polygraphischen Ableitungen haben wir die folgenden pathologischen Befunde erheben können (Mothersill et al. 2000):

- Hyperekplexien zeichnen sich durch eine gesteigerte initiale Schreckreaktion einer Dauer von bis zu 1 s aus. Darauf folgt (bei der Minorform) die Reorientierungsphase oder eine akinetische Phase, in der der Patient in der Haltung verharrt, die er als Reaktion auf den Schreck eingenommen hatte.
- Bei schreckinduzierten Anfällen beträgt die Dauer der initialen Schreckreaktion nicht oder nur wenig mehr als die normalen 20–40 ms. Statt der Reorientierungsphase folgt dann

jedoch ein epileptischer Anfall in Form axialer Spasmen oder eines tonischen oder atonischen Anfalls.
- In seltenen Fällen findet sich auch eine Kombination von pathologisch gesteigerter Schreckreaktion und nachfolgendem epileptischem Anfall (Abschnitt 3.9.3).

Therapeutisch wurden bei Hyperekplexien kleine Dosen von Clonazepam (0,1 mg/kg KG) als wirksam beschrieben; unsere eigenen Erfahrungen sind diesbezüglich nicht sehr überzeugend.

3.6   Extrapyramidale Bewegungsstörungen

Extrapyramidale Bewegungsstörungen werden in anderen Kapiteln dieses Buches abgehandelt.

Patienten mit Parkinson-Syndrom fallen häufiger, besonders in bradykinetischen oder akinetischen Phasen, daneben bei dopamininduzierten motorischen Fluktuationen (Peak-dose-Dyskinesien und Off-Perioden). Sie zeigen eine ausgeprägte posturale Instabilität und stürzen meist nach hinten. Eine noch stärkere Neigung zu Stürzen haben Patienten mit progressiver supranukleärer Lähmung (Remler u. Daroff 1996) oder Multisystematrophien.

Auch bei der subkortikalen vaskulären Enzephalopathie (SVE, Binswanger-Syndrom) ist eine extrapyramidale Gangstörung mit rezivierenden Stürzen oft ein Frühsymptom. Der Körperschwerpunkt wird im Vergleich zum idiopathischen Parkinson-Syndrom seltener nach vorne verlagert und es kommt eher zu einer leichten Flexion in Hüft- und Kniegelenken. Ursächlich wird eine im Verlauf zunehmende Diskonnektion für die Bewegungsplanung und -initiierung bedeutsamer frontal und parietal gelegener supplementärmotorischer Areale vermutet (Bäzner et al. 2003).

3.7   Normaldruck-hydrozephalus

Der sog. Normaldruckhydrozephalus ist klinisch neben einer Gangstörung mit häufigeren Stürzen durch Blasenentleerungsstörungen mit Inkontinenz und progrediente neuropsychologische Störungen bis hin zu einer Demenz charakterisiert.

Die Pathogenese der Gangstörung und Stürze ist noch nicht endgültig geklärt, am ehesten wird eine Störung der integrativen lokomotorischen Zentren in den Frontallappen durch die anterolaterale Expansion der Seitenventrikel diskutiert. Eine frühzeitige Diagnosestellung ist insbesondere zur Erkennung der Subgruppe von Patienten sinnvoll, die von einer Shuntoperation profitieren können. Ein Hinweis darauf ist eine deutliche klinische Besserung nach Lumbalpunktion mit Ablassen einer größeren Liquormenge (30–50 ml).

3.8 Nichtepileptische psychogene Anfälle

Nichtepileptische psychogene Anfälle werden in Kap. 12 eingehender dargestellt.

Hier werden sie jedoch ebenfalls kurz angesprochen, weil sie eine wichtige Differentialdiagnose unklarer rezidivierender Sturzereignisse darstellen. Sie weisen meist eine Reihe von Symptomen auf, die für sich genommen zwar nicht beweisend sind, einen entsprechenden Verdacht jedoch begründen. Hierzu zählen u.a.:

- während des Anfalls geschlossene Augen,
- Hin-und-her-Wenden des Kopfes über die Mittellinie hinaus,
- apikaler (statt lateraler) Zungenbiss,
- unkontrolliertes Umherschlagen der Extremitäten (vgl. aber die z. T. bizarr anmutende Hypermotorik frontomesialer Anfälle).

Wie ihre Semiologie ist die Dauer nichtepileptischer Anfälle oft sehr variabel, meist jedoch deutlich länger als die epileptischer Anfälle.

Stürze treten bei nichtepileptischen Anfällen häufig auf. Folgen dem Sturz vehemente Bewegungen oder auch ein hochfrequentes Zittern von Rumpf und Extremitäten, so glauben ungeübte Beobachter meist, einen generalisierten tonisch-klonischen (Grand mal) Anfall zu sehen. Eine genaue Beobachtung oder – besser – eine Analyse der Videoaufnahme eines Anfallsereignisses in Zeitlupe deckt jedoch oft Schutzbewegungen während des Sturzes auf, z. B. ein Abstützen mit den Armen oder ein Abfangen des Sturzes mit einem Knie, die bei epileptischen Anfällen so nicht zu beobachten sind. Andererseits gilt auch hier, dass dies nicht zwingend für jeden nichtepileptischen Sturzanfall gelten muss: Auch psychogene Stürze können zu Verletzungen führen, die durchaus schwerwiegender sein können als Schürf- oder Platzwunden. Selbst Frakturen bis hin zu Schädelbasisbrüchen sind als Folgen nichtepileptischer Anfälle dokumentiert.

Die Diagnose nichtepileptischer Anfälle stützt sich zunächst auf die Anamnese entsprechender semiologischer Hinweise. Der tatsächliche Beweis kann letztlich nur durch die Aufzeichnung eines typischen Anfallsereignisses geliefert werden. Goldstandard hierfür ist die simultane Video-EEG-Aufzeichnung im Rahmen eines Langzeitmonitorings. Wenn keine Möglichkeit einer Videodokumentation vorhanden ist, kann ein mobiles Langzeit-EEG unter stationären Bedingungen u. U. ein ausreichender Ersatz sein. Dies setzt jedoch voraus, dass in der Beobachtung und Beschreibung epileptischer Anfälle geschultes Personal zur Überwachung des Patienten zur Verfügung steht. Ambulante Langzeit-EEG-Ableitungen sind dagegen oft problematisch, da das EEG häufig artefaktüberlagert ist und nicht in jedem Fall gewährleistet ist, dass es sich bei dem registrierten Ereignis um ein für den Patienten typisches gehandelt hat. Idealerweise sollte daher eine Video-EEG-Aufzeichnung eines Anfallsereignisses gemeinsam mit dem Patienten und Angehörigen, die frühere Anfälle beobachten konnten, angesehen und besprochen werden.

Die positive Diagnose nichtepileptischer Anfälle schließt auch das gleichzeitige Vorliegen epileptischer Anfälle keineswegs aus, da beide Formen durchaus nebeneinander vorkommen können. Hier empfiehlt es sich deshalb, eine eventuell bestehende antiepileptische Medikation (aus Sicherheitsgründen unter stationären Bedingungen) auszuschleichen und die Patienten nach vollständigem Absetzen aller Antiepileptika eine weitere Woche nachzubeobachten. Findet sich in dieser Zeit weiterhin kein klinischer oder elektroenzephalographischer Anhalt für eine Epilepsie, so ist die Diagnose rein nichtepileptischer Anfälle gerechtfertigt.

3.9 Epileptische Anfälle und Epilepsien

3.9.1 Anfälle, die zu Stürzen führen können

Absencen

Typische Absencen sind charakterisiert durch einen plötzlich beginnenden und endenden Bewusstseinsverlust, der im EEG mit rhythmischen generalisierten Spike-wave-Komplexen einer Frequenz von 3/s einher geht.

Klinisch imponiert vor allem die abrupte Unterbrechung aller motorischen bzw. kognitiven Aktivitäten, die bisweilen nur bei adäquater Testung auffallen. Typisch ist vor allem das regungslose Vor-sich-hin-Starren, allerdings können auch diskrete motorische Phänomene präsent sein, wie etwa eine tonische Bulbuselevation, rhythmische Lidbewegungen oder auch orale Automatismen. Diese Begleitphänomene oder auch Veränderungen der Körperhaltung sind oft ausgeprägter bei sog. atypischen Absencen, deren Semiologie zudem auch fokale Symptome aufweisen kann. Das iktale EEG zeigt hier eine bilateral synchrone Spike-wave-Aktivität meist niedrigerer (seltener auch höherer) Frequenz und kann ebenfalls fokale Auffälligkeiten zeigen. Abweichend von den Symptomen typischer Absencen, deren Semiologie und EEG-Befund deutlich auf das Vorliegen einer idiopathischen Epilepsie verweist, erschweren manchmal auch sog. myoklonische Absencen, die von unten näher beschriebenen Muskelzuckungen begleitet werden, oder komplexe Absencen, die mit motorischen Automatismen einhergehen, die Diagnose einer idiopathischen Genese.

Stürze sind kein typisches Charakteristikum von Absence-Anfällen, was angesichts des Wassersturzes des Hans-guck-in-die-Luft, mit dem Heinrich Hoffmann der Absence-Epilepsie ein Bild gab, vielleicht überraschen mag. Tatsächlich bleiben Kinder bei einer Absence, die während des Gehens auftritt, eher stehen als dass sie unkontrolliert weiterlaufen. Zwar können auch atonische Komponenten auftreten wie etwa ein kurzes Nach-vorne-Sinken von Kopf oder Rumpf, aber auch hierbei kommt es kaum zu Stürzen. Wenn Stürze somit selten sind, so stellen sie aber zumindest mög-

liche Komplikationen von Absence-Anfällen dar. Wirrell et al. (1996) fanden etwa, dass sich 16 (27%) der 59 von ihnen befragten Patienten mit typischen Absence-Anfällen bereits einmal während eines Anfalles verletzt hatten, wobei sich Stürze vom Fahrrad als besonderes Risiko herausstellten (◻ Tabelle 3.2).

Myoklonische Anfälle

Myoklonien sind kurze, blitzartige Kontraktionen einzelner Muskeln oder Muskelgruppen, die zu einer unwillkürlichen Bewegung führen.

Prinzipiell können alle Muskeln betroffen sein, bei den typischen myoklonischen Anfällen im engeren Sinn sind jedoch meist Nacken-, Schulter- und Armmuskulatur beteiligt. Die Ausprägung der Myoklonien kann dabei so gering sein, dass sie zwar subjektiv verspürt, jedoch kaum beobachtet werden können. Andererseits können sie jedoch auch so ausgeprägt auftreten, dass Gegenstände, die gerade in den Händen gehalten werden, weggeschleudert werden. Da insbesondere myoklonische Anfälle im Rahmen einer **juvenilen myoklonischen Epilepsie** (◻ Tabelle 3.3) häufig in der Zeit nach dem morgendlichen Erwachen auftreten, sind es nicht selten Gegenstände der Morgentoilette wie etwa eine Zahnbürste, die auf diese Weise unwillkürlich »weggeworfen« erscheinen.

Derartige myoklonische Anfälle führen selten zu Stürzen. Wenn sie allerdings die Beinmuskulatur involvieren, ist es durchaus auch möglich, dass der Patient auf seine Knie fällt oder abrupt stürzt. Typischerweise ist das Bewusstsein bei derartigen Stürzen nicht (oder nicht erinnerlich) beeinträchtigt und der Patient kann sich unmittelbar nach seinem Sturz wieder ohne fremde Hilfe aufrichten.

Myoklonische Anfälle können aber auch im Rahmen anderer Epilepsiesyndrome auftreten, etwa bei anderen idiopathischen generalisierten Epilepsien oder im Rahmen des Lennox-Gastaut-Syndroms (▶ s. unten). Auch fokale Anfälle des primärmotorischen Kortex sind Ursache von Myoklonien, die die Beinmuskulatur betreffen und auf diese Weise die Gang- und Standfähigkeit beeinträchtigen können, wenn sie hochfrontal bzw. in Mantelkantennähe beginnen. Andererseits gibt es auch sog. negativ-motorische Areale, deren Elektrostimulation im Rahmen eines funktionellen kor-

◻ Tabelle 3.2. Absence-Epilepsien

Definition	Idiopathische Epilepsie mit primär generalisierten Anfällen (Absencen)
Epidemiologie	AE des Schulalters etwa 12%, juvenile AE etwa 4% der kindlichen Epilepsien
Beginn	AE des Schulalters 2–12 Jahre, juvenile AE 10–17 Jahre
Ätiologie	Polygenetisch determiniert; MRT: o. B.
Anfälle	Absencen, z. T. auch generalisiert tonisch-klonische Anfälle, bei juveniler AE z. T. auch myoklonische Anfälle
EEG	Generalisierte Spike-waves (AE des Schulalters: 3/s; juvenile AE: 3,5–4/s); oft Provokation durch Hyperventilation, Photosensibilität in bis zu 20%; normale Hintergrundaktivität (bei atypischen Absencen z. T. auch verlangsamte Grundaktivität bei dann häufigerer Therapieresistenz)
Prognose	Anfallsfreiheit erreichbar bei bis zu 60–65%
Therapie	Medikamentös: Valproat, ggf. Lamotrigin; bei therapeutischen Schwierigkeiten ggf. Phenobarbital (in niedriger Dosierung), Clobazam, Clonazepam
Sonderformen Myoklonische Absence-Epilepsie	Selten; aber häufiger mit Stürzen assoziiert; oft außer myoklonischen Absencen auch typische Absencen und tonisch-klonische Anfälle; therapeutisch mit Valproat (ggf. in Kombination mit Lamotrigin oder Ethosuximid) in bis zu 50% langfristige Anfallsfreiheit erreichbar
Lidmyoklonien mit Absencen	Selten; Absencen immer verbunden mit rhythmischen Lidmyoklonien, die auch ohne Absencen auftreten. Im EEG Polyspike-wave-Komplexe, die durch Augenschluss (im hellen Raum) ausgelöst werden können. Therapie wie o. a., Anfallsfreiheit jedoch häufig nicht erreichbar

tikalen Mappings zur motorischen Inhibition und dadurch zum Tonusverlust führen kann. Dies gilt insbesondere für den rostralen Anteil des supplementärmotorischen Areals sowie einen unmittelbar vor dem primärmotorischen Areal gelegenen Kortexstreifen (Lüders et al. 1987). Daher können auch sog. negative Myoklonien durch einen plötzlichen Tonusverlust umschriebener Muskelgruppen zu einem Bewegungseffekt und somit letztlich auch zu einem Sturz führen (Capovilla et al. 2000).

Auch unabhängig von Anfallsereignissen können Myoklonien auf kortikaler, subkortikaler und spinaler Ebene generiert werden, meistens jedoch ohne unmittelbar zu Stürzen zu führen. Andererseits werden aber im Rahmen der **progressiven**

Myoklonusepilepsien (◻ Tabelle 3.4) Myoklonien nicht selten zu Ursachen von Stürzen. Die Myoklonien dieser Patienten sind dabei häufig durch Willkürbewegungen auslösbar und imponieren somit als Aktions- oder Intentionsmyoklonien, die im späteren Krankheitsverlauf die Patienten nicht nur an den Rollstuhl fesseln können, sondern z. T. sogar eine Fixierung im Rollstuhl erfordern können: So vermeidet man, dass der Patient – etwa bei dem Versuch, eine zur Begrüßung dargebotene Hand zu schütteln – durch die dadurch getriggerten Myoklonien aus seinem Rollstuhl und zu Boden geworfen wird. Bei gehfähigen Patienten sind dagegen negative Myoklonien häufiger Ursache eines Sturzes.

◻ Tabelle 3.3. Juvenile myoklonische Epilepsie

Definition	Idiopathische Epilepsie mit myoklonischen Anfällen
Epidemiologie	Bis zu 10% aller Epilepsien
Beginn	Meist im jugendlichen Alter (bis 18 Jahre), seltener bis im Alter von 26 Jahren
Ätiologie	Polygenetisch determiniert; MRT: o. B.
Anfälle	Myoklonische Anfälle, oft auch generalisiert tonisch-klonische Anfälle, z. T. Absencen
EEG	Generalisierte Polyspike-waves; Photosensibilität in etwa 30%
Prognose	Anfallsfreiheit erreichbar bei bis zu 85%; hohes Rezidivrisiko bei Absetzversuch
Therapie	Medikamentös: Valproat, ggf. Lamotrigin, Topiramat, Levetiracetam; bei therapeutischen Schwierigkeiten ggf. Phenobarbital, Clonazepam (Myoklonien), Ethosuximid (Absencen), Phenytoin (tonisch-klonische Anfälle)

◻ Tabelle 3.4. Progressive Myoklonusepilepsien

Definition	Verschiedene Erkrankungen mit Myoklonien, Anfällen, verschiedenen (meist zerebellären) neurologischen Defiziten und (milder bis ausgeprägter) progredienter Demenz
Typen	Unverricht-Lundborg (autosomal-rezessiv; relativ benigner Verlauf); Lafora-Typ (autosomal-rezessiv; rasch progredient innerhalb von 2–10 Jahren, letal); mitochondriale Erkrankung (MERFF; maternal mitochondrial über-tragen; variabler Beginn und Verlauf); seltenere Typen: Neuronale Zeroidlipo-fuszinosen; Sialidose; Gaucher-Erkrankung
Epidemiologie	Selten im Vergleich zu den übrigen Epilepsien
Beginn	Variabel, meist Kindesalter (MERRF bis 65 Jahre)
Anfälle	Myoklonien, oft generalisiert tonisch-klonische Anfälle, z. T. Absencen, z. T. fokale (okzipitale) Anfälle
EEG	Uneinheitlich
Prognose	Bis auf Unverricht-Lundborg-Typ insgesamt ungünstig
Therapie	Medikamentös: Valproat, ggf. Lamotrigin, Levetiracetam, Topiramat; bei therapeutischen Schwierigkeiten ggf. Phenobarbital, Clobazam; gegen Myoklonien hochdosiertes Piracetam (36–48 g/d). Z. T. Erfolge mit Acetazolamid (ggf. unter Kaliumsubstitution); cave: kein Phenytoin!

Generalisierte tonisch-klonische Anfälle

Die klassischen »Grand-mal-Anfälle« können im Rahmen verschiedener Epilepsiesyndrome auftreten, und zwar sowohl als primär- als auch als sekundär-generalisiertes Geschehen.

Primär-generalisierte Anfälle sind dadurch gekennzeichnet, dass sie bereits unmittelbar zu Beginn klinische und elektroenzephalographische Hinweise auf die Beteiligung beider Hemisphären aufweisen. Im Gegensatz dazu sind sekundär-generalisierte tonisch-klonische Anfälle Resultat der späteren bihemisphärischen Ausbreitung einer ursprünglich in einer Hemisphäre begrenzten, fokalen Anfallsaktivität. Diese Unterscheidung ist nicht nur eine akademische Frage der Klassifikation von Anfallsformen, sondern hat bedeutende Konsequenzen für therapeutische Optionen, die Auswahl der adäquaten Medikamente und die Prognose der Erkrankung. Umso wichtiger ist eine exakte fremdanamnestische Beschreibung des Anfallsbeginns, die jedoch leider in vielen Fällen nicht zu erhalten ist: Entweder wurde der Beginn des Anfalls tatsächlich nicht beobachtet oder die beobachtenden Personen sind von der scheinbaren Bedrohlichkeit und Dramatik des Ereignisses so beeindruckt, dass ihnen eine genaue Beobachtung (bzw. eine spätere genaue Erinnerung daran) nicht möglich ist. Dennoch sollte in jedem Fall durch eine gezielte Befragung versucht werden, die Semiologie, d. h. die klinische Symptomatik des Anfalls aufzuklären.

Primär generalisierte tonisch-klonische Anfälle

Diese Anfälle kündigen sich bei manchen Patienten, die die Symptome ihrer Erkrankung durch ihre Chronizität zu deuten gelernt haben, bereits Stunden oder sogar Tage vorher durch sog. Prodromi an, die nicht als Teil des Anfalls – etwa im Sinne einer Aura – aufzufassen sind. Das neurophysiologische Substrat dieser Prodromalsymptome ist noch nicht geklärt, es wird jedoch vermutet, dass sie Ausdruck einer erhöhten kortikalen Exzitabilität sind, die auch zu einer Senkung der Anfallsschwelle führt. Der eigentliche Anfall beginnt dann mit einem unmittelbaren Bewusstseinsverlust, der initial von einem kurzen Spasmus der axialen Flexormuskulatur begleitet wird, sowie einer kurzen Elevation und Abduktion der Arme und einer Ab-

duktion und Beugung der Beine. Die Augen sind weit geöffnet und es besteht eine Bulbuselevation und Mydriasis. Unmittelbar danach beginnt die tonische Phase des Anfalls, die, wenn sie sich im Stehen ereignet, einen Sturz bedingt. Zunächst kommt es zu einer tonischen Extension der Rumpfmuskulatur, die durch eine forcierte Exspiration zu einer oft als Initialsschrei bezeichneten Vokalisation führt. Die Tonisierung greift dann auf die Extremitätenmuskulatur über, wodurch Arme und Beine gestreckt werden. In dieser Phase kann die Tonisierung der Kaumuskulatur auch zu einem (in der Regel lateralen) Zungenbiss führen. Durch die Geschwindigkeit dieser Abfolge ist es im Übrigen illusorisch, den Zungenbiss durch Einbringen eines Gummikeils verhindern zu wollen. Aufgrund der massiven Tonisierung der Kaumuskulatur kann der Mund nun auch nicht mehr geöffnet werden und es würde einiger Anstrengung (inkl. Verletzungsgefahr der Zähne) erfordern, wollte man nun die Atemwege des Patienten mit Gewalt verlegen. Während der tonischen Phase kommt es zwingend zu einem Atemstillstand und einer zunehmenden Zyanose. An vegetativen Symptomen findet sich ein starker Anstieg der Herzfrequenz und des Blutdrucks sowie ein starkes Schwitzen und eine tracheobronchiale Hypersekretion. Nach wenigen (bis max. 20) Sekunden endet die tonische Phase, um dann zunächst in einen Tremor der Muskulatur überzugehen, dessen Frequenz schnell von initial etwa 8 Hz bis auf etwa 4 Hz abnimmt. Dies führt in die klonische Phase des Anfalls über, während der sich Zyklen massiver Tonisierung und nachfolgender, durch neuronale Inhibition bedingter vollständiger Atonie wiederholen. Klinisch äußert sich dies in repetitiven Flexorspasmen, deren Frequenz allmählich abnimmt. Das gesamte Anfallsereignis dauert normalerweise 1–2 min und endet in einer Atonie der gesamten Muskulatur. Diese Atonie betrifft nun auch die Sphinktermuskulatur mit möglicher Enuresis und Enkopresis. Nach dem Anfall setzt die Spontanatmung sofort wieder ein. Die Patienten schlafen nun entweder ein oder kommen allmählich wieder zu sich, wobei sie jedoch zunächst noch desorientiert sind. Für das Anfallsereignis selbst besteht Amnesie, die Patienten bemerken das vorangegangene Anfallsereignis aber meist an seinen Folgen, nämlich an in der Regel diffusen Kopfschmerzen sowie Muskelschmerzen wie bei einem Muskelkater oder z. T. an einem Zungen- oder Wangenbiss. Seltener können sich auch sturzbedingte Verletzungen oder anfallsbedingte Traumata wie eine Schulterluxation bemerkbar machen. Hinter stärkeren Rückenschmerzen kann sich dann ggf. auch eine kompressionsbedingte Wirbelfraktur verbergen.

Das von der Schädeloberfläche abgeleitete EEG ist in der Regel wenig aussagekräftig, da es von ausgeprägten Muskelartefakten überlagert wird. Allenfalls ist in der frühesten Anfallsphase noch eine generalisierte Abflachung zu erkennen. Intrakranielle Ableitungen von subduralen Elektroden (bei **sekundär** generalisierten Anfällen während einer invasiven prächirurgischen Abklärung von Patienten mit pharmakoresistenten fokalen Anfällen) zeigen, dass sich hinter einer Abflachung im Oberflächen-EEG nicht unbedingt eine Desynchronisation verbergen muss, sondern dass sie auch durch eine niedergespannte, hochfrequente, rhythmische Spike-Aktivität (»low voltage fast activity«) verursacht sein kann. Diese invasiven Ableitungen zeigen während der tonischen Phase dann eine hochfrequente (tonische) rhythmische Spike-Aktivität, deren Frequenz allmählich abnimmt. Während der klonischen Anfallsphase zeigen sich dann rhythmische »bursts« von Polyspikes, jeweils gefolgt von mit einer Inhibition einhergehenden langsamen Wellen. Postiktal findet sich dann auch im Oberflächen-EEG eine generalisierte Abflachung, die allmählich in ein diffuse Delta-Aktivität übergeht. Trotz der massiven Überlagerung durch Muskelartefakte kann aber auch die iktale EEG-Ableitung eines tonisch-klonischen Anfalls differentialdiagnostisch weiterführen: Das durch die Muskelaktivität erzeugte typische zunächst tonische und dann klonische EMG-Muster kann z. B. dazu beitragen, zwischen einem generalisierten epileptischen und einem hypermotorischen nichtepileptischen (psychogenen) Anfall zu unterscheiden.

Sekundär-generalisierte tonisch-klonische Anfälle

Diese Anfälle verlaufen in der Endphase klinisch und elektroenzephalographisch ebenso wie die primär-generalisierten. Die differentialdiagnostische Einordnung wird dann möglich, wenn ein vorausgehender fokaler Anfall beobachtet (oder berichtet) werden kann oder wenn eine Anfallsaufzeichnung mit gleichzeitigem EEG- und Videomonitoring den fokalen Beginn nachweist. Typische Symptome fokaler Anfälle werden weiter unten zusammengefasst. Die Phase der sekundären Generalisation kann oft bereits Hinweise auf die Lateralisation des primären epileptogenen Areals liefern: Wenn die Ausbreitung der Anfallsaktivität über den Frontallappen der Hemisphäre erfolgt, in der der fokale Anfall begann, zeigt sich dies semiologisch nicht selten in einer forcierten Bulbus- und Kopfdeviation zur Gegenseite sowie in einer tonischen Streckung des kontralateralen Armes.

Die korrekte Differentialdiagnose primär- und sekundär-generalisierter Anfälle hat wichtige therapeutische Konsequenzen. So kann etwa Carbamazepin, das zu den Substanzen der ersten Wahl für die Behandlung fokaler Anfälle zählt, bei primär-generalisierten Anfällen nicht nur erfolglos bleiben, sondern sogar zu einer Exazerbation der Anfallsereignisse führen. Andererseits ist die Prognose idiopathischer Epilepsien mit primär-generalisierten Anfällen oft deutlich besser als die fokaler Epilepsien. Nur bei letzteren kann jedoch ein epilepsiechirurgischer Eingriff durchaus auch eine bleibende Anfallsfreiheit bewirken (◘ Tabelle 3.5).

Fokale Anfälle

Während im Kindesalter 74% der erstdiagnostizierten Anfälle generalisiert sind, machen im Erwachsenenalter fokale Anfälle (mit oder ohne sekundäre Generalisierung) etwa zwei Drittel aller neu diagnostizierten Anfälle aus (Camfield et al. 1996).

Auch fokale Anfälle können Symptome einer idiopathischen Epilepsie sein, z. B. im Rahmen der benignen fokalen Epilepsien des Kindesalters oder bei Erwachsenen mit einer familiären Temporallappenepilepsie. Bei Erwachsenen ist dies jedoch so selten, dass es in der Praxis vernachlässigt werden kann. Die weitaus überwiegende Mehrzahl der fokalen Anfälle Erwachsener tritt bei symptomatischen oder vermutlich symptomatischen (kryptogenen) Epilepsien auf. Dabei verweist die Klassifikation einer Epilepsie als symptomatisch darauf, dass die Anfälle hier Folge einer (identifizierten) kortikalen Läsion sind. Die Diagnose einer vermutlich symptomatischen oder kryptogenen Epilepsie

◻ **Tabelle 3.5.** Aufwach-Grand-mal-Epilepsie

Definition	Idiopathische Epilepsie mit primär generalisierten tonisch-klonischen Anfällen (Grand-mal-Anfällen)
Epidemiologie	Etwa 5% aller Epilepsien
Beginn	6–35 Jahre
Ätiologie	Polygenetisch determiniert; MRT: o. B.
Anfälle	Generalisiert tonisch-klonische Anfälle, z. T. auch Absencen, und/oder myoklonische Anfälle
EEG	Generalisierte Spike-waves oder Polyspike-waves; z. T. (10%) Provokation durch Hyperventilation; Photosensibilität in bis zu 20%; meist normale Hintergrundaktivität, seltener auch generalisierte Verlangsamung; z. T. auch fokale (speziell frontale) epilepsietypische Potentiale möglich
Prognose	Anfallsfreiheit erreichbar bei bis zu 90%
Therapie	Medikamentös: Valproat, ggf. Lamotrigin, Topiramat; bei therapeutischen Schwierigkeiten ggf. Phenobarbital

mit fokalen Anfällen bringt zum Ausdruck, dass hier ebenfalls eine kortikale Läsion als Ursache der Anfälle vermutet wird, dass diese aber (noch) nicht identifiziert werden konnte.

Klassifikation

Die zur Zeit noch gültige Klassifikation epileptischer Anfälle der Internationalen Liga gegen Epilepsie unterscheidet zunächst zwischen einfach- und komplex-fokalen Anfällen, je nachdem, ob das Bewusstsein während des Anfalls vollständig erhalten (»einfach-fokal«) oder beeinträchtigt ist (»komplex-fokal«). Die genaue Semiologie fokaler Anfälle hängt natürlich ganz wesentlich davon ab, wo diese genau beginnen und zu klinischen Symptomen führen. Die Analyse der Anfallssemiologie ist daher auch ein wichtiger Bestandteil der prächirurgischen Epilepsiediagnostik, deren Suche nach lokalisierenden und lateralisierenden Zeichen viel zu unserem Verständnis der Pathophysiologie fokaler Anfälle beigetragen hat. Inzwischen hat sich gezeigt, dass resektive epilepsiechirurgische Eingriffe bei mindestens 70% aller Fälle einer mesialen Temporallappenepilepsie mit einer Hippokampus-

sklerose zu einer bleibenden Anfallsfreiheit führen. Aber auch bei läsionellen temporolateralen und extratemporalen Epilepsien kann eine oft vergleichbar gute Prognose epilepsiechirurgischer Eingriffe gestellt werden (Grunwald et al. 1999).

Mesiale Temporallappenepilepsie. Das im Erwachsenenalter mit großem Abstand häufigste Epilepsiesyndrom mit fokalen Anfällen ist das der mesialen Temporallappenepilepsie, bei dem eine unilaterale Hippokampusatrophie und -sklerose das morphologische Korrelat des primären epileptogenen Fokus darstellt. Einfach-fokale Anfälle manifestieren sich hier häufig in Form einer epigastrischen Aura, bei der im Bereich der Magengegend ein Übelkeitsgefühl empfunden wird, das dann nach oben aufsteigt. Die klassische Semiologie komplex-fokaler mesiotemporaler Anfälle kann sich daran anschließen. Sie beginnt oft bereits mit oroalimentären Automatismen, meist in Form von Schmatzen, Schlucken oder Kauen, seltener auch mit Pfeifen oder Spucken. Es können Vokalisationen oder (unverständliche oder verständliche, aber oft unsinnige) Verbalisationen hinzutreten sowie manuelle Automatismen, die dann auch zur Lateralisation des Anfallsursprungs beitragen können: Die Patienten nesteln häufig mit der ipsilateralen Hand, während die kontralaterale dyston verharrt. Dies wird oft begleitet von einem Innehalten und Starren. Die postiktale Reorientierung erfordert in der Regel einige Minuten und gelingt meist schneller, wenn das Anfallsgeschehen auf den Schläfenlappen der nichtsprachdominanten Hemisphäre beschränkt blieb. Umgekehrt führen Anfälle des sprachdominanten Schläfenlappens nicht selten zu einer postiktalen Aphasie, die mehrere Minuten anhalten und bei adäquater Testung wiederum als lateralisierendes Zeichen genutzt werden kann.

Laterale Temporallappenepilepsie. Anfälle im Rahmen einer lateralen Temporallappenepilepsie können zwar ebenfalls mit einer epigastrischen Aura einhergehen, häufiger sind temporolaterale Auren aber unspezifisch oder umfassen ein Déjà-vu-Gefühl, akustische oder visuelle Halluzinationen oder auch einen akuten (Dreh-)Schwindel. Seltenere Anfallsformen, deren einziges Symptom in einer iktalen Wernicke-Aphasie besteht, lassen sich zwanglos dem lateralen Temporallappen zuordnen. Die Abgrenzung zu mesiotemporalen Anfällen kann im Einzelfall mit nichtinvasiven Methoden jedoch schwierig sein, da sich die Anfallsaktivität sehr schnell in den mesialen Temporallappen ausbreitet. Ein möglicher Hinweis auf einen eher lateral als mesial gelegenen Anfallsursprung ist das frühe Auftreten von Automatismen der Beine. Bei liegenden Patienten nehmen diese häufig die Form des Tretens von Fahrradpedalen an (»pedaling«). Dieses Symptom ist jedoch vorsichtig zu werten, da es nicht nur bei temporalen, sondern auch bei frontalen Anfällen auftreten kann.

Elektroenzephalographisch findet sich bei Temporallappenepilepsien interiktal oft eine uni- oder bitemporale Verlangsamung der Grundaktivität mit – ebenfalls wieder uni- oder bitemporaler – Einlagerung von Spikes bzw. Sharp waves. Aufgrund der engen Interkonnektivität beider mesialer Temporallappen sprechen bitemporale EEG-Befunde dabei nicht unbedingt gegen die Annahme einer unifokalen Epilepsie. Iktal zeigt das Oberflächen-EEG typischerweise eine temporale Theta-

rhythmisierung, die postiktal einen Verlangsamungsherd hinterlassen kann.

Frontallappenepilepsie. Die zweithäufigste (jedoch im Vergleich zu temporalen Anfällen weitaus seltenere) Form fokaler Anfälle im Erwachsenenalter tritt im Rahmen der Frontallappenepilepsien auf. Die Semiologie frontaler Anfälle ist nicht zuletzt aufgrund der Größe dieses Kortexareals äußerst vielfältig. So führen Anfälle innerhalb des primär-motorischen Areals zu kontralateralen Myoklonien, die sich ggf. im Sinne eines »Jackson march« auf eine gesamte Körperhälfte ausbreiten können. Je weiter der Anfallsursprung vom primär-motorischen Kortex entfernt liegt, desto komplexer werden die zu beobachtenden motorischen Phänomene. Sie können z. B. bilateral asymmetrische Tonisierungen im Sinne von Haltungsanfällen umfassen (z. B. bei Anfällen des supplementär-motorischen Kortex), zu einer tonischen Bulbus- und Kopfdeviation zur Gegenseite im Sinne von Versivanfällen führen (Anfälle im Bereich des fronto-dorsolateralen Augenfelds) oder mit Schreien und vehementen hypermotorischen Entäußerungen einhergehen, die so bizarr anmuten können, dass sie nicht selten als psychogene Ereignisse fehldiagnostiziert werden (z. B. Anfälle des frontoorbitalen Kortex oder des anterioren Gyrus cinguli). Hinzu kommt, dass das iktale Oberflächen-EEG oft wenig ergiebig ist, da es entweder durch Bewegungsartefakte überlagert wird oder keinen lokalisatorisch verwertbaren Befund enthält. Viele Areale des frontalen Kortex liegen für das Oberflächen-EEG so ungünstig, dass sich eine hier stattfindende fokale Anfallsaktivität mit dieser Methode kaum nachweisen lässt. Typisch für frontale Anfälle im Vergleich zu temporalen ist jedoch ihr meist sehr abrupter Beginn, die kürzere Dauer (oft etwa 30 s) und ihr plötzliches Ende mit unmittelbarer oder zumindest rascher Reorientierung. Frontale Anfälle treten außerdem häufiger nachts auf als temporale – und dann auch nicht selten in Serien von mehreren (in Einzelfällen bis zu 20 oder 30) Anfällen pro Nacht.

Parietal- bzw. Okzipitallappenepilepsie. Noch seltener als frontale Anfälle finden sich in klinischen Serien Anfälle mit posteriorem neokortikalen Ursprung als Symptome einer Parietal- oder Okzipitallappenepilepsie. Typisch für einen parietalen Anfallsursprung sind dabei einfach-fokale sensible Anfälle mit kontralateralen Dysästhesien. Seltener können auch Schmerzen, scheinbar schmerzbedingtes Grimassieren oder Veränderungen der Körperwahrnehmung auftreten. Okzipitale Anfälle zeichnen sich oft durch einfache oder komplexe visuelle Halluzinationen aus, die jedoch nicht als pathognomonisch gelten können, da ähnliche Phänomene auch durch eine Anfallsaktivität des posterioren temporolateralen oder temporobasalen Kortex verursacht werden können. Wegweisender sind dagegen iktale sakkadierte Blickbewegungen oder auch ein iktaler Nystagmus, Symptome, die auch bei vollem Bewusstsein auftreten können. Parietale und okzipitale Anfälle bleiben nur selten auf das kortikale Areal ihrer Entstehung begrenzt, sondern breiten sich meist schnell in andere Hirnregionen aus. Die Ausbreitungswege sind dabei keineswegs immer die gleichen, so dass sich nach parietalen oder okzipitalen Anfallssymptomen eine temporale oder auch eine frontale Semiologie entwickeln kann. Auch die Seite der Ausbreitung kann durchaus wechseln. Die Verdachtsdiagnose einer auf den ersten Blick multifokalen Epilepsie sollte daher immer auch zu der differentialdiagnostischen Diskussion einer unifokalen Epilepsie mit unterschiedlichen Ausbreitungsformen veranlassen.

Stürze bei fokalen Anfällen

Wie eingangs erwähnt, kommt es im Rahmen fokaler Anfallsereignisse überraschend selten zu Stürzen. Hauptgrund hierfür dürfte sein, dass temporale Anfälle die überwiegende Mehrzahl dieser Ereignisse ausmachen und dass ihre Semiologie nicht zwingend zu Stürzen führt. Im Gegenteil: Immer wieder kommt es bei temporalen Anfällen iktal oder unmittelbar postiktal zu ambulatorischen Automatismen oder Fluchttendenzen, bei denen die Patienten ungerichtet umher- oder gar weglaufen. Dies verdeutlicht, dass im Anfall viele Reflex- und Kontrollmechanismen zur Balance bei Stand und Gang erhalten sein müssen. Dennoch können in seltenen Fällen auch hier Stürze auftreten, dann nämlich, wenn unerwartete Hindernisse den Weg des Patienten behindern und der Gefahr des Stolperns nicht durch rechtzeitige Ausgleichsbewegungen entgegen getreten werden kann.

Eine spezifische Form des Stürzens bei temporalen Anfällen wird unter dem von Landolt (1960) vorgeschlagenen Begriff der »temporalen Synkope« diskutiert. Hiermit sind nicht etwa komplexfokale Anfälle gemeint, in deren Verlauf auch ein Sturz auftritt, sondern plötzlich auftretende Stürze, deren Verlaufsform differentialdiagnostisch vertebrobasilär verursachten Stürzen gleicht. Gambarrdella et al. (1994) berichten über sechs Temporallappenepilepsiepatienten, bei denen im Rahmen einer prächirurgischen Abklärung neben komplexfokalen Anfällen auch temporale Synkopen diagnostiziert wurden. Aufgrund ihrer nichtinvasiven und in einem Fall auch invasiven, mit Hilfe stereotaktisch implantierter Tiefenelektroden durchgeführten EEG-Ableitungen argumentieren die Autoren, dass temporale Synkopen durchaus im Rahmen einer Temporallappenepilepsie auftreten können, wenn auch meist erst nach langjährigem Verlauf. Der den Stürzen zugrunde liegende pathophysiologische Mechanismus könnte den Befunden von Gambardella et al. zufolge in einer sehr schnellen Ausbreitung der elektrischen Anfallsaktivität nach extratemporal bestehen, wobei diese Ausbreitung rasch auch die pontine Formatio reticularis betreffen könnte. Die postoperative Anfallsfreiheit ihrer Patienten spreche jedenfalls gegen eine ursächliche Beteiligung weiterer kontralateraler oder extratemporaler epileptogener Foci. Nach unserer eigenen Erfahrung sind temporale Synkopen jedoch sehr selten. Häufiger sind Stürze im Rahmen fokaler Anfälle dagegen bei folgenden semiologischen Abläufen zu beobachten:

Akinetisch-postural. Die Patienten sind initial nicht ansprechbar, verharren und starren. Es folgt dann eine posturale Haltungsschablone, oft in Verbindung mit einer Versivbewegung, die zu einer Verlagerung des Köperschwerpunkts über die Standbasis hinaus führt. Aufgrund der weiterhin bestehenden Akinesie erfolgt nun aber keine reflektorische Ausgleichsbewegung, was unweigerlich einen Sturz zur Folge hat. In kombinierten EEG-EMG-Aufzeichnungen unter Videokontrolle konnten wir bei 15 Patienten zeigen, dass die posturale Phase dieser Anfälle ohne eine Erhöhung des Muskeltonus auftritt, was sie somit von tonischen und sekundär generalisierten Anfällen eindeutig abgrenzt (Mothersill et al. 2000). Akinetisch-postural bedingte Stürze gehen mit einem erhöhten Verletzungsrisiko einher, weil – wiederum aufgrund der Akinesie – keine Schutz- oder Abwehrbewegungen erfolgen. Die initiale Anfallssemiologie verweist hier am ehesten auf einen temporalen Ursprung mit nachfolgender Ausbreitung nach frontal. Gleiche Symptome können mitunter auch bei extratemporalen Anfällen beobachtet werden, so dass akinetisch-postural bedingte Stürze nicht unvermittelt zur topologischen Diagnose herangezogen werden können.

Hypermotorisch. Zum Teil äußerst heftige und unkontrollierte Bewegungen aller Extremitäten treten typischerweise bei frontomesialen und -orbitalen Anfällen auf und können auch mit rotatorischen Bewegungen um die Körperlängsachse verbunden sein. Diese Ereignisse treten meist aus dem Schlaf heraus auf und führen daher kaum zu einem Sturz aus dem Stand oder Gang. Andererseits werden die Patienten durch die Vehemenz der Bewegungen dabei oft im Bett hin und her und nicht selten sogar auch aus dem Bett hinaus geworfen. Das führt dazu, dass manche Patienten es nicht mehr wagen, in einem normalen Bett zu schlafen, sondern ihre Matratze direkt auf den Boden legen, um die Folgen der unvermeidlichen Stürze zu minimieren. Nebenbei sollte man sich dieser Praxis auch bei einer Langzeit-EEG-Ableitung unter Videokontrolle anschließen.

> **Merke**
>
> Die teilweise von den Patienten selbst vorgeschlagene Praxis einer Fixation im Bett ist mit nicht unerheblichen Risiken verbunden, insbesondere im Fall einer sekundären Generalisierung eines Anfalls.

Lokalisatorisch deutet ein derartiges Anfallsgeschehen natürlich zunächst auf einen frontalen Ursprung. Es muss jedoch berücksichtigt werden, dass auch hochparietal gelegene epileptogene Foci nicht selten zu einer schnellen Ausbreitung der Anfallsaktivität in den frontomesialen Kortex neigen, um dann erst durch eine hier generierte Anfallssemiologie klinisch manifest zu werden.

Sekundäre Generalisierung. Alle fokalen Anfälle können prinzipiell sekundär generalisieren, wenn dies auch bei neokortikalen Anfällen häufiger geschieht als bei temporomesialen. Oft zeigt sich die beginnende Generalisierung initial durch eine frontal generierte ruckartige Kopfdeviation zur Gegenseite, z. T. begleitet von einer tonischen Extension des kontralateralen Armes. Dies kann bereits zu einem Sturz führen, der spätestens dann unvermeidlich wird, wenn die Tonisierung Rumpf und Beine eines stehenden Patienten erfasst.

3.9.2   Anfälle, die durch Stürze definiert sind

Generalisierte tonische Anfälle

Tonische Anfälle, die durch Stürze definiert werden und somit zu den sog. epileptischen Sturzanfällen gezählt werden, treten in drei unterschiedlichen Ausprägungsformen auf.

Rein **axiale** tonische Anfälle sind durch eine tonische Kontraktion der Halsmuskulatur gekennzeichnet, wobei der Kopf leicht gebeugt oder überstreckt gehalten wird und die Augen weit geöffnet sind. Hierbei wie auch bei der zweiten Form, den **axorhizomelischen** tonischen Anfällen kommt es in der Regel nicht zu Stürzen. Axorhizomelische Anfälle zeichnen sich über die Tonisierung der Halsmuskulatur hinaus durch eine Tonisierung der Schultergürtelmuskulatur aus, die zu einer Elevation und Abduktion beider Arme führt. Klassische **tonische Sturzanfälle** schließlich stellten in einer eigenen Untersuchung mit 47% von 155 Patienten, bei denen wir mit einem kombinierten EEG-EMG-Videomonitoring Anfälle dokumentieren konnten, die häufigste Form epileptischer Sturzanfälle dar (Mothersill et al. 2000). Hierbei kommt es zu einem plötzlichen und massiven bilateralen (symmetrischen oder asymmetrischen) Anstieg des Muskeltonus für eine Dauer von 400 bis 800 ms. Klinisch zeigt sich dabei ein uniformes Bewegungsmuster mit einer Kopf-, Rumpf- und beidseitigen Hüftbeugung. Letztere tritt dabei so schnell und heftig auf, dass sie unweigerlich zum Sturz führt. Bereits vor der Tonisierung können jedoch schon Anfallszeichen vorhanden sein, oft in Form von Symptomen

◻ **Tabelle 3.6.** Lennox-Gastaut-Syndrom

Definition	Epilepsie mit 1.) verschiedenen, insbesondere jedoch tonischen Anfällen, 2.) typischen EEG-Veränderungen (▶ s. unten) und 3.) mentaler Retardierung bzw. psychiatrischen Auffälligkeiten
Epidemiologie	Etwa 3–10% der kindliche Epilepsien
Beginn	Meist zwischen 3 und 5 Jahren, z. T. im Anschluss an West-Syndrom
Ätiologie	In bis zu 80% symptomatisch (perinatale zerebrale Erkrankungen, zerebrale Malformationen oder Tumoren etc.); in etwa 20% idiopathisch
Anfälle	Generalisierte atonische, tonisch-klonische, myoklonische oder myoklonisch-astatische und insbesondere generalisierte tonische Anfälle (speziell auch nachts) sowie fokale Anfälle
EEG	Oft verlangsamte Grundaktivität; generalisierte Sharp-slow-waves sowie Paroxysmen von 10- bis 12-s-Rhythmen im Schlaf
Prognose	Meist pharmakoresistent; in etwa 80% dauerhaft kognitive Defizite
Therapie	Medikamentös: Valproat, Lamotrigin, Topiramat, Levetiracetam, Felbamat, Clobazam; in manchen Fällen Versuch eines kurativen epilepsiechirurgischen Eingriffs, sonst ggf. palliative Epilepsiechirurgie (Implantation eines Vagusnervstimulators, Kallosotomie)

einer atypischen Absence. Das EEG zeigt in dieser Phase meist eine hochamplitudige Spike-wave- oder Sharp-and-slow-wave-Aktivität. Mit dem letzten generalisierten Spike-wave-Komplex tritt dann die Tonisierung auf, die im EEG meist von einer generalisierten Abflachung (Elektrodekrement) begleitet wird. Im EMG findet sich gleichzeitig ein abrupt beginnender und endender massiver Anstieg des Muskeltonus. Der tonischen Phase selbst kann sich dann noch eine atypische Absence anschließen. Diese Hauptform generalisierter tonischer Anfälle weist meist auch eine Reihe vegetativer Begleitsymptome auf wie etwa eine initiale Apnoe, dann eine Tachy- oder Bradykardie, vermehrter Speichelfluss, Mydriasis, Zyanose oder Flush. Die Dauer dieser Anfälle beträgt meist zwischen 5 und 20 s, es kann jedoch auch ein tonischer Status auftreten (Vigevano et al.1997). Generalisierte tonische Anfälle können bei verschiedenen Epilepsiesyndromen auftreten, charakteristisch sind sie jedoch für das Lennox-Gastaut-Syndrom (◻ Tabelle 3.6).

Atonische und myoklonisch-astatische Anfälle

Atonische Anfälle, die ebenfalls zu den »epileptischen Sturzanfällen« gezählt werden, können entweder nur umschriebene Muskelgruppen betreffen – und dann typischerweise zu einer kurzen Nickbewegung des Kopfes oder zu einem Tonusverlust einer Extremität führen – oder alle quergestreiften Muskeln umfassen.

Theoretisch müsste ein solcher generalisierter Tonusverlust unweigerlich zu einem Sturz führen, bei dem die Patienten abrupt in sich zusammenfallen sollten wie Marionetten, bei denen alle Haltefäden zugleich durchschnitten werden. Eine empirische Überprüfung dieser Auffassung war uns dadurch möglich, dass wir atonische Sturzanfälle bei insgesamt 67 Patienten mit gleichzeitigen EEG- und EMG-Aufzeichnungen registrieren konnten. Die Stürze ereigneten sich dabei entweder im Rahmen eines rein atonischen Anfalls (n = 35), während einer Atonie im Rahmen einer atypischen Absence (n = 17) oder durch eine Atonie als Folge einer vorangehenden Myoklonie im Sinne eines **myoklo-nisch-atonischen** bzw. **myoklonisch-astatischen** Anfalls. Gemeinsam war allen diesen aufgezeichneten Sturzanfällen, dass die Phase der generalisierten Atonie mindestens 250 ms dauerte. Myoklonisch-astatische Anfälle beginnen mit einer symmetrischen Myoklonie beider Arme begleitet von einer Flexion des Kopfes. Theoretisch (und in der Literatur beschrieben, z. B. Dravet et al. 1997) können bereits diese Myoklonien zu Stürzen führen. Wir registrierten dagegen bei 82 Patienten myoklonisch-atonische Anfälle, die ansonsten alle Kriterien myoklonisch-astatischer Anfälle (Doose 1992) erfüllten, ohne dass es dabei zu einem Sturz kam. In allen diesen Fällen dauerte die Phase der generalisierten Atonie jedoch nie länger als 100–150 ms. Die **Dauer** der atonischen Phase ist somit das entscheidende Kriterium dafür, ob es zu einem Sturz kommt oder nicht: Während einer 100 ms währenden Atonie wird lediglich eine Wegstrecke von 5 cm im freien Fall zurückgelegt. Ob es während dieser Zeit zu einer Bewusstseinseinschränkung kommt oder nicht, ist dabei nicht verlässlich testbar. Die dabei auftretende Veränderung der Körperhaltung scheint jedoch in jedem Fall durch schnelle reflektorische Bewegungen ausgleichbar zu sein, so dass ein Sturz in jedem Fall vermieden werden kann. Im Gegensatz dazu wird bei einer generalisierten Atonie von 250 ms bereits eine Wegstrecke von 31 cm im freien Fall zurückgelegt. Dies ist (auch bei spätestens dann wieder einsetzendem Bewusstsein) nicht mehr kompensierbar und führt daher unweigerlich zum Sturz. Das EMG zeigte während der von uns aufgezeichneten atonischen Sturzanfälle jeweils eine komplette Atonie für 250–400 ms. Im EEG fand sich dabei gleichzeitig entweder eine (reguläre oder irreguläre) Spike-wave-Aktivität oder eine unregelmäßige generalisierte Verlangsamung.

Generalisierte atonische Anfälle treten meist im Rahmen des Lennox-Gastaut-Syndroms auf. Zum Sturz führende myoklonisch-astatische Anfälle sind dagegen Symptom der seltenen myoklonisch-astatischen Epilepsie des frühen Kindesalters, die etwa 1,7% der Epilepsien mit Beginn vor dem 6. Lebensjahr ausmacht (◘ Tabelle 3.7).

◘ Tabelle 3.7. Myoklonisch-astatische Epilepsie

Definition	Kryptogene, möglicherweise aber auch idiopathische Epilepsie mit myoklonischen und anderen Anfällen
Epidemiologie	1,7% der kindlichen Epilepsien mit Beginn vor dem 6. Lebensjahr
Beginn	Im Alter von unter 5 Jahren
Ätiologie	Multifaktoriell, mit besonderer Bedeutung genetischer Faktoren (positive Familienanamnese bei Verwandten 1. und 2. Grades in 37%)
Anfälle	Myoklonische, atonische, myoklonisch-astatische, atypische Absencen, generalisierte tonisch-klonische Anfälle, selten tonische Anfälle
EEG	Theta-Aktivität mit parietalem Maximum; generalisierte (Poly-)Spike-waves, oft Photosensibilität
Prognose	Z. T. gutes Ansprechen auf Valproat und Anfallsfreiheit nach etwa 3 Jahren, dann auch normale kognitive Entwicklung; z. T. jedoch Pharmakoresistenz und dauerhafte kognitive Defizite
Therapie	Medikamentös: Valproat, Lamotrigin, Ethosuximid; ggf. auch Phenobarbital, Benzodiazepine

3.9.3   Startle-Epilepsien

Wie weiter oben (Abschnitt 3.5) beschrieben, stellt der Startle-Reflex ein normales physiologisches Phänomen dar.

Unkontrollierte Startle-Reflexe, die zu überschießenden motorischen Reaktionen führen, treten im Rahmen der Startle-Erkrankungen auf, die differentialdiagnostisch von den Epilepsien zu trennen sind. Andererseits gibt es jedoch auch Epilepsien, bei denen Anfälle typischerweise durch plötzlich auftretende Stimuli (wie etwa Geräusche, aber auch Berührungen etc.) provoziert werden. Diese werden syndromatologisch mit dem Begriff der Startle-Epilepsien zusammengefasst, obwohl sie kein homogenes Krankheitsbild darstellen. Meist kommt es zu symmetrischen oder asymmetrischen tonischen Anfällen bzw. zu einer tonisch-posturalen Semiologie im Sinne von fokalen supplementär-motorischen Anfällen. Treten diese Anfälle im Stehen auf, sind Stürze häufig. Viele der betroffenen Patienten leiden an einer symptomatischen Epilepsie mit generalisierten (oder nicht klassifizierbaren) Anfällen und sind mehrfach behindert. Kinder mit einem Down-Syndrom leiden beispielsweise häufiger an einer Startle-Epilepsie (Guerrini et al. 1990). Die zugrunde liegende Hirnschädigung ist oft diffus. Andererseits können aber auch prinzipiell epilepsiechirurgisch behandelbare Frontallappenepilepsien mit startle-evozierten Anfällen einhergehen (Manford et al. 1996; Serles et al. 1999). Nach unserer eigenen Erfahrung finden sich derartige Anfälle nicht selten bei hemiparetischen Patienten mit einer porenzephalen Zyste nach perinataler Hirnschädigung, somit also bei Patienten, die ggf. durchaus von einer funktionellen Hemisphärektomie profitieren können (vgl. auch Oguni et al. 1998).

Startle-Epilepsien manifestieren sich meist im Kindes- oder frühen Jugendalter. Bei entsprechendem Verdacht gelingt der Nachweis in der Regel im Rahmen einer Video-EEG-Doppelbildaufzeichnung, bei der ein Anfall durch unerwartete Präsentation des adäquaten Stimulus ausgelöst werden kann. Auf jeden Fall sollte eine kernspintomographische Untersuchung des Gehirns nach epileptologischen Kriterien erfolgen – falls nötig auch in Narkose, da die Anfälle sich nicht selten als phar-

makoresistent herausstellen, so dass etwaige epilepsiechirurgische Optionen abgeklärt werden sollten. Das sonst in der Langzeitbehandlung von Epilepsien nur selten eingesetzte Clobazam führt in manchen Fällen langfristig zur Anfallsfreiheit.

3.9.4   Stürze als Nebenwirkung antiepileptischer Medikamente

Hier soll nicht unerwähnt bleiben, dass die Einnahme von Antiepileptika zumindest für Frauen im höheren Lebensalter als Risikofaktor für das Auftreten von Stürzen nachgewiesen werden konnte, wie dies z. B. für Benzodiazepine schon seit vielen Jahren bekannt ist.

In einer prospektiven Kohortenstudie bei über 8000 Patientinnen in vier US-amerikanischen Zentren, die zuvor an einer Studie zu osteoporotischen Frakturen teilgenommen hatten, wurde die Einnahme ZNS-aktiver Medikamente (neben Benzodiazepinen auch Hypnotika, Antidepressiva und Antiepileptika) erfasst. Während einer durchschnittlichen Beobachtungsperiode von einem Jahr stürzten 28% der Frauen mindestens einmal, davon knapp die Hälfte (11%) zwei- oder mehrmals. Die Einnahme von Antiepileptika war dabei ein signifikanter Risikofaktor (multivariate Odd-Ratio 2,56; 95%-Konfidenzintervall [KI] 1,49–4,41) und lag noch über dem entsprechenden Risiko für Benzodiazepine (1,51; 95%-KI 1,14–2,01) oder Antidepressiva (1,54; 95%KI 1,14–2,07; Ensrud et al. 2002).

3.10   Therapie epileptischer Sturzanfälle

3.10.1   Medikamentöse Therapie

Die Behandlung epileptischer Sturzanfälle bzw. epileptischer Anfälle, die zu Stürzen führen können, erfolgt primär medikamentös.

Zur syndromspezifischen Therapie und deren möglichen Nebenwirkungen muss hier auf die einschlägige epileptologische Fachliteratur verwiesen werden. Zusammenfassend sei lediglich darauf hingewiesen, dass die Auswahl unter den zur

Verfügung stehenden Antiepileptika zunächst danach getroffen werden muss, ob es sich bei den zu behandelnden Anfällen um primär-generalisierte oder um fokale Anfälle mit oder ohne sekundäre Generalisierung handelt.

Mittel erster Wahl zur Behandlung primär generalisierter Anfälle ist unter den etablierten Antiepileptika nach wie vor Valproat. Bei Absencen kann auch der Einsatz von Ethosuximid erfolgreich sein. Von den neueren Antiepileptika kommen insbesondere Lamotrigin und Topiramat – wahrscheinlich auch Levetiracetam in Frage. Phenobarbital ist bei primär generalisierten Anfällen durchaus wirksam, sollte aber aufgrund seiner – vor allem bei langfristiger Anwendung – kognitiven und sonstigen Nebenwirkungen nur ausnahmsweise zum Einsatz kommen. Benzodiazepine, speziell Clobazam oder Clonazepam, haben eine wichtige Funktion in der passageren Therapie von exazerbierenden Anfällen oder im Rahmen schwieriger medikamentöser Umstellungen. Ein wesentlicher Nachteil dieser Wirkstoffgruppe liegt in der schnellen Toleranzentwicklung und möglichen Abhängigkeitsentstehung. Dennoch sind sie bei manchen Patienten mit pharmakoresistenten Epilepsien als Kombinationsmedikation unverzichtbar, zumal es bei einem (kleineren) Teil der Patienten nicht zu einer Toleranzentstehung kommt.

Mittel der ersten Wahl zur Behandlung fokaler Anfälle ist von den etablierten Antiepileptika Carbamazepin, gefolgt von Valproat, das nur geringfügig weniger wirksam ist. Phenytoin ist in seiner Wirksamkeit mit Carbamazepin vergleichbar, wird aber wegen seines Nebenwirkungsprofils und der aufgrund seiner nichtlinearen Kinetik schwierigeren Handhabbarkeit zurückhaltend eingesetzt (zumindest in Europa). Bei schwer zu kontrollierenden sekundär-generalisierten Anfällen kann es jedoch gute Dienste leisten. Phenobarbital ist ebenfalls wirksam, es gelten allerdings die o. g. Einschränkungen hinsichtlich seiner Nebenwirkungen. Alle neueren Antiepileptika haben ihre Wirksamkeit bei fokalen Anfällen bewiesen. Somit stellen die gegenwärtig zugelassenen (und hier alphabetisch aufgelisteten) Wirkstoffe Gabapentin, Lamotrigin, Levetiracetam (bislang nur zur Zusatztherapie), Oxcarbazepin, Tiagabin (bislang nur zur Zusatztherapie) und Topiramat Alternativen dar, für deren

Auswahl hier auf die epileptologische Fachliteratur verwiesen werden muss. Wegen ihrer möglichen Nebenwirkungen derzeit nur noch selten eingesetzt, dennoch aber in speziellen Fällen wichtige Bestandteile des antiepileptischen Repertoires sind Felbamat (bei schweren therapierefraktären Epilepsien, insbesondere dem Lennox-Gastaut-Syndrom) und Vigabatrin (insbesondere zur Behandlung des West-Syndroms). In Einzelfällen kann zur Kombinationstherapie schließlich noch der Einsatz von Brom, Acetazolamid, Piracetam (speziell bei Myoklonien), Primidon oder Sultiam erwogen werden, wobei sich das letztere Präparat besonders zur Behandlung der sog. benignen fokalen Epilepsien des Kindesalters gut bewährt hat.

3.10.2   Resektive epilepsie-chirurgische Eingriffe

Stellt sich eine Epilepsie als pharmakoresistent heraus und besteht der Verdacht auf einen fokalen Anfallsursprung, sollte die Möglichkeit eines epilepsiechirurgischen Eingriffs geprüft werden.

Resektive operative Verfahren sind dabei als kurative Eingriffe geplant, d. h. sie verfolgen das Ziel einer bleibenden postoperativen Anfallsfreiheit (wenngleich zum Teil unter Beibehaltung einer antiepileptischen Medikation). Bei bestimmten Syndromen, wie etwa bei einer mesialen Temporallappenepilepsie mit einer unilateralen Hippokampussklerose, sind die Erfolgschancen eines solchen Vorgehens inzwischen bekanntermaßen gut. Dies trifft aber auch auf Epilepsien infolge umschriebener extrahippokampaler und auch extratemporaler Läsionen wie etwa niedriggradiger Gliome, Kavernome etc. zu (Grunwald 1999) und gilt somit auch für eine Reihe fokaler Epilepsiesyndrome, deren Anfälle mit Stürzen einhergehen können. Zu wenig bekannt ist zudem, dass Kinder (und z. T. auch Erwachsene) mit schweren, teilweise katastrophalen Epilepsien und Sturzanfällen infolge einer ausgedehnten unihemisphäralen Läsion wie einer großen porenzephalen Zyste nicht selten durch eine funktionelle Hemisphärektomie anfallsfrei werden können, ohne durch die Operation zusätzliche neurologische oder neuropsychologische Defizite davonzutragen.

In jedem Fall sollte die Entscheidung für einen operativen Eingriff nur nach einer sorgfältigen prächirurgischen Diagnostik in einem entsprechenden epileptologischen Zentrum erfolgen. Aber auch eine Entscheidung **gegen** eine epilepsiechirurgische Therapie sollte nicht für den Patienten getroffen werden, ohne diesem bzw. seinen Angehörigen die Chance zu einer aufgeklärten Entscheidung nach entsprechender Diagnostik zu gewähren.

3.10.3 Palliative epilepsie- chirurgische Eingriffe

Bei nicht wenigen pharmakoresistenten Epilepsien mit Sturzanfällen besteht keine Möglichkeit eines potentiell kurativen epilepsiechirurgischen Eingriffes.

In diesen Fällen sollte die Indikation einer palliativen Operation erwogen und mit dem Patienten bzw. seinen Angehörigen diskutiert werden. Eine palliative epilepsiechirurgische Therapie hat nicht eine vollständigen Anfallskontrolle zum Ziel. Sie versucht entweder, die Anfallsfrequenz zu reduzieren, um so die Lebensqualität des Patienten zu verbessern, oder will zumindest die zum Teil schweren und verletzungsträchtigen Stürze des Patienten unterbinden, ohne die Anfallsfrequenz direkt beeinflussen zu können. Zwei Methoden stehen derzeit zur Verfolgung dieser beiden Ziele zur Verfügung: die Vagusnervstimulation und die Kallosotomie.

Vagusnervstimulation

Die intermittierende Vagusnervstimulation erfolgt durch eine Elektrode, die dem linksseitigen N. vagus anliegt und die subkutan mit einem links subklavikulär implantierten Generator verbunden ist, von dem sie ihre Impulse erhält.

Der N. vagus wird post implantationem z. B. alle 5 min für 30 s stimuliert, was über eine Erregung seiner afferenten Fasern (über noch nicht geklärte physiologische Mechanismen) zu einer Beeinflussung der Anfallsschwelle führt. Anfallsfreiheit kann auf diese Weise nur in seltenen Ausnahmefällen erreicht werden, jedoch konnte in einer Reihe von Studien eine signifikante Reduktion der Anfallsfrequenz nachgewiesen werden (z. B. eine Reduktion von über 50% bei 45% von 95 Patienten; Scherrmann et al. 2001). Insbesondere beim Lennox-Gastaut-Syndrom wurde von signifikanten Verbesserungen berichtet (Murphy et al. 1995; Hornig u. Murphy 1997). Häufigere Nebenwirkung sind eine intermittierende Heiserkeit während der Stimulation, Husten, Parästhesien im Halsbereich und – seltener – Atembeeinträchtigungen, möglicherweise durch pharyngeale Konstriktionen während der Stimulation. Insgesamt wird der Vagusnervstimulator durch die Patienten in der Regel jedoch gut toleriert. Eine Reimplantation für einen Batteriewechsel ist nach etwa 3–5 Jahren notwendig und wird nach bisherigen Erfahrungen von den meisten Patienten gewünscht (Schmidt u. Elger 2002).

Die Implantation eines Vagusnervstimulators sollte bei nachgewiesener Pharmakoresistenz erwogen werden, wenn keine Möglichkeit zu einem resektiven epilepsiechirurgischen Eingriff besteht oder eine bereits durchgeführte Operation nicht zu einer befriedigenden Anfallskontrolle geführt hat. Unserer Auffassung nach sollte sie aber auch dann ernsthaft diskutiert werden, wenn der Patient aus subjektiven oder objektiven nachvollziehbaren Risikobefürchtungen eine Operation nicht wünscht oder sich diese zunächst vorbehalten möchte. Nicht zuletzt ist zu bedenken, dass die Implantation eines Vagusnervstimulators rückgängig gemacht werden kann, eine Resektion von Hirngewebe dagegen nicht.

Kallosotomie

Auch die Kallosotomie führt nur in den seltensten Fällen zur Anfallsfreiheit.

Die Durchtrennung des die beiden Hirnhemisphären verbindenden Balkens hat demgegenüber auch das Ziel, eine Ausbreitung manifester Anfallsaktivität auf beide Gehirnhälften zu unterbinden, um so schwere, mit häufigen Verletzungen einhergehende Sturzanfälle zu verhindern. Meist wird heute eine Durchtrennung der vorderen zwei Drittel des Balkens angestrebt und eine Komplettierung der Kallosotomie nur dann durchgeführt, wenn der begrenztere Eingriff nicht zum Erfolg geführt hat. Mit postoperativen Defiziten muss bei diesem Eingriff immer gerechnet werden: Ein postoperativer Mutismus und eine Akzentuierung einer vorstehenden Hemiparese treten häufig auf, sind aber

meist reversibel. Auch das unvermeidliche Diskon-
nektionssyndrom wird in der Regel gut toleriert
und führt nicht zu einer merkbaren Beeinträchtigung der Lebensqualität. Dies gilt jedoch nur bei
präoperativ eindeutig als unilateral nachgewiesener Sprachdominanz. Bei einer atypischen Dominanz mit Teiltransfer von somit in beiden Hemisphären repräsentierten sprachlichen Funktionen
drohen nicht nur beträchtliche zusätzliche kognitive Defizite, sondern auch ein die Lebensqualität
deutlich einschränkendes Alien-hand-Syndrom.

Dennoch ist eine Kallosotomie als palliativer
Eingriff zu erwägen bei:
- pharmakoresistenten,
- katastrophalen und
- nicht kurativ epilepsiechirurgisch zu behandelnden Epilepsien
- mit häufigen und schweren Sturzanfällen,
- bereits bestehenden deutlichen kognitiven Defiziten und
- nachgewiesener unilateraler Sprachdominanz.

In diesen Fällen können durchaus befriedigende Therapieergebnisse erzielt werden (Gates u.
DePaola 1996). Ansonsten wird man einem Therapieversuch mit dem Vagusnervstimulator sicher
den Vorzug geben.

Literatur

Andermann F, Keene DL, Andermann E, Quesney LF (1980)
Startle disease or hyperekplexia: further delineation of
the syndrome. Brain 103:985–997

Bäzner H, Daffertshofer M, Hennerici M (2004) Subkortikale
Vaskuläre Enzephalopathie. Akt Neurol 30:266–280

Bassetti C, Aldrich MS (2000) Narcolepsy, idiopathic hyper-
somnia, and periodic hypersomnias. In: Culebras A (ed)
Sleep disorders and neurological disease. Marcel Dekker,
New York Basel, pp 323–354

Camfield PR, Camfield CS, Gordon K et al. (1996) Incidence
of epilepsy in childhood and adolescence: A population-
based study in Nova-Scotia from 1997–1985. Epilepsia
37:19–23

Capovilla G, Rubboli G, Beccaria F et al. (2000) Intermittent
falls and fecal incontinence as a manifestation of epileptic
negative myoclonus in idiopathic partial epilepsy of
childhood. Neuropediatrics 31:273–275

Doose H (1992) Myoclonic astatic epilepsy of early childhood.
In: Roger J, Bureau M, Dravet C, Dreifuss FE, Perret A, Wolf
P (eds) Epileptic syndromes in infancy, childhood and
adolescence. John Libey, London, pp 103–114

Dravet C, Guerrini R, Bureau M (1997) Epileptic syndromes
with drop seizures in children. In: Beaumanoir A, Andermann F, Avanzini G, Mira L (eds) Falls in epileptic and non-
epileptic seizures during childhood. John Libbey, London, pp 95–111

Egli M, Mothersill I, O'Kane M, O'Kane F (1985) The axial
spasm– the predominant type of drop seizure in patients
with secondary generalized epilepsy. Epilepsia 26:401–
415

Ensrud KE, Blackwell TL, Mangione CM et al. for the Study of
Osteoporotic Fractures Research Group (2002) Central
nervous system-active medications and risk for falls in
older women. J Am Geriatr Soc 50:1629–1637

Gambardella A, Reutens DC, Andermann F et al. (1994) Late-
onset drop attacks in temporal lobe epilepsy: a reevaluation of the concept of temporal lobe syncope. Neurology
44:1074–1078

Gates JR, DePaola L (1996) Corpus callosum section. In:
Shorvon S, Dreifuss F, Fisch D, Thomas D (eds) The treatment of epilepsy. Blackwell Science, Oxford, pp 722–
738

Ghez C (1991) Posture. In: Kandel ER, Schwartz JH, Jessell TM
(eds) Principles of neural science, 3rd edn. Elsevier, New
York Amsterdam London Tokyo, pp 596–607

Grunwald T, Kurthen M, Elger CE (1999) Predicting surgical
outcome in epilepsy, how good are we? In: Schmidt D,
Schachter SC (eds) Epilepsy, problem solving in clinical
practice. Martin Dunitz, London, pp 399–410

Gogan P (1970) The startle and orienting reactions in man.
A study of their characteristics and habituation. Brain Res
18:117–135

Guerrini R, Genton P, Bureau M, Dravet C, Roger J (1990) Reflex
seizures are frequent in patients with Down syndrome
and epilepsy. Epilepsia 31:406–417

Hacke W, Hennerici M, Gelmers HJ, Krämer G (1991) Cerebral
ischemia. Springer, Berlin Heidelberg New York Tokyo,
p 71

Honda Y (1988) Clinical features of narcolepsy: Japanese
experiences. In: Honda Y, Juji T (eds) HLA in narcolepsy.
Springer, Berlin Heidelberg New York Tokyo, pp 24–57

Hornig GW, Murphy JV, Schallert G, Tilton C (1997) Left vagus
nerve stimulation in children with refractory epilepsy: an
update. South Med J 90:484–488

Hublin S, Kaprio J, Partinen M, Heikkila K, Kskimies S, Guillemi-
ault C (1994) The prevalence of narcolepsy: an epidemiological study of the Finnish twin cohort. Ann Neurol
35:709–716

Landolt H (1960) Die Temporallappenepilepsie und ihre Psychopathologie. Ein Beitrag zur Kenntnis psychophysio-
logischer Korrelationen bei Epilepsie und Hirnläsionen.
(Bibliotheca Psychiatrica et Neurologica, Fasc. 112)
Karger, Basel

Lee MS, Choi YC, Heo JH, Choi IS (1994) »Drop attacks« with
stiffening of the right leg associated with posterior fossa
arachnoid cyst. Mov Disord 9:377–378

Lempert, Bauer M, Schmidt D (1994) Syncope: a videometric
analysis of 56 episodes of transient cerebral hypoxia. Ann
Neurol 36:233–237

Lüders H, Lesser RP, Morris HH, Dinner DS, Hahn J (1987) Negative motor responses elicited by stimulation of the human cortex. In: Wolf P, Dam M, Dreifuss FE (eds) Advances in epileptology. Raven Press, New York, pp 229–231

Manford MR, Fish DR, Shorvon SD (1996) Startle-provoked epileptic seizures: features in 19 patients. J Neurol Neurosurg Psychiatry 61:151–156

Massion J (1997) Physiological mechanisms involved in falling. In: Beaumanoir A, Andermann F, Avanzini G, Mira L (eds) Falls in epileptic and non-epileptic seizures during childhood. John Libbey, London, pp 11–18

Meisner I, Wiebers DO, Swanson JW, O'Fallon WM (1986) The natural history of drop attacks. Neurology 36:1029–1034

Mothersill IW, Hilfiker P, Krämer G (2000) Twenty years of ictal EEG-EMG. Epilepsia 41 [Suppl 3]:519–523

Mothersill IW, Hilfiker P, Vogt H, Krämer G (1995) Epileptische Sturzanfälle: Formen und Pathomechanismen. In: Heinemann U (Hrsg) Epilepsie 94. Deutsche Sektion der internationalen Liga gegen Epilepsie, Berlin, S 247–252

Murphy JV, Hornig G, Schallert G (1995) Left vagal nerve stimulation in children with refractory epilepsy. Preliminary observations. Arch Neurol 52:886–889

Oguni H, Hayashi K, Usui N, Shimizu H (1998) Startle epilepsy with infantile hemiplegia: report of two cases improved by surgery. Epilepsia 39:93–98

Remler BF, Daroff RB (1996) Falls and drop attacks. In: Bradley WG, Daroff RB, Fenichel GM, Marsden CD (eds) Neurology in clinical practice. Principles of diagnosis and management, vol I, 2nd edn. Butterworth-Heinemann, Boston, pp 23–28

Scherrmann J, Hoppe C, Kral T, Schramm J, Elger CE (2001) Vagus nerve stimulation: clinical experience in a large patient series. J Clin Neurophysiol 18:408–414

Schmidt D, Elger CE (1999) Praktische Epilepsiebehandlung. Praxisorientierte Diagnose und Differenzialdiagnose, rationale Therapiestrategien und handlungsorientierte Leitlinien, 2. Aufl. Thieme, Stuttgart New York

Serles W, Leutmezer F, Pataraia E et al. (1999) A case of startle epilepsy and SSMA seizures documented with subdural recordings. Epilepsia 40:1031–1035

Siegel JM, Moore R, Thannickal T, Nienhuis R (2001) A brief history of hypocretin/orexin and narcolepsy. Neuropsychopharmacology 25 [Suppl 5]:S14–20

Vigevano F, Fusco L, Yagi K, Seino M (1997) Tonic seizures. In: Engel Jr J, Pedley TA (eds) Epilepsy: A comprehensive textbook. Lippincott-Raven, Philadelphia, pp 617–625

Wirrell EC, Camfield PR, Camfield CS, Dooley JM, Gordon KE (1996) Accidental injury is a serious risk in children with typical absence epilepsy. Arch Neurol 53:929–932

Zhou L, Chillag KL, Nigro MA (2002) Hyperekplexia: a treatable neurogenetic disease. Brain Dev 24:669–674

Anfälle im Schlaf

Parasomnien und nächtliche Epilepsien

K. Schindler, H. Gast, C. L. Bassetti

Nächtliche Anfälle können unterschiedlichen Krankheitsgruppen angehören.

Die Unterscheidung ist wichtig, da sie therapeutische Konsequenzen hat. Zudem können bestimmte Diagnosen, wie z. B. die REM-Verhaltensstörung, Vorboten oder Manifestation einer relevanten zugrunde liegenden Erkrankung sein, deren frühzeitiges Erkennen für Patienten und Angehörige wichtig ist. Neben den diagnostisch wichtigen Unterschieden der verschiedenen Erkrankungen bestehen auch Gemeinsamkeiten bzw. Überlappungen, besonders offensichtlich im »parasomnia overlap syndrome«. Diese klinischen Verwandtschaften deuten auch auf mögliche gemeinsame neurophysiologische Grundlagen hin, die mit Methoden moderner

▼

und anderer bildgebender Verfahren zurzeit untersucht werden. Unter dem Begriff des »brain mappings« werden dabei zeitliche Muster unterschiedlicher physiologischer Messwerte wie EEG oder zerebraler Blutfluss anatomisch lokalisiert. Die Hoffnung ist, dass diese Methoden Unterschiede und Gemeinsamkeiten zwischen aufgrund klinischer Beobachtung entstandener Krankheitsgruppen präziser aufzeigen können und dass aus diesen Erkenntnissen letztendlich auch neue Therapien zur Behandlung paroxysmaler nächtlicher neurologischer Störungen abgeleitet werden können.

4.1 Einführung in das Thema

4.1.1 Kapitelüberblick

Unter dem Begriff »Anfall« (engl. »spells«) wird hier ein plötzlich, meist innerhalb von Sekunden auftretendes Ereignis definiert, das z. B. zu motorischen Phänomenen führt und seinen Ursprung meist im zentralen Nervensystem hat.

Es erfolgt in diesem Kapitel eine Beschränkung auf Anfälle, die vorwiegend oder ausschließlich im Schlaf bzw. während des Wach-Schlaf- oder Schlaf-Wach-Übergangs auftreten.

Die Relevanz von Anfällen im Schlaf ergibt sich aus verschiedenen Gründen:
- Parasomnien sind häufig und nicht immer harmlos (z. B. Verletzungen beim Schlafwandeln).
- Parasomnien können erstes oder wichtigstes Symptom einer zugrunde liegenden Erkrankung sein (z. B. REM-Verhaltensstörung als

erste klinische Manifestation einer neurodegenerativen Erkrankung).

- Die therapeutisch wichtige Differentialdiagnose zwischen Parasomnien und nächtlichen Anfällen ist rein anamnestisch oft schwierig und verlangt eine sorgfältige schlafmedizinische Abklärung – die autosomal-dominant vererbte Frontallappenepilepsie wird oft als NREM-Parasomnie fehldiagnostiziert.
- Die Erforschung von Anfällen im Schlaf kann als »Experimente der Natur« Erkenntnisse über komplexe Interaktionen zwischen ausgedehnten neuronalen Netzwerken liefern.

Pathophysiologisch werden Parasomnien als Ausdruck einer Disinhibition und Dissoziation von neuronalen Netzwerken verstanden, die für die Schlaf-Wach-Regulation verantwortlich sind. Es wird vermutet, dass Veränderungen in der Aktivität einiger Zellpopulationen des aszendierenden retikulären aktivierenden Systems (ARAS) zu neuronalen Enthemmungsphänomenen und somit zur Entstehung von »dissoziierten« Zuständen in Form einer Mischung von Elementen aus Wachheit, NREM- und REM-Schlaf führen. Eine solche Dissoziation und Disinhibition konnte kürzlich bei einem Patienten mit Schlafwandeln tatsächlich mit einer simultanen Video-, EEG- und SPECT-Untersuchung dokumentiert werden (Bassetti et al. 2000). Neueste tierexperimentelle Forschungsergebnisse weisen andererseits darauf hin, dass die Beeinflussung des ARAS für die bei elektrischer Stimulation des N. vagus beobachtete Reduktion epileptischer Anfälle wichtig sein könnte (Magdaleno-Madrigal et al. 2002). Solche Beobachtungen können, zusammen mit der phänomenologischen Ähnlichkeit zwischen einigen Parasomnien und nächtlichen Anfällen, als Hinweise gewertet werden, dass eine funktionelle Überlappung (»final common pathway«) zwischen den neuronalen Strukturen besteht, die sowohl Parasomnien als auch Epilepsien zugrunde liegt. Diese Hypothese wird durch die Beobachtung einer Aktivierung von ähnlichen Strukturen während des Schlafwandelns und des Auftretens von Frontallappenanfällen unterstützt (Bassetti et al. 2000; Schindler et al. 2001).

Im ersten Abschnitt dieses Kapitels wird die Physiologie des normalen Schlafes skizziert. Nach einer Einführung über die Untersuchungstechniken folgt die Vorstellung von Parasomnien und epileptischen Anfällen. Wenn bestimmte Krankheitsbilder oder physiologische Begriffe ausschließlich oder v. a. unter ihrer englischen Bezeichnung bekannt sind, wird diese verwendet bzw. in Klammern und Anführungszeichen hinter dem deutschen Ausdruck angeführt.

4.1.2 Physiologie des Schlafes

Es lassen sich drei Verhaltenszustände (»behavioral states« bzw. Zustände des Seins) beim Menschen unterscheiden:

- Wachheit,
- Schlaf mit raschen Augenbewegungen (»rapid-eye-movements-sleep«, kurz: »REM-sleep«) und
- Schlaf ohne rasche Augenbewegungen (»NREM-sleep«).

Die verschiedenen Zustände korrelieren mit der erhöhten Aktivität unterschiedlicher Nervenzellgruppen im Hirnstamm, die sich u. a. durch die chemische Art ihrer Neurotransmitter unterscheiden. Cholinerge, noradrenerge, serotoninerge und histaminerge Neuronenverbände sind besonders während der Wachheit aktiv und reduzieren ihre Aktivität während des NREM-Schlafes. Im REM-Schlaf erhöht sich die Feuerrate der cholinergen Neurone erneut, während noradrenerge und serotonerge Nervenzellen inhibiert werden.

Elektroenzephalogramm (EEG), Elektrookulogramm (EOG) und Elektromyogramm (EMG) genügen, um verschiedene Schlafstadien zu erkennen und zu quantifizieren (Rechtschaffen u. Kales 1968). In ◘ Abb. 4.1 sind EEG, EOG und EMG im Wachzustand und in den verschiedenen Schlafstadien dargestellt. Im **Wachzustand** dominieren im EEG Wellen aus dem Frequenzbereich 8–12 Hz. Steile EOG-Signale werden durch rasche Augenbewegungen hervorgerufen und die relativ hohe Amplitude des EMG Signals, das typischerweise von submentalen Muskeln abgeleitet wird, zeigt einen hohen Muskeltonus an. Der Übergang vom entspannten Wachzustand, bei geschlossenen Augen durch den »Alpharhythmus« (8–12 Hz) charakterisiert, zum **Schlafstadium 1** erfolgt graduell. Diese

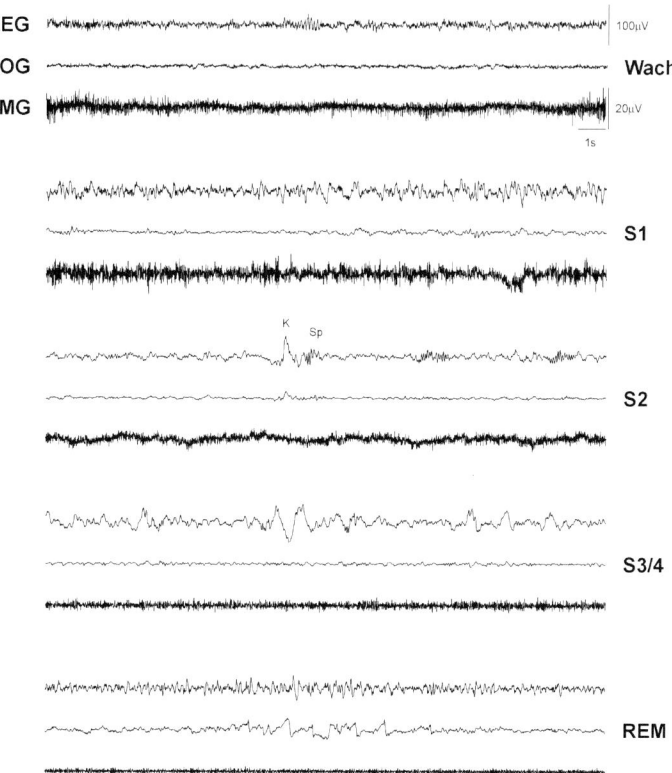

◘ Abb. 4.1. Schlafstadien: Elektrophysiologische Charakterisierung
der verschiedenen Schlafstadien (Einzelheiten ▶ s. Text). Verwendete Abkürzungen: EEG = Elektroenzephalogramm, EOG = Elektrookulogramm,
EMG = Elektromyogramm, K = K-Kom-
plex, Sp = Schlafspindel

EEG-Veränderungen werden durch langsame
Augenbewegungen begleitet, die jeweils mehrere
Sekunden dauern. Diese Augenbewegungen können in der Anfangsphase von Stadium 1 noch vorherrschen. Die Transition im EEG ist durch langsamere, gemischtfrequente niedergespannte Wellen
um 4–6 Hz gekennzeichnet. Im Verlauf von Stadium 1 können sog. Vertexwellen beobachtet werden, die durch ihre scheitelnahe Lokalisation und
einen ausgeprägten negativen Signalanteil, gefolgt
von einer flacheren positiven Welle, charakterisiert
sind (in ◘ Abb. 4.1 nicht gezeigt). Wichtig ist, diese
Vertexwellen nicht als epilepsietypische Potentiale
zu interpretieren. Das EMG zeigt im Verlauf einen
leicht abnehmenden Muskeltonus. Nach etwa 10 min
Schlafstadium 1 erreicht der gesunde Schläfer
Schlafstadium 2. Charakteristisch für dieses Schlafstadium sind im EEG sog. K-Komplexe und Schlafspindeln. K-Komplexe ähneln in ihrer Form den
oben beschriebenen Vertexwellen, dauern aber
definitionsgemäß länger als 0,5 s. Sie werden durch

intra- oder extrakorporale Reize evoziert (Amzica
u. Steriade 2002). Daher stammt auch ihre Bezeichnung, weil sie oft durch akustische Stimulation
wie z. B. Klopfen hervorgerufen werden können.
K-Komplexe sind häufig mit einem Signal gekop-
pelt, das als Schlafspindel bezeichnet wird. Dabei
handelt es sich um einen eine halbe bis einige Sekunden dauernden Wellenzug mit einer Frequenz
um 12–14 Hz von zunächst zu-, dann abnehmender
Amplitude. Werden die positiven bzw. negativen
lokalen Extrema miteinander verbunden, ergibt
sich der namengebende spindelförmige Umriss. Im
Verlauf des Schlafstadiums 2 finden sich im EEG
zunehmend häufiger langsamere Wellen aus dem
Deltafrequenzbereich von 0,5–4,5 Hz. Die Amplituden von EOG und EMG werden geringgradig
kleiner im Verhältnis zu Schlafstadium 1. Wenn
mehr als 20% der EEG Aufzeichnung pro Episode,
definiert als Zeitabschnitt von 30 s, von Deltawellen
mit einer Amplitude größer als 75µV dominiert
wird, ist **Schlafstadium 3** erreicht. **Schlafstadium 4**

ist erreicht, wenn der Anteil der Deltawellen über 50% beträgt. Schlafstadium 3 und 4 werden häufig als **Tiefschlafstadien** zusammengefasst. Sowohl K-Komplexe als auch Schlafspindeln können in den Schlafstadien 3 und 4 noch auftreten, sind aber wegen der dominierenden Deltawellen meist sehr schwierig zu erkennen. Das EMG zeigt tonische Aktivität mit teilweise sehr niedrigem Muskeltonus. Augenbewegungen haben sistiert, im EOG und EEG wird hochgespannte langsame Deltaaktivität registriert. Der Tiefschlafphase folgt das Stadium **REM-Schlaf**. Das Akronym REM stammt von den schnellen Augenbewegungen (»rapid eye movements«), wird jedoch für die gesamte den REM-Schlaf konstituierende Konstellation von physiologischen Ereignissen verwendet. Diese umfassen folgende distinkte Aktivitäten in allen drei elektrographischen Ableitungen (► s. a. Abb. 4.1):

- »desynchronisiertes« EEG mit relativ niedergespannten, gemischten Frequenzen im Bereich von 4–7 Hz bzw. 8–12 Hz,
- Fehlen von tonischer Aktivität im EMG,
- episodische schnelle Augenbewegungen; während der tonischen Suppression von skelettalem Muskeltonus können phasische Muskeltwitches im EMG auftreten.

Die Schlafarchitektur ist durch Zyklen von REM-Schlaf und Non-REM-(NREM-)Schlaf (alle anderen Schlafstadien) gekennzeichnet, die sich während der ganzen Nacht wiederholen. ◻ Abbildung 4.2 zeigt die physiologische Abfolge der Schlafstadien während einer Nacht. Die Episoden von REM-Schlaf werden im Verlauf der Nacht länger, die Dauer des Tiefschlafs nimmt in der zweiten Nachthälfte ab bzw. tritt nicht mehr auf. Nach etwa 70–100 min ist der erste Zyklus von NREM-REM-Schlaf abgeschlossen. Stadium 1 dauert nur wenige Minuten, Stadium 2 hingegen etwas 10–25 min. Es folgt Stadium 3 während nur weniger Minuten, dies geht in Stadium 4 über, das 20–40 min andauert. Nach etwa 60–120 min tritt erstmals REM-Schlaf auf.

Den größten Einfluss auf die Schlafarchitektur hat das Alter. Tiefschlaf ist bei Kindern am ausgeprägtesten und nimmt mit zunehmendem Alter ab. Der Anteil des REM-Schlafes am Schlaf nimmt in den ersten Lebensjahren rasch ab, um dann aber

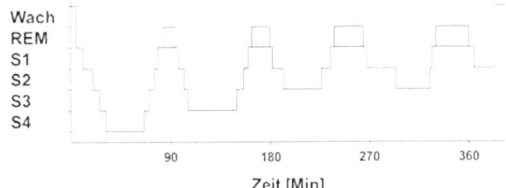

◻ **Abb. 4.2.** Schlafarchitektur: physiologische Abfolge der Schlafstadien während einer Nacht. Nach einigen Minuten der Wachheit folgt ein rascher Abstieg bis in die Schlafstadien 3 und 4. Nach etwa 70 min wird der Schlaf wieder leichter und es tritt das erste REM-Schlafstadium (graue Fläche) ein. Zyklen von REM-Schlaf und Non-REM-Schlaf wiederholen sich mit einer Periodik von etwa 90 min. Mit jedem Zyklus werden die REM Schlafphasen länger, die Tiefschlafphasen treten weniger häufig und weniger ausgeprägt auf. Abkürzungen: Wach = Wachzustand; REM = Rapid-eye-movement-Schlaf; S1–4 = Schlafstadium 1–4

vom jungen Erwachsenenalter bis in das gesunde höhere Alter relativ gleich zu bleiben. Weckreaktionen nehmen im Alter deutlich zu. Daneben beeinflussen mehrere Faktoren, beispielsweise Dauer und Qualität des vorangegangenen Schlafes, zirkadiane Rhythmik, assoziierte Schlafpathologien (z. B. Schlafapnoesyndrom) und Medikation die Schlafstadienverteilung bzw. Schlafarchitektur.

4.1.3 Untersuchungstechniken

Der erste diagnostische Schritt bei Patienten mit Anfällen im Schlaf ist selbstverständlich die **detaillierte Anamnese** und die **klinische Untersuchung**.

So lassen Angaben über den Zeitpunkt des Auftretens der Anfälle bereits Vermutungen über das assoziierte Schlafstadium zu. Die Familienanamnese kann ein vererbbares Anfallsleiden aufdecken, als klassisches Beispiel sei die autosomal-dominant vererbte nächtliche Frontallappenepilepsie erwähnt. Körperliche Verletzungen geben Hinweise auf die Heftigkeit der motorischen Phänomene, ein Biss in den lateralen Zungenrand spricht beispielsweise für ein epileptisches Geschehen, ohne dies per se beweisen zu können.

Einige anfallsartige Störungen im Schlaf, z. B. die Beschreibung eines Pavor nocturnus eines Kindes durch seine Eltern, ergeben meist so typische Angaben, dass weitere diagnostische Abklärungen nicht notwendig sind. Anamnese und auch Fremd-anamnese über Anfälle im Schlaf sind aber nicht selten unvollständig. Als Abklärung der Wahl bei unklaren Anfällen im Schlaf gilt die **Polysomno-graphie** (PSG) mit mehreren EEG-Kanälen und mit einer Videoaufzeichnung (sog. **Video-EEG-Poly-somnographie**).

Neben den für die Bestimmung der Schlafsta-dien notwendigen Signalen werden heute bei der PSG zahlreiche weitere Messgrößen aufgezeichnet wie:

- Pulsoxymetrie,
- Körperpositionsmessung,
- Registrierung des Atemluftstroms,
- thorakale und abdominale Atemexkursionen,
- Schnarchregistrierung,
- Elektrokardiogramm und
- Körpertemperatur.

Im Weiteren beschränkt sich die Elektromyo-graphie meist nicht nur auf submentale Muskeln, sondern schließt zur Erfassung von Bewegungen der Extremitäten auch Ableitungen peripherer Muskeln wie z. B. der Mm. tibiales ant. oder Mm. ex-tensor digitorum comm. ein. Um epileptische Anfälle von anderen paroxysmalen Störungen im Schlaf besser unterscheiden zu können, werden zu-sätzliche EEG-Ableitungen durchgeführt.

Die enorme Entwicklung der Elektronik hat auch im Bereich der Polysomnographie der digita-len Signalverarbeitung zum Durchbruch verholfen und ermöglicht die vereinfachte Durchführung quantitativer Auswertemethoden wie z. B. der Spek-tralanalyse. Mit einem modernen PC-basierten Polysomnographiesystem lassen sich neben den beschriebenen Signalen auch zusätzlich digitale Videoaufnahmen aufzeichnen. Komprimierungs-algorithmen erlauben ohne wesentlichen Bild-informationsverlust eine Speicherplatz- und damit auch kostensparende Datenarchivierung, z. B. auf Wechselmedien wie den »digital-versatile-disks« (DVD).

4.2   Parasomnien

Entsprechend der üblichen Klassifikation (Ameri-can Sleep Disorder Association 1997) werden Para-somnien als Störungen definiert, bei denen un-erwünschte physische und mentale Phänomene vorwiegend oder ausschließlich während des Schla-fes auftreten.

Diese Beschreibung ist sehr allgemein gehalten und unterscheidet z. B. im Schlaf auftretende epi-leptische Anfälle noch nicht als distinkte Entität. Im Folgenden erfolgt die Einteilung entsprechend der International Classification of Sleep Disorders.

4.2.1 Parasomnien des NREM-Schlafes

Die Parasomnien des NREM-Schlafes (»arousal disorders«) Confusional arousals, Schlafwandeln und Pavor nocturnus sind durch erschwertes Er-wachen charakterisiert.

Sie weisen fünf wichtige Gemeinsamkeiten auf (Broughton 2000):

- Alle diese Störungen treten typischerweise im Tiefschlaf (Schlafstadium 3 und 4) auf und sind deshalb im ersten Drittel der Nacht häufiger.
- Sie können durch forciertes Erwachen, z. B. durch Lärm, ausgelöst werden.
- Es finden sich ähnliche genetische Prädisposi-tionen.
- Es können Mischbilder zwischen den einzelnen Störungen auftreten.
- Störungen des Erwachens sind in der Kindheit häufiger als im Erwachsenenalter und können von kaum störenden physiologischen Ereignis-sen (z. B. Confusional arousals) zu potentiell gefährdenden (z. B. Schlafwandeln) bzw. zu psychosozial belastenden Störungen reichen.

Confusional arousals. Confusional arousals sind Zustände von plötzlicher Verwirrtheit bzw. inadä-quatem Verhalten während oder unmittelbar nach Erwachen aus dem Tiefschlaf (NREM-Stadien 3–4, selten auch aus leichten NREM-Stadien) und dau-ern typischerweise 30 s bis 5 min.

Die Verwirrtheit kann sich in einer Desorien-tiertheit, in verlangsamten, fehlenden bzw. inadä-quaten Antworten auf externe Reize sowie in un-üblichem Gebrauch von Gegenständen äußern. Die Erinnerung ist stark beeinträchtigt, d. h. es herrscht eine ausgeprägte retro- und anterograde Amnesie für das Ereignis. Im Gegensatz zum Schlafwandeln verlässt der Patient das Bett nicht. Es fehlt auch die beim Pavor nocturnus typische Aktivierung des autonomen Nervensystems und die Betroffenen wirken nicht verängstigt.

Am häufigsten treten Confusional arousals bei Kindern unter fünf Jahren auf. Confusional arousals kommen häufig im ersten Drittel der Nacht vor, können jedoch auch während eines Schlafes tagsüber auftreten. Die Häufigkeit nimmt mit Erreichen der Adoleszenz deutlich ab. Das Auftreten im Erwachsenenalter ist relativ selten.

Differentialdiagnostisch müssen Zustände in Betracht gezogen werden, die zu Episoden von Verwirrtheit im Schlaf führen können. Dazu zählen andere NREM-Parasomnien, aber auch eine REM-Verhaltensstörung und epileptische Anfälle. Komplex-fokale Anfälle mit ähnlicher Semiologie lassen sich durch ihre phänomenologische Stereotypie, durch das Fehlen eines sinnvollen Charakters der Bewegungsabläufe und ggf. durch begleitende epilepsietypische EEG-Veränderungen abgrenzen. Zudem treten epileptische Anfälle oft in mehreren Schlafstadien und evtl. auch im Wachzustand auf.

Es sei an dieser Stelle erwähnt, dass im Englischen der Begriff der »sleep drunkeness« für morgendliche Verwirrtheitszustände, in der Regel bei Patienten mit Auftreten von Tiefschlaf auch in den Morgenstunden (z. B. im Rahmen einer Hypersomnie), verwendet wird.

Pathophysiologie, Diagnostik und Therapie werden Ende des Abschnitts 4.1.3 abgehandelt.

Schlafwandeln. Schlafwandeln (Somnambulismus, »sleepwalking«) bezeichnet Episoden von abruptem komplexem motorischem Verhalten, die in der Regel im Tiefschlaf beginnen, mit verändertem Bewusstsein und verminderter Urteilsfähigkeit einhergehen und in einem Verlassen des Bettes bzw. in Herumgehen kulminieren.

Typischerweise tritt Schlafwandeln während des ersten Drittels der Nacht auf – in der physiologischen Schlafstadienverteilung findet sich die längste Tiefschlafphase zu Beginn der Nacht. Die Verhaltensweisen umfassen »Routineverhalten« zum falschen Zeitpunkt (z. B. Anziehen, Frühstücken), häufiger jedoch unangemessene Verhaltensweisen wie z. B. Urinieren in den Schrank. Die Bewegungen sind koordiniert und komplex. Die

Patienten können z. B. telefonieren, vereinzelt wurde sogar über Autofahren berichtet. Möglich sind ruhige wie auch unruhige, agitierte Formen. Letztere können einer verzweifelten Flucht ähneln. Das Verlassen des Zimmers und Hinausgehen auf die Strasse durch Türe oder Fenster ist nicht selten. Gleichzeitig kann es zu Sprechen (Somniloquie), aber auch zu Essen während des Schlafwandels kommen. Letzteres ist vom sog. nächtlichen Essen zu unterscheiden, das während nächtlichen Wachphasen erfolgt. Schlafwandeln ist ernst zu nehmen, da es zu Unfällen mit schweren Verletzungen führen kann. Selten kommt es sogar zu gewalttätigem Verhalten mit forensischer Relevanz (Broughton et al. 1994). Normalerweise dauert eine Schlafwandelepisode weniger als 15 min, wobei auch Fälle mit einer Länge von über 1 h beschrieben werden. Die Augen sind meist im Gegensatz zur REM-Verhaltensstörung offen. Am Ende einer Episode kehren Schlafwandler meist wieder in ihr Bett zurück und schlafen weiter, ohne zu einem Zeitpunkt wach gewesen zu sein. Für das Ereignis besteht gewöhnlich eine Amnesie. Manchmal sind jedoch Fragmente an die Episode erinnerlich, selten wird vor allem von Erwachsenen auch von Trauminhalten während des Schlafwandelns berichtet. Letzteres kann die Differenzierung von einer REM-Verhaltensstörung schwer machen (Abschn. 4.3). Der Versuch, den Schlafwandler aufzuwecken, kann zu aggressiven Reaktionen führen.

Schlafwandeln ist häufig. Rund 15–30% aller gesunden Kinder erleben mindestens eine Episode, 1–3% aller Kinder machen mehrere Episoden wöchentlich durch. Meist tritt Schlafwandeln im Alter von etwa fünf Jahren zum ersten Mal auf. Die maximale Prävalenz liegt bei 12 Jahren. Gelegentliches Schlafwandeln wird von 1–3% der Erwachsenen angegeben, mehrfach wöchentlich von bis zu 0,5% der Erwachsenen (Hublin u. Kaprio 2003). Eine Erstmanifestationen (»de novo«) im Erwachsenenalter kommt seltener vor, häufiger tritt Schlafwandeln bei Erwachsenen seit dem Kindesalter auf (Hublin et al. 1997). In De-novo-Fällen sollte differentialdiagnostisch auch an eine Epilepsie gedacht werden. Es besteht eine deutliche genetische Prädisposition und in 10–20% der Patienten findet sich ein Familienmitglied ersten Grades, das ebenfalls schlafwandelt (Bakwin 1970). Neueste Forschungsergebnisse zeigen, dass bei Schlafwandlern ge-häuft assoziierte HLA-Polymorphismen existieren (Lecendreux et al. 2003), wie sie auch bei REM-Parasomnie und Narkolepsie beschrieben wurden.

Schlafwandeln kann auftreten im Rahmen
- einer NREM Parasomnie,
- einer nächtlichen Epilepsie,
- einer sog. Overlap-Parasomnie,
- einer psychiatrischen (dissoziativen) Erkrankung und
- eines neurodegenerativen Leidens.

Die relevanteste und häufigste Differentialdiagnose ist diejenige zwischen einer NREM-Parasomnie und einer nächtlichen Frontallappenepilepsie: epileptische Anfälle mit nächtlichem Umhergehen (»epileptic wandering«; für Kriterien zur Unterscheidung ◘ Tabelle 4.1 und Abschn. 4.3). Confusional arousals und Pavor nocturnus zusammen mit einer REM-Verhaltensstörung können im Einzelfall schwer zu unterscheiden sein. Vor allem bei jüngeren Patienten kann es zum gleichzeitigen Auftre-ten von REM-Verhaltensstörung, Pavor nocturnus und Schlafwandeln, dem sog.»parasomnia overlap disorder« kommen (Schenck et al. 1997).

Pathophysiologie, Diagnostik und Therapie können dem Ende von Abschn. 4.1.3 entnommen werden.

❯ Kasuistik

Der 31-jährige Softwareingenieur wird uns v. a. wegen Schlafwandelns seit Kindheit zur Abklärung zugewiesen.

Ein Onkel und ein Cousin mütterlicherseits litten ebenfalls unter Schlafwandeln. Der Patient berichtet vom regelmäßigen Auftreten dieser Episoden ein bis zwei Tage vor oder nach Vollmond sowie zusätzlich nach mehreren Nächten mit schlechtem Schlaf und Stress. Auch beim Übernachten an fremden Orten (v. a. im Militär) sei es dazu gekommen. Er bemerke diese Ereignisse insofern als er aufwache und sich im dunklen Zimmer außerhalb des Bettes, manchmal die Wand ab-
▼

◘ **Tabelle 4.1.** Differentialdiagnose bei Schafwandeln

	Schlafwandeln bei NREM Parasomnie	Nächtliche Frontallappenepilepsie
Manifestationsalter	Kindesalter>Erwachsenenalter	Kindes- und Erwachsenenalter
Parasomnien in Familie	Sehr häufig (>50%)	Manchmal (25–50%)
Episoden pro Nacht, Dauer	1–4, Sekunden bis mehrere Minuten	1–30, mehrere Sekunden, ev. einige Minuten
Verlauf (Kindheit zu Erwachsenem)	Abnehmend, evtl. verschwindend	Gleichbleibend oder zunehmend
Art der Bewegungen	Komplex, physiologisch, wechselnd, evtl. heftig bzw. gewaltvoll	Einfach oder komplex, stereotyp, unphysiologisch, tonische Komponente, evtl. heftig bzw. gewaltvoll
Iktales EEG	Rhythmische, generalisierte Deltawellen, hohe Amplitude (auch andere Muster möglich, ▶ s. Text)	Epileptiform in 10–20%
Zeitliches Auftreten	Im ersten Drittel der Nacht	Während der ganzen Nacht
Schlafstadium	NREM 3–4, seltener NREM 1–2	NREM 2, seltener NREM 1, 3–4

tastend vorfinde, bislang ohne das Zimmer verlassen zu haben. Manchmal träume er bzw. habe geträumt und fühle sich im Moment des Wachwerdens auch verwirrt, könne sich am nächsten Morgen allerdings nur selten fragmentarisch an den Trauminhalt erinnern. Diese Ereignisse, bei denen er auch häufig Unverständliches spreche und sehr selten schreie, kämen meist 1- bis 2-mal, selten bis zu 6-mal pro Nacht etwa alle 30–60 min vor und träten fast ausschließlich in der ersten Nachthälfte auf. Das Zimmer habe er bislang nie verlassen. Was er währenddessen mache, wisse er nicht, manchmal sei am nächsten Morgen das Bett verschoben, die Rollos hochgezogen oder ein

▼

Fenster geöffnet. Selten käme es zu kleineren Verletzungen, z. B. zu Hämatomen beim Anstoßen an die Bettkante. Einmalig sei er an einem fremden Ort dabei aus einem Stockbett etwa 1,80 m auf den Boden gefallen, ohne sich jedoch zu verletzen. Grundsätzlich sei er sehr unruhig im Schlaf und spreche häufig. Tagsüber fühle er sich in seiner Leistungsfähigkeit durch seine nächtliche Aktivität nicht eingeschränkt. Der Neurostatus war normal. Die Polysomnographie (◘ Abb. 4.3) zeigte neben einer recht gut erhaltenen Schlafarchitektur (allerdings mit Auftreten von Tiefschlaf auch in der zweiten Nachthälfte) einmalig eine Aufwachepisode aus dem Tiefschlaf in Form einer abrupten Bewe-

▼

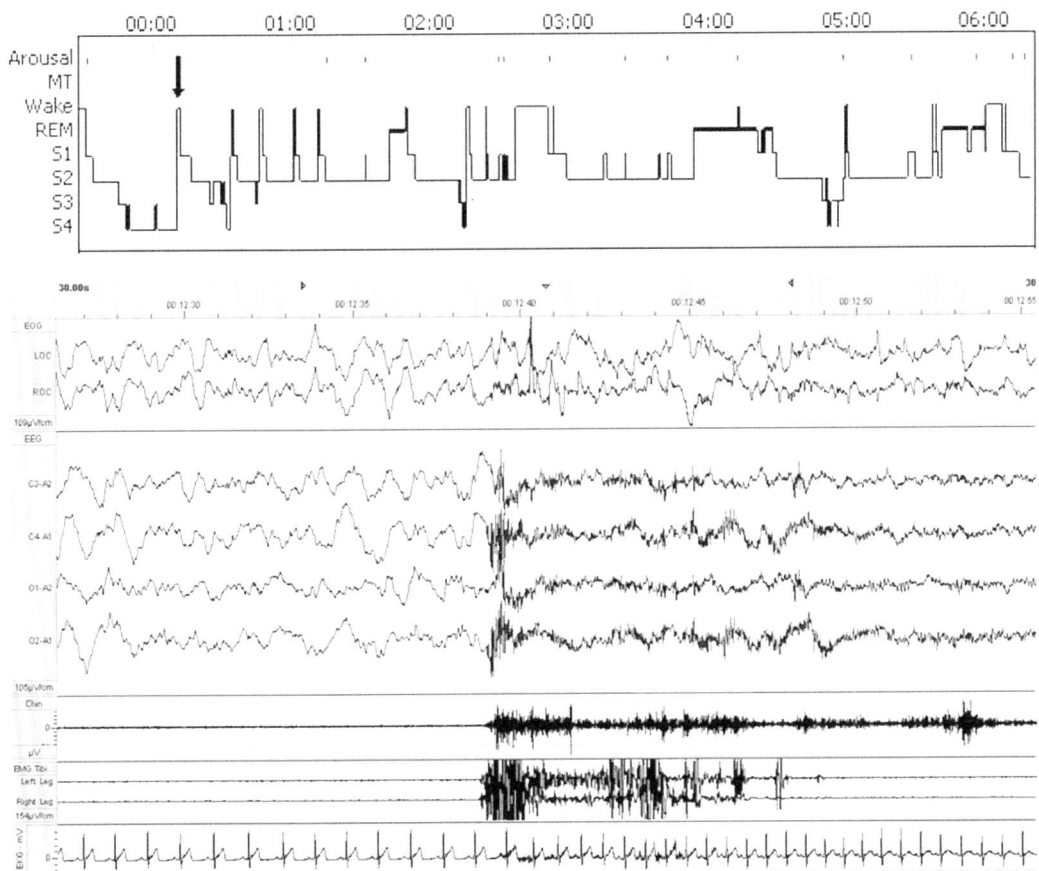

◘ Abb. 4.3a,b. NREM-Parasomnie: Schlafwandeln; **a** PSG-Übersicht bei einem 31-jährigen Patienten mit Schlafwandeln (▶ s. Text). Mit einem Pfeil gekennzeichnet plötzliches Arousal aus dem Tiefschlaf; **b** PSG-Ausschnitt (30 s) aus dem Tiefschlaf. Das Arousal ist durch hochgespannte Deltaaktivität gekennzeichnet, die von einer teils tonischen, teil phasischen EMG-Signalerhöhung in den Mm. submentalis (EMG Subm) und tibiales begleitet wird und zu Artefakten im EEG führt. Videographisch richtet der Patient ruckartig seinen Oberkörper auf

gung (Aufrichten des Oberkörpers) mit Augenöffnen und unvollständigem Erwachen. Im EEG konnten langsame hochgespannte Wellen um 0,5–2 Hz über etwa 20 s registriert werden. Es fanden sich hingegen keine Hinweise auf eine Epilepsie (EEG, Video). Zusammen mit den anamnestischen Angaben konnte die Diagnose eines Schlafwandelns im Rahmen einer NREM-Parasomnie gestellt werden.

Pavor nocturnus. »Pavor nocturnus« (»sleep terror«) beschreibt eine plötzliche Aufwachreaktion durch einen jähen, durchdringenden Schrei aus dem Schlaf, verbunden mit angstassoziierten Verhaltensweisen und autonomen Reaktionen.

Meist tritt diese Störung im ersten Drittel der Nacht auf. Die Patienten sitzen im Bett auf und reagieren nicht auf externe Reize. Können sie aufgeweckt werden, so sind sie meist verwirrt. Für die Episode herrscht in der Regel Amnesie. Selten können Fragmente oder sehr selten sogar lebhafte Traumbilder erinnert werden. Dieser angsterfüllt wirkende Zustand dauert durchschnittlich zwischen 30 s und 5 min.

Diese Störung kommt bei beiden Geschlechtern gleich häufig vor. Die Prävalenz beträgt etwa 5–15% bei Kindern (in bis zu 3% mehrfach wöchentlich). Die maximale Prävalenz findet sich zwischen dem 5. bis 7. Lebensjahr mit einer raschen Abnahme mit zunehmendem Alter. Ungefähr 1% der Erwachsenen hat häufige, mehrfach wöchentliche Episoden von Pavor nocturnus (Hublin u. Kaprio 2003). Weit

über 50% der Patienten haben eine positive Familienanamnese für andere NREM-Parasomnien.

Differentialdiagnostisch müssen Störungen erwogen werden, die zu nächtlicher Angst führen. In erster Linie sind dies Alpträume (◘ Tabelle 4.2). Neben primären, psychiatrisch bedingten Angst- bzw. Panikattacken können andere NREM-Parasomnien (Confusional arousals und Schlafwandeln), aber auch plötzliche Arousals anderen Ursprungs (im Rahmen eines obstruktiven Schlafapnoesyndroms, nächtlicher kardialer Ischämien, eines ösophagealen Refluxes usw.), eine REM-Verhaltensstörung und epileptische Anfälle zu nächtlichen Angstepisoden führen.

Pathophysiologie der »arousal disorders«. Das gestörte Erwachen kann pathophysiologisch als Resultat einer »Dissoziation« und »Disinhibition« verstanden werden (▶ s. oben).

Daraus resultiert ein »motorisches« Erwachen bei Persistenz »mental« eines Schlafzustandes. Eine SPECT-Untersuchung während einer Schlafwandelepisode (Bassetti et al. 2000) konnte tatsächlich eine unphysiologische Steigerung des lokalen Blutflusses im Bereich des posterioren Gyrus cinguli und des Vermis cerebelli als metabolisches Korrelat erhöhter neuronaler Aktivität (»motorisches Erwachen«) nachweisen. Andererseits fand sich eine Hypoperfusion des frontalen und parietalen Assoziationskortex, die hingegen physiologisch für den Tiefschlaf ist. Diese Beobachtungen beim Schlafwandeln wurden als Ausdruck einer selektiven Ak-

◘ **Tabelle 4.2.** Differentialdiagnose bei nächtlichen Angstattacken

	Pavor nocturnus	Alpträume
Zeitliches Auftreten	Im ersten Drittel der Nacht	Ganze Nacht, eher zweite Hälfte
Schlafstadium	NREM 3–4	REM
Schreien	Häufig	Selten
Aufwachen mit Amnesie	Selten bis oft	Häufig bis selten
Verwirrtheit	Häufig	Selten
Alter	Kind, selten bei Erwachsenen	Kinder und Erwachsene

tivierung thalamocingulärer Projektionen bei persistierender Inaktivierung anderer thalamokortikaler Verbindungen interpretiert.

Umstände, die eine Schlaffragmentierung verursachen, beispielsweise ein Schlafapnoesyndrom oder periodische Beinbewegungen, können bei genetisch prädisponierten Individuen (▶ s. oben) als Trigger wirken. Eine Zunahme des Tiefschlafes, z. B. nach Schlafentzug, ZNS-wirksamen Medikamenten (Sedativa, Antidepressiva), Alkohol, psychischen Faktoren (»Stress«) und fieberhaften Erkrankungen, können auch zum Auftreten solcher Episoden beitragen.

Diagnostik der »arousal disorders«. Die diagnostischen Maßnahmen bei »arousal disorders« umfassen:
- eine sorgfältige Schlafanamnese,
- Fremdanamnese,
- Familienanamnese,
- Systemanamnese (insbesondere Medikamente und Alkohol bzw. Drogen) und eine
- neurologische Untersuchung, die bei Bedarf durch eine psychiatrische Beurteilung ergänzt werden sollte.

Die Indikation für weitergehende Abklärungen, wie z. B. Polysomnographie mit bzw. ohne Mehrkanal-EEG, Ableitung während einer oder mehrerer Nächte, Schlafentzug mit konsekutiver Polysomnographie, EEG bzw. Schlafentzugs-EEG, Telemetrie oder MR-Untersuchungen, ist vor allem dann zu stellen, wenn sich differentialdiagnostisch Hinweise auf ein epileptisches Geschehen ergeben, die Störung heftig (z. B. mit Verletzungen) bzw. häufig ist oder aufgrund von anamnestischen bzw. fremdanamnestischen Angaben eine genaue Diagnose nicht gestellt werden kann.

Bei Patienten mit NREM-Parasomnien finden sich polysomnographisch gehäufte Aufwachepisoden (»arousals«) aus dem Tiefschlaf, seltener aus anderen Schlafstadien. Diese Aufwachepisoden sind durch das plötzliche Auftreten einer motorischen Aktivität, einer mehr oder weniger starken autonomen Aktivierung (Tachykardie, Tachypnoe) und einer Änderung des EEG charakterisiert (Schenk et al. 1998). Am häufigsten zeigt sich im EEG eine dominante diffuse, hochamplitudige,

rhythmische Deltaaktivität mit einer typischen Frequenz um 2 Hz, typischerweise während 20–30 s. Seltener kann eine Alpha- und Betaaktivität oder eine gemischte diffuse Delta- und Thetaaktivität vorherrschen. Unabhängig von diesen Episoden kann die Polysomnographie einen erhöhten Tiefschlafanteil, das Auftreten von protrahierten Episoden mit rhythmischer, hochamplitudiger Deltaaktivität (hypersynchrone Deltaaktivität; Blatt et al. 1991) und, v. a. bei Erwachsenen mit Schlafwandeln und bei der sog. Overlap-Parasomnie (▶ s. oben), eine erhöhte phasische EMG-Aktivität im REM-Schlaf zeigen.

Therapie der »arousal disorders«. Therapeutisch sind die Ansätze bei den verschiedenen Störungen des Erwachens ähnlich.

Primär sind Triggerfaktoren zu eliminieren. Zudem sollten eine Schlaffragmentierung (z. B. durch die Behandlung eines begleitenden Schlafapnoesyndroms) minimalisiert und ZNS-wirksame Medikamente nur mit Vorsicht verschrieben werden. Entspannungsübungen können stressabbauend wirken.

Beim Somnambulismus sind nicht selten Vorsichtsmaßnahmen zu treffen. Dazu gehört u. a. das Entfernen gefährlicher Gegenstände oder das Anbringen spezieller Fenster- oder Türöffnungsvorrichtungen. In einigen Fällen müssen Medikamente, ggf. auch nur zeitweise bzw. »nach Bedarf«, verschrieben werden wie z. B. Benzodiazepine (z. B. Clonazepam, 0,5 bis 2,0 mg abends), trizyklische Antidepressiva (z. B. Imipramin 25–50 mg abends) und Serotoninwiederaufnahmehemmer (z. B. Paroxetin 20 mg abends) oder Carbamazepin (200 mg/Tag). Diese Substanzen können allerdings bei prädisponierten Individuen paradoxerweise auch Schlafwandelepisoden auslösen.

4.2.2 Parasomnien des Schlaf-Wach-Übergangs

Jactatio capitis bzw. corporis nocturna. Bei dieser Form, auch als »rhythmic movement disorders« bezeichnet, handelt es sich um rhythmische stereotype Bewegungen großer Muskelgruppen, v. a. des Kopfes und des Nackens, seltener auch des Rumpfes, um anteroposteriore, laterale oder rollende Bewegungen, die bei 5–20% der gesunden, älteren Säuglinge auftreten.

Erst das Persistieren jenseits des 4. bis 5. Lebensjahres wird als pathologisch betrachtet. Diese Bewegungen können sehr heftig sein und z. B. in einem Schlagen des Kopfes in die Kissen bestehen – einer Bewegung, die im angelsächsischen Sprachgebiet treffend als »head banging« beschrieben wird. In sehr seltenen Fällen können hierbei traumatische Läsionen (z. B. Subduralhämatome) auftreten. Diese Parasomnien treten meist beim Wach-Schlaf-Übergang bzw. im Schlafstadium 1 auf, wesentlich seltener bei anderen Stadienwechseln (z. B. aus tieferen Schlafstadien). Die Frequenz der Bewegungen liegt typischerweise zwischen 0,5 und 2 Hz. Die Dauer reicht von wenigen Sekunden bis zu einer halben Stunde.

Meist lässt sich die Diagnose aufgrund der Fremdanamnese stellen. Falls sich atypische Angaben finden, muss vor allem eine Epilepsie ausgeschlossen werden. Als klinischer Unterschied zum epileptischen Anfall gilt, dass bei der Jactatio capitis nocturna die Bewegungen während einer Episode keine wesentlichen Änderungen in Amplitude oder Frequenz durchlaufen. Bei einem epileptischen Anfall findet sich häufig initial eine Zunahme von Frequenz und Amplitude der Bewegungen gefolgt von einer Abnahme.

Die meisten Kinder, die an Jactatio capitis bzw. corporis nocturna leiden, benötigen keine spezifische Therapie. Wichtig ist die Aufklärung der Eltern über die Gutartigkeit der nächtlichen Bewegungen. Entspannungsübungen, Benzodiazepine (z. B. Clonazepam) und trizyklische Antidepressiva (z. B. Imprimamin) können eingesetzt werden.

Einschlafmyoklonien. So genannte Einschlafmyoklonien (»sleep starts«) sind plötzliche, kurze Zuckungen, die meistens die Extremitäten betreffen.

Sie finden sich bei >50% der Normalbevölkerung und können bei stärkerer Ausprägung zum Erwachen oder zu Störungen des Bettpartners führen. Subjektiv sind diese Myoklonien manchmal vom Eindruck des Fallens oder anderen sensorischen Erlebnissen begleitet, beispielsweise dem Wahrnehmen lauter explosionsartiger Geräusche (vgl. »exploding head syndrome«, ► s. unten) oder

hellen Lichtscheins. Sehr selten kann es wegen Einschlafmyoklonien zu einer Einschlafinsomnie kommen.

Differentialdiagnostisch sind bei motorischen Parasomnien der Einschlafphase v. a. epileptische Myoklonien, unwillkürliche Bewegungen bei Restless-legs-Syndrom (sog. »dyskinesias while awake«) und die eher irregulären axialen Myoklonien im Rahmen eines propriospinalen Myoklonus abzugrenzen. Eine primäre oder sekundäre Hyperekplexie kann zu verstärkten Einschlafmyoklonien führen.

Andere Parasomnien des Schlaf-Wach-Überganges. Sprechen im Schlaf (Somniloquie) ist sehr häufig und meist ohne Krankheitswert. Somniloquie ist besonders häufig bei Patienten mit NREM-Parasomnien (► s. oben).

Lautes Sprechen oder Schreien kann auch im Rahmen einer REM-Verhaltensstörung (► s. unten) oder einer nächtlichen Epilepsie auftreten.

Nächtliche Krämpfe (Crampi) treten v. a. in Waden und Füßen auf und können zu einer Schlaffragmentierung führen. Crampi sind bei älteren Leuten und Schwangeren – v. a. bei ungenügender Wasser- und Salzzufuhr oder nach physischer Anstrengung – und bei Patienten mit Restless-legs-Syndrom, Elektrolytstörungen und peripheren Radikuloneuropathien (z. B. im Rahmen eines engen Lumbalkanals oder eines sog. »muscle fasciculation syndrome«) gehäuft. Familiäre Formen sind auch bekannt. Seltener können nächtliche Krämpfe Erstmanifestation einer Motoneuronerkrankung oder Ausdruck einer zugrunde liegenden Muskelerkrankung sein. Als symptomatische Behandlung können Dehnungsübungen vor dem Ins-Bett-Gehen, das Vermeiden einer Plantarflexion de Fußes im Schlaf, Magnesium und Antiepileptika (z. B. Neurontin, beginnend mit 300 mg abends) helfen.

4.2.3 Parasomnien des REM-Schlafes

REM-Verhaltensstörung (»REM sleep behaviour disorder«). Die REM-Verhaltensstörung ist eine der wenigen Krankheiten, deren Existenz vor ihrer klinischen Beschreibung aufgrund von Tierexperimenten vermutet wurde.

Jouvet und Delorme berichteten 1965 über die Auswirkung von symmetrisch im dorsolateralen Tegmentum von Katzen gesetzten Läsionen auf deren Schlafverhalten. Dabei stellten sie fest, dass die normalerweise ausgeprägte Atonie der Skelettmuskulatur während des REM-Schlafes schwer beeinträchtigt oder aufgehoben war. Die Versuchstiere zeigten während des REM-Schlafes komplexe stereotype Verhaltensweisen, meist in Form von paroxysmalen Verteidigungs-, respektive Angriffshandlungen. Im Wachzustand fanden sich keine Hinweise auf erhöhte Aggressivität. Es wurde postuliert, dass die Katzen auf »geträumte« Bedrohungen reagierten und wegen der fehlenden Lähmung der Skelettmuskulatur den Traum motorisch ausagieren konnten. Obwohl einzelne der bei den Tierversuchen von Jouvet und Delorme beschriebenen Befunde in der Folge auch bei Menschen beobachtet wurden, dauerte es fast zwanzig Jahre bis man die entsprechende Schlafstörung formal anerkannte.

Klinisch manifestiert sich eine REM-Verhaltensstörung gewöhnlich im Ausagieren von veränderten, oft bedrohlichen, bewegten oder unangenehmen Trauminhalten. Die Störung des Verhaltens und die »Störung« des Träumens stehen in engem Zusammenhang. Die nächtlichen Verhaltensweisen umfassen Schreien, Lachen, Fluchen, Ausschlagen, Aus-dem-Bett-Springen und sehr selten auch Herumgehen. Die Augen sind während solcher Episoden meist geschlossen. Diese Verhaltensstörung kann von wöchentlich oder seltener bis zu 4-mal pro Nacht (jeweils während REM-Schlafphasen) auftreten. Der Beginn kann sowohl abrupt als auch langsam progredient sein, von anfänglicher Somniloquie, Zuckungen der Extremitäten (mit und ohne Bezug zum Trauminhalt) bis zu gewalttätigen Handlungen. Tagesschläfrigkeit bzw. -müdigkeit sind eher selten. Erheblich gestört sind die Bettpartner, so dass ihre Schlafstörung oder Verletzung bzw. die Selbstverletzung des Betroffenen (Hämatome, Frakturen, Schnittwunden) schließlich zur ärztlichen Konsultation führt.

> ### Kasuistik

Ein 75-jähriger pensionierter Betriebsleiter wird wegen seit drei Monaten beinahe jede Nacht vorkommendem Aus-dem-Bett-Fallens zugewiesen.

Diese Stürze seien so heftig, dass er sich wiederholt Schürfwunden und Prellungen zugezogen habe. Er erwache nach den Stürzen nicht, sondern schlafe am Boden neben dem Bett weiter, bis ihn die Ehefrau wecke. Ein unruhiger Schlaf mit teils heftigen nichtstereotypen Bewegungen der Arme bestehe seit ungefähr 10 Jahren. Der Patient kann sich nur vage an den Inhalt seiner Träume erinnern, aber sie hätten seit vielen Jahren oft bedrohlichen Inhalt. Das Auftreten der oben beschriebenen heftigen Bewegungen der Arme falle ungefähr mit seinem Eindruck zusammen, dass er sich in den Träumen körperlich zur Wehr setzen könne. Der Neurostatus war bis auf einen familiären Halte- und Aktionstremor normal. In der neuropsychologischen Untersuchung wurden mnestische Störungen festgestellt, ohne dass die Kriterien für die Diagnose einer Demenz erfüllt gewesen wären. Zur weiteren Abklärung wurde eine Videopolysomnographie durchgeführt, bei der sich im REM-Schlaf neben erhöhter phasischer Aktivität ein Verlust der normalerweise vorhandenen Atonie der Skelettmuskulatur (◻ Abb. 4.4) zeigte, teilweise mit ruckartigen Bewegungen der Extremitäten (Herumschlagen, Gestikulieren). Zu einem Sturz aus dem Bett kam es während der Aufzeichnungsnacht allerdings nicht. Diese Befunde dokumentieren das Vorliegen einer REM-Verhaltensstörung. Gleichzeitig fanden sich ein schweres obstruktives Schlafapnoesyndrom und periodische Beinbewegungen. Eine Behandlung der REM-Verhaltensstörung erfolgte mit Clonazepam 0,5 mg abends. Für die nächtliche Atemstörung wurde eine CPAP-Therapie initiiert. Im Verlauf hat sich die motorische Unruhe des Patienten während des Schlafes deutlich gebessert. Stürze aus dem Bett sind nicht mehr vorgekommen. Jährliche neuropsychologische Verlaufskontrollen sind vorgesehen, um ein Fortschreiten der mnestischen Störungen frühzeitig zu erkennen.

Wie eine Studie mit 93 Patienten zeigt (Olson et al. 2000), ist dieses Fallbeispiel repräsentativ für die REM-Verhaltensstörung. In dieser Studie waren

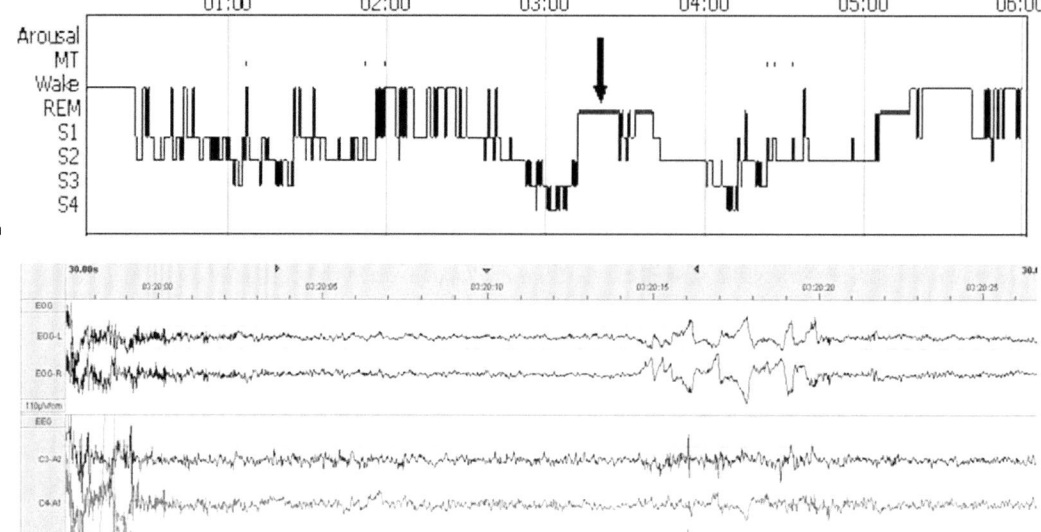

Abb. 4.4a,b. REM-Verhaltensstörung; **a** PSG-Übersicht bei einem 70-jährigen Patienten mit REM-Verhaltensstörung (▶ s. Text). Pfeil kennzeichnet den Zeitpunkt der Verhaltensstörung im REM-Schlaf; **b** PSG-Ausschnitt (30 s) aus dem REM-Schlaf. Das EEG wird dabei durch die dem Wachzustand ähnlichen rascheren Frequenzen geprägt. Das EMG zeigt als pathologischen Befund eine nur partiell erhaltene Atonie des M. submentalis (EMG Subm) und vor allem eine plötzliche Erhöhung der phasischen EMG-Aktivität (hochfrequent und hochamplitudig) der Mm. tibiales. Videographisch schlägt der Patient mit seinen Armen in der Luft herum und spricht (und schreit) unverständlich

mit einem Verhältnis von rund 9:1 deutlich mehr Männer als Frauen betroffen. Das Durchschnittsalter des Krankheitsbeginnes liegt bei 60 Jahren mit aber einer relativ großen Breite von 36–84 Jahren. Rund 1/3 der Patienten verletzt sich während des motorischen Ausagierens ihrer Träume selbst und bis zu 2/3 attackieren und verletzen ihre Bettpartner. Meistens findet sich eine Veränderung des Trauminhaltes im Vergleich zu früher, wobei in bis zu 90% der Fälle sich die Betroffenen im Traum neu gegen Angriffe wehren müssen.

Ein ausgesprochen wichtiges Charakteristikum der REM-Verhaltensstörung ist ihre enge Assoziation mit anderen neurologischen und v. a. mit neurodegenerativen Erkrankungen, wovon diese Parasomnie auch die Erstmanifestation sein kann. Olson und Mitarbeiter fanden in 57% (n=53) ihrer Patienten neurologische Erkrankungen. Dabei handelte es sich in 47% (n=25) um ein idiopathisches Parkinsonsyndrom. Die REM-Verhaltensstörung trat bei der Hälfte dieser Patienten mindestens ein Jahr vor der Manifestation der Parkinsonerkrankung auf. Als weitere häufig assoziierte neurologische Erkrankungen fanden sich in 26% ein Parkinson-Plus-Syndrom (Multisystematrophie; n=14), eine dementielle Entwicklung in 13% (n=7) und eine Narkolepsie in 8% (n=4). Die Assoziation einer kognitiven Störung mit einer REM-Verhaltensstörung sollte an eine Demenz mit diffusen Lewy-Körperchen denken lassen. Die REM-Verhaltensstörung wurde auch bei fokalen (ischämischen, demyelinisierenden, posttraumatischen) Hirnstammläsionen beschrieben (Kimura et al. 2000). In 25–50% kann zumindest initial keine Ursache der REM-Verhaltensstörung gefunden werden (idiopathische Form). Aufgrund der dargelegten engen Assoziation sind in solchen Fällen umfangreiche neurologische sowie neuropsychologische Abklärungen und Verlaufskontrollen empfohlen.

Neben der meist chronisch-progressiven Form der Erkrankung, die bis zu 0,5% der Erwachsenen >50 Jahren befällt, gibt es akute Formen. Typischerweise treten diese während Phasen von REM-Schlaf-Rebound bei Alkohol- bzw. Medikamentenentzug (v. a. Sedativa), aber auch bei Einnahme bestimmter Medikamente (am häufigsten SSRI und andere Antidepressiva) bzw. Intoxikationen auf.

Folgende diagnostische Kriterien müssen für eine REM-Verhaltensstörung erfüllt sein:
- (fremd-)anamnestische Beschreibung eines Ausagierens von abnormen Träumen (▶ s. oben);
- polysomnographischer Nachweis eines erhöhten submentalen EMG-Tonus bzw. einer erhöhten phasischen Aktivität im EMG des M. submentalis oder der Extremitätenmuskeln während des REM-Schlafes;
- polysomnographische Dokumentation (Videographie) eines abnormen Verhaltens während des REM-Schlafes;
- Fehlen von epileptiformen Entladungen im REM-Schlaf.

Sub- oder präklinische Formen von REM-Verhaltensstörungen entsprechen dem zweiten Kriterium ohne begleitende abnorme Verhaltensweisen (Gagnon et al. 2002).

Differentialdiagnostisch sollten folgende Störungen in Erwägung gezogen werden:
- nächtliche epileptische Anfälle,
- NREM-Parasomnien (Schlafwandeln, Confusional arousals),
- Aufwachreaktionen anderer Genese (bei obstruktivem Schlafapnoesyndrom, kardiopulmonalen bzw. gastrointestinalen Erkrankungen),
- Panikstörungen und andere psychogene (u. a. dissoziative) Erkrankungen.

Der Begriff »Agrypnia excitata« wurde für das Auftreten einer REM-Verhaltensstörung mit Insomnie, Halluzinationen, Myoklonien bzw. Faszikulationen und autonomer Aktivierung im Rahmen eines Delirium tremens oder einer Chorea von Morvan vorgeschlagen.

Therapeutisch werden einerseits Maßnahmen zur Prävention von Verletzungen empfohlen. Medikamentös gilt mit einer Erfolgsquote von bis zu 90% Clonazepam (0,5 bis 2,0 mg abends) als Mittel der Wahl. Bei mangelnder Wirksamkeit kann Melatonin versucht werden. Daneben hat der Einsatz von Donepezil guten Erfolg gezeigt, wobei dieses Medikament – wie auch Mirtazapin – paradoxerweise auch eine REM-Verhaltensstörung auslösen kann.

Schlafparalyse. Unter Schlafparalyse versteht man das Auftreten einer generalisierten Lähmung beim Einschlafen oder – häufiger – beim Erwachen von einigen Minuten Dauer bei noch erhaltenem Bewusstsein (Bassetti 2002).

Die Schlafparalyse tritt häufiger in Rückenlage auf und kann von Halluzinationen, Atemnot und Angst begleitet werden. Die häufigsten Halluzinationen sind:
- die Anwesenheit von Dritten (»sensed presence«),
- ein beengendes Gefühl im Brustbereich (Succubus, Incubus),
- ein »Out-of-body-Gefühl«.

Die Schlafparalyse wird als dissoziierter Zustand mit Intrusion der REM-Atonie in den Wachzustand verstanden und kann Symptom eines Narkolepsie-Kataplexie-Syndroms sein. Sie kann aber auch isoliert bei sonst gesunden jungen Erwachsenen auftreten. Die Häufigkeit einer solchen sporadischen, isolierten Schlafparalyse bei jungen Erwachsenen wird um 5–30% (je nachdem ob man einzelne oder rezidivierende Episoden betrachtet) geschätzt. Schlafentzug, unregelmäßiger Schlaf-Wach-Rhythmus und Schichtarbeit können das Auftreten einer Schlafparalyse begünstigen. Eine familiäre Form der Schlafparalyse ist auch bekannt. Schließlich können Schlafparalysen auch erst im Alter in Folge einer Fragmentierung des REM-Schlafes (z. B. durch ein Schlafapnoesyndrom) auftreten. Eine Pseudoschlafparalyse wird gelegentlich bei depressiven Patienten angetroffen, die am Morgen Mühe haben »in Gang zu kommen« bzw. das Bett zu verlassen. Die Schlafparalyse benötigt selten eine Therapie und kann bei Bedarf durch trizyklische Antidepressiva (z. B. Imipramin, Clomipramin 25 bis 150 mg abends) kontrolliert werden.

Andere REM-Parasomnien. Alpträume (»nightmares«) sind beängstigende Träume, die typischerweise im REM-Schlaf auftreten.

Im Unterschied zum Pavor nocturnus (»sleep terror«) wachen die Patienten auf und können nach einer raschen Orientierung über einen Trauminhalt berichten. Kinder sind mit einer Häufigkeit von 15–30% (mehrfach wöchentlich in 5–10%) am stärksten betroffen. Bei Erwachsenen wird eine etwas geringere Häufigkeit geschätzt (Hublin u. Kaprio 2003). Eine genetische Prädisposition ist bekannt. Psychischer Stress, Fieber, Medikamente (z. B. Betablocker, Dopapäparate) oder ihr Absetzen (z. B. Sedativa, Antidepressiva, Alkohol) können das Auftreten von Alpträumen fördern. Differentialdiagnostisch sind in erster Linie ein Pavor nocturnus und primäre (psychiatrisch bedingte) Panikattacken in Erwägung zu ziehen. Andere NREM-Parasomnien, plötzliche Arousals anderen Ursprungs (im Rahmen eines obstruktiven Schlafapnoesyndroms, nächtlicher kardialen Ischämien oder eines ösophagealen Refluxes), eine REM-Verhaltenstörung und nächtliche epileptische Anfälle können auch zu nächtlichen Angstzuständen führen (❏ Tabelle 4.2). Trizyklische Antidepressiva (z. B. Imipramin, Clomipramin 25 bis 150 mg abends) können therapeutisch eingesetzt werden.

Im REM-Schlaf kann die Erektion, die im Wachzustand normal abläuft, schmerzhaft werden.

Trizyklische Antidepressiva und Betablocker können therapeutisch eingesetzt werden.

Bei der REM-Schlaf-abhängigen Asystolie handelt es sich um einen >2,5 s dauernden Sinusarrest bei ansonsten »Herzgesunden«. Die Patienten können darunter erwachen und über Schwindel, Schwächegefühl oder Brustschmerzen klagen.

4.2.4 Andere Parasomnien

Enuresis

Als Enuresis wird das Bettnässen jenseits des 5. Lebensjahres definiert.

Sie ist bei etwa 5–25% der Kinder (mehrfach wöchentlich in bis zu 10%) und etwa 1–3% der Erwachsenen anzutreffen (Hublin u. Kaprio 2003). Das Bettnässen tritt in allen Schlafstadien bei einem primär ungestörten Schlaf auf (eine erhöhte Weckschwelle wird allerdings diskutiert). Bei der primären Enuresis handelt es sich meist um neurologisch, psychiatrisch und urologisch gesunde Kinder, die eine – oft genetisch mitbedingte – Reifungsverzögerung der blasenkontrollierenden Mechanismen aufweisen. Eine Assoziation zwischen primärer Enuresis, Somniloquie und NREM-Parasomnien ist gut bekannt und die Familienanamnese ist in 2/3 der Fälle positiv (Hublin u. Kaprio 2003). Bei der sekundären Enuresis, d. h. bei Wiederauftreten von Bettnässen nach einer »trockenen« Periode und bei Erwachsenen müssen zugrunde liegende somatische (z. B. Epilepsie, Schlafapnoesyndrom, Diabetes mellitus und insipidus, Harnwegsaffektionen) und psychiatrische Erkrankungen überprüft werden. Therapeutisch sollten Information, psychologische Unterstützung bzw. Betreuung, Verhaltensmaßnahmen (Flüssigkeitsrestriktion), Alarmsysteme, Desmopressin (20–60 µg intranasal oder 0,2–0,6 mg p. o.) und trizyklische Antidepressiva versucht werden.

Bruxismus

Zähneknirschen (Bruxismus) im Schlaf ist ebenfalls v. a. bei Kindern relativ häufig (20%) mit abnehmender Häufigkeit im Alter (nur etwa 5% bei Erwachsenen).

Bis zu einem gewissen Grad sind rhythmische Muskelaktivitäten der Kaumuskulatur und

Schlucken im Schlaf physiologisch. Bruxismus wird oft nur vom Bettpartner bemerkt. Tagsüber können die Patienten über Schmerzen in der Kaugegend klagen sowie Zahnveränderungen und eine Masseterhypertrophie aufweisen. Neben einer primären Form von Bruxismus – mit positiver Familienanamnese in 25–50% der Fälle (Hublin u. Kaprio 2003) – sind sekundäre Formen in Zusammenhang mit anderen Schlafkrankheiten (u. a. Restless-legs- bzw. Periodische-Beinbewegungen-im-Schlaf-Syndrom, Schlafapnoesyndrom, REM-Verhaltensstörung), mit einem gastrointestinalen Reflux, mit Bewegungsstörungen (z. B. orofaziale Dystonie, Parkinson-Syndrom) und mit gewissen Medikamenten (u. a. Neuroleptika, SSRI, Kalziumantagonisten) zu beachten. Therapeutisch können Entspannungsübungen, Mundeinlagen (»oral appliances«), Benzodiazepine (z. B. Diazepam 5–10 mg abends) und evtl. Botulinustoxin eingesetzt werden.

Catathrenia

Als Catathrenia (»nocturnal groaning«) werden mit dem Ausatmen während des Schlafens verbundene stöhnende, ächzende Geräusche bezeichnet, die meist in der zweiten Nachthälfte auftreten.

Diese Episoden können sowohl im NREM- als auch im REM-Schlaf beobachtet werden. Die dem Schlafenden nichtbewussten Geräusche sind weder mit respiratorischen Beschwerden noch mit entsprechendem emotionalem Gesichtsausdruck assoziiert. Die genaue Prävalenz ist unbekannt, erste Daten sprechen für ein häufigeres Auftreten bei Männern. Diese vor allem für Bettpartner störenden Geräusche haben meist einen chronischen Verlauf.

Hypnische Kopfschmerzen

Bei den sog. hypnischen Kopfschmerzen handelt es sich um häufige Kopfschmerzen, mindestens 15 Episoden pro Monat, die im Schlaf auftreten und zum Erwachen führen.

Die Attacken dauern zwischen 10 und 180 min. Der Schmerz ist generalisiert oder bilateral normalerweise nicht mit autonomen Begleitsymptomen wie z. B. Übelkeit oder mit Photo- bzw. Phonophobie assoziiert. Es gibt noch keine Zahlen zur Prävalenz. Differentialdiagnostisch kommen in erster Linie andere kurzdauernde Kopfschmerzformen

in Betracht. Eine prophylaktische Therapie mit Lithium hat gute Erfolge gezeigt.

Exploding Head Syndrome

Das sog. »exploding head syndrome« ist durch die Wahrnehmung eines plötzlichen lauten Geräuschs oder akustischer Sensation einer heftigen Explosion während des Einschlafens oder nächtlichen Erwachens charakterisiert.

Lichtsensationen oder Myoklonien können damit assoziiert sein, nicht jedoch Schmerzen. Der Verlauf ist benigne. Bei häufigem Auftreten kann es zu Insomnie führen. Die Prävalenz ist nicht bekannt, allerdings scheint es häufiger bei Frauen aufzutreten. Paroxysmale Kopfschmerzen und epileptische Anfälle kommen differentialdiagnostisch in Frage.

Hypnischer Fußtremor

Beim sog. hypnischen Fußtremor handelt es sich um oft subjektiv nicht wahrgenommene, unwillkürliche, rhythmische Kontraktionen der Fuß- und Beinmuskeln, die oft in kurzen Serien von 10–200 s Dauer und einer Frequenz von 0,5–6 Hz auftreten. Diese Aktivität ist nicht selten, aber meist ohne klinische Relevanz, obwohl bei zwei beschriebenen Patienten ein Schädel-Hirn-Trauma anamnestisch vorgelegen hatte. Einige Patienten mit diesem Fußtremor weisen andere rhythmische Bewegungen oder ein Restless-legs-Syndrom auf. Die Differentialdiagnose beinhaltet Einschlafmyoklonien, periodische Beinbewegungen im Schlaf (oft, aber nicht immer mit Restless-legs-Symptomen im Wachzustand assoziiert), nichtperiodische physiologische nächtliche Beinbewegungen oder EMG-Aktivitäten der Beinmuskeln (NREM- und REM-Myoklonien, Aufwachreaktionen bzw. Ganzkörperbewegungen) sowie Aufwachreaktionen sekundären Ursprungs, z. B. im Rahmen einer NREM-Parasomnie oder eines Schlafapnoesyndroms.

4.3 Epileptische Anfälle im Schlaf

Der Einfluss, den der Schlaf auf epileptische Anfälle haben kann, ist bereits seit der Antike bekannt.

Schon Hippokrates und später Aristoteles bemerkten, dass Anfälle häufig während des Schlafes auftraten. Nach diesen frühen Beobachtungen dauerte es aber über zweitausend Jahre bis Gowers und Feré Ende des 19. Jahrhunderts erste quantitative Studien durchführten. Dabei teilten sie die untersuchten Patienten in drei Gruppen ein, abhängig davon, ob sie Anfälle nur in der Nacht, nur am Tag, oder sowohl in der Nacht als auch am Tag erlitten. Janz übernahm und ergänzte diese Einteilung und war der erste, der 1960 und 1974 zwei große Untersuchungen veröffentlichte, in denen er den Schlaf-Wach-Zyklus mit spezifischen Epilepsiesyndromen in Zusammenhang brachte. Er entwickelte auch den Begriff der »Aufwachepilepsie« weiter. Diese frühen Studien waren der Ausgangspunkt für zahlreiche detailliertere Untersuchungen, die zeigten, dass epileptische Anfälle und Phänomene des Schlafes z. T. auf der Aktivität der gleichen neuronalen Netzwerke beruhen (Steriade 2003). Diese partielle Überschneidung erscheint zunehmend als ein neurophysiologisches Substrat der komplexen Wechselwirkungen zwischen Schlaf und Epilepsie: Einerseits wirken sich z. B. – wie untenstehend ausführlicher dargestellt – unterschiedliche Schlafstadien sowie Schlafstörungen verschieden auf interiktale und iktale epileptische Entladungen aus. Andererseits beeinflusst eine Epilepsie und ihre Behandlung auch den Schlaf: Bei Epilepsiepatienten fanden sich in anfallsfreien Nächten u. a. eine erhöhte Einschlaflatenz, eine Verminderung des REM-Schlafes, weniger Schlafspindeln und vermehrter Leichtschlaf. Nächtliche epileptische Anfälle führen zu einer schlechteren Schlafeffizienz und zu verkürztem REM-Schlaf. Verkürzte REM-Schlafdauer fand sich auch in der Nacht nach einem tagsüber aufgetretenen epileptischen Anfall. Schließlich kann eine Schlaffragmentierung z. B. im Rahmen eines Schlafapnoesyndroms das Auftreten von epileptischen Anfällen negativ beeinflussen (Devinsky et al. 1994).

In den nächsten Abschnitten wird zuerst der Einfluss des Schlafes auf interiktale, d. h. zwischen den eigentlichen Anfällen auftretende epilepsietypische EEG-Potentiale beschrieben. Im Anschluss folgt eine Darstellung einzelner Epilepsieformen, die gehäuft im Schlaf oder beim Schlaf-Wach-Übergang auftreten.

4.3.1 Interiktale epilepsietypische Potentiale

Epilepsietypische Potentiale, sog. Spitzenpotentiale (»Spikes«), heben sich deutlich von der EEG-Hintergrundaktivität ab, haben einen steilen Anstieg, sind bi- oder triphasisch und dauern 20–70 ms.

Spitzenpotentiale kommen nur in etwa 0,5% der EEGs von Personen ohne Epilepsie vor.

Die Sensitivität der Spitzenpotentiale beträgt 80–90%. Diese relativ hohe Sensitivität ist für die Diagnosestellung bei klinischem Verdacht auf epileptische Anfälle von großem Nutzen. Sie wird nur bei mehrfacher Wiederholung von 20–30 min dauernden EEGs im Wachzustand oder bei Aufzeichnungen im Schlaf erreicht. Dabei findet sich mit zunehmender Schlaftiefe eine Zunahme der Rate epilepsietypischer Potentiale (Malow 1997). Als eindrückliches Beispiel sei das Phänomen der kontinuierlichen Spitzen und Wellen (»spike and wave«) im Tiefschlaf erwähnt (Abschn. 4.3.5). Während des REM-Schlafes treten Spitzenpotentiale in einem kleineren Areal auf oder werden ganz unterdrückt. Dieser Effekt kann bei prächirurgischen Abklärungen verwendet werden (Malow 1999). Dabei ist die Annahme, dass die während des REM-Schlafes auftretenden epilepsietypischen Potentiale eine bessere Annäherung an die epileptogene Zone ermöglichen, definiert als das Gewebeareal, das zur angestrebten Anfallsreduktion entfernt werden muss. Als neurophysiologische Grundlage für das vermehrte Auftreten von Spitzenpotentialen in tieferen Schlafstadien wird die ausgedehntere Synchronisation der kortikalen Aktivität vermutet. Die dem Wachzustand ähnliche makroskopisch desynchronisierte kortikale Aktivität des REM-Schlafes führt entsprechend zu einer Unterdrückung oder Fokussierung epilepsietypischer Potentiale.

> **Merke**
>
> An dieser Stelle sei aber darauf hingewiesen, dass epileptische Anfälle interessanterweise meist im Schlafstadium 2 und nicht in den Tiefschlafstadien 3 und 4 auftreten.

Dies deutet darauf hin, dass Synchronisation kortikaler Aktivität an sich nicht anfallsauslösend sein muss. Es scheint vielmehr die Art des Synchronisationsmechanismus entscheidend zu sein. So gibt es theoretische und experimentelle Hinweise, dass die für den Tiefschlaf typischen langsamen EEG-Wellen aus dem Deltafrequenzbereich (1–4 Hz) durch relativ langanhaltende Kaliumströme hervorgerufen werden. Diese Kaliumströme werden durch Kalzium aktiviert, das während kurzer Phasen der Depolarisation in die kortikale Nervenzelle fließt. Die kurzen Phasen der Depolarisation begünstigen wahrscheinlich das Auftreten der Spitzenpotentiale. Die der kurzen Depolarisation folgenden langandauernden Kaliumströme hyperpolarisieren die Nervenzellen und erschweren dadurch möglicherweise die Auslösung epileptischer Anfälle. Als iktogene Synchronisationsmechanismen werden u. a. komplexe Interaktionen zwischen Netzwerken von inhibitorischen Zwischenneuronen und Pyramidalzellen (McCormick 2001) oder axoaxonale Verbindungen zwischen Pyramidalzellen vermutet (Traub 2001). Dass Spitzenpotentiale und epileptische Anfälle mindestens teilweise durch unterschiedliche Synchronisationsmechanismen entstehen, passt auch zu den zahlreichen fehlgeschlagenen Versuchen, eine reproduzierbare Korrelation zwischen der Rate von Spitzenpotentialen und dem Auftreten epileptischer Anfälle zu finden. Gemeinsam ist epilepsietypischen Potentialen und epileptischen Anfällen, dass sie beide nach Schlafentzug vermehrt auftreten (Fisch u. So 2003). Auch kurzdauernde periodisch auftretende Fluktuationen der Schlaftiefe, sog. zyklisch alternierende EEG-Muster (»cyclic alternating patterns«; Parrino u. Terzano 2001), scheinen interiktale und iktale Prozesse zu aktivieren (◘ Abb. 4.4).

Im Folgenden werden einzelne Epilepsieformen behandelt, die besonders häufig oder ausschließlich im Schlaf oder im Übergang vom Wach- zum Schlaf-, bzw. vom Schlaf- zum Wachzustand auftreten.

4.3.2 Nächtliche Frontallappen- epilepsie

Die Frontallappenepilepsie wird wegen der klinischen Ähnlichkeit häufig als Parasomnie fehlgedeutet.

In einer klinischen Studie (Provini et al. 1999) fanden sich in 13% aller wegen nächtlicher anfallsartiger motorischer Störungen untersuchten Patienten als Ursache eine Frontallappenepilepsie – ein prozentualer Anteil, der allerdings die wahre Prävalenz eher überschätzt. Dabei werden drei klinische Formen unterschieden:

- Paroxysmales Erwachen (»paroxysmal arousal«): Es bezeichnet wiederkehrende Episoden, die aus dem NREM-Schlaf heraus auftreten, mit stereotypen Bewegungen einhergehen und normalerweise weniger als 20 s dauern. Die epileptische Ursache dieser Schlafstörung wurde durch epileptiforme EEG-Aktivität, die Stereotypie des Ablaufes und das gute Ansprechen auf antiepileptische Medikamente nahe gelegt.
- Nächtliche paroxysmale Dystonie (»nocturnal paroxysmal dystonia«): Sie wird charakterisiert durch wiederkehrende und stereotype motorische Attacken mit dyston-dyskinetischen Bewegungen, die im NREM-Schlaf beginnen und in der Regel weniger als 2 min dauern. Auch bei diesen Patienten konnte, teilweise mit invasiven Ableitungen, epileptiforme neuronale Aktivität aufgezeichnet werden. Zudem gelang in einem Einzelfall die Darstellung lokalisierter zerebraler Hyperperfusion, wie sie typischerweise bei epileptischen Anfällen beobachtet wird (Schindler et al. 2001).
- Episodisches nächtliches Herumgehen (»nocturnal episodic wandering«) tritt ebenfalls aus dem NREM-Schlaf heraus auf und besteht aus Attacken von komplexen motorischen Phänomenen. Dabei kann es zu agitiertem und aufgeregtem Herumgehen und Selbst- oder Fremdverletzungen kommen.

Diese drei Anfallsformen sind eng miteinander verwandt, treten häufig bei denselben Patienten auf und haben meist die gleiche initiale Semiologie. Paroxysmales Erwachen, nächtliche paroxysmale Dystonie und nächtliches episodisches Herumgehen werden deshalb als Spektrum von ineinander übergehenden Manifestationen eines einzigen epileptischen Anfallsprozesses betrachtet. Rund ein Drittel der Patienten mit nächtlicher Frontallappenepilepsie erleidet auch im Wachzustand während des Tages epileptische Anfälle.

Als besondere Untergruppe von Patienten mit nächtlicher Frontallappenepilepsie wurde Mitte der Neunzigerjahre erstmals eine autosomal-dominant vererbte Form mit einer Penetranz von etwa 70% beschrieben (Scheffer et al. 1995). Diese autosomal-dominante Form der nächtlichen Frontallappenepilepsie war die erste Epilepsie mit lokalisiert beginnenden epileptischen Anfällen, bei der in einer australischen Familie der zugrunde liegende genetische Defekt bestimmt werden konnte. Es handelt sich dabei um eine Mutation in einem Gen, das für eine Untereinheit des Azetylcholinrezeptors kodiert. Weitere genetische Untersuchungen zeigten, dass unterschiedliche Genveränderungen zu nächtlichen Frontallappenanfällen führen können, dass es sich also um ein genetisch heterogenes Krankheitsbild handelt.

Differentialdiagnostisch muss die nächtliche Frontallappenepilepsie besonders gegenüber NREM-Parasomnien und v. a. Schlafwandeln abgegrenzt werden. Bei dieser oft schwierigen Aufgabe kommen der Anamnese und der Video-EEG-Polysomnographie große Bedeutung zu. ◘ Tabelle 4.1 zeigt für die Differentialdiagnose wichtige Charakteristika. Zusammenfassend gilt, dass nächtliche Frontallappenanfälle dann vermutet werden müssen, wenn paroxysmale, stereotype und ungezielt wirkende motorische Phänomene im Schlaf auftreten, die eine hohe Wiederholungsfrequenz haben, mit dystonen Haltungen oder agitiertem Verhalten einhergehen und bis ins Erwachsenenalter hinein auftreten.

Therapeutisch gelten Carbamazepin und Oxcarbazepin als Mittel der ersten Wahl, insgesamt gelten die Richtlinien zur Behandlung primärfokaler Epilepsien. Die Prognose von Frontallappenepilepsien ist sowohl in Bezug auf medikamentöse als auch operative Behandelbarkeit schlechter als die der Temporallappenepilepsien, mindestens 30% der Patienten sind therapieresistent. Andererseits sind einige Patienten mit wenigen und nur nächtlich auftretenden Anfällen beschrieben, die wegen der fehlenden subjektiven Beeinträchtigung bewusst auf eine medikamentöse Therapie verzichteten.

4.3.3 Nächtliche Temporallappen-epilepsie

Bei nächtlichen komplex fokalen und sekundär generalisierten epileptischen Anfällen wird u. a. aufgrund oben beschriebener Arbeiten oft primär ein Anfallsursprung im Frontallappen vermutet.

Kürzlich wurde jedoch eine Subgruppe von 26 Patienten mit Temporallappenepilepsie identifiziert (Bernasconi et al. 1998), in der die Anfälle ausschließlich oder überwiegend (>90%) im Schlaf auftraten. Diese Gruppe wurde mit einer altersangepassten Kontrollgruppe von Patienten mit ausschließlich oder überwiegend im Wachzustand auftretenden Temporallappenanfällen verglichen. Dabei zeigte sich, dass Patienten mit vorwiegend nächtlichen Anfällen signifikant weniger häufig im Kindesalter Fieberkrämpfe hatten (p<0,04), signifikant weniger Anfälle erlitten (p<0,01) und signifikant seltener andere Familienmitglieder an Epilepsie erkrankt waren (p<0,01). Im Weiteren fand

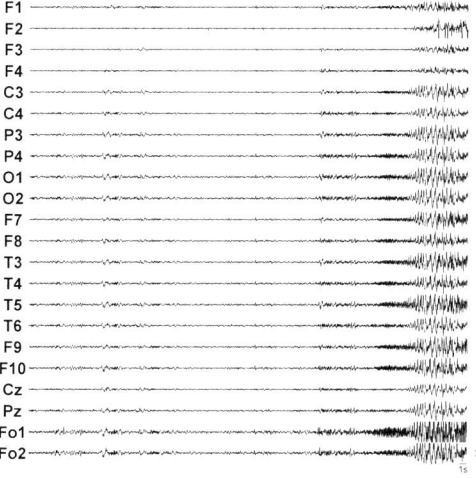

◘ **Abb. 4.5.** Nächtlicher Temporallappenanfall aus dem Schlafstadium 2. Ungefähr 40 s und 10 s vor Anfallsbeginn treten raschere Wellenzüge auch höherer Amplitude auf. Dieses mit einer Periode von 30 s wiederkehrende Muster hatte sich bereits vor dem gezeigten Ausschnitt wiederholt. Es handelt sich dabei um ein sog. zyklisch alternierendes Muster (Abschn. 4.1). Der Anfallsbeginn ist durch rasche EEG-Potentiale von niedriger Amplitude gekennzeichnet. Am besten ist der Anfallsbeginn im Bereich des linken medialen Temporallappens erkennbar, abgeleitet mit einer Foramenovale-Elektrode (Fo1)

sich nach chirurgischer Behandlung eine überdurchschnittlich gute Anfallskontrolle. In ◘ Abb. 4.5 ist die EEG-Aufzeichnung eines nächtlichen Temporallappenanfalles gezeigt. Dieser Patient wies neuroradiologisch Zeichen einer mesialen Temporallappensklerose links auf und erlitt die Mehrzahl der Anfälle nachts. Er ist seit der chirurgischen Behandlung, einer selektiven Amygdalahippokampektomie, anfallsfrei geblieben.

Bei einem Patienten mit dem klinischen Bild nächtlichen Herumgehens (»epileptic nocturnal wandering«), das bisher als typische Manifestation eines Frontallappenanfalles galt, konnte im Weiteren kürzlich mittels invasiver Elektroden ein temporaler Anfallsbeginn nachgewiesen werden (Nobili 2002).

> **Kasuistik**

> Ein 20-jähriger Patient mit im Säuglingsalter dokumentierten Fieberkrämpfen wurde zur Abklärung bei seit dem 11. Lebensjahr bestehenden komplex fokalen und sekundär generalisierten Anfällen zugewiesen.

> Die sekundärgeneralisierten Anfälle traten vorwiegend in der zweiten Nachthälfte auf. Im Wachzustand verspürte er jeweils kurz vor Anfallsbeginn ein rasch aufsteigendes epigastrales Wärmegefühl. In der MR-Untersuchung fand sich eine leichte Hippokampussklerose links. In der Langzeit-Video-EEG-Telemetrie konnten drei stereotype nächtliche und ein tagsüber auftretender sekundär generalisierter Anfall mit elektroenzephalographischem Anfallsbeginn über den linksseitigen Foramen-ovale-Elektroden aufgezeichnet werden (◘ Abb. 4.5). Zusammenfassend wurde die Diagnose einer linksseitigen Temporallappenepilepsie gestellt.

4.3.4 Benigne Epilepsie des Kindesalters mit zentrotemporalen Spitzenpotentialen

Darunter wird ein Syndrom verstanden, das mit kurzdauernden fokalen, einseitig die Gesichtsmuskulatur betreffenden motorischen Anfällen, häufig aber auch iktalen somatosensorischen Symptomen einhergeht.

Zudem findet sich eine Tendenz zur sekundären Generalisierung und eine deutliche Häufung der Anfälle während des Schlafes. Bei nur 10–15% der Patienten finden sich ausschließlich epileptische Anfälle während des Tages. Das Syndrom manifestiert sich in der Regel zwischen dem 3. und 13. Lebensjahr und ist vor dem 16. Lebensjahr ausgeheilt. Es findet sich häufig eine genetische Prädisposition. Männliche Patienten sind häufiger betroffen. Das interiktale EEG zeigt uni- oder bilaterale zentrotemporale Spitzenpotentiale, meist gefolgt von langsameren Wellen und deutlich vermehrtem Auftreten während des Schlafes. Zentrotemporale Spitzenpotentiale sind aber nicht spezifisch für dieses Syndrom, sondern wurden auch bei gesunden Kindern und bei anderen Erkrankungen wie Sprach- und Entwicklungsstörungen sowie Tumoren beobachtet. Die EEG-Hintergrundaktivität entspricht der Altersnorm. Die Charakterisierung dieses Epilepsiesyndroms als »benigne« ist umstritten, da Berichte über neuropsychologische Defizite wie Probleme beim Lesen, Schreiben, visuomotorische Koordination oder spezifische Lerndefizite Zweifel an der guten Prognose dieser Patienten geweckt haben. Entsprechend wurden neutralere Namen wie »Rolandische Epilepsie« vorgeschlagen. Beim heutigen Wissensstand ohne kontrollierte prospektive Studien kann der grundsätzlich gutartige Verlauf weder bestätigt noch mit Sicherheit widerlegt werden. Entsprechend muss eine antiepileptische medikamentöse Therapie auf jeden einzelnen Fall abgestimmt werden. Sultiam gilt als Mittel der ersten Wahl, bei mangelnder Anfallskontrolle ergänzt durch Clobazam. Als zweite Wahl werden Carbamazepin oder Valproat eingesetzt, wobei gelegentlich Carbamazepin zu einer Verschlechterung und zu einem Übergang zu kontinuierlichen Spitzen und Wellen im Tiefschlaf führen kann.

4.3.5 Kontinuierliche Spitzen und Wellen im Tiefschlaf

Bei dieser Epilepsieform treten fokale und generalisierte epileptische Anfälle im Schlaf sowie atypische Absencen im Wachzustand auf.

Tonische Anfälle werden nicht beobachtet. Der charakteristische EEG-Befund sind während mindestens 85% des Tiefschlafes kontinuierlich auftretende Spitzen und Wellen. Dieses EEG-Muster tritt in der Regel im Alter von 4–14 Jahren, aber erst 1–2 Jahre nach den ersten epileptischen Anfällen auf. Klinisch kommt es zu neuropsychologischen Ausfällen in Form von globalen oder selektiven Verschlechterungen kognitiver Funktionen, z. B. einer sich entwickelnden Aphasie. Ein kausaler Zusammenhang zwischen den neuropsychologischen Ausfällen und der kontinuierlichen epileptiformen Aktivität wurde postuliert, da Normalisierungen des EEGs nach antiepileptischer Behandlung mit einer Regredienz der neuropsychologischen Probleme einhergehen können. Es finden sich auch motorische Defizite, z. B. Ataxie oder Dystonie. In allen bisher beschriebenen Fällen sistierten nach einigen Jahren sowohl die epileptischen Anfälle als auch das pathologische EEG-Muster kontinuierlicher Spitzen und Wellen im Tiefschlaf. Trotzdem ist die Prognose nicht a priori gut, da sich die neuropsychologischen Defizite häufig nicht vollständig zurückbilden. Zur Behandlung der epileptischen Anfälle werden Benzodiazepine, Valproat, Ethosuximid und Carbamazepin gebraucht. Das EEG-Muster der kontinuierlichen Spitzen und Wellen im Tiefschlaf ist schwieriger medikamentös zu behandeln. Über Erfolge mit Benzodiazepinen kombiniert mit Valproat oder einer Therapie mit ACTH oder Steroiden wurde berichtet.

Differentialdiagnostisch muss vor allem das Lennox-Gastaut-Syndrom abgegrenzt werden, das sich u. a. durch die deutlich weniger häufig auftretenden Spitzen und Wellen sowie durch tonische Anfälle unterscheidet. Stehen klinisch zunehmende Sprachschwierigkeiten im Vordergrund, muss im Weiteren ein Landau-Kleffner-Syndrom (Neville 2000) differentialdiagnostisch erwogen werden. Dabei handelt es sich um eine relativ selektive epileptische Enzephalopathie, die sich mit epileptischen Anfällen und einer erworbenen Aphasie bei einem zuvor sich normal entwickelnden Kind manifestiert. Die Diagnose des Landau-Kleffner-Syndroms ist wichtig, da zwar die epileptischen Anfälle meist gut mit Antiepileptika beherrschbar sind, zur Besserung der Sprachfunktionen aber Kortikosteroide oder chirurgische Maßnahmen (multiple subpiale Transsektionen) eingesetzt werden müssen.

4.3.6 Juvenile myoklonische Epilepsie

Diese Epilepsieform der juvenilen myoklonischen Epilepsie (»impulsive petit mal«) gehört zu den idiopathischen generalisierten Epilepsien des Jugendalters.

Sie ist klinisch durch kurze, plötzliche einschießende, symmetrische Zuckungen vorwiegend in Schultern und Armen, weniger in Kopf und Beinen charakterisiert, die ganz überwiegend morgens in den ersten beiden Stunden nach dem Erwachen auftreten. Die Myoklonien sind durch zentralnervöse neuronale Aktivität ausgelöste kurzdauernde, plötzliche, unwillkürliche und heftige Muskelkontraktionen. Die dadurch bewirkten schleudernden Armbewegungen, oft mit gleichzeitigem Strecken der Finger, führen zum häufigen Fallenlassen von Gegenständen. Erste myoklonische Anfälle treten zwischen dem 12. und 18. Lebensjahr bei bis dahin gesunden und normal entwickelten Jugendlichen auf. Bei fast allen Patienten (90%) kommt es im Verlauf – im Durchschnitt nach ein bis drei Jahren – auch zu generalisierten tonisch-klonischen Anfällen, welche die Patienten meist erst zum Arzt führen. Bis zu 40% der Patienten erleiden als dritte Anfallsform einfache Absencen. Es besteht eine starke genetische Komponente, so findet sich bei etwa einem Drittel der Patienten eine positive Familienanamnese. Dabei leiden die Verwandten entweder ebenfalls an einer juvenilen myoklonischen Epilepsie oder an einer Absence-Epilepsie des Schulalters, einer juvenilen Absence-Epilepsie oder einer Aufwach-Grand-mal-Epilepsie, was die enge genetische Beziehung dieser Epilepsiesyndrome betont. Charakteristisches EEG-Muster sind bilateral-synchrone, frontal betonte Poly-spike-wave-Komplexe, deren Frequenz mit 3,5–4/s höher ist als bei den Absence-Epilepsien. Die EEG-Veränderungen sind deutlich gehäuft in der ersten Stunde nach dem Erwachen nachweisbar. Während der Anfälle werden Poly-spike-wave-Potentiale abgeleitet. Normalerweise fördert Tiefschlaf das Auftreten interiktaler epilepsietypischer Potentiale, doch bei Patienten mit Myoklonusepilepsie findet sich als Ausnahme dieser Regel die maximale Rate von Poly-spike-wave-Potentialen im Schlafstadium 1. Typisch ist die ausgeprägte Anfallsprovokation durch Alkoholkonsum oder Schlafmangel. Bei bis zu 40% der Patienten besteht Photosensitivität, bei 20% Sensitivität auf Augenschluss, bei 23% periorale Reflexmyoklonien und bei bis zu 50% Auslösung von Anfällen durch geplant ausgeführte Handlungen. Differentialdiagnostisch müssen v. a. die anderen idiopathischen generalisierten Epilepsien des Jugendalters wie die juvenile Absence-Epilepsie oder die Aufwach-Grand-mal-Epilepsie erwogen werden. Allerdings ist eine Abgrenzung oft schwierig und die Klassifikation erfolgt dann entsprechend der Anfallsart, die zuerst auftritt (Duncan 1997).

Merke

Die meisten Patienten mit juveniler myoklonischer Epilepsie müssen lebenslang mit antiepileptischen Medikamenten behandelt werden.

Mittel der ersten Wahl ist dabei Valproat, in den letzten Jahren wird zunehmend auch Lamotrigin eingesetzt. Neben der medikamentösen Therapie ist – wie bei allen idiopathischen generalisierten Epilepsien des Jugendalters – besonders auch ein Lebensstil mit möglichst regelmäßigem und ausreichendem Schlaf sowie wenig oder keinem Alkoholkonsum wichtig. Falls Photosensitivität vorliegt, sollte bei grellem Sonnenlicht eine Schutzbrille getragen und der Exposition von Flickerlicht z. B. bei Computer- oder Fernsehbildschirmen mit tiefer Bildwiederholungsrate bzw. in Diskotheken vorgebeugt werden.

Literatur

American Sleep Disorders Association (1997) International classification of sleep disorders, revised: diagnostic and coding manual. American Sleep Disorders Association, Rochester, Minnesota

Amzica F, Steriade M (2002) The functional significance of K-complexes. Sleep Med Rev 6:139–149

Bakwin H (1970) Sleep-walking in twins. Lancet 2 (7670): 446–447

Bautista RE, Spencer DD, Spencer SS (1998) EEG findings in frontal lobe epilepsies. Neurology 50:1765–1771

Bassetti C, Vella S, Donati F, Wielepp P, Weder B (2000) SPECT during sleepwalking. Lancet 356:484–485

Bassetti C (2002) Narcolepsy, cataplexy, and sleep paralysis. In: Chokroverty S, Wayne AH, Arthur SW (eds) Sleep and movement disorders. Butterworth-Heinemann, Boston, pp 373–394

Bassetti C, Hess CW (1993) Parasomnias. Ther Umschau 50:692–697

Bassetti C (2003) Narcolepsy, cataplexy and sleep paralysis. In: Choktroverty S, Hening WA, Walters AS (eds) Sleep and movement disorders. Butterworth-Heinemann, Boston, pp 373–498

Bernasconi A, Andermann F, Cendes F, Dubeau F, Andermann E, Olivier A (1998) Nocturnal temporal lobe epilepsy. Neurology 50:1772–1777

Blatt I, Peled R, Gadoth N, Lavie P (1991) The value of sleep recording in evaluating somnambulism in young adults. Electroencephalogr Clin Neurophysiol 78(6):407–412

Broughton RJ (1968) Sleep disorders: Disorders of arousal? Science 159:1070–1078

Broughton RJ (2000) NREM arousal parasomnias. In: Kryger MH, Roth T, Dement WC (eds) Principles and practice of sleep medicine, 3rd edn. Saunders, Philadelphia, pp 693–706

Broughton R, Billings R, Cartwright R et al. (1994) Homicidal somnambulism: a case report. Sleep 17(3):253–264

Carskadon MA, Rechtschaffen A (2000) Monitoring and staging human sleep. In: Kryger MH, Roth T, Dement WC (eds) Principles and practice of sleep medicine, 3rd edn. Saunders, Philadelphia, pp 1197–1215

Devinsky O, Ehrenberg B, Barthlen GM et al. (1994) Epilepsy and sleep apnea. Neurology 44:2060–2064

Dyken ME, Yamada T, Lin-Dyken DC (2001) Polysomnographic assessment of spells in sleep: nocturnal seizures versus parasomnias. Semin Neurol 21:377–390

Fisch JF, So EL (2003) Activation during Sleep. In: Ebersole JS, Pedley TA (eds) Current practice of clinical electroencephalography, 3rd edn. Lippincott, Williams & Wilkins, Philadelphia, pp 262–264

Gagnon JF, Bédrad MA, Fantin ML et al. (2002) REM sleep behavior disorder and REM sleep without atonia in Parkinson's disease. Neurology 59:585–589

Hublin C, Kaprio J, Partinen M, Heikkila K, Koskenvuo M (1997) Prevalence and genetics of sleepwalking: a population-based twin study. Neurology 48:177–181

Hublin C, Kaprio J (2003) Genetic aspects and genetic epidemiology of parasomnias. Sleep Med Rev 5:413–421

Kimura K, Tachibana N, Kohyama J, Otsuka Y, Fukazawa S, Waki R (2000) A discrete pontine ischemic lesion could cause REM sleep behavior disorder. Neurology 55:894–895

Lecendreux M, Bassetti C, Dauvilliers Y, Mayer G, Neidhart E, Tafti M (2003) HLA and genetic susceptibility to sleepwalking. Molecular Psychiatry 8:114–117

Magdaleno-Madrigal VM, Valdes-Cruz A, Martinez-Vargas D et al. (2002) Effect of electrical stimulation of the nucleus of the solitary tract on the development of electrical amygdaloid kindling in the cat. Epilepsia 43:964–969

Malow BA (2002) Paroxysmal events in sleep. J Clin Neurophysiol 19:522–534

Malow BA, Kushwaha R, Lin X, Morton, KJ, Aldrich MS (1997) Relationship of interictal epileptiform discharges to sleep depth in partial epilepsy. Electroencephalogr Clin Neurophysiol 102:20–26

Malow BA, Selwa LM, Ross D, Aldrich MS (1999) Lateralizing value of interictal spikes on overnight sleep-EEG studies in temporal lobe epilepsy. Epilepsia 40:1587–1592

McCormick DA, Contreras D (2001) On the cellular and network properties of epileptic seizures. Ann Rev Physiol 63: 815–846

Neville B, Burch V, Cass H, Lees J (2000) Landau-Kleffner syndrome. In: Oxbury J, Polkey C, Duchowny M (eds) Intractable focal epilepsy. Saunders, Philadelphia, pp 277–283

Nobili L, Francione S, Cardinale F, Lo Russo G (2002) Epileptic nocturnal wanderings with temporal lobe origin: stereoencephalographic study. Sleep 25:669–671

Olson EJ, Boeve BF, Silber MH (2000) Rapid eye movement sleep behaviour disorder: demographic, clinical and laboratory findings in 93 cases. Brain 123:331–339

Parrino L, Terzano MG (2001) Cyclic alternating pattern and sleep. In: Dinner DS, Lüders HO (eds) Epilepsy and sleep. Physiological and clinical relationships. Academic Press, San Diego, pp 43–62

Provini F, Plazzi G, Tinuper P, Vandi S, Lugaresi E, Montagna P (1999) Nocturnal frontal lobe epilepsy. A clinical and polygraphic overview of 100 consecutive cases. Brain 122: 1017–1031

Radtke R (2003) Sleep disorders: laboratory evaluation. In: Ebersole JS, Pedley TA (eds) Current practice of clinical electroencephalography, 3rd edn. Lippincott, Williams & Wilkins, Philadelphia, pp 803–832

Rechtschaffen A, Kales AA (eds) (1968) A manual of standardized terminology, techniques and scoring system for sleep stages of human subjects. US Public Health Service, US Government Printing Office, Washington, DC

Schenck CH, Boyd JL, Mahowald MW (1997) A parasomnia overlap disorder involving sleepwalking, sleep terrors, and REM sleep behavior disorder in 33 polysomnographically confirmed cases. Sleep 20:972–981

Schenck CH, Pareja JA, Patterson AL, Mahowald MW (1998) Analysis of polysomnographic events surrounding 252 slow-wave sleep arousals in thirty-eight adults with injurious sleepwalking and sleep terrors. J Clin Neurophysiol 15:159–166

Schindler K, Gast H, Bassetti C et al. (2001) Hyperperfusion of anterior cingulate gyrus in a case of paroxysmal nocturnal dystonia. Neurology 57:917–919

Shouse MN (2001) Physiology underlying relationship of epilepsy and sleep. In: Dinner DS, Lüders HO (eds) Epilepsy and sleep. Physiological and clinical relationships. Academic Press, San Diego, pp 43–62

Steriade M (2003) Neuronal substrates of sleep and epilepsy. Cambridge Univ Press, Cambridge

Traub RD, Whittington MA, Buhl EH et al. (2001) A possible role for gap junctions in generation of very fast EEG oscillations preceding the onset of, and perhaps initiating, seizures. Epilepsia 42:153–170

Paroxysmale Kopfschmerzen

H.-C. Diener

Man unterscheidet grundsätzlich zwischen primären und sekundären (symptomatischen) Kopfschmerzen sowie Dauerkopfschmerzen und paroxysmalen Kopfschmerzen.

Dauerkopfschmerzen sind häufiger Symptom einer entzündlichen oder strukturellen Erkrankung des Gehirns oder seiner Häute. Bei den paroxysmalen Kopfschmerzen ist die Migräne die häufigste Entität.

5.1 Migräne

5.1.1 Definition

Nach den Kriterien der Internationalen Kopfschmerzgesellschaft IHS (Headache Classification Committee 2004) ist die Migräne als eine Erkrankung mit periodisch auftretenden Attacken von Kopfschmerzen definiert, die typischerweise mit autonomen Begleitsymptomen einhergehen.

5.1.2 Epidemiologie

In allen westlichen Industrieländern und in den Vereinigten Staaten beträgt die Häufigkeit der Migräne etwa 6–8% bei Männern und 15–20% bei Frauen (Rasmussen 1993).

Nur die Hälfte aller Patientinnen und Patienten sucht wegen der Migräne jemals einen Arzt auf. Die andere Hälfte behandelt die Kopfschmerzen mit frei verkäuflichen Analgetika. Bei etwa 10% aller Migränepatienten sind die Attacken so häufig oder schwer, dass eine regelmäßige ärztliche Behandlung notwendig ist. Soweit bekannt, tritt die Migräne in fast allen Kulturen mit gleicher Häufigkeit auf. Lediglich in China und Japan scheint die Inzidenz etwas geringer zu sein.

Die Inzidenz der Migräne im Kindesalter beträgt zwischen 3 und 5%. Vor der Pubertät ist sie bei Jungen und Mädchen gleich häufig. Am häufigsten beginnt die Migräne zwischen dem 10. und 20. Lebensjahr. Sie kann allerdings auch später beginnen. Die Erstmanifestation einer Migräneerkrankung nach dem 50. Lebensjahr ist außerordentlich selten. Treten attackenförmige Kopfschmerzen in diesem Alter erstmals auf, muss ein symptomatischer

Kopfschmerz ausgeschlossen werden. Eine Ausnahme stellen Frauen dar, bei denen eine genetische Migränebelastung besteht (positive Familienanamnese) und die nach der Menopause mit Hormonsubstitution behandelt werden. Bei diesen kann durchaus auch in diesem Alter eine Migräne erstmals manifest werden.

Jenseits der Pubertät ist die Migränehäufigkeit bei Frauen höher als bei Männern. Dies hat zum einen genetische, zum anderen hormonelle Gründe. Die Migräne erreicht bezüglich Häufigkeit und Schwere der Attacken ihren Höhepunkt zwischen dem 30. und 40. Lebensjahr. Danach wird sie sowohl bei Männern als auch bei Frauen langsam besser. Es gibt allerdings auch eine Reihe von Patientinnen und Patienten, bei denen jenseits des 65. Lebensjahres noch regelmäßige schwere Migräneattacken auftreten können.

Beginnt die Migräne bereits im Kindesalter, hört sie bei etwa 50% der Betroffenen in der Pubertät wieder auf. Sie kann allerdings zu einem späteren Zeitpunkt wieder auftreten.

5.1.3 Diagnose

Migräne ohne Aura. Bei der Migräne ohne Aura (früher: »einfache Migräne«) kommt es zu rezidivierenden Kopfschmerzattacken, die zwischen 4 und 72 h anhalten und mit pulsierender Hemikranie, Übelkeit, z. T. Erbrechen, Licht- und Lärmempfindlichkeit sowie einem allgemeinen Krankheitsgefühl einhergehen.

Die Kopfschmerzen sind stark und werden durch körperliche Tätigkeit akzentuiert. Bei einem Teil der Attacken kann der Kopfschmerz holokraniell sein.

Migräne mit Aura. Bei der Migräne mit Aura (früher »klassische Migräne«, »Migraine accompagnée«) kommt es vor oder selten unmittelbar zu Beginn der Migränekopfschmerzen zu neurologischen Reiz- oder Ausfallserscheinungen wie Gesichtsfelddefekten (Flimmerskotom), Wahrnehmung gezackter Figuren (Fortifikationen), halbseitigen Sensibilitätsstörungen, Paresen sowie Sprech- oder Sprachstörungen. Die neurologischen Ausfälle entwickeln sich üblicherweise graduell

über 5–20 min und dauern höchstens 60 min. Bei der Migräne mit prolongierter Aura halten die Aurasymptome bis zu maximal einer Woche an und klingen wieder völlig ab.

Basilarismigräne. Bei der Basilarismigräne handelt es sich um eine Sonderform der Migräne mit Aura, wobei es neben Gesichtsfelddefekten zu Sehstörungen, Schwindel, Tinnitus, Hörstörungen, Doppelbildern und Ataxie kommen kann. Seltene Migräneformen sind die ophthalmoplegische Migräne (mit inkompletter Abduzens- oder Okulomotoriusläsion) und die rein retinale Migräne mit einer flüchtigen monokulären Erblindung. Bei der retinalen Migräne kommt es monokulär zu einem Zentralskotom, das sich innerhalb von 5–10 min über das gesamte Gesichtsfeld ausbreitet. Am Rande des Skotoms werden Lichtblitze oder andere Lichtphänomene wahrgenommen.

Die pulsierend-pochenden Kopfschmerzen sind in mehr als der Hälfte der Attacken halbseitig lokalisiert, wobei die Seite zwischen zwei Attacken und innerhalb einer Attacke wechseln kann. Der Beginn einer Migräneattacke liegt meist in den frühen Morgenstunden. Typische Triggerfaktoren sind

- Menstruation,
- vorheriger Alkoholgenuss,
- Änderung des Schlaf-Wach-Rhythmus,
- vorangehende oder aktuelle stressreiche Situationen oder
- Abfall des Koffeinspiegels.
- Auch Wetterwechsel kann Migräneattacken auslösen.

Für viele der genannten Trigger gibt es aber keine wissenschaftliche Evidenz. Typische Begleitsymptome sind Übelkeit, Erbrechen, Licht-, Lärm- und Geruchsempfindlichkeit sowie vor der Attacke Flüssigkeitseinlagerung und während der Attacke Polyurie und Diarrhö. Es besteht eine erbliche Disposition. Diese ist für die Migräne mit Aura erheblicher als für die Migräne ohne Aura.

Die Erwachsenenmigräne beginnt meistens während der Pubertät. Bei Kindern stehen die vegetativen Begleitsymptome im Vordergrund der Symptomatik. Schwindel ist bei der kindlichen Migräne gelegentlich das Leitsymptom.

Die Diagnose der Migräne erfolgt nach der Anamnese und der körperlichen und neurologischen Untersuchung. Apparative Zusatzuntersuchungen (CT, MRT) sind bei normalem neurologischem Befund nicht notwendig. Die Kernspintomographie ist potentiell eher »gefährlich«, da die gelegentlich bei Patienten mit Migräne zu beobachtenden hyperdensen Herde in T2-gewichteten Bildern im Marklager fälschlicherweise als Durchblutungsstörungen oder Demyelinisierungsherde interpretiert werden. Eine Überweisung zum Neurologen wird notwendig, wenn neurologische Herdsymptome, psychopathologische Ausfälle oder epileptische Anfälle auftreten.

Bildgebende Diagnostik oder weiterführende Untersuchungen sind notwendig bei:

- erstmaligem Auftreten heftigster als unerträglich empfundener Kopfschmerzen, insbesondere nach körperlicher Anstrengung (Ausschluss Blutung, Subarachnoidalblutung),
- Fieber, Meningismus (Ausschluss Abszess, schwere Nasennebenhöhlenentzündung),
- für eine Migräne untypischen Kopfschmerzen mit neurologischen Herdsymptomen,
- fokal-neurologischen Ausfällen (außerhalb der Migräneaura) im Sinne einer Halbseitensymptomatik, Reflexbetonung oder neuropsychologischen Defiziten,
- Hirndruckzeichen oder Stauungspapille,
- kontinuierlicher Verschlechterung der Kopfschmerzen insbesondere unter adäquater Therapie und nach Ausschluss eines medikamenteninduzierten Dauerkopfschmerzes,
- zusätzlichem Auftreten epileptischer Anfälle,
- psychopathologischen Auffälligkeiten in Kombination mit Kopfschmerzen,
- Änderung des Schmerzcharakters bei seit langem bestehenden primären Kopfschmerzen,
- Tumorphobie (aber nur ein Mal).

5.1.4 Differentialdiagnose

Die wesentlichen differentialdiagnostischen Erwägungen können der ◻ Tabelle 5.1 entnommen werden.

5.1.5 Pathophysiologie

Bereits die Ärzte der Antike wussten, dass nur wenige Strukturen im Gehirn – Hirnhäute, deren Gefäße und einige der großen venösen Blutleiter – schmerzhaft sind.

Seit gut 60 Jahren gelten vaskuläre Veränderungen als entscheidende Mechanismen bei der Schmerzentstehung der Migräne (Wolff 1963). Danach soll eine initiale Vasodilatation zerebraler und insbesondere meningealer Gefäße den eigentlichen Schmerzreiz darstellen und dementsprechend die Gabe vasokonstriktiver Medikamente schmerzlindernd wirken. Anfang der achtziger Jahre wurde durch immunhistologische Untersuchungen an Tieren klar, dass meningeale Gefäße von bipolaren C-Fasern netzartig umschlossen werden, die dem ipsilateralen Trigeminusganglion entspringen (Edvinsson u. Goadsby 1994). Diese Fasern leiten den eigentlichen Schmerzreiz zum Trigeminusganglion, bevor das Signal über die nozizeptiven Hirnstammkerne zu Thalamus und Kortex gelangt, wo es dann als Schmerz wahrgenommen wird. Diese C-Fasern enthalten vasoaktive Neuropeptide wie Substanz P, Calcitonin-gene-related-peptide (CGRP) oder Neurokinin A und sehr wahrscheinlich andere Peptide, die noch nicht bekannt sind. Das Freisetzen dieser Peptide führt zu spezifischen Gefäßveränderungen, die über einfache Kaliberschwankungen hinausgehen: Erhöhung der endothelialen Permeabilität, Plasmaextravasation, Anlagerung und Degranulation von Mastzellen und vieles mehr (Moskowitz et al. 1989).

Diese zunächst nur im Tiermodell erhobenen Daten konnten inzwischen auch beim Menschen reproduziert werden. So konnte nicht nur eine erhöhte Konzentration dieser Peptide im Blut bei Patienten während der Migräneattacke gemessen werden, sondern auch der drastische Abfall der Peptide nach Gabe attackenkoupierender Substanzen, wie den neuen Serotonin-5-HT$_{1B/1D}$-Agonisten (Goadsby u. Edvinsson 1991). Das Freisetzen dieser Peptide scheint demnach eine zentrale Rolle bei der Schmerzentstehung zu spielen. Diese Effekte können nun in Tiermodellen weiter untersucht werden und führen derzeit zu einem rasanten Wissenszuwachs über die Schmerzphysiologie des Kopfes.

◻ Tabelle 5.1. Differentialdiagnose von Kopfschmerzen

Form	Lokalisation	Alter, Geschlecht	Zeitpunkt	Dauer	Charakteristik	Provokation	Begleitsymptome
Migräne ohne Aura	Hemikranie, temporal	Pubertät, Frauen > Männer	Morgens	12–72 h	Pulsierend, pochend	Alkohol, Stress, Wochenende	Übelkeit, Erbrechen, Photophobie, sucht Ruhe
Migräne mit Aura	Hemikranie, temporal, frontal	▲ s. oben	Morgens	12–36 h	Pulsierend, pochend	▲ s. oben	Gesichtsfelddefekt, Dysästhesien, Übelkeit, Erbrechen
Clusterkopfschmerz	Unilateral, retroorbital	>30 Jahre, 80% Männer	Meist nachts	30–120 Minuten	Als unerträglich empfunden, stechend, bohrend	Alkohol, Nitrate	Ptosis, Miosis, Lakrimation, Rhinorrhö, motorische Unruhe
Spannungskopfschmerz	Diffus, frontal, parietal	Frauen > Männer	Am Tage	12–16 h	Dumpf, drückend	Alkohol	Schlafstörungen, diffuser Schwindel
Medikamenteninduzierter Kopfschmerz	Diffus	Erwachsene, Frauen > Männer (10:1)	Morgens	Täglich	Dumpf, drückend, stechend	Medikamentenentzug	Graue Gesichtsfarbe, Anämie, Ergotismus, Nierenschäden
Posttraumatischer Kopfschmerz	Diffus	Alle Altersgruppen	Ganztags	Täglich, Wochen, Monate	Dumpf, drückend	Bücken, Pressen	Häufige Analgetikaeinnahme
Postpunktioneller Kopfschmerz	Diffus, okzipital	Selten bei Kindern oder > 65 Jahre	Ganztags	3–7 Tage	Dumpf, pochend	Aufstehen	Tinnitus, Schwindel, Hörminderung, Übelkeit
Arteriitis temporalis	Bitemporal, frontal	> 60 Jahre	Ganztags	Wochen, Monate	Dumpf, stechend	Kauen	BSG, Fieber, Leukozytose, Gelenkschmerz
Trigeminusneuralgie	Unilateral, V2>V3	Höheres Alter, Frauen > Männer	Tagsüber	Sekunden	Heftigst, stechend, brennend	Essen, Kauen, Berührung, Schlucken	Gewichtsverlust, Sprechunfähigkeit
Atypischer Gesichtsschmerz	Unilateral, Wange	30–40 Jahre, Frauen > Männer	Tagsüber	Ganztags, täglich	Dumpf, drückend	Keine	Angst, Tumorphobie, Schlafstörungen

Die Freisetzung der Neuropeptide erklärt zwar die eigentliche Schmerzentstehung, nicht jedoch, wie und warum eine Attacke plötzlich über einen Menschen hereinbricht. Zwei vor kurzem gemachte Beobachtungen haben diese Frage einer möglichen Klärung deutlich näher gebracht. Zum einen konnte eine französische Arbeitsgruppe nachweisen, dass eine Sonderform der Migräne, die familiäre hemiplegische Migräne (FHM), durch einen Gendefekt auf Chromosom 19 bedingt ist. Kurz danach konnte eine holländische Arbeitsgruppe zeigen, dass das defekte Gen einen neuronalen P-Q-Kalziumkanal codiert. Damit wurde zweifelsfrei nachgewiesen, dass diese Sonderform der Migräne offensichtlich eine Ionenkanalerkrankung ist. Ein weiterer Gendefekt für die FHM wurde auf dem Chromosom 1 identifiziert. Dieses Gen steuert eine ATP-abhängige Ionenpumpe in der Zellmembran, die für den Kalium- und Natriuminflux in die Zelle verantwortlich ist.

Die zweite wichtige Erkenntnis war das Ergebnis einer PET-Studie (Positronenemissionstomographie) aus der Essener Arbeitsgruppe. Diese Studie konnte eine deutliche Aktivierung von spezifischen antinozizeptiven Hirnstammarealen (Region des periaquäduktalen Graus, Locus coeruleus, Raphekern) während der Migräneattacken nachweisen (Weiller et al. 1995). Das heißt, dass hier möglicherweise ein Zentrum im Hirnstamm während der Attacke überreizt (oder desinhibiert) ist, das normalerweise hereinkommende Impulse »filtert«. Diese Aktivierung blieb interessanterweise auch nach der erfolgreichen Gabe von Sumatriptan bestehen und war erst im schmerzfreien Intervall nicht mehr nachweisbar. Hieraus konnte geschlossen werden, dass möglicherweise ein im Hirnstamm gelegenes »Generierungszentrum« den eigentlichen Schmerzmechanismus auslöst bzw. unterhält. Außerdem wäre es eine erste Erklärung, weshalb bei bis zu 40% der Patienten nach der erfolgreichen Gabe von Sumatriptan eine erneute Attacke innerhalb von 24 h auftritt – Sumatriptan unterbricht die Schmerzentstehung peripher, beeinflusst aber nicht die Funktion des Hirnstamms.

5.1.6 Therapie

Therapie der Migräneattacke

Die Migräneattacken können in unterschiedlicher Weise medikamentös behandelt werden (Diener et al. 2003).

5-HT$_{1B/1D}$-Agonisten. Die Serotonin-5-HT$_{1B/1D}$-Rezeptoragonisten (◘ Tabelle 5.2) Sumatriptan, Zolmitriptan, Naratriptan, Rizatriptan, Almotriptan, Eletriptan und Frovatriptan sind spezifische Migränemittel, die beim Spannungskopfschmerz unwirksam sind.

Alle Triptane haben ihre Wirkung in großen placebokontrollierten Studien belegt. Für Sumatriptan und Zolmitriptan gibt es Vergleichsstudien zu oraler Acetylsalicylsäure (ASS) in Kombination mit Metoclopramid. In diesen Vergleichsstudien waren die Triptane nicht oder nur geringfügig besser wirksam als ASS. Sumatriptan 6 mg s.c. war etwas besser wirksam als 1000 mg ASS i.v., hatte aber mehr Nebenwirkungen. Ergotamin war in Vergleichsstudien mit Sumatriptan und Eletriptan weniger wirksam. Triptane wirken im Gegensatz zu Ergotamintartrat zu jedem Zeitpunkt innerhalb der Attacke, d. h. sie müssen nicht notwendigerweise unmittelbar zu Beginn der Attacke genommen werden. Sie wirken anders als Mutterkornalkaloide deutlich besser auf die typischen Begleiterscheinungen der Migräne, nämlich Übelkeit und Erbrechen, und reduzieren signifikant die Einnahme von Schmerzmitteln.

Bei lange dauernden Migräneattacken können gegen Ende der pharmakologischen Wirkung eines Migränemittels die Migränekopfschmerzen wieder auftreten (sog. »headache recurrence«). Recurrence wird definiert als eine Verschlechterung der Kopfschmerzintensität von Kopfschmerzfreiheit oder leichtem Kopfschmerz auf mittelschwere oder schwere Kopfschmerzen in einem Zeitraum von 2–24 h nach der ersten wirksamen Medikamenteneinnahme. Dieses Problem ist bei den Triptanen ausgeprägter als bei Ergotamintartrat oder bei Acetylsalicyclsäure. So kommt es bei 15–40% der Patienten nach oraler Gabe von Triptanen zu einem Wiederauftreten der Kopfschmerzen, wobei dann eine zweite Gabe der Substanz wieder wirksam ist. Ist die erste Gabe eines Triptans unwirksam, ist es

◘ **Tabelle 5.2.** Therapie der akuten Migräneattacke mit 5-HT-Agonisten. (Reihenfolge nach dem Jahr der Zulassung)

Substanzen	Dosis	Kontraindikationen
Sumatriptan (Imigran)	50 und100 mg p.o., 25 mg Supp., 10 und 20 mg Nasenspray, 6 mg s.c. (Autoinjektor)	Hypertonie, koronare Herzerkrankung, Angina pectoris, Myokardinfarkt in der Vorgeschichte, Raynaud-Syndrom, arterielle Verschlusskrankheit der Beine, TIA oder Schlaganfall, Schwangerschaft, Stillzeit, Kinder, schwere Leber- oder Niereninsuffizienz, multiple vaskuläre Risikofaktoren
Zolmitriptan (AscoTop)	2,5 und 5 mg p.o., 2,5 mg Schmelz-tablette, 5 mg Nasenspray	S. Sumatriptan
Naratriptan (Naramig)	2,5 mg p.o.	S. Sumatriptan
Rizatriptan (Maxalt)	10 mg p.o. oder als Schmelztablette	S. Sumatriptan
Almotriptan (Almogran)	12,5 mg p.o.	S. Sumatriptan
Eletriptan (Relpax)	20 und 40 mg p.o.	S. Sumatriptan
Frovatriptan (Allegro)	2,5 mg p.o.	S. Sumatriptan

sinnlos, in derselben Migräneattacke eine zweite Dosis zu applizieren. Alle Triptane können bei zu häufiger Einnahme zu einer Erhöhung der Attackenfrequenz und letztlich zu chronischer Migräne als einer Variante des medikamenteninduzierten Dauerkopfschmerzes führen. Triptane sollten daher an nicht mehr als 10 Tagen im Monat eingesetzt werden. Lebensbedrohliche Nebenwirkungen (Myokardinfarkt, schwere Herzrhythmusstörungen, Schlaganfall) wurden bei der Applikation von Sumatriptan in einer Häufigkeit von 1:1.000.000 beobachtet. Bei fast allen Patienten lagen entweder eindeutige Kontraindikationen vor (z. B. vorstehende koronare Herzkrankheit) oder die Diagnose Migräne war falsch. Für die anderen Triptane gibt es noch keine publizierten Daten. Da der Wirkungsmechanismus der verschiedenen Triptane gleich ist, ist mit einer ähnlichen Inzidenz lebensbedrohlicher Nebenwirkungen zu rechnen (orale Applikationsformen haben aber ein geringeres Risiko als die subkutane Gabe). Aus Sicherheitsgründen sollten Patienten, die unter einer Migräne mit Aura leiden, ein Triptan erst nach Abklingen der Aura und mit Einsetzen der Kopfschmerzen applizieren.

Nebenwirkungen der Triptane

- Engegefühl im Bereich der Brust und des Halses,
- Parästhesien der Extremitäten,
- Kältegefühl,
- Müdigkeit,
- Schwindel,
- Benommenheit.
- Lokalreaktion an der Injektionsstelle bei Sumatriptan s.c.

Kontraindikationen

- Hypertonie,
- koronare Herzerkrankung,
- Angina pectoris,
- Myokardinfarkt in der Vorgeschichte,
- Raynaud-Syndrom,
- arterielle Verschlusskrankheit der Beine,
- TIA oder Schlaganfall,
- Schwangerschaft,
- Stillzeit,
- Kinder,
- schwere Leber- oder Niereninsuffizienz,
- multiple vaskuläre Risikofaktoren.

Vergleich der »Triptane«. Die kürzeste Zeit bis zum Wirkungseintritt besteht für die subkutane Gabe von Sumatriptan (10 min). Orales Sumatriptan, Almotriptan und Zolmitriptan wirken nach 45–60 min. Rizatriptan und Eletriptan sind am raschesten wirksam (nach 30 min). Naratriptan und Frovatriptan benötigen bis zu 4 h bis zum Wirkungseintritt.

Die Besserung der Kopfschmerzen nach 2 h, der wichtigste Parameter klinischer Studien für die Wirksamkeit von Migränemitteln, ist am höchsten bei der subkutanen Applikation von Sumatriptan (70–80%). Das Sumatriptan-Nasenspray ist ebenso wirksam wie das Sumatriptan-Zäpfchen (etwa 60%). 25 mg Sumatriptan oral sind weniger wirksam als 50 und 100 mg (etwa 50–60%), weisen dafür aber auch weniger Nebenwirkungen auf. Naratriptan und Frovatriptan (je 2,5 mg) sind definitiv weniger wirksam als Sumatriptan, zeigen aber auch weniger Nebenwirkungen und eine etwas geringere Rate an wiederauftretenden Kopfschmerzen. Der Wirkungseintritt von Naratriptan und Frovatriptan ist im Vergleich zu den anderen Triptanen verzögert. Im mittleren Wirkungsbereich liegen Rizatriptan 5 mg, Zolmitriptan 2,5 mg und Almotriptan 12,5 mg. Rizatriptan 10 mg ist etwas wirksamer als 100 mg Sumatriptan. Eletriptan ist in einer Dosierung von 40 mg das effektivste orale Triptan, hat aber auch die meisten Nebenwirkungen. Die Häufigkeit des Wiederauftretens der Kopfschmerzen liegt bei den verschiedenen Triptanen zwischen 15 und 40%. Es gibt Hinweise, dass durch eine initiale Kombination eines Triptans mit einem langwirkenden nichtsteroidalen Antirheumatikum wie Naproxen oder COX_2-Inhibitor wie Rofecoxib das Wiederauftreten der Migränesymptomatik zum Teil verhindert werden kann.

Mutterkornalkaloide. Seit dem 01.07.2003 ist nur noch ein Mutterkornalkaloid in Deutschland zugelassen. Daher sollen Mutterkornalkaloide auch nicht mehr abgehandelt werden.

Antiemetika und Analgetika. Die meisten Patienten leiden während der Migräneattacke unter gastrointestinalen Symptomen.

Die Gabe von Antiemetika wie Metoclopramid oder Domperidon (◘ Tabelle 5.3) bessert nicht nur die vegetativen Begleitsymptome, sondern führt über eine Wiederanregung der zu Beginn der Migräneattacke zum Erliegen gekommenen Magenperistaltik zu einer besseren Resorption und Wirkung von Analgetika. Metoclopramid hat auch eine geringe analgetische Wirkung bei Migräne.

Analgetika (nichtsteroidale Antirheumatika). Acetylsalicylsäure (ASS), Ibuprofen, Diclofenac-Kalium und Paracetamol sind die Analgetika erster Wahl bei leichten und mittelgradigen Migränekopfschmerzen (◘ Tabelle 5.4).

Die älteren Studien zu den Analgetika entsprechen meistens nicht den Anforderungen, die an modernes Studiendesign gestellt werden. Die Kombination von ASS, Paracetamol und Koffein wurde in den USA untersucht und war wirksamer als ein Placebo. Die optimale Dosis beträgt bei alleiniger oraler Anwendung für ASS und Paracetamol mindestens 1.000 mg, für Ibuprofen 400–600 mg und für Diclofenac-K 50–100 mg. Metamizol ist ebenfalls wirksam. Analgetika sollten bevorzugt nach der Gabe eines

◘ **Tabelle 5.3.** Antiemetika in der Migränetherapie

Substanzen	Dosis	Nebenwirkungen	Kontraindikationen
Metoclopramid (z. B. Paspertin)	10–20 mg p.o., 20 mg rektal, 10 mg i.m., i.v., s.c.	Frühdyskinetisches Syndrom, Unruhezustände	Kinder unter 14 Jahren, Hyperkinesen, Epilepsie, Schwangerschaft, Prolaktinom
Domperidon (Motilium)	20–30 mg p.o.	Seltener als bei Metoclopramid	Kinder unter 10 Jahren, sonst ► s. Metoclopramid, aber geringer ausgeprägt und seltener

□ Tabelle 5.4. Analgetika zur Behandlung der Migräneattacke

Arzneimittel (Beispiel)	Dosierung	Nebenwirkungen	Kontraindikationen
Acetylsalicylsäure (z. B. Aspirin), ASS-lysinat (z. B. Aspisol)	1000 mg p.o. bzw. i.v.	Magenschmerzen, Gerinnungsstörungen	Ulkus, Asthma, Blutungsneigung, Schwangerschaft Monat 1–3
Ibuprofen (z. B. Aktren)	400–600 mg	Wie ASS	Wie ASS (Blutungsneigung geringer)
Naproxen (z. B. Proxen)	500–1000 mg	Wie ASS	Wie ASS (Blutungsneigung geringer)
Diclofenac-K (Voltaren-Migräne)	50–100 mg	Wie ASS	Wie ASS (Blutungsneigung geringer
Metamizol (z. B. Novalgin)	1000 mg	Allergische Reaktion, Blutbildveränderungen	Leukopenie
Paracetamol (z. B. ben-u-ron)	1000 mg	Leberschäden	Leberschäden, Niereninsuffizienz

Antiemetikums in Form einer Brausetablette oder einer Kautablette eingenommen werden (schnellere Resorption). Lysinierte ASS in Kombination mit Metoclopramid ist fast genauso wirksam wie Sumatriptan und Zolmitriptan. Paracetamol wird besser nach rektaler als nach oraler Gabe resorbiert (rektale Gabe bei initialer Übelkeit und Erbrechen). Nichtsteroidale Antirheumatika wie Naproxen, Diclofenac-Kalium und Tolfenaminsäure sind ebenfalls wirksam. Die modernen COX_2-Inhibitoren werden derzeit in klinischen Studien untersucht.

Prophylaxe der Migräne

Die Indikation zu einer medikamentösen Prophylaxe der Migräne (Diener et al. 2003) ergibt sich bei:
- 3 und mehr Migräneattacken pro Monat, die auf eine Attackentherapie entsprechend den oben gegebenen Empfehlungen nicht ansprechen bzw. wenn Nebenwirkungen der Akuttherapie nicht toleriert werden,
- Zunahme der Attackenfrequenz und Einnahme von Schmerz- oder Migränemitteln an mehr als 10 Tagen im Monat bzw.
- komplizierten Migräneattacken (manifeste neurologische Ausfälle, die länger als sieben Tage anhalten).

Sinn der medikamentösen Prophylaxe ist eine Reduzierung von Häufigkeit, Schwere und Dauer der Migräneattacken und die Prophylaxe des medikamenteninduzierten Dauerkopfschmerzes. Eine optimale Migräneprophylaxe erreicht eine Reduktion von Anfallshäufigkeit, -intensität und -dauer von mindestens 50%. Zunächst soll der Patient über vier Wochen einen Kopfschmerzkalender führen, um die Anfallsfrequenz und den Erfolg oder Misserfolg der jeweiligen Attackenmedikation zu dokumentieren.

Substanzen zur Migräneprophylaxe. Sicher wirksam für die Prophylaxe der Migräne sind der nichtselektive Betablocker Propranolol und der beta-1-selektive Betablocker Metoprolol (□ Tabelle 5.5).

Bisoprolol ist wahrscheinlich ebenfalls wirksam, wurde aber nur in wenigen Studien untersucht. Aus der Gruppe der Kalziumantagonisten ist soweit derzeit beurteilbar nur Flunarizin sicher wirksam. Die typischen Nebenwirkungen von Flunarizin sind Müdigkeit, Gewichtszunahme, Depression und Schwindel sowie in sehr seltenen Fällen bei älteren Menschen extrapyramidalmotorische Störungen mit Entwicklung eines Parkinsonoids oder Dyskinesien. Die Studienergebnisse zu Cyclandelat sind widersprüchlich.

In letzter Zeit hat sich das Antikonvulsivum Valproinsäure in der Migräneprophylaxe bewährt (□ Tabelle 5.5). Die Tagesdosis beträgt 500 bis 600 mg. Gelegentlich sind höhere Dosierungen

□ **Tabelle 5.5.** Substanzen zur Migräneprophylaxe

Substanzen	Dosis	Nebenwirkungen	Kontraindikationen
Metoprolol (z. B. Beloc-Zok) Propranolol (z. B. Dociton)	50–200 mg 40–240 mg	H: Müdigkeit, arterielle Hypotonie; G: Schlafstörungen, Schwindel; S: Hypoglykämie, Bronchospasmus, Bradykardie, Magen-Darm-Beschwerden, Impotenz	A: AV-Block, Bradykardie, Herzinsuffizienz, Sick-Sinus-Syndrom, Asthma bronchiale R: Diabetes mellitus, orthostatische Dysregulation, Depression
Flunarizin (Sibelium)	5–10 mg	H: Müdigkeit, Gewichtszunahme, G: gastrointestinale Beschwerden, Depression; S: Hyperkinesen, Tremor, Parkinsonoid	A: fokale Dystonie, Schwangerschaft, Stillzeit, Depression, R: Parkinson-Syndrom in der Familie
Valproinsäure (z. B. Ergenyl chrono)	500–600 mg	H: Müdigkeit, Schwindel, Tremor; G: Hautausschlag, Haarausfall, Gewichtszunahme; S: Leberfunktionsstörungen	A: Leberfunktionsstörungen, Schwangerschaft (Neuralrohrdefekte)

Nebenwirkungen gegliedert in H: häufig; G: gelegentlich; S: selten. Kontraindikationen gegliedert in A: absolut, R: relativ.

notwendig. Valproinsäure hat in Deutschland keine Zulassung für die Migräneprophylaxe. Topiramat ist ebenfalls in einer Tagesdosis von 100 mg wirksam und befindet sich im Zulassungsverfahren (04/2004). Lamotrigin ist nicht wirksam. Acetylsalicylsäure in einer Dosis von 300 mg pro Tag hat eine geringe migräneprophylaktische Wirkung (□ Tabelle 5.6). Die Serotoninantagonisten Pizotifen und Methysergid sind ebenfalls prophylaktisch wirksam, haben aber ab dem 01.07.2003 in Deutschland die Zulassung verloren. Die Wirksamkeit von Magnesium ist umstritten. Wenn überhaupt wirksam, ist die Reduktion der Attackenfrequenz nicht sehr ausgeprägt.

Amitriptylin ist ein trizyklisches Antidepressivum. Allein gegeben ist Amitriptylin in der Migräneprophylaxe wirksam, wegen der zahlreichen Nebenwirkungen aber häufig schlecht toleriert. Es sollte zur Prophylaxe bevorzugt gegeben werden, wenn eine Kombination mit einem Spannungskopfschmerz vorliegt, oder wenn, wie häufig bei chronischen Schmerzen, eine zusätzliche Depression besteht. Nichtsteroidale Antirheumatika wie Naproxen sind ebenfalls prophylaktisch wirksam. Limitierend sind hier die Nebenwirkungen wie Übelkeit, Erbrechen, Magenschmerzen, Tinnitus,

Schwindel, Magen-Darm-Ulzera und gastrointestinale Blutungen. Von den Dopaminagonisten ist wahrscheinlich Alphadihydroergocryptin wirksam.

Bei der zyklusgebundenen Migräne kann eine Prophylaxe mit 2-mal 500 mg Naproxen vier Tage vor bis drei Tage nach der Periode versucht werden. Als Alternative für die Kurzzeitprophylaxe kommen Östrogenpflaster (100 µg) in der Phase mit Hormonabfall zum Einsatz. Niedrig dosierte Triptane wie Naratriptan 2-mal 1 mg, Sumatriptan 2-mal 25 mg und Frovatriptan 2-mal 2,5 mg haben über eine Woche gegeben auch eine prophylaktische Wirkung bei der menstruellen Migräne.

Während der Schwangerschaft sind nur Betablocker zur Prophylaxe zugelassen. Die anderen Migräneprophylaktika außer Magnesium sind kontraindiziert.

Nichtmedikamentöse Therapie

Verhaltenstherapie. Patienten mit einer hochfrequenten Migräne (3 und mehr Attacken pro Monat) sollten komplementär einer psychologischen Mitbehandlung zugeführt werden.

Die in der Migränetherapie angewandten psychologischen Verfahren entstammen überwie-

◘ **Tabelle 5.6.** Substanzen zur Migräneprophylaxe der zweiten Wahl

Substanzen (Beispiel)	Dosis	Nebenwirkungen	Kontraindikationen
Naproxen (Proxen)	2-mal 250 mg 2-mal 500 mg	H: Magenschmerzen	A: Ulkus, Blutungsneigung R: Asthma bronchiale
Pestwurz (Petadolex)	2-mal 75 mg	G: Magenschmerzen, Ausschlag	A: Leberschäden
Amitriptylin (z. B. Saroten)	25–75 mg	H: Mundtrockenheit, Obstipation, Gewichtszunahme	A: Glaukom, Prostatahypertrophie R: Herzrhythmusstörungen
Acetylsalicylsäure (Aspirin)	300 mg	G: Magenschmerzen	A: Ulkus, Blutungsneigung R: Asthma bronchiale
Magnesium	2-mal 300 mg	H: Durchfall bei zu rascher Aufdosierung	Keine

Nebenwirkungen: H: häufig, G: gelegentlich; S: selten, A: absolut, R: relativ.

◘ **Tabelle 5.7.** Wirksamkeit verschiedener nichtmedikamentöser Verfahren zur Migräneprophylaxe im Vergleich zur medikamentösen Therapie

Therapieverfahren	Verbesserung der Migräneaktivität (%)	Effektstärke	Evidenzgüte
Progressive Muskelrelaxation (PMR)	32–37	0,55	⇑⇑⇑
Thermales Finger Biofeedback (tBFB)	35–37	0,38	⇑⇑⇑
PMR und tBFB	33–50	0,40	⇑
PMR, tBFB und Propranolol	50–70	–	⇔
Muskuläres Biofeedback (EMG-BFB)	40	0,77	⇔
Kognitive Behaviorale Therapie (KBT)	35–49	0,44	⇑⇑⇑
KBT und tBFB	38	0,37	⇑
Placebomedikament	14–30	–	–
No-Treatment	2	–	–
Propranolol	44	–	–

gend der Verhaltenstherapie (VT). Für diese Verfahren ist eine zur Beurteilung der Evidenz ausreichende Studienlage verfügbar. Andere Schulen bleiben die Evaluation ihrer Konzepte schuldig. Die wichtigsten unimodalen Verfahren sind das thermale und EMG-Biofeedback-Training (BFB) und die Progressive Muskelrelaxation (PMR). Als multimodales Verfahren kommt das kognitiv-behaviorale Schmerzbewältigungstraining (Stressmanagement) zur Anwendung. Sowohl unimodale als auch multimodale Therapieverfahren werden in der Migränebehandlung nicht schmerzspezifisch angewandt, sondern zielen auf unspezifische Größen wie »Stärkung der Selbstkontrollkompetenz« (unimodal) oder »Minimierung der Beeinträchtigung bzw. verbesserte Stressbewältigung« (multimodal). Die Wirksamkeit (Index aus Intensität und Frequenz der Kopfschmerzen) der einzelnen Therapien und Therapiekombinationen ist ◘ Tabelle 5.7 zu entnehmen.

Alle VT-Verfahren sind besser wirksam als eine Placebomedikation und vergleichbar wirksam mit einer prophylaktischen Medikation. Additive Effekte sind nur bei der Kombination BFB plus PMR gegeben. Etwa 50% aller Migränepatienten profitieren von VT-Verfahren. PMR ist besonders geeignet für jüngere Patienten mit kürzerer Dauer der Erkrankung (gute Chancen bei weniger als zwei Jahren) und niedriger Beeinträchtigung sowie geringer Schmerzfrequenz. Kognitiv-behaviorale Verfahren haben dann einen besonders großen Wert, wenn die Patienten hohen Alltagsbelastungen ausgesetzt sind, ausgeprägte depressive Symptome und ein maladaptatives Bewältigungsverhalten zeigen. Minimal-contact- (7–10 Sitzungen) und Standardbehandlungen (12–16 Sitzungen) sowie Gruppen- und Einzeltherapien sind gleich wirksam. Patienten mit einer klinisch manifesten Angststörung oder Depression müssen vor der Schmerzbehandlung psychotherapeutisch oder medizinisch versorgt und Abususpatienten müssen entzogen werden.

5.2 Cluster-Kopfschmerzen

5.2.1 Definition und Epidemiologie

Der Cluster-Kopfschmerz ist ein nichtsymptomatischer anfallsartig auftretender streng einseitiger Kopfschmerz mit peripher-autonomen Begleiterscheinungen (Bahra, May u. Goadsby 2002).

Cluster-Kopfschmerzen sind selten (1:200). Bei 90% der Betroffenen treten die Kopfschmerzen im Frühjahr und Herbst gehäuft in sog. »Clustern« auf (eine Episode zwischen einer Woche und drei Monaten), bei 10% besteht ein chronischer Cluster-Kopfschmerz (keine beschwerdefreien Intervalle von mindestens 14 Tagen pro Jahr). Männer sind im Verhältnis 4:1 überrepräsentiert (Bahra, May u. Goadsby 2002).

5.2.2 Klinik

Charakteristisch sind streng einseitig auftretende heftigste Schmerzattacken mit Punctum maximum periorbital, retroorbital und temporal sowie ipsilaterale peripher vegetative Begleitsymptome wie konjunktivale Injektion, Lakrimation, Schwellung der Nasenschleimhaut, Rhinorrhö, Miosis, Ptosis und Ödem des ipsilateralen Augenlids.

Die heftigen Schmerzattacken beim Cluster-Kopfschmerz dauern zwischen 15 und 60 min (selten länger) und treten mehrfach pro 24 h auf, nächtlich gehäuft. Die einzelnen Attacken können durch Alkohol, Nitroglyzerin oder Histamin provoziert werden. Patienten sind während der Cluster-Kopfschmerz-Attacke motorisch unruhig und können weder ruhig sitzen noch ruhig liegen bleiben.

5.2.3 Differentialdiagnose

Differentialdiagnostisch müssen maligne Tumoren, die den Sinus cavernosus infiltrieren, abgegrenzt werden.

Seltenere Differentialdiagnosen sind das Tolosa-Hunt-Syndrom (aseptische Entzündung des Sinus cavernosus mit Hypästhesie im ersten Trigeminusast) und die Sinus-cavernosus-Fistel (permanente Augenrötung). Eine kraniale Bildgebung zum Ausschluss symptomatischer Ursachen bei der initialen Diagnose des Krankheitsbildes ist indiziert.

5.2.4 Pathophysiologie

Eine wichtige Rolle scheint eine aseptische Entzündung und Vasodilatation im Sinus cavernosus zu spielen.

Während der Attacke konnte eine deutliche Erhöhung von Calcitonin-Gene-Related-Peptide (CGRP) und Vasoactive-Intestinal-Peptide (VIP) nachgewiesen werden, so dass – ähnlich der Migräne – der plötzlichen Freisetzung von vasoaktiven Neuropeptiden eine Schlüsselrolle zukommt.

5.2.5 Therapie

Die Therapie des Cluster-Kopfschmerzes (Oelesen u. Goadsby 1999) ist nicht einfach. Bei Attacken bis zu 20 min sind orale Medikamente wegen des späten Wirkeintritts sinnlos.

Wenige Substanzen und Maßnahmen haben sich als wirksam erwiesen:
- Inhalation von 100%igem Sauerstoff (7 l/min, Gesichtsmaske, sitzende Haltung),
- subkutane Gabe von Sumatriptan 6 mg oder
- intranasale Gabe von Sumatriptan (20 mg) oder Zolmitriptan (5 mg).

Die Prophylaxe des Cluster-Kopfschmerzes ist indiziert, wenn die überwiegend nächtlichen Attacken durch eine Akutmedikation nicht beherrscht werden können und der Cluster über mehr als zwei Wochen anhält (Edvinsson u. Goadsby 1994).

Mittel der ersten Wahl zur Unterbrechung der Clusterphase ist Prednison in einer Dosis von 100 mg pro Tag für 3–5 Tage und ausschleichender Dosierung in den nächsten Tagen. Die Therapie kann erweitert werden mit Verapamil (Isoptin) in einer Dosis bis zu 3-mal 120 mg pro Tag. Bei einigen Patienten ist auch die prophylaktische Gabe von Lithiumkarbonat mit Plasmaspiegeln zwischen 0,3 und 1,2 mmol/l wirksam. Hier sind allerdings die Nebenwirkungen wie Polyurie, abdominelle Beschwerden, Tremor, Schlafstörungen und Erbrechen limitierend. In wenigen Studien zeigte

auch Valproinsäure in einer Dosierung von bis zu 2000 mg eine prophylaktische Wirkung. In Einzelfällen ist auch über die positive Wirkung von Topiramat (Topamax) berichtet worden. Bei Versagen einer Monotherapie kann insbesondere Verapamil mit anderen Substanzen kombiniert werden. Bei Therapieresistenz kann eine Thermokoagulation, Kryokoagulation oder Hochfrequenzrhizotomie des Ganglion Gasseri versucht werden.

Unwirksam sind peripher oder zentral angreifende Analgetika, Antikonvulsiva, Thymoleptika oder Neuroleptika und Antihistaminika. Ebenfalls unwirksam sind alle psychologischen Therapieverfahren. Kontraindiziert ist die Akupunktur – sie löst Attacken aus.

5.3 Chronisch paroxysmale Hemikranie

Dieser Kopfschmerz (Prävalenz etwa 0,5–1 pro 100.000) ist von intensiv stechendem Charakter, streng halbseitig und zumeist retroorbital sowie in Bereich von Stirn und Ohrregion lokalisiert (Sjaastad 1986).

Es kann als Begleiterscheinung zu Lakrimation, Rhinorrhö, Miosis und konjunktivaler Injektion auf der Schmerzseite kommen. Einzige therapeutisch überzeugende Substanz ist Indometacin (Amuno), während andere nichtsteroidale Antirheumatika interessanterweise nicht wirken. Die Wirkung kann als diagnostisches Mittel eingesetzt werden.

5.3.1 Andere paroxysmale Kopfschmerzen

Der Genuss von Speiseeis, Gewürzen oder Geschmacksverstärkern (Glutamat) oder die Applikation von Kälte (Eiswasser, Eisbeutel) kann ebenfalls Kopfschmerzen auslösen.

Weiterhin gehören in diese Kategorie der benigne Hustenkopfschmerz, Kopfschmerzen bei schwerer körperlicher Anstrengung (Gewichtheben) und der koitale Kopfschmerz (Therapie: Betarezeptorenblocker; Differentialdiagnose: Subarachnoidalblutung).

Beim Schlafkopfschmerz (»hypnic headache«) kommt es bei älteren Frauen zu nächtlichen holokraniellen Kopfschmerzen, die aus dem Schlaf heraus auftreten und auf Analgetika oder Migränemittel nicht ansprechen. Die Kopfschmerzen werden durch Umhergehen gelindert. Therapeutisch wirksam ist die abendliche Gabe von Lithium.

5.4 Trigeminusneuralgie

5.4.1 Definition, Epidemiologie und Klinik

Bei der Trigeminusneuralgie kommt es zu attackenartigen Schmerzen von sehr kurzer Dauer (Sekunden) im Ausbreitungsgebiet eines Trigeminusastes.

Dabei wird zwischen idiopathischen (am häufigsten) und nichtidiopathischen Neuralgien unterschieden, die auf dem Boden von strukturellen Läsionen (z. B. immunologischen Prozessen wie multipler Sklerose) oder Tumoren entstehen können. Die Trigeminusneuralgie kommt mit einer Prävalenz von etwa 1:3000 relativ häufig vor und ist eine Erkrankung des höheren Lebensalters. Es kommt zu schlagartig, für Sekunden oder für Sekundenbruchteile einschießenden heftigsten Schmerzen im Bereich eines oder mehrerer Trigeminusäste, seltener im Bereich des N. glossopharyngeus, des N. intermedius, des N. laryngeus superior und des N. occipitalis major. Typische Triggermechanismen sind Essen, Kauen, Schlucken, Sprechen oder Zähneputzen. Zwischen den einzelnen Schmerzattacken ist der Patient meist schmerzfrei.

5.4.2 Pathophysiologie

Bei der idiopathischen Trigeminusneuralgie wird ein trigeminovaskulärer Mechanismus mit enger räumlicher Assoziation einer kleinen Gefäßschlinge, meist der A. cerebelli inferior posterior, mit dem Nervenstamm des N. trigeminus in der hinteren Schädelgrube vermutet.

Hier kommt es durch die jahrelange Reizung des Nerven und den Abbau von schützenden Myelinscheiden zu einer Art Kurzschluss zwischen parallel laufenden C-Fasern und A-Delta-Fasern, so dass einzelne Berührungen oder sensible Reize als Schmerzen wahrgenommen werden. Symptomatische Trigeminusneuralgien aber auch Dauerschmerzen im Bereich des N. trigeminus können bei Demyelinisierung im Rahmen einer multiplen Sklerose, eines Herpes zoster (postzosterische Neuralgie) und eines Tolosa-Hunt-Syndroms (entzündliche Erkrankung des Sinus cavernosus) zustande kommen. Neurinome des N. trigeminus sind eine Rarität und gehen neben den Schmerzen mit Sensibilitätsstörungen und einer Atrophie der Kaumuskulatur einher.

5.4.3 Medikamentöse Therapie

Die Attacke dauert nur Sekunden und ist daher einer akuten Therapie nicht zugänglich.

Die medikamentöse Prophylaxe folgt in der ◻ Tabelle 5.8. Bei Nichtansprechen der genannten Substanzen kann noch eine Kombination von Carbamazepin und Amitriptylin versucht werden.

◻ **Tabelle 5.8.** Medikamentöse Prophylaxe der Trigeminusneuralgie und anderer Neuralgien

Substanz	Mittlere Dosis	Nebenwirkungen
Carbamazepin	600–1500 mg	Müdigkeit, Hautausschlag, Schwindel, Ataxie, Übelkeit, Kopfschmerz, Leukopenie, Erhöhung von Leberenzymen, Doppelbilder
Gabapentin	150–3200 mg	Müdigkeit, Schwindel, Tremor
Phenytoin	300–400 mg	Hautausschlag, Übelkeit, Ataxie, Müdigkeit, Erhöhung von Leberenzymen, Gingivahyperplasie, Hirsutismus
Oxcarbazepin	600–2400 mg	Wie Carbamazepin, nur milder, Hyponatriämie

Wichtig ist eine regelmäßige Medikamenteneinnahme mit möglichst gleichmäßigem Serumspiegel. Andere peripher oder zentral wirksame Analgetika sind bei der typischen Neuralgie nicht wirksam. Operative Verfahren sollten nur bei absoluter Therapieresistenz zum Einsatz kommen. Bei jüngeren Menschen ist die mikrovaskuläre Dekompression nach Janetta kausal wirksam, bei der über eine subokzipitale Trepanation der N. trigeminus unter dem Mikroskop von kleinen assoziierten Arterien freipräpariert wird. Die Letalität des Eingriffs beträgt etwa 1%, die Morbidität bis zu 5% (am häufigsten Hörverlust und periphere Fazialisparese). Rezidive sind möglich. Bei älteren Menschen empfiehlt sich die perkutane Thermokoagulation oder Kryokoagulation des Ganglion Gasseri in Kurznarkose. Bei sehr ausgeprägten Läsionen kann es allerdings zu einem Deafferenzierungsschmerz kommen, dessen Behandlung wiederum schwierig ist. Die Rezidivrate beträgt 15 bis 25% innerhalb von sieben Jahren. Bei den meisten Patienten werden leider immer noch Zähne gezogen oder vermeintliche Sinusitiden operativ saniert.

> **Kasuistik**

Eine 35-jährige Frau leidet seit 10 Jahren unter rezidivierenden Kopfschmerzattacken. Am Tag vor den Kopfschmerzen fühlt sie sich gereizt und aggressiv. Sie hat außerdem Hunger auf Süßigkeiten. Die Kopfschmerzen beginnen meist um fünf Uhr morgens und gehen vom Nacken aus. Dann breiten sie sich halbseitig über den Kopf und die Schläfe bis ins Gesicht aus. Die Kopfschmerzen sind pulsierend und pochend und nehmen bei körperlicher Aktivität zu. Die Patientin leidet unter Übelkeit, Erbrechen, Lichtscheu und Lärmempfindlichkeit. Die Attacken dauern 24–36 h. Da Acetylsalicylsäure nicht ausreichend wirksam ist, sucht sie ihren Hausarzt auf. Dieser veranlasst eine Kernspintomographie des Schädels, in der sich in den T2-gewichteten Bildern einige kleine hyperdense Herde zeigen. Der Radiologe äußert den Verdacht auf eine multiple Sklerose (MS). Der Hausarzt klärt die Patientin über die Verdachtsdiagnose auf und weist sie zur weiteren Diagnostik in eine neurologische Klinik ein. Dort ist der neurologische Befund normal. Auch die Liquorpunktion und die evozier-
▼

ten Potentiale sind ohne pathologischen Befund. Die erneute Beurteilung der MRI-Bilder ergibt einen typischen Befund wie er bei vielen Migränepatienten gefunden wird. Die Herde sind völlig untypisch für eine MS. Die Patientin wird darüber aufgeklärt, dass sie keine MS hat, und mit der Maßgabe entlassen, die nächste Migräneattacke mit 10 mg Rizatriptan zu behandeln. Bei einer Wiedervorstellung drei Monate später berichtet sie, dass die Kopfschmerzen und Begleitsymptome der Migräne 45–60 min nach Einnahme von Rizatriptan fast vollständig abgeklungen sind. Als Nebenwirkung verspürt sie lediglich ein Kribbeln der Hände und Füße, ein leichtes Hitzegefühl und ein leichtes Engegefühl im Bereich von Brust und Hals. Die Patientin ist mit der Attackentherapie hochzufrieden, da sie jetzt an Tagen mit Migräne nicht mehr am Arbeitsplatz ausfällt.

Literatur

Bahra A, May A, Goadsby PJ (2002) Cluster headache: a prospective clinical study with diagnostic implications. Neurology 58:354–361

Diener HC, Limmroth V, Brune K, Pfaffenrath V (2003) Migräne. In: Diener HC und die Kommission Leitlinien der Deutschen Gesellschaft für Neurologie (Hrsg) Leitlinien für Diagnostik und Therapie der in der Neurologie, 2. Aufl. Thieme, Stuttgart, S 328–334

Edvinsson L, Goadsby PJ (1994) Neuropeptides in migraine and cluster headache. Cephalalgia 14:320–327

Goadsby PJ, Edvinsson L (1991) Sumatriptan reverses the changes in calcitonin gene-related peptide seen in the headache phase of migraine. Cephalalgia 11 [Suppl 11]: 3–4

Headache Classification Committee of the International Headache Society (2004) Classification and diagnostic criteria for headache disorders, cranial neuralgias and facial pain, 2nd edn. Cephalalgia 24 [Suppl 2]:1–160

Moskowitz MA, Buzzi MG, Sakas D et al. (1989) Pain mechanisms underlying vascular headache. Rev Neurol (Paris) 145:181–193

Olesen J, Goadsby PJ (1999) Cluster headache and related conditions. Oxford Univ Press, Oxford

Rasmussen BK (1993) Migraine and tension-type headache in a general population: precipitating factors, female hormones, sleep pattern and relation to lifestyle. Pain 53:65–72

Sjaastad O (1986) Chronic paroxysmal hemicrania. In: Vinken PJ, Bruyn GW, Klawans HL, Rose FC (eds) Handbook of clinical neurology. Elsevier Science, Amsterdam, pp 257–266

Weiller C, May A, Limmroth V et al. (1995) Brain stem activation in spontaneous human migraine attacks. Nat Med 1:658–660

Wolff HG (1963) Headache and other head pain. Oxford University Press, New York

Weiterführende Literatur (Monographien)

Brandt T, Caplan LR, Dichgans J, Diener HC, Kennard C (eds) (2003) Neurological disorders: Course and treatment, 2nd edn. Academic Press, San Diego

Diener, HC (Hrsg) (2003) Kopfschmerzen. Thieme, Stuttgart

Diener HC (2002) Kopf- und Gesichtsschmerzen. Thieme, Stuttgart

Diener, HC (Hrsg) (2000) Drug treatment of migraine and other headaches. Karger, Basel

Olesen J, Tfelt-Hansen P, Welch KMA (2000) The headaches, 2nd edn. Lippincott, Williams & Wilkins, Philadelphia

Paroxysmaler Schwindel

M. Dieterich

Bei paroxysmalem Schwindel handelt es sich nicht um ein einheitliches Krankheitsbild, sondern um verschiedene Syndrome unterschiedlicher Ätiologie. Diese können durch rezidivierend auftretende Funktionsstörungen des peripher-labyrinthären oder zentral-vestibulären Systems verursacht sein, so dass einerseits sog. »Ohrsymptome«, andererseits zentrale Hirnstamm- oder Kleinhirnzeichen assoziiert sein können. Sie sind für die Diagnosefindung von elementarer Bedeutung und müssen daher bei der Anamneseerhebung besonders berücksichtigt werden. Das Kapitel stellt die wichtigsten und häufigsten peripher- sowie zentral-vestibulären Schwindelsyndrome vor (Tabelle 6.1; Brandt 1999; Brandt, Dieterich u. Strupp 2003).

Tabelle 6.1. Häufigkeit verschiedener Schwindelformen bei 3036 ambulanten Patienten einer Spezialambulanz (1989–1999)

Schwindelsyndrome	N	%
1. BPPV	533	17,6
2. Phobischer Schwankschwindel	434	14,3
3. Zentral-vestibulärer Schwindel	364	12,0
4. Periphere Vestibulopathie	263	8,7
5. Basiläre vestibuläre Migräne	241	7,9
6. Menière-Krankheit	200	6,6
7. Bilaterale Vestibulopathie	89	2,9
8. Psychogener Schwindel	89	2,9
9. Vestibularisparoxysmie	63	2,1
10. Labyrinthfistel	8	0,3
Andere Schwindelsyndrome[a]	109	3,6
Schwindel unklarer Ätiologie	132	4,3
Andere zentral-vestibuläre Syndrome[b] (ohne Schwindel)	396	13,0
Andere Erkrankungen	115	3,8
Gesamtzahl	3036	

[a] Hirnstammsyndrome mit Okulomotorikstörungen, Stand- und Gangunsicherheit ohne Schwindel (z. B. umschriebene Hirnstamminfarkte).

[b] Nichtvestibuläre Okulomotorikstörungen bei Myasthenia gravis, peripheren Augenmuskelparesen, oder nichtvestibulärem Schwindel bei Demenz oder sensorischer Polyneuropathie.

6.1 Peripher-vestibuläre Schwindelformen

6.1.1 Benigner peripherer paroxysmaler Lagerungsschwindel

Definition

Der benigne periphere paroxysmale Lagerungsschwindel (BPPL) ist die häufigste Form eines paroxysmalen Schwindels (Brandt 1999), nicht nur im höheren Alter, und macht etwa 20% der Schwindelsyndrome aus.

Er tritt so oft auf, dass etwa ein Drittel aller über 70-Jährigen ihn schon ein Mal oder mehrere Male erlebt hat. Typisch für den BPPV sind die kurzen Drehschwindelattacken mit gleichzeitigem rotierendem Lagerungsnystagmus zum unten liegenden Ohr, zum Teil auch Übelkeit, die durch Kopfreklination oder Kopf- bzw. Körperseitlagerung zum betroffenen Ohr ausgelöst werden. Drehschwindel und Nystagmus treten nach der Lagerung mit einer kurzen Latenz von Sekunden in Form eines Crescendo-Decrescendo-Verlaufs von maximal 30 s auf.

Epidemiologie

Der BPPL kann von der Kindheit bis zum Senium auftreten, ist aber zumindest für die idiopathische Form eine typische Erkrankung des höheren Lebensalters mit einem Maximum in der 6. bis 7. Lebensdekade.

Etwa die Hälfte aller Fälle muss als degenerativ oder idiopathisch (Frauen : Männer = 2:1) eingeordnet werden, während die symptomatischen Fälle (Frauen : Männer = 1:1) am häufigsten auf ein Schädeltrauma (17%) oder eine Neuritis vestibularis (15%) zurückgeführt werden. Ein BPPL tritt auch auffällig häufig bei verlängerter Bettruhe durch andere Erkrankungen oder nach Operationen auf. Etwa 10% der spontanen Fälle und 20% der traumatischen Fälle zeigen einen beidseitigen, meist asymmetrisch betonten BPPL. Unbehandelt persistiert der BPPL bei etwa 30% der Patienten, bei weiteren 20 bis 30% kommt es innerhalb von Monaten oder Jahren zu Rezidiven.

Diagnose

Charakteristika des BPPL sind die durch Kopflagerungswechsel gegenüber der Schwerkraft ausge-

lösten, Sekunden dauernden, z. T. heftigen Drehschwindelattacken mit oder ohne Übelkeit.

Typische Auslöser sind Hinlegen oder Aufrichten im Bett, Herumdrehen im Bett, Bücken beim Schuhezubinden oder Kopfreklination beim Hochschauen. Wird der BPPL im Stehen ausgelöst, besteht Sturzgefahr. Die Auslösbarkeit der Schwindelattacken ist z. T. sehr launisch, häufig morgens bei ersten Lagewechseln am ausgeprägtesten; wiederholte Lagewechsel führen zu einer vorübergehenden Abschwächung der Attacken. Die Beschwerden sind so typisch, dass die Diagnose und gelegentlich auch die Seite des betroffenen Ohrs (»der Drehschwindel tritt nur auf, wenn ich mich auf das rechte Ohr lege«) allein aufgrund der Anamnese gestellt werden kann.

Die Schlagrichtung des Nystagmus hängt von der Blickrichtung ab, überwiegend rotierend beim Blick zum unten liegenden Ohr und überwiegend (vertikal) zur Stirn schlagend beim Blick zum oben liegenden Ohr. Der Nystagmus entspricht einer ampullofugalen Erregung des hinteren vertikalen Bogengangs des unten liegenden Ohrs. Die Diagnose des BPPL lässt sich in den meisten Fällen aufgrund der typischen Anamnese (kurzdauernder Drehschwindel beim Umdrehen bzw. Aufrichten im Bett) und des klinischen Befundes stellen. Lässt sich ein typischer Lagerungsnystagmus auslösen ohne dass sich zusätzliche zentrale Zeichen finden lassen, kann auf weitere Zusatzdiagnostik verzichtet werden. Es wird dann das Ansprechen auf die physikalische Therapie (◘ Abb. 6.1) beobachtet.

Differentialdiagnose

Insbesondere bei (trotz korrekten Lagerungstrainings) therapierefraktären Drehschwindelattacken sind differentialdiagnostisch neben dem einseitigen BPPL des posterioren Bogengangs folgende Syndrome in Betracht zu ziehen:

- zentraler Lagenystagmus,
- beidseitiger BPPL, insbesondere posttraumatisch (10%),
- BPPL des horizontalen Bogengangs (zu selten diagnostiziert),
- Vestibularisparoxysmie und
- zentrale infratentorielle Läsionen, die einen BPPL imitieren (sehr selten).

◘ **Abb. 6.1.** Befreiungsmanöver
beim BPPL

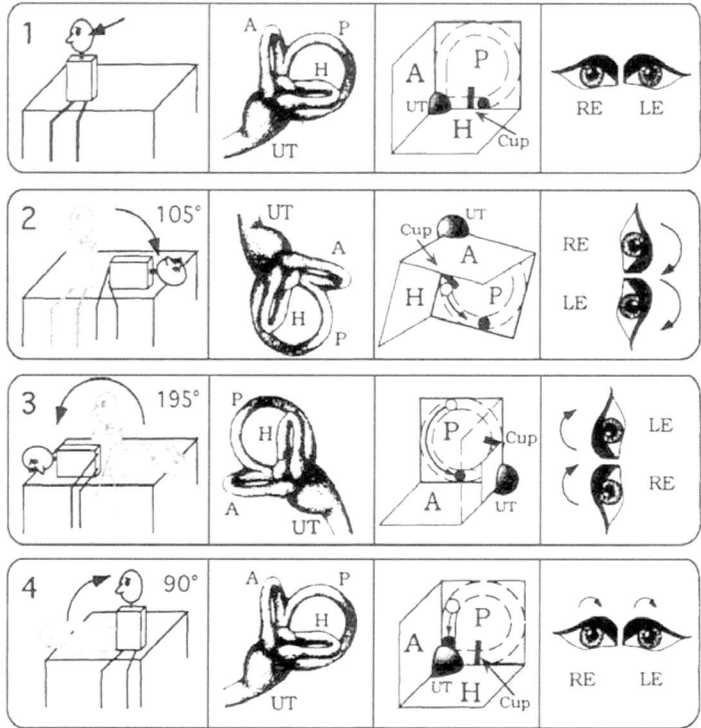

Pathophysiologie

Nach dem histologisch nachgewiesenen Kupulo-
lithiasismodell von Schuknecht (Schuknecht 1969)
lagern sich traumatisch oder spontan degenerativ
abgelöste, anorganische, spezifisch schwere Partikel
des Utrikulusotolithen der Kupula in der darunter
liegenden Ampulle des hinteren Bogengangs an.

Während die Kupula und Endolymphe normalerweise das gleiche spezifische Gewicht haben,
wird die Kupula hierdurch spezifisch schwerer, d. h.
der Bogengang wird von einem Drehbeschleuni-
gungs- in einen Linearbeschleunigungs- oder Win-
kelpositionssensor umfunktioniert. Diese Hypothese wurde allgemein über viele Jahre akzeptiert,
auch wenn sich mit ihr mehrere der typischen Nys-
tagmuskriterien des Lagerungsschwindels nicht
erklären lassen. Die aufgrund dieser Unstimmig-
keiten schon früher diskutierte (Parnes u. McClure
1991) inzwischen belegte Kanalolithiasishypothese
(Brandt, Steddin u. Daroff 1994) kann alle Symptome des Lagerungsnystagmus erklären. Anstelle fest
auf der Kupula haftender Teilchen werden bei der
Kanalolithiasis frei im Bogengang bewegliche, aus

vielen Teilchen zusammengesetzte und das Lumen
des Bogengangs annähernd ausfüllende »schwere
Konglomerate« als Ursache des Lagerungsschwindels angenommen. Die Bewegung des Konglome-
rates übt über die Endolymphe je nach Sedimen-
tationsrichtung eine ampullofugale oder -petale
Auslenkung aus. Ein valides Modell zum Pathomechanismus des BPPL muss Richtung, Latenz,
Dauer und Ermüdbarkeit des typischen Nystagmus
erklären und die Veränderung dieser Parameter
durch andere Kopflagerungsmanöver voraussagen
können (◘ Abb. 6.1). Das gelingt mit dem Kanaloli-
thiasismodell.

Therapie

Physikalische Befreiungsmanöver. Bei richtiger
Ausführung sind alle drei physikalischen Befreiungsmanöver (Brandt-Daroff-Übungen, Sémont-
oder Epley-Befreiungsmanöver; ◘ Abb. 6.1) bei fast
allen Patienten erfolgreich (Herdman et al. 1993).

Als Therapie der ersten Wahl kann man das
physikalische Befreiungsmanöver wie in ◘ Abb. 6.1
dargestellt empfehlen, im Folgenden am Beispiel

BPPL des linken posterioren Bogengangs erläutert (Brandt, Steddin, Daroff 1994):

1) In sitzender Ausgangsposition wird der Kopf um 45° nach rechts zum nichtbetroffenen (»gesunden«) Ohr gedreht. Die Teilchen befinden sich am Boden des posterioren Bogengangs.

2) Lagerung des Patienten nach links, d. h. zum betroffenen Ohr, unter Beibehaltung der Kopfposition: Dies löst eine Bewegung der Teilchen im Bogengang entsprechend der Schwerkraft aus und führt zu einem rotierenden, erschöpflichen Nystagmus zum unten liegenden Ohr. Diese Position sollte der Patient etwa 1 min einnehmen, bis Nystagmus und Schwindel abgeklungen sind.

3) Im nächsten Schritt wird der Patient unter Beibehaltung der Kopfdrehung im raschen Schwung zum nicht betroffenen rechten Ohr gekippt, wobei nun die Nase nach unten zeigt. Jetzt bewegen sich die Teilchen in Richtung des Ausgangs des posterioren Bogengangs; diese Position soll etwa 3 min beibehalten werden.

4) Der Patient richtet sich danach langsam auf und die Teilchen gelangen in den Utrikulusraum, wo sie keinen Drehschwindel mehr auslösen können.

Die 4 Lagerungsschritte erfolgen rasch unter Hilfe des Therapeuten auf einer Untersuchungsliege. Wichtig ist, dass der Kopf des sitzenden Patienten um 45° zum gesunden Ohr gedreht wird, um während der Lagerung den verantwortlichen posterioren Bogengang parallel zur Bewegungsebene einzustellen. Heilung kann so mit einem einzigen Manöver in etwa 70% der Fälle erzielt werden. Ein Lagerungsnystagmus zum oben liegenden Ohr zeigt an, dass der Pfropf den Bogengang verlässt, d. h. die Therapie erfolgreich war. Ein Lagerungsnystagmus zum unten liegenden gesunden Ohr zeigt an, dass das Befreiungsmanöver nicht erfolgreich war und wiederholt werden muss. Die Manöver sollten mehrfach am Tag so lange wiederholt werden, bis der Schwindel vollständig abgeklungen ist.

Das alternative Befreiungsmanöver nach Epley erfolgt durch Kopf- und Rumpfrotation des liegenden Patienten in leichter Kopfhängelage (entsprechend der vier Lagerungsschritte in ◼ Abb. 6.2). Dieses Manöver ist ähnlich wirksam wie das andere. Bei korrekter Ausführung ist bei über 95% der Patienten Beschwerdefreiheit zu erzielen.

Ein »Therapieversagen« ist meist auf eine inkorrekte Durchführung der Lagerungsmanöver zurückzuführen, was überprüft werden sollte, indem der Patient die Übungen selbständig vorführt. Die häufigsten Fehler sind:
- keine 45°-Position des Kopfes entsprechend der posterioren Bogengangsebene,
- Herumdrehen des Kopfes während der 195°-Lagerung zur anderen Seite,
- zu langsame Durchführung der 195°-Lagerung.

Operative Therapie. Nach der Erfahrung großer Schwindelambulanzen mit mehr als 1000 BPPL-Patienten sind nur sehr selten operative Verfahren wie eine Durchtrennung des hinteren Bogengangsnerven notwendig.

Die selektive Neurektomie ist schwierig und mit dem Risiko einer Hörstörung verbunden. Sie wurde ersetzt durch die operative Verödung (»plugging«) des hinteren Bogengangs, was offenbar ein sicherer und effektiver Eingriff ist, der jedoch in einigen operativen Zentren zu häufig – d. h. vor Ausschöpfen der einfachen, wirkungsvollen physikalischen Therapie – durchgeführt wird.

6.1.2 BPPL des horizontalen Bogengangs

Kennzeichnend für den weniger häufigen – aber zu selten diagnostizierten – BPPL des horizontalen Bogengangs (h BPPL; Baloh, Jacobson u. Honrubia 1993) sind folgende Merkmale:
- Die Auslösung erfolgt durch Kopfdrehung (sowohl nach rechts als auch nach links) um die Körperlängsachse im Liegen, wobei es zu einer ampullopetalen Kupulaauslenkung kommt (mit heftigerem Schwindel und Nystagmus, wenn die Drehung zur Seite des betroffenen Ohres erfolgt).
- Die Schlagrichtung des Nystagmus ist entsprechend der Reizung des horizontalen Bogengangs linear horizontal zum unten liegenden Ohr.
- Durch wiederholte Lagerungsmanöver kommt es kaum oder nicht zur Ermüdbarkeit des Lagerungsnystagmus.

◘ Abb. 6.2. Epley-Manöver

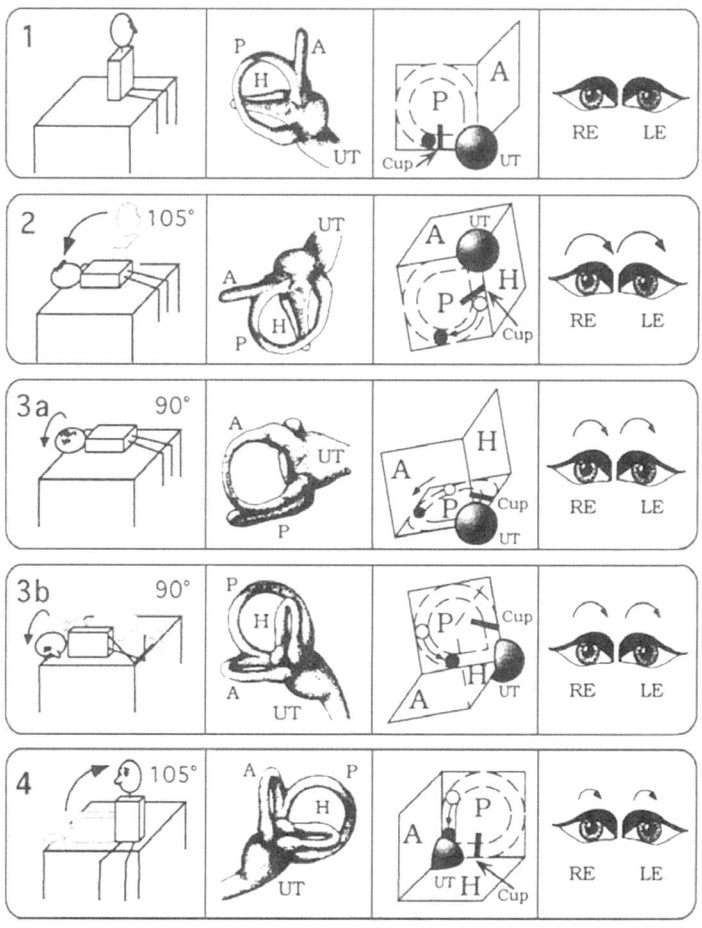

– Die Dauer der Attacke und des Nystagmus ist wegen des sog. zentralen Geschwindigkeitsspeichers des horizontalen Bogengangs länger und der Lagerungsnystagmus zeigt häufig eine Richtungsumkehr während der Attacke entsprechend dem postrotatorischen Nystagmus I und II.

Auch der horizontale BPPL kann nur durch eine Kanalolithiasis erklärt werden, obwohl gelegentlich durch Lagemanöver ein Wechsel des Mechanismus von Kanalolithiasis zu Kupulolithiasis beobachtet wird (Brandt 1999; Brandt, Dieterich u. Strupp 2003). Im Liegen in Rückenlage kann durch 10–20° Kopfdrehung um die Längsachse der »Nullpunkt« des Lagenystagmus bestimmt werden, da die Kupula des ipsilateralen horizontalen Kanals dann parallel zur Schwerkraft ausgerichtet ist. So kann man die betroffene Seite beim h BPPL bestimmen.

Man nimmt an, dass der horizontale BPPL dauerhaft nur dann auftritt, wenn eine umschriebene Enge des Bogengangs vorliegt und die stabil zusammengeklumpten Teilchen aufgrund ihrer Größe den sich in ampullofugaler Richtung verjüngenden Bogengang nicht verlassen. Anderenfalls wäre davon auszugehen, dass die Teilchen zwangsläufig bei zufällig (z. B. im Bett) ausgeführten Drehbewegungen um die Körperlängsachse den Bogengang selbstständig verlassen würden. Die auffällige Eigenschaft des horizontalen BPPL, nicht zu ermüden, stimmt mit dieser Annahme ebenso überein wie die Erfahrung, dass der horizontale BPPL schlecht durch Einzellagemanöver zu therapieren ist.

Therapie

Serielle Wechsellagerungen nach Brandt und Daroff (Brandt u. Daroff 1980) führen beim horizontalen BPPL eher zum Erfolg (Herdman et al. 1993), da durch wiederholte beidseitige Kopflagerungen offenbar der Zerfall des Teilchenkonglomerats und das Ausschwemmen der Teilchen aus dem Bogengang bewirkt wird.

Erfolgreich sind auch einfache 270°-Rotationen um die Körperlängsachse im Liegen (Lempert u. Tiel-Wilck 1996). Bettruhe mit Kopfseitlagerung auf das nichtbetroffene Ohr für 12 h ist offenbar wirkungsvoller (Vanucchi, Giannoni u. Pagnini 1997).

6.1.3 Menière-Krankheit

Definition

Die Menière-Krankheit entsteht durch einen endolymphatischen Labyrinthhydrops mit periodischen Rupturen der Trennmembran zwischen Endo- und Perilymphraum.

Der Übertritt der kaliumreichen Endolymphe in den Perilymphraum mit ionalen Verhältnissen wie im Extrazellulärraum führt zu einer kaliuminduzierten Depolarisation des N. vestibulocochlearis mit initialer passagerer Übererregung und anschließendem Leitungsblock. Dies löst die mindestens 20 min, meist mehrere Stunden andauernden Attacken mit Drehschwindel, Übelkeit und Erbrechen sowie Tinnitus, Ohrdruckgefühl und Hörminderung aus. Monosymptomatische rein kochleäre oder rein vestibuläre Attacken sind vor allem zu Beginn einer Menière-Erkrankung möglich.

Epidemiologie

Die Menière-Krankheit wird sicher zu häufig diagnostiziert.

Sie ist im neurologischen Krankengut nur etwas häufiger als die Neuritis vestibularis mit einem bevorzugten Beginn in der 4. bis 6. Dekade, selten in der Kindheit, Männer sind etwas häufiger betroffen als Frauen (Brandt, Dieterich u. Strupp 2003).

Die Erkrankung beginnt einseitig mit sehr unregelmäßiger, zunächst meist zunehmender, dann im Verlauf von Jahren wieder abnehmender Frequenz der Attacken. Im Intervall sind die Patienten zunächst beschwerdefrei, entwickeln dann zunehmende Defizite wie eine einseitige, periphere vestibuläre Funktionsstörung, einseitigen Tinnitus und Hörminderung mit zumeist Tieftonverlust, die gegenüber anderen Innenohrerkrankungen in ihrem Ausmaß ungewöhnlich wechseln. Unbehandelt kommt es in 80–90% der Fälle innerhalb von fünf Jahren zu einem Sistieren der Drehschwindelattacken, möglicherweise durch Ausbildung einer permanenten Fistel des membranösen Labyrinthes. Je länger man Patienten mit Menière-Krankheit verfolgt, desto häufiger sieht man bilaterale Erkrankungen. Im frühen Stadium bis zu zwei Jahren sind etwa 15% der Fälle bilateral. Nach ein bis zwei Dekaden zeigen 30 bis 60% eine bilaterale Erkrankung. Inzwischen ist allgemein anerkannt, dass der Verlauf insgesamt relativ benigne ist mit einer spontanen Remissionsrate der Attacken, nicht jedoch der chronischen Hörminderung, von etwa 80% innerhalb von 5 bis 10 Jahren.

Diagnose

Typisch für die Menière-Krankheit ist die Kombination aus akut auftretenden vestibulären bzw. kochleären Symptomen in den Attacken mit fluktuierender, langsam progredienter Hörminderung und Tinnitus im Verlauf.

Während der Attacke kommt es zunächst zu einer einseitigen kurzdauernden vestibulären Erregung, dann zu einem passageren vestibulären Ausfall mit dem folgenden klinischen Befund:

- während der initialen vestibulären Erregung: ipsiversiver Drehschwindel und ipsiversiver Nystagmus,
- während des vestibulären Funktionsausfalls: kontraversiver Drehschwindel und kontraversiver Nystagmus,
- zusätzlich bestehen kochleäre Symptome in Form von Tinnitus, Hörminderung des betroffenen Ohres sowie Druck- und Völlegefühl,
- Gangabweichung und Fallneigung.

Bei monosymptomatischen Formen ist die Diagnose häufig schwierig bzw. unsicher. Die einzelnen Attacken treten meist ohne Prodromi oder erkennbare Auslöser auf, ohne tageszeitliche Bindung, auch aus dem Schlaf heraus, wobei in etwa einem Drittel der Fälle eine Verstärkung des Ohrgeräusches, des subjektiven Ohrdrucks und der Hörminderung sowie eine Aura den dann abrupt einsetzenden Drehschwindel ankündigen. Dieser wiederum klingt in einem langsamen Decrescendo über mindestens 20 Minuten bis mehrere Stunden ab. Auch ohne Aura sind während der Attacke Tinnitus und Hörminderung meist verstärkt. Bewusstseinsstörungen treten sehr selten in Form sekundärer Synkopen auf.

Die **klinischen Funktionstests** sind wenig aufschlussreich, da es kein pathognomonisches Zeichen gibt.

Differentialdiagnose

Bei der ersten Menière-Attacke muss differentialdiagnostisch ein akuter einseitiger Vestibularisausfall, z. B. im Rahmen der **Neuritis vestibularis**, abgegrenzt werden.

Hilfreich ist hier die Dauer der Attacke, die bei der Menière-Krankheit meist einige Stunden, maximal einen Tag anhält, und bei der Neuritis vestibularis mehrere Tage dauert. Weiterhin hilfreich sind die Begleitsymptome wie z. B. »Ohrsymptome« bei der Menière-Krankheit und bei Infarkten der A. cerebelli anterior bzw. der A. labyrinthi, nicht aber bei der Neuritis vestibularis, und entzündliche Augenzeichen und Hörstörungen beim **Cogan-Syndrom**. Zentrale Okulomotorikstörungen bzw. zentrale vestibuläre Funktionsstörungen finden sich bei lakunären Infarkten oder MS-Plaques im Bereich der Eintrittszone des achten Hirnnervens. Da eine kalorische Untererregbarkeit bei allen genannten Erkrankungen vorhanden sein kann, lässt sich diese differentialdiagnostisch nicht nutzen.

Anamnestisch schwer unterscheidbar von den »Drop attacks« der vertebrobasilären Ischämie kommt es selten im Früh- oder Spätverlauf der Menière-Krankheit ohne bestimmte Auslöser, Prodromi oder Bewusstseinsstörungen zu plötzlichen rezidivierenden Stürzen, sog. vestibuläre Drop attacks (Tumarkinsche Otolithenkrise). Diese entstehen offenbar als Folge einer durch endolymphatische Druckschwankungen ausgelösten einseitigen Otolithenreizung mit inadäquater vestibulospinaler Haltungsreaktion.

Eine weitere wichtige Differentialdiagnose ist die **basiläre bzw. vestibuläre Migräne**, die sich nicht nur in Form kurzer, Sekunden bis Minuten dauernder, sondern auch mehrstündiger Attacken manifestieren kann (▶ s. unten). Die **Vestibularisparoxysmie**, bedingt durch eine Gefäß-Nerv-Kompression, ist ebenfalls durch rezidivierende Attacken mit Schwindel bzw. gelegentlichen anderen Ohrsymptomen charakterisiert (▶ s. unten). Diese Attacken sind im Gegensatz zur Menière-Krankheit typischerweise nur von Sekundendauer, und daher gut abgrenzbar.

Pathophysiologie

Ursache des endolymphatischen Labyrinthhydrops mit periodischen Rupturen der Trennmembran zwischen Endo- und Perilymphraum und »Kaliumintoxikation« der Nervenzellen ist eine Resorptionsstörung im Saccus endolymphaticus durch perisakkuläre Fibrose bzw. eine Obliteration des Ductus endolymphaticus mit Unterbrechung der sog. longitudinalen Endolymphzirkulation.

Trotz verschiedener Hinweise auf eine entzündliche Genese oder einen autoimmunologischen Prozess fehlen bisher prospektive Studien mit immunhemmenden Medikamenten. Literaturübersichten über eine große Zahl von Therapiestudien kommen übereinstimmend zu dem Ergebnis, dass positive Effekte in Bezug auf die Attackenfrequenz nur für Betahistin und Diuretika nachgewiesen wurden (Claes u. van de Heyning 1997; James u. Thorp 2001). Deshalb wird derzeit als prophylaktisches Medikament der ersten Wahl der H1-Agonist und H3-Antagonist Betahistin empfohlen, der die Mikrozirkulation über einen Angriffspunkt an den präkapillären Sphinkteren der Stria vascularis verbessern und gleichzeitig über die H3-Rezeptoren einen regulierenden Einfluss auf die Vestibulariskerne haben soll (Van Cauwenberge u. De Moor 1997; Yabe et al. 1993). Möglicherweise kommt es hierdurch zu einer verminderten Produktion und erhöhten Resorption der Endolymphe. Eine placebokontrollierte Doppelblindstudie spricht für eine signifikante Beeinflussung des Spontanverlaufs, insbesondere der vestibulären Symptome.

Therapie

Therapie der Attacken. Die akute Attacke der Menière-Krankheit kann mit Antivertiginosa (z. B. Dimenhydrinat, Scopolamin) behandelt werden zur Dämpfung des Drehschwindelempfindens und der Übelkeit.

Prophylaktische Therapie. Ziel der prophylaktischen Behandlung ist es, den Endolymphhydrops zu vermindern.

Aufgrund der positiven Effekte in Bezug auf die Attackenfrequenz für Betahistin und Diuretika (Claes u. van de Henting 1997; James u. Thorp 2001) sind bei wiederholten Drehschwindelattacken, evtl. mit fluktuierender Innenohrschwerhörigkeit, Tinnitus oder Ohrdruck deshalb indiziert:

- Betahistin, 3-mal 2 Tbl./Tag à 12–24 mg über 4 bis 12 Monate mit Dosisreduktion je nach Verlauf (gleichzeitig Führen eines Schwindelkalenders, um die Therapieeffekte dokumentieren zu können),
- bei unzureichender Besserung kann zusätzlich zu Betahistin ein Therapieversuch mit Hydrochlorothiazid plus Triamteren (z. B. Dytide H 1/2–1 Tbl. morgens) erfolgen,
- die von HNO-Kollegen zunehmend empfohlene Gabe von Steroiden ist bislang durch Studien nicht belegt.

Zu einer Verminderung der Endolymphproduktion kommt es auch durch das schon früher von Schuknecht vorgeschlagene Verfahren der »Innenohrausschaltung« durch intratympanale Injektion und Diffusion ototoxischer Antibiotika (z. B. Gentamycin). Dieses Verfahren ist mittlerweile so verfeinert worden, dass eine selektive Schädigung des sekretorischen Epithels unter weitgehender Erhaltung der vestibulären und kochleären Sinneszellen möglich ist. Somit ergibt sich selten bei medikamentös therapieresistenten häufigen Menière-Attacken mit oder ohne Innenohrschwerhörigkeit die Indikation für eine intratympanale Instillation ototoxischer Antibiotika (1–2 ml mit einer Konzentration von 20 bis 40 mg/ml Gentamycin) in ein-, besser mehrwöchigem Abstand.

Früher wurden die Instillationen täglich vorgenommen, bis Magnusson et al. (Magnusson et al. 1991) nachwiesen, dass die ototoxischen Effekte von Gentamycin verspätet auftreten können, weshalb heute allgemein Einzelinstillationen in mehrwöchigem Abstand empfohlen werden, obwohl ein Konsensus zur Dosis und den Applika-

tionsabständen bislang nicht erzielt wurde (Blakley 2000).

Seit die früher allerorten übliche Sakkotomie, zunächst als Shuntoperation gedacht, schließlich als Placeboeingriff erkannt wurde (Brandt, Dieterich u. Strupp 2003) und heute obsolet ist, kommen nur noch deutlich weniger als 1–3% der Patienten für operative Maßnahmen in Betracht.

Neben der Vermeidung weiterer Menière-Attacken und der Behandlung einer akuten Attacke ist ein weiteres wichtiges Behandlungsprinzip die Förderung der zentralen Kompensation des peripheren vestibulären Defizits durch physikalische Therapie mit Gleichgewichtstraining.

Behandlung vestibulärer Drop attacks

Rezidivierende vestibuläre Drop attacks sind für die Patienten im Alltag außerordentlich beeinträchtigend und wegen der hohen Verletzungsrate gefährlich.

Je nach klinischer Einschätzung der Schwere der Störung wird hier erfolgreich die intratympanale Gentamycinbehandlung eingesetzt. Voraussetzung dieser Behandlung ist, dass das ursächliche Ohr ausreichend sicher identifiziert werden kann.

6.1.4 Perilymphfisteln

Definition und Epidemiologie

Ein Defekt oder eine abnorme Elastizität der knöchernen Labyrinthkapsel, v. a. der lateralen, an das Mittelohr angrenzenden Wand (ovales oder rundes Fenster), kann wegen der druckabhängigen pathologischen Verformbarkeit des Endolymphschlauchs oder eines Perilymphlecks zu Schwindelattacken mit fluktuierender Hörminderung, Ohrdruck und Tinnitus führen (Brandt, Dieterich u. Strupp 2003; Brandt 1999).

Die Beschwerden sind häufig kopflage- oder bewegungsabhängig und können durch Pressen oder rasche Luftdruckveränderungen, z. B. Fahrt im Gebirge, auftreten.

Inzidenz und Prävalenz

Inzidenz und Prävalenz von Perilymphfisteln sind wegen der unsicheren Diagnostik nicht bekannt, offenbar relativ höher im Kindesalter, sie können jedoch während des gesamten Lebens ohne erkennbare Geschlechtspräferenz auftreten.

Der Verlauf ist variabel mit seltenen oder häufigen Attacken, die in der Regel spontan abklingen, sowie unterschiedlich langen beschwerdefreien Intervallen, die durch erneute Traumen reaktiviert werden können.

Diagnose

Klinisch kann man Bogengangsformen mit typischem Drehschwindel und Spontannystagmus von einem Otolithentyp bei Fistel des ovalen Fensters abgrenzen.

Patienten mit Otolithenschwindel klagen vor allem bei linearen Kopfbeschleunigungen wie Aufstehen und Gehen über Schwankschwindel mit Oszillopsien und haben eine deutliche Gangunsicherheit –»Gehen wie auf einem Wasserkissen« – bei normalem neurologischem Befund. In Ruhe besteht häufig Beschwerdefreiheit oder lediglich ein kopflageabhängiger Schwindel. Als Ursachen kommen sowohl ein Barotrauma (Tauchen, Fliegen) als auch ein Schädeltrauma in Betracht. Die sog. idiopathischen Fisteln entstehen wahrscheinlich bei starker kochleärer Anstrengung mit Valsalva-Manöver, indem der erhöhte intrakranielle Druck über dem knöchernen Aquädukt auf das Labyrinth übertragen wird. Weitere Fistelursachen sind Entzündungen, Tumoren sowie iatrogen durch Stapedektomie oder Mastoidektomie. Es gibt keinen pathognomonischen Test zum Nachweis einer Perilymphfistel. Die häufigen Symptome eines Lagenystagmus, Hörminderung, thermische Untererregbarkeit sowie die pressorischen und Lagefistelzeichen, sind unspezifisch und in etwa der Hälfte der Fälle positiv. Diagnostisch beweisend ist die chirurgische Tympanotomie.

Eine zunehmend häufiger diagnostizierte Sonderform ist die **Perilymphfistel des anterioren Bogengangs** (Minor et al. 1998). Leitsymptome sind auch hier durch Husten oder Pressen sowie durch laute Töne ausgelöste Dreh- oder Schwankschwindelattacken mit Oszillopsien. Bei mehr als der Hälfte der Patienten traten diese Beschwerden erstmalig nach einem leichten Schädelhirn- oder Barotrauma auf. Die Beobachtung und apparative Analyse der Augenbewegungen zeigte einen rotierend-vertikalen Nystagmus. Im Dünnschicht-CT des Felsen-

beins lässt sich die Diagnose durch den Nachweis eines apikalen Knochendefekts des anterioren Bogengangs sichern. Eine 3-D-Analyse der durch Druckänderungen induzierten Augenbewegungen in Form eines rotierend-vertikalen Nystagmus erlaubt die Zuordnung zu einem der drei Bogengänge, in diesem Fall zum anterioren Bogengang.

Als **Tullio-Phänomen** wird das Auftreten vestibulärer Otolithen- oder Bogengangssymptome durch laute Geräusche bezeichnet. In diesem Fall sollte versucht werden, Schwindel und Augenbewegungen durch seitengetrennte laute Beschallung mit unterschiedlichen Frequenzen auszulösen.

Diagnostisch hilfreich sind Provokationstests mit dem Versuch der Auslösung von Attacken unter gleichzeitiger Beobachtung mittels Frenzelbrille oder Registrierung von Augenbewegungen. Hierzu gehören das Valsalva-Manöver und der Tragusdruckversuch, die Untersuchung mittels Politzerballon und Lagerungsmanöver einschließlich Kopfhängelage. Beim Druckversuch mit dem Politzerballon bzw. Tragusdruckversuch lässt sich auch die betroffene Seite identifizieren. Manchmal weisen ein Ohrdruckgefühl, Tinnitus, Hörminderung oder eine Autophonie ebenfalls auf das betroffene Ohr hin. Eine Fistel ausgehend vom horizontalen Bogengang ist durch einen linear-horizontalen Nystagmus, eine Fistel der vertikalen Bogengänge durch einen vertikal-rotatorischen Nystagmus gekennzeichnet.

Apparative Diagnostik: Mit Hilfe der MRT und hochauflösenden Dünnschicht-CT kann der Nachweis angeborener Labyrinthdysplasien und der inneren Perilymphfistel des anterioren Bogengangs gelingen. HNO-ärztlich werden bei begründetem Verdacht Tympanoskopien durchgeführt, durch die z. B. Fisteln des runden und ovalen Fensters nachgewiesen werden können. Diese Untersuchung gilt jedoch auch bei Fachleuten als wenig sensitiv und wenig spezifisch.

Differentialdiagnose

Die Differentialdiagnose der Perilymphfisteln umfasst die folgenden Erkrankungen:
- benigner peripherer paroxysmaler Lagerungsschwindel,
- zentraler Lageschwindel,
- Menière-Krankheit,

- Vestibularisparoxysmie,
- somatoformer phobischer Schwankschwindel,
- Labyrinthkontusion und
- bilaterale Vestibulopathie.

Therapie

Die Therapie der ersten Wahl ist konservativ, da sich die meisten Fisteln spontan schließen.

Konservative Therapie. Die konservative Therapie besteht in ein- bis dreiwöchiger weitgehender Bettruhe, mäßiger Kopfhochlagerung, eventuell milder Sedierung und Gabe von Abführmitteln (Vermeiden von Pressen beim Stuhlgang) sowie – auch nach Besserung – noch mehrwöchiger körperlicher Schonung unter Vermeidung von z. B. schwerem Heben, Bauchpressen, heftigem Husten oder Naseschneuzen.

Hierunter kommt es fast immer zur Heilung (Singleton 1986). Versagt die konservative Therapie und halten die störenden vestibulären Symptome an, so ist eine explorative Tympanoskopie zur Inspektion des ovalen und runden Fensters angezeigt.

Chirurgische Therapie. Die chirurgische Therapie durch Fisteloperation ist nur in bis zu 70% erfolgreich in Bezug auf den vestibulären Schwindel; der vorher bestehende Hörverlust bessert sich meist gar nicht.

Bei der operativen Behandlung wird im Bereich der Fistel die Schleimhaut entfernt und statt dessen autologes perichondrales Gewebe von Tragus oder Faszie mit »Gelfoam« aufgetragen. Fisteln im ovalen Fenster an der Stapesfußplatte erfordern eine Stapedektomie mit Prothese. Auch bei erfolgreicher Behandlung ist die postoperative Resistenz der Patienten gegenüber extremer sportlicher Belastung (Bauchpresse, Barotrauma) gegenüber Gesunden geringer.

Möglicherweise hat es sich bei einem Teil der früher angenommenen Fisteln im Mittelohr tatsächlich um innere Fisteln des anterioren Bogengangs gehandelt, da diese – indirekt – auch zu einer pathologischen Beweglichkeit der Mittelohrfenster führen können. Dies erklärt wahrscheinlich z. T. die geringe Besserungsrate nach o. g. Operationen. Die innere Perilymphfistel des anterioren Kanals lässt sich durch eine neurochirurgische Deckung des Knochendefekts oder Okklusion des Bogengangs (»plugging«) behandeln (Minor et. al. 2001). Hier fehlen jedoch noch prospektive Studien.

6.1.5 Vestibularisparoxysmie

Definition und Epidemiologie

Leitsymptom der Vestibularisparoxysmie (Gefäß-Nerv-Kontakt des 8. Hirnnerven) sind kurze, Sekunden bis wenige Minuten anhaltende Dreh- oder Schwankschwindelattacken mit oder ohne Ohrsymptome (Tinnitus und Hörminderung), die häufig von bestimmten Kopfpositionen abhängig sind und sich gelegentlich durch Hyperventilation provozieren lassen.

Hörminderung und Tinnitus können auch zwischen den Attacken im Intervall vorhanden sein.

Die Vestibularisparoxysmie ist selten, wahrscheinlich oft unerkannt; sie findet sich bei etwa 2% der Patienten einer überregionalen Spezialambulanz. Männer sind doppelt so häufig betroffen wie Frauen. Es scheint zwei Häufigkeitsgipfel zu geben, einen mit frühem Beginn bei vertebrobasilären Gefäßanomalien und einen zweiten mit späterem Beginn zwischen dem 40. und 60. Lebensjahr bei Gefäßelongation im Alter. Der Verlauf ist meist chronisch.

Diagnose

Eine einseitige Vestibularisparoxysmie wird bei kurzen und häufigen Schwindelattacken vermutet, wenn folgende fünf Merkmale vorliegen (Brandt u. Dieterich 1994a):

- kurze, Sekunden bis Minuten andauernde Attacken eines Schwank- oder Drehschwindels mit Stand- und Gangunsicherheit,
- häufige Abhängigkeit der Attacken von bestimmten Kopfpositionen (Drehung oder Neigung) mit Beeinflussung durch Änderung der Kopfposition,
- einseitige Hörminderung oder Tinnitus während der Attacken oder permanent,
- messbare vestibuläre bzw. kochleäre Defizite in der Attacke und mit geringerer Ausprägung im Intervall bei neurophysiologischen Funktionstests (akustisch evozierte Potentiale, kalorische Testung, subjektive visuelle Vertikale),

- Besserung oder Abklingen der Attacken durch Carbamazepin, oft bereits in niedriger Dosis wirksam, ohne dass zentral-vestibuläre Okulomotorik- oder Hirnstammzeichen vorhanden sind.

Die Art der Beschwerden – vestibuläre von Seiten der Bogengänge oder Otolithen oder kochleäre Symptome – lassen einen Rückschluss auf die betroffenen Nervenanteile zu und bei einer Kombination von Symptomen verschiedener Nerven eventuell auch auf den Läsionsort. So deuten z. B. gleichzeitig auftretende Symptome des 7. und 8. Hirnnerven mit Kontraktur des M. frontalis, Schwindel und schräg versetzten Doppelbildern (Brandt 1999) auf eine Irritation beider Nerven im Meatus acusticus internus hin, dort wo beide nahe beieinander liegen.

Differentialdiagnose

Wichtige Differentialdiagnosen sind:
- benigner peripherer paroxysmaler Lagerungsschwindel,
- paroxysmale Hirnstammattacken,
- zentraler Lage- bzw. Lagerungsnystagmus,
- vestibuläre Migräne,
- somatoformer phobischer Schwankschwindel,
- Vertebralisdissektion mit Hirnstammischämie und
- kopfpositionsabhängiger Verschluss der A. vertebralis.

Wegen der charakteristischen Kürze (Sekunden bis wenige Minuten) der häufig rezidivierenden Schwindelattacken ergeben sich differentialdiagnostisch meist keine wesentlichen Probleme. Allein **paroxysmale Hirnstammattacken** mit Schwindel und z. B. Ataxie können schwer abzugrenzen sein, da auch sie auf die Gabe von Carbamazepin in niedrigen Dosen reagieren. Als Ursache hierfür wird eine Hirnstammläsion (multiple Sklerose oder Infarkt) angenommen, die ebenfalls zu ephaptischen Fehlschlüssen an nebeneinander liegenden Fasern der Hirnstammbahnen führt. Hier wäre eine Hirnstammfeinschichtung im MRT diagnostisch sinnvoll.

Der **benigne periphere paroxysmale Lagerungsschwindel** durch Kanalolithiasis kann durch die Lagerungsmanöver mit typischem Crescendo-Decrescendo-Nystagmus diagnostiziert werden, der bei der Vestibularisparoxysmie nicht mit den typischen Charakteristika und weniger regelmäßig bei den Lagerungsproben auslösbar ist.

Pathophysiologie

Wie bei der Trigeminusneuralgie, Glossopharyngeusneuralgie oder dem Hemispasmus fazialis wird eine hirnstammnahe Gefäßkompression des 8. Hirnnerven als Ursache dieser kurzen, Sekunden dauernden Schwindelepisoden angenommen (Brandt u. Dieterich 1994a; Møller et al. 1986).

Aberrierende, z. T. arteriosklerotisch elongierte und erweiterte und daher vermehrt pulsierende Gefäße im Kleinhirnbrückenwinkel sollen pathophysiologisch zu einer segmentalen Druckläsion mit Entmarkung am Übergang vom zentralen (Oligodendroglia) zum peripheren (Schwann-Zellen) Myelin führen. Meist scheint es sich um eine Schlinge der A. cerebelli inferior anterior (AICA) zu handeln. Die Auslösung der Symptome geschieht durch direkte pulsatorische Kompression oder durch ephaptische Fehlschlüsse, d. h. pathologische paroxysmale Reizübertragung zwischen benachbarten, teilweise demyelinisierten Axonen. Zusätzlich wird eine durch die Kompression ausgelöste und aufrechterhaltene zentrale Überaktivität im Kern diskutiert. Neben der Elongation und vermehrten Schlängelung kann die Nervkompression auch durch eine Gefäßmalformation oder arterielle Ektasie in der hinteren Schädelgrube bedingt sein.

Trotz der Hinweise auf eine Kompression des 8. Hirnnerven durch eine Arterie, die sich aus der MRT mit bestimmten Sequenzen (CISS) ergeben (◐ Abb. 6.3), fehlen bisher klinische Studien, wie häufig ein solcher Gefäß-Nerv-Kontakt des N. vestibulocochlearis bildgebend darstellbar ist. Dies ist notwendig, da auch bei Gesunden Gefäß-Nerv-Kontakte gesehen werden. Es ergibt sich die Frage, welcher Bereich der Myelinscheide des N. vestibulocochlearis mit Abstand in Millimetern von der Nervenaustrittszone aus dem Hirnstamm besonders vulnerabel ist. Für Patienten mit Obliquus-superior-Myokymie des N. trochlearis konnte dieser Kontakt mit 0–1 mm genau auf die Nervenaustrittszone festgelegt werden, während nur bei 14% der Gesunden ein neurovaskulärer Kontakt bei

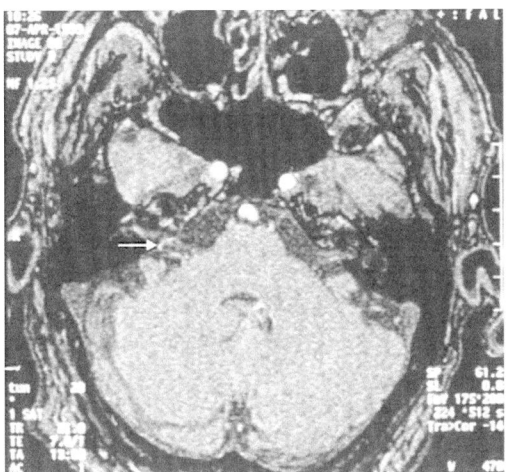

☐ **Abb. 6.3.** Hochauflösende Magnetresonanztomographie des Felsenbeins mit 3-D-CISS-Sequenzen (»constructive interference in steady state«) mit einer Ortsauflösung von etwa 0,5 mm und einer Schichtdicke von 0,7 mm sowie Kontrastmittelgabe zur Darstellung des Gefäß-Nerv-Kontakts bei Vestibularisparoxysmie

einer mittleren Distanz von 3,4 mm nachgewiesen wurde (Yousry et al. 2002).

Therapie

Ein Therapieversuch mit Carbamazepin in niedriger Dosis mit 200–600 mg/Tag ist sinnvoll und zudem diagnostisch verwertbar (Brandt u. Dieterich 1994a).

Bei Unverträglichkeit stehen als Alternativen Gabapentin, Valproinsäure, Phenytoin, Pimozid oder Baclofen zur Verfügung. Die Indikation zur operativen mikrovaskulären Dekompression sollte trotz beschriebener Teilerfolge (Møller et al. 1986) zurückhaltend gestellt werden, da einerseits wegen eines intra- oder postoperativen Vasospasmus die Gefahr eines Hirnstamminfarktes besteht (etwa 3–5%), andererseits die betroffene Seite häufig nicht ausreichend sicher bestimmt werden kann.

Bei anderen Ursachen wie einer Arachnoidalzyste im Kleinhirnbrückenwinkel ist die kausale operative Entlastung anzustreben, da es unter medikamentöser Therapie nur selten zur Beschwerdefreiheit kommt.

6.2 Zentral-vestibuläre Schwindelformen

Die Dauer der Symptomatik ist bei der differentialdiagnostischen Einordnung zentral-vestibulärer Schwindelformen hilfreich:

▬ **Kurze**, Sekunden bis Minuten oder wenige Stunden andauernde Dreh- oder Schwankschwindelattacken entstehen bei transient ischämischen Attacken im vertebrobasilären Strombahngebiet, Basilarismigräne bzw. vestibulärer Migräne, paroxysmalen Hirnstammattacken mit Ataxie bzw. Dysarthrie bei multipler Sklerose und der seltenen vestibulären Epilepsie.

▬ **Stunden** bis wenige Tage anhaltende Dreh- oder Schwankschwindelattacken, meist mit weiteren Hirnstammdefiziten, können durch einen Infarkt, eine Blutung oder eine MS-Plaque im Hirnstamm, selten durch eine lang andauernde Attacke einer Basilarismigräne verursacht sein.

▬ **Dauer**schwankschwindel (selten Dauerdrehschwindel) über viele Tage bis Wochen, verbunden mit gerichteter Fallneigung, beruht meist auf einer persistierenden Schädigung des Hirnstamms oder Kleinhirns bilateral, z. B. beim Downbeat-Nystagmus-Syndrom durch Arnold-Chiari-Malformation permanent oder beim Upbeat-Nystagmus-Syndrom durch eine paramediane pontomedulläre oder pontomesenzephale Schädigung transient (Infarkt, Blutung, Tumor).

6.2.1 Vestibuläre Migräne

Definition und Epidemiologie

Leitsymptome der Basilarismigräne sind rezidivierende Attacken von Sekunden bis Stunden Dauer unterschiedlicher Kombinationen aus Schwindel, Stand- und Gangataxie, Sehstörungen und anderen Hirnstammsymptomen, meist begleitet oder gefolgt von überwiegend okzipital betontem Kopfdruck oder Kopfschmerz, Übelkeit und Erbrechen.

Bewegung verstärkt die Beschwerden, so dass die Patienten oft ein Ruhebedürfnis haben. Wenn die Schwindelattacken mit anderen Hirnstammsymptomen, seltener auch Bewusstseinsstörungen, psychomotorischen Defiziten oder Wesensänderung assoziiert sind, spricht man von **Basilarismigräne**. Die Attacken können aber auch monosymptomatisch nur mit Schwindel, evtl. auch mit Hörstörung, im Sinne einer **vestibulären Migräne** verlaufen. Bei Kategorisierung nach dem Leitsymptom Schwindel überwiegen die monosymptomatischen audiovestibulären Attacken mit etwa 75% in einer überregionalen Schwindelambulanz (Dieterich u. Brandt 1999). Sie sind schwieriger zu erkennen, insbesondere wenn Kopfschmerzen fehlen (bei etwa 30%; Dieterich u. Brandt 1999).

Die vestibuläre Migräne als Unterform der Basilarismigräne beginnt einerseits typischerweise in der Kindheit bis zum 10. Lebensjahr und ist dann charakterisiert durch reversible Attacken mit unterschiedlicher Kombination von Schwindel und Stand- und Gangataxie mit oder ohne okzipital betonte Kopfschmerzen, die von anderen Hirnstammzeichen begleitet sein können aber nicht müssen. In der Kindheit entspricht diese monosymptomatische Form offenbar dem als Migräneäquivalent bekannten »benignen paroxysmalen Schwindel der Kindheit«. Eine gleiche Symptomkombination kann auch im Erwachsenenalter zwischen dem 18. und etwa 70. Lebensjahr auftreten. Die Häufigkeit einer Basilarismigräne mit Schwindel oder einer vestibulären Migräne wird in Spezialambulanzen für Schwindel mit 7–9% angegeben (Dieterich u. Brandt 1999; Neuhauser et al. 2001). Ursprünglich wurde die Basilarismigräne von Bickerstaff (Bickerstaff 1961) als typische Erkrankung der Adoleszenz mit deutlichem Überwiegen des weiblichen Geschlechts beschrieben. Aufgrund retrospektiver Studien zeigt sich jedoch, dass sich die Basilarismigräne mit Schwindel und die vestibuläre Migräne über das gesamte Leben manifestieren können, am häufigsten zwischen der 3. und 5. Dekade (Dieterich u. Brandt; Neuhauser et al. 2001). Das mittlere Alter der Frauen lag beim ersten Auftreten bei etwa 38 Jahren, das der Männer bei etwa 42 Jahren. Frauen und Männer sind im Verhältnis 1,5:1 betroffen.

Diagnose

Die Diagnose ist einfach, wenn die Attacken meist oder immer gefolgt sind von okzipital betontem Kopfdruck oder Kopfschmerz und eine positive Familienanamnese oder eigene Anamnese für andere Migräneformen (etwa 50%) vorliegt.

Auch das Auftreten von Licht- und Geräuschempfindlichkeit, Ruhebedürfnis, Müdigkeit nach der Attacke und Harnflut erleichtern die Diagnosefindung. Die Dauer der Schwindelattacken ist sehr variabel und beträgt entweder nur Sekunden bis Minuten oder viele Stunden bis Tage (Dieterich u. Brandt 1999; Neuhauser et al. 2001; Cutrer u. Baloh 1992). Eine diagnostische Hilfe kann sein, dass im Gegensatz zu anderen Migräneformen mehr als 60% der Patienten mit vestibulärer Migräne auch im attackenfreien Intervall leichte zentrale Augenbewegungsstörungen aufweisen in Form z. B. eines Blickrichtungsnystagmus, einer über die Altersnorm hinaus sakkadierten Blickfolge, eines horizontalen oder vertikalen Spontannystagmus oder zentralen Lagenystagmus (Dieterich u. Brandt 1999; Neuhauser et al. 2001). Die Patienten sind allgemein, vor allem aber während der Migräneattacke, besonders empfindlich gegenüber Bewegungen und Bewegungskrankheit (Cutrer u. Baloh 1992).

Differentialdiagnose

Die Differentialdiagnose kann gelegentlich gegenüber **transient ischämischen Attacken**, der **Menière-Krankheit** oder der **Vestibularisparoxysmie** schwierig sein, so dass in einigen Fällen die Diagnose erst durch das Ansprechen auf eine »spezifische« Therapie gestellt werden kann.

Insbesondere für die Menière-Krankheit und die vestibuläre Migräne werden Übergänge, Mischformen oder pathophysiologische Verbindungen diskutiert. Verlässliche Daten liegen hierzu bislang kaum vor, teilweise deshalb, weil es unter den Patienten mit überwiegend vestibulärer Symtomatik wahrscheinlich häufiger zu Fehlzuordnungen zur Menière-Krankheit kommt.

Da der **gutartige Lagerungsschwindel** aufgrund einer retrospektiven Studie (Ishiyama, Jacobson u. Baloh 2000) dreimal häufiger bei Migränepatienten als bei Traumapatienten beobachtet wurde, wird über eine zugrunde liegende rezidivierende Funktionsstörung im Innenohr während der Migräneattacken spekuliert, z. B. in Form eines Vasospasmus. Die Therapie des gutartigen Lagerungsschwindels bei Migränepatienten entspricht den Befreiungsmanövern beim idiopathischen gutartigen Lagerungsschwindel.

Die seltene **episodische Ataxie Typ II** ist ebenfalls durch episodische Schwindelattacken mit zentralen Okulomotorikstörungen – auch im Intervall – gekennzeichnet; hier kann Azetazolamid mit Erfolg eingesetzt werden.

Transiente ischämische Attacken im vertebrobasilären System, **Basilaristhrombose** und **Hirnstamm- bzw. Kleinhirnblutung** können auch mit nackenbetonten Kopfschmerzen einhergehen und sind wichtige und eilig zu klärende Differentialdiagnosen. Basilaristhrombose und Hirnstammblutung zeigen häufig eine rasche Progredienz mit Vigilanzstörungen bis zum Koma, zunehmenden Ausfällen von Hirnnerven und Paresen bzw. Sensibilitätsstörungen der Extremitäten. Nach einem Trauma bzw. nach chiropraktischen Manövern kann es zu einer **Vertebralisdissektion** mit begleitenden Hinterhaupts- und Nackenschmerzen, Druckschmerz im Nacken, Schwindel und anderen Hirnstammsymptomen kommen. Da die im Rahmen verschiedener Mechanismen ausgelösten Hirnstammischämien Differentialdiagnosen mit akuter vitaler Bedrohung darstellen, muss insbesondere beim Auftreten der ersten oder der ersten drei Migräneattacken differentialdiagnostisch zunächst an die gefährlichere Hirnstammischämie gedacht werden.

Pathophysiologie

Im Hinblick auf die Pathogenese ist interessant, dass die seltene episodische Ataxie Typ II (Mutation im Kalziumkanalgen auf Chromosom 19p) in einigen Familien in Kombination mit einer hemiplegischen Migräne vorkommt, die ebenfalls auf Chromosom 19 lokalisiert ist (Ophoff et al. 1996).

Weiterhin könnten die zentralen Okulomotorikbefunde im Intervall, ähnlich wie bei der episodischen Ataxie, auch bei den Patienten mit vestibulärer Migräne auf vererbte neuronale Funktionsstörungen in Hirnstammkernen – eventuell im Sinne von Kanalkrankheiten – hindeuten. Neuronale Funktionsstörungen im Hirnstamm werden auch für die Pathophysiologie der Migräne ohne Aura diskutiert (Kap. 5). So konnte eine deutliche Aktivierung von spezifischen antinozizeptiven Hirnstammarealen (Nucleus raphe dorsalis, Locus

coeruleus, periaquäduktales Grau) während der Migräneattacken in einer PET-Studie beobachtet werden, die erst im schmerzfreien Intervall nicht mehr nachweisbar war (Weiller et al. 1995).

Therapie

In der Therapie haben sich die gleichen Prinzipien wie bei der Migräne ohne Aura bewährt (Kap. 5), sowohl für die Behandlung der Attacken als auch für die Migräneprophylaxe, wobei die Schwindelsymptomatik und der begleitende Kopfschmerz unterschiedlich reagieren können.

Zur **Attackenkoupierung**, die dann sinnvoll ist, wenn die Attacken 45 min und länger anhalten, ist die frühzeitige Einnahme eines Antiemetikums (z. B. Metoclopramid, Domperidon) in Kombination mit einem nichtsteroidalen Antiphlogistikum (z. B. Ibuprofen, Diclofenac), einem Analgetikum (Acetylsalicylsäure als Brausetablette oder Paracetamol als Suppositorium) oder einem Ergotaminpräparat (Ergotamintartrat) sinnvoll. Die bei der Migräneattacke ohne Aura sehr wirkungsvollen Triptane, die an den $5-HT_{1B}$-Rezeptoren der Gefäßwände wirken, sind für die Behandlung der Attacke mit Aura nicht zugelassen wegen der Gefahr eines Hirn- oder Herzinfarktes durch Vasokonstriktion der Arterien. In einzelnen Fällen wurden jedoch auch hierbei positive Effekte auf die Schwindelattacken beschrieben.

Mittel der ersten Wahl bei der **Migräneprophylaxe** ist die Gabe des Betarezeptorenblockers Metoprolol retard (etwa 100 mg pro Tag, z. B. abends) für die Dauer von etwa sechs Monaten (Dieterich u. Brandt 1999). Alternativen sind der Kalziumantagonist Flunarizin (10 mg abends), Valproinsäure (600–1200 mg/Tag) oder Lamotrigin (50–100 mg/Tag). Gelegentlich ist wegen des Auftretens von Nebenwirkungen oder der noch nicht ganz ausreichenden Wirkung einer Monotherapie für eine begrenzte Zeit die Kombination von zwei Präparaten notwendig (z. B. 50–100 mg Metoprolol retard und 1–2 Kps. Flunarizin/Tag).

6.2.2 Vertebrobasiläre Ischämien

Eine weitere Differentialdiagnose zentral-vestibulärer paroxysmaler Schwindelattacken sind **tran-**

sient-ischämische Attacken im vertebrobasilären Strombahngebiet, für die jedoch häufig rezidivierende Attacken eines isolierten Drehschwindels oder die Kombination von Schwindel mit Hörstörungen ohne andere neurologische Ausfälle nicht typisch sind.

Einzelne oder wenige Drehschwindelattacken (meist bis zu maximal fünf Attacken) können vorkommen, da die Blutversorgung der Vestibulariskerne im Hirnstamm besonders gefährdet ist; es handelt sich um das Endstromgebiet der Zirkumferenzarterien der pontomedullären Haube. Akuter Schwindel tritt dann meist in Kombination mit anderen Hirnstammsymptomen auf (z. B. Doppelbilder, Dysarthrie, Sensibilitätsstörungen perioral, Extremitätenataxie). Pathogenetisch können neben manifesten Gefäßstenosen durch atherosklerotische Plaques oder Osteophyten der Halswirbel-

säule vor allem funktionelle Blutdruckschwankungen, z. B. durch Körperlagewechsel und extreme Kopfbewegungen, auslösend sein, was anamnestisch ebenso bedeutsam ist wie die weiteren Hirnstammzeichen. Ein seltener Mechanismus ist eine durch Kopfdrehung zur Seite ausgelöste Abklemmung einer Vertebralarterie bei gleichzeitigem Vorliegen einer deutlichen Hypoplasie der anderen Vertebralarterie – Rotatory-vertebral-artery-occlusion-Syndrom genannt – was zu rezidivierenden Ischämien im medullären Hirnstamm bei Kopfdrehung zur Seite führt, früher oder später dann zum ischämischen Infarkt.

Therapeutisch werden bei atherosklerotischen Plaques und Stenosen in der Regel Thrombozytenaggregationshemmer eingesetzt, wenn möglich auch Gefäßdilatationen plus STENT-Einlage durchgeführt.

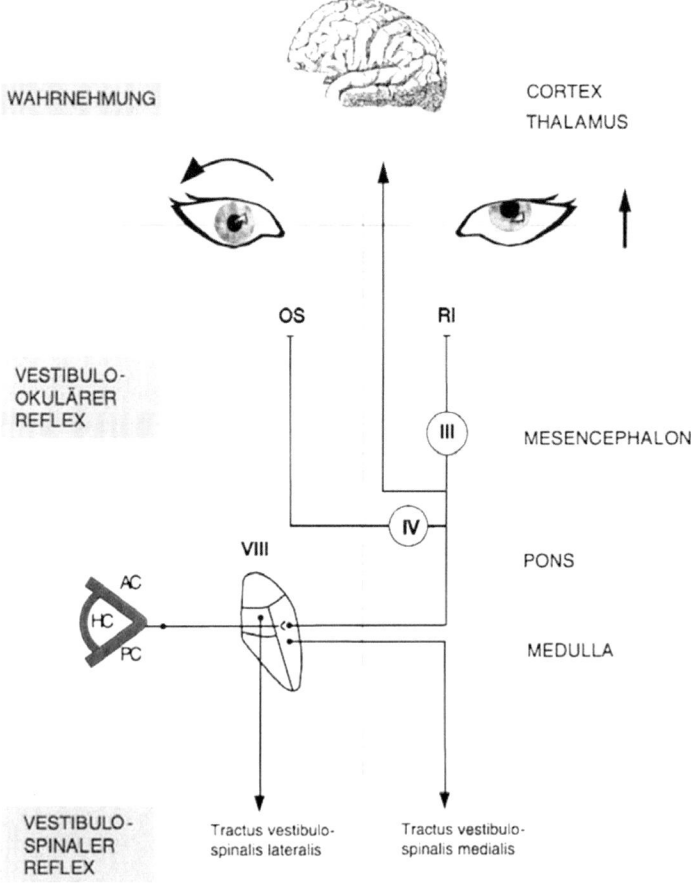

◨ Abb. 6.4. Schematische Darstellung der Bahnverbindungen des vestibulookulären Reflexes (VOR), ein 3-Neuronen-Reflexbogen, der ganzheitlich die Wahrnehmung von Bewegung und Lage, die Blickstabilisation und die Haltungsregulation von Kopf und Körper vermittelt. (Brandt 1999)

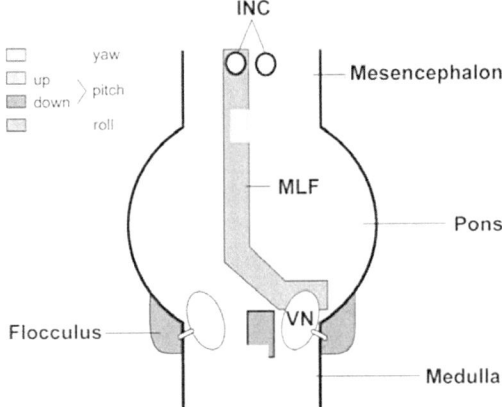

◘ Abb. 6.5. Schematische Darstellung der Läsionsorte der Syndrome des vestibulookulären Reflexes (VOR) entsprechend seiner drei Arbeitsebenen YAW, PITCH und ROLL. (Brandt u. Dieterich 1995)

Die bei den akuten Hirnstammischämien auftretenden zentralen Schwindelsyndrome werden klinisch nach den drei Ebenen des vestibulookulären Reflexes (VOR) klassifiziert und erlauben so eine genaue topographische Zuordnung (◘ Abb. 6.4, 6.5).

6.2.3 Zentrale Schwindelsyndrome in den drei Ebenen des VOR, YAW, PITCH und ROLL

Zentral-vestibuläre Schwindelformen entstehen durch Läsionen entlang der vestibulären Verbindungen von den Vestibulariskernen in der Medulla oblongata zu den okulomotorischen Kernen und Integrationszentren im rostralen Mittelhirn sowie zum Vestibulozerebellum, Thalamus und vestibulären Kortex im temporoparietalen Großhirn (◘ Abb. 6.4; Brandt u. Dieterich 1995).

Es handelt sich oft um klar definierte klinische Syndrome unterschiedlicher Ätiologie, deren typische Befunde aus Okulomotorik, Wahrnehmung und Haltungsregulation eine topische Hirnstammdiagnostik erlauben. Die Analyse des Nystagmus kann für die lokalisatorische Zuordnung hilfreich sein (Büttner, Helmchen u. Büttner-Ennever 1995). Auf diese typischen Befunde soll hier eingegangen werden. Zentral-vestibuläre Syndrome können je

nach Größe der Läsion isoliert vorkommen oder aber Teil eines komplexen infratentoriellen Syndroms sein, wobei als weitere Symptome supranukleäre oder nukleäre Okulomotorikstörungen bzw. weitere neurologische Hirnstammausfälle vorkommen können (z. B. dorsolaterales Medulla-oblongata-Syndrom mit Ocular-tilt-Reaktion sowie Horner-Syndrom, Sensibilitätsstörungen, Ataxie, Gaumensegelparese, Dysarthrie und Dysphagie).

Wichtigste Strukturen für zentral-vestibuläre Schwindelformen sind die neuronalen Verbindungen zur Vermittlung des VOR (◘ Abb. 6.4), die vom peripheren Labyrinth über die Vestibulariskerne im medullären Hirnstamm zu den okulomotorischen Kernen in der Brücke und im Mittelhirn (Nucl. abducens, oculomotorius und trochlearis) und den Integrationszentren in Mittelhirn (Nucl. interstitialis Cajal, INC, und rostraler Interstitialkern des Fasciculus longitudinalis medialis, riMLF) reichen (Brandt u. Dieterich 1994b; Brandt u. Dieterich 1995). Dieser 3-Neuronen-Reflexbogen ermöglicht kompensatorische Augenbewegungen während rascher Kopf- und Körperbewegungen und ist somit für die Regulation der **Okulomotorik** entscheidend verantwortlich. Ein weiterer Schenkel des VOR verläuft über den posterolateralen Thalamus bis zu vestibulären Arealen im parietotemporalen Kortex wie u. a. zum parietoinsulären vestibulären Kortex, PIVC, Area 7 und zu Arealen im Gyrus temporalis superior, die vor allem für die **Wahrnehmung** verantwortlich sind. Eine absteigende Bahnverbindung führt von den Vestibulariskernen entlang des medialen und lateralen vestibulospinalen Trakts ins Rückenmark zur Vermittlung der **Haltungsregulation**. Darüber hinaus gibt es Verbindungen zum Vestibulozerebellum. Damit sind Störungen des VOR klinisch nicht nur durch okulomotorische Defizite gekennzeichnet, sondern auch aufgrund einer Beeinträchtigung vestibulo-kortikaler Projektionen des VOR durch Störungen der Wahrnehmung und aufgrund einer Beeinträchtigung vestibulospinaler Projektionen des VOR durch Störungen der Haltungsregulation.

Ursachen zentral-vestibulärer Syndrome sind entweder Läsionen dieser Bahnen durch Infarkt, Blutung, Tumor oder Multiple-Sklerose-Plaque, oder seltener pathologische **Reizungen** wie bei den paroxysmalen Hirnstammattacken (mit Ataxie und

◘ Tabelle 6.2. Zentral-vestibuläre Syndrome

Syndrom des VOR	Klinische Symptomatik
Horizontalebene (Yaw)	Pseudoneuritis vestibularis, horizontaler Spontannystagmus, horizontales Vorbeizeigen rechts bzw. links (subjektives Geradeaus), Standunsicherheit, Fallneigung zur Seite, Drehen im Unterberger-Tretversuch. Bei einseitigen Läsionen des Vestibulariskerns.
Sagittalebene (Pitch)	Downbeat-Nystagmus, Upbeat-Nystagmus, Auslenkung der subjektiven Horizontalen nach oben oder unten, Standunsicherheit, Fallneigung nach vorn oder hinten. Upbeat-Nystagmus-Syndrom: bei mittelliniennahen beidseitigen Läsionen der Medulla oblongata oder der pontomesenzephalen Haube. Downbeat-Nystagmus-Syndrom: bei mittelliniennahen beidseitigen Läsionen der Medulla oblongata und zwischen den Vestibulariskernen sowie des Flokkulus beidseits.
Frontalebene (Roll)	Ocular-tilt-Reaktion, Skew deviation, Augenverrollung, Kopfneigung zur Seite, Auslenkung der subjektiven visuellen Vertikalen (SVV) im Uhrzeigersinn oder entgegen dem Uhrzeigersinn, Standunsicherheit, Fallneigung zur Seite. Diese Zeichen sind ipsilateral ausgelenkt bei akuten einseitigen Läsionen im pontomedullären Hirnstamm den Vestibulariskern betreffend und kontralateral ausgelenkt bei pontomesenzephalen Läsionen (MLF, Nucl. interstitialis Cajal).

Dysarthrie) bei multipler Sklerose oder der vestibulären Epilepsie.

Zur einfacheren klinischen Übersicht werden die zentral-vestibulären Syndrome entsprechend der drei Hauptarbeitsebenen des VOR in yaw, pitch und roll eingeteilt (◘ Tabelle 6.2; Brandt u. Dieterich 1994b; Brandt u. Dieterich 1995). ◘ Abbildung 6.5 gibt die Läsionsorte der Syndrome des vestibulo-okulären Reflexes in den drei Ebenen wieder.

Vestibuläre Syndrome in der horizontalen (Yaw-)Ebene

Sie entstehen nur durch Läsionen im Bereich der Eintrittszone des Vestibularisnerven, des medialen bzw. superioren Vestibulariskerns sowie den benachbarten Integrationszentren für horizontale Augenbewegungen (Nucl. praepositus hypoglossi und PPRF, ◘ Abb. 6.5).

Weitere klinische Zeichen sind ipsilaterale kalorische Untererregbarkeit, horizontale Blickdeviation, seitliche Fallneigung zur erkrankten Seite sowie ein Vorbeizeigen entsprechend einer Auslenkung des »subjektiven Geradeaus«. Die klinische Symptomatik ähnelt der einer akuten peripher-vestibulären Schädigung, wie z. B. der Neuritis vestibularis, und wird deshalb auch »Pseudoneuritis vestibularis« genannt (◘ Abb. 6.6).

Ätiologisch handelt es sich meist um MS-Plaques oder ischämische Infarkte im Vestibulariskerngebiet oder -faszikel. Geht die Läsion in ihrem Umfang über den Vestibulariskern hinaus, so sind weitere begleitende Hirnstammsymptome nachweisbar. Da es sich in der Regel um einseitige pontomedulläre, ischämische oder entzündliche Hirnstammläsionen handelt, ist die Prognose wegen der Kompensation über die Gegenseite günstig und eine langsame Rückbildung der Symptome innerhalb von Tagen bis Wochen zu erwarten. Auch hier kann die zentrale Kompensation – bei gleichzeitiger Behandlung der Grunderkrankung – durch eine frühzeitige physikalische Therapie gefördert werden.

Vestibuläre Syndrome in der vertikalen (Pitch-)Ebene

Diese Syndrome sind bislang nur durch Läsionen an folgenden drei Orten beschrieben worden:
- paramedian bilateral im ponto-medullären bzw.
- paramedian bilateral im ponto-mesenzephalen Hirnstamm oder
- im Flokkulus beidseits (◘ Abb. 6.5).

Beim **Downbeat-Nystagmus-Syndrom** handelt es sich um einen meist erworbenen Fixationsnystag-

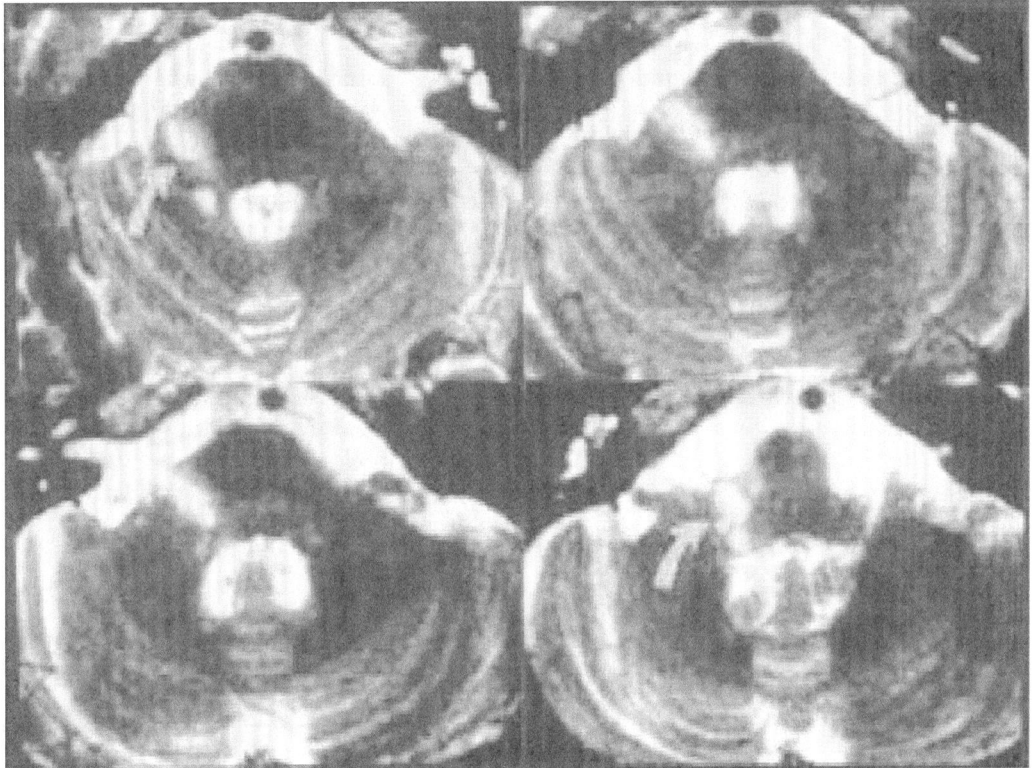

■ **Abb. 6.6.** Hochauflösende Magnetresonanztomographie eines Patienten mit einem Infarkt in der Nervenaustrittszone des Vestibularnerven aus dem medullären Hirnstamm, der den Faszikel des Nerven und einen Teil des Vestibulariskerngebiets betroffen hat. Die klinische Symptomatik bestand aus akutem horizontalem Drehschwindel, horizontal rotierendem Nystagmus zur gesunden Seite, Fallneigung und Vorbeizeigen zur kranken Seite und kalorischer Untererregbarkeit der kranken Seite ähnlich wie bei einer Neuritis vestibularis (sog. »Pseudoneuritis«)

mus, der in Primärposition nach unten schlägt, bei Seitwärtsblick und in Kopfhängelage verstärkt wird und eine rotatorische Komponente hat, begleitet von einer Kombination aus visueller und vestibulozerebellärer Ataxie mit Fallneigung nach hinten sowie Vorbeizeigen nach oben. Häufig ist der Downbeat-Nystagmus Folge einer bilateralen Läsion des Flokkulus oder Paraflokkulus oder evtl. durch eine Läsion am Boden des vierten Ventrikels bedingt. Ätiologisch finden sich bei 25% der Patienten kraniozervikale Übergangsanomalien (Arnold-Chiari-Malformation), in 20% zerebelläre Degenerationen und seltener in absteigender Häufigkeit MS, medikamentös-toxische Schäden oder ein kongenitales Auftreten.

Der **Upbeat-Nystagmus** ist ein Fixationsnystagmus, der in Primärposition ruckförmig nach oben schlägt, verbunden mit einer Störung der vertikalen Augenfolgebewegungen und einer visuellen und vestibulospinalen Ataxie mit Fallneigung nach hinten und Vorbeizeigen nach unten. Pathoanatomisch finden sich meist Läsionen paramedian in der Medulla oblongata (im kaudalen Anteil des Nucl. praepositus hypoglossi) oder in der pontomesenzephalen Brückenhaube sowie evtl. im anterioren Vermis. Ätiologisch stehen bilaterale Läsionen bei MS, Hirnstammischämie oder -tumor, Wernicke-Enzephalopathie, Kleinhirndegeneration und Intoxikation im Vordergrund.

Verlauf und Prognose sind abhängig von der Grunderkrankung. **Therapeutisch** lohnt sich beim persistierenden Downbeat- und Upbeat-Nystagmus-Syndrom ein medikamentöser Versuch mit Gabapentin (3-mal 200 mg/Tag oral), Clonazepam

(3-mal 0,5 mg/Tag oral) oder Baclofen (3-mal 5–15 mg/Tag oral), bei Downbeat-Nystagmus auch 4-Aminopyridin (3-mal 20 mg/Tag oral).

Vestibuläre Syndrome in der vertikalen (Roll-)Ebene (◘ Abb. 6.7)

Diese Syndrome zeigen eine akute einseitige Schädigung »gravizeptiver« vestibulärer Bahnen von den vertikalen Bogengängen und Otolithen über den ipsilateralen medialen und superioren Vestibulariskern und den kontralateralen Fasciculus longitudinalis medialis (MLF) zu den Augenmuskelkernen sowie Integrationszentren für vertikale

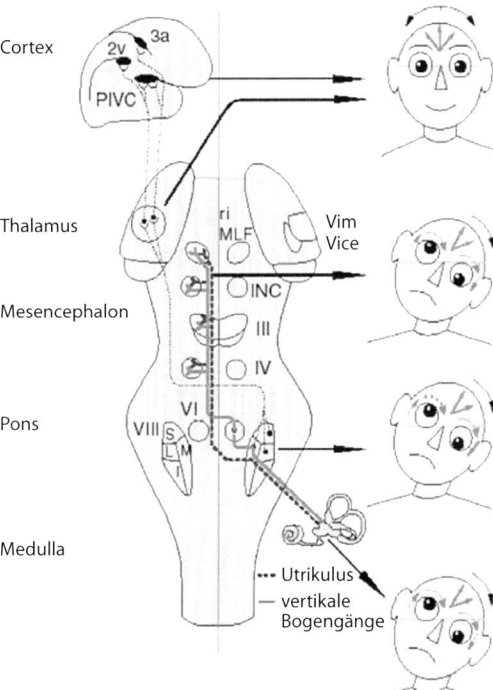

◘ Abb. 6.7. Schematische Darstellung der klinisch relevanten Bahnverbindungen des vestibulookulären Reflexes für die Rollebene von Vestibularnerven zum Vestibulariskern einer Seite über den Fasciculus longitudinalis medialis (MLF) der Gegenseite bis zu den okulomotorischen Kernen des VI., IV. und III. Hirnnerven und den Integrationszentren im Mittelhirn (interstitieller Nucl. Cajal, rostraler Interstitialkern des MLF) der Gegenseite. Aufgrund der Kreuzung der Bahn im unteren pontomedullären Hirnstamm lösen kaudale Läsionen in der Medulla oblongata ipsilaterale Störungen in der Rollebene aus, während kraniale Läsionen im pontomesenzephalen Hirnstamm kontralaterale Störungen verursachen. (Modifiziert nach: Brandt u. Dieterich 1994b)

und torsionelle Augenbewegungen (interstitieller Nucl. Cajal, INC) im rostralen Mittelhirn an.

Weiter rostral verläuft nur noch die vestibuläre Projektion des VOR für die Perzeption in der Rollebene, über die vestibulären Subnuclei im posterolateralen Thalamus zum parietoinsulären vestibulären Kortex (PIVC) in der hinteren Insel. Die pontine Kreuzung dieser Bahnen ist besonders wichtig für die topische Hirnstammdiagnostik: Alle Läsionszeichen in der Rollebene – einzeln oder als komplette Ocular-tilt-Reaktion (d. h. Kopfneigung, vertikale Divergenzstellung der Augen, Augenverrollung) – zeigen eine ipsiversive Auslenkung (ipsilaterales Auge tiefer) bei den sehr seltenen, unilateralen peripher-vestibulären oder den häufigen pontomedullären Läsionen (medialer und superiorer Vestibulariskern) unterhalb der Hirnstammkreuzung. Alle Zeichen in der Rollebene – okulomotorische, perzeptive und posturale – zeigen eine kontraversive Auslenkung (kontralaterales Auge tiefer) bei unilateralen pontomesenzephalen Hirnstammläsionen oberhalb der Kreuzung und weisen auf eine Schädigung des MLF oder des supranukleären Kerns des INC hin. Einseitige Läsionen vestibulärer Strukturen rostral des INC manifestieren sich mit perzeptiven Störungen (Auslenkung der visuellen Vertikalen, SVV) **ohne** begleitende Okulomotorikstörung und Kopfneigung. Ocular-tilt-Reaktionen bei einseitigen paramedianen Thalamusinfarkten (bei 50%) sind durch eine gleichzeitige Läsion im paramedianen rostralen Mittelhirn (INC und riMLF) verursacht. Unilaterale Läsionen des posterolateralen Thalamus können eine thalamische Astasie mit mäßiger ipsi- oder kontraversiver Auslenkung der visuellen Vertikalen auslösen, was auf eine Schädigung der sog. vestibulären Thalamuskerne hindeutet. Einseitige Läsionen des parietoinsulären vestibulären Kortex (PIVC) führen zu meist kontraversiven Auslenkungen der SVV. Pathologische Auslenkungen der SVV treten bei einseitigen Störungen entlang der gesamten VOR-Projektion auf und sind eines der sensitivsten Zeichen bei akuten Hirnstammläsionen (in etwa 90% positiv bei akuten einseitigen Infarkten). Kommt es anstelle eines Funktionsausfalls durch Läsion zu einer Reizung der VOR-Projektion einer Seite, so werden dieselben Effekte ausgelöst – jedoch in entgegengesetzter Richtung. Tritt in der akuten Phase ein torsioneller Nystagmus auf, so ist die rasche Nystagmusphase der tonischen Skew deviation und Augenverrollung entgegen gerichtet.

Ätiologisch handelt es sich bei diesen **einseitigen** Läsionen häufig um Hirnstamminfarkte oder paramediane Thalamusinfarkte, die bis ins rostrale Mittelhirn reichen. Der Verlauf und die Prognose sind auch hier von der Ätiologie der Grundkrankheit abhängig. Bei den häufigen Ischämien ist wegen der zentralen Kompensation über die Gegenseite innerhalb von wenigen Tagen bis Wochen mit einer deutlichen bis vollständigen Rückbildung der Symptome in der Rollebene zu rechnen.

6.2.4 Paroxysmale Hirnstammattacken

Nichtepileptischer Genese sind die meist bei der multiplen Sklerose, selten nach Hirnstamminfarkten auftretenden kurzen, häufigen Attacken mit Schwankschwindel, Ataxie und evtl. Dysarthrie. Provoziert werden sie oft durch Hyperventilation oder plötzliche körperliche Aktivierung (z. B. rasches Aufstehen).

Es handelt sich meist um kurze Schwankschwindelattacken mit Standunsicherheit (Sekunden bis Minuten), die bis zu 100-mal pro Tag auftreten können. Wahrscheinlich kommt es hier zum ephaptischen Überspringen neuronaler Erregungen zwischen teilweise demyelinisierten benachbarten Axonen im Bereich der Brücke und des Brachium conjunctivum. Therapeutisch sind Antikonvulsiva wie Carbamazepin Mittel der ersten Wahl.

Literatur

Baloh RW, Jacobson K, Honrubia V (1993) Horizontal semicircular canal variant of benign positional vertigo. Neurology 43:2542–2549

Bickerstaff ER (1961) Basilar artery migraine. Lancet 1:15–17

Blakley BW (2000) Update on intratympanic gentamicin for Menière's disease. Laryngoscope 110:236–240

Brandt T (1999) Vertigo: Its multisensory syndromes, 2nd edn. Springer, London

Brandt Th, Daroff RB (1980) Physical therapy for benign paroxysmal positional vertigo. Arch Otolaryngol 106:484–485

Brandt T, Dieterich M (1994a) Vestibular paroxysmia: Vascular compression of the 8th nerve? Lancet 343:798–799

Brandt T, Dieterich M (1994b) Vestibular syndromes in the roll plane: Topographic diagnosis from brainstem to cortex. Ann Neurol 36:337–347

Brandt T, Dieterich M (1995) Central vestibular syndromes in roll, pitch, and yaw planes. Topographic diagnosis of brainstem disorders. Neuro-ophthalmology 15:291–303

Brandt Th, Dieterich M, Strupp M (2003) Vertigo, Leitsymptom Schwindel. Steinkopff, Darmstadt

Brandt T, Steddin S, Daroff RB (1994) Therapy for benign paroxysmal positioning vertigo, revisited. Neurology 44:896–900

Büttner U, Helmchen C, Büttner-Ennever JA (1995) The localizing value of nystagmus in brainstem disorders. Neuro-ophthalmology 15:283–290

Claes J, van de Heyning PH (1997) Medical treatment of Menière's disease: a review of literature. Acta Otolaryngol Suppl 526:37–42

Cutrer FM, Baloh RW (1992) Migraine-associated dizziness. Headache 32:300–304

Dieterich M, Brandt Th (1999) Episodic vertigo related to migraine (90 cases): vestibular migraine? J Neurol 246:883–892

Herdman SJ, Tusa RJ, Zee DS, Proctor LR, Mattox BE (1993) Single treatment approaches to benign paroxysmal vertigo. Arch Otolaryngol Head Neck Surg 119:450–454

Ishiyama A, Jacobson KM, Baloh RW (2000) Migraine and benign positional vertigo. Ann Otol Rhinol Laryngol 109:377–380

James A, Thorp M (2001) Menière's disease. Clinical Evidence 5:348–355

Lempert Th, Tiel-Wilck K (1996) A positional maneuver for treatment of horizontal-canal benign positional vertigo. Laryngoscope 106:476–478

Magnusson M, Padoan S, Karlberg M, Johansson R (1991) Delayed onset of ototoxic effects of gentamicin in treatment of Menière's disease. Acta Otolaryngol Suppl 481:610–612

Minor LB, Cremer PD, Carey JP, Della-Santina CC, Streubel SO, Weg N (2001) Symptoms and signs in superior canal dehiscence syndrome. Ann NY Acad Sci 942:259–273

Minor LB, Solomon D, Zinreich JS, Zee DS (1998) Sound- and/or pressure-induced vertigo due to bone dehiscence of the superior semicircular canal. Arch Otolaryngol Head Neck Surg 124:249–258

Møller MB, Møller AR, Jannetta PJ, Sekhar L (1986) Diagnosis and surgical treatment of disabling positional vertigo. J Neurosurg 64:21–28

Neuhauser H, Leopold M, von Brevern M, Arnold G, Lempert T (2001) The interrelations of migraine, vertigo and migrainous vertigo. Neurology 56:436–441

Ophoff RA, Terwindt GM, Vergouwe MN et al. (1996) Familial hemiplegic migraine and episodic ataxia type-2 are caused by mutations in the Ca2+ channel gene CACNL1A4. Cell 87:543–552

Parnes ES, McClure JA (1991) Posterior semicircular canal occlusion in normal hearing ear. Arch Otolaryngol Head Neck Surg 104:52–57

Singleton GT (1986) Diagnosis and treatment of perilymph fistulas without hearing loss. Arch Otolaryngol Head Neck Surg 94:426–429

Schuknecht HF (1969) Cupulolithiasis. Arch Otolaryngol 90: 765–778

Van Cauwenberge PB, De Moor SEG (1997) Physiopathology of H3-Receptors and pharmacology of betahistine. Acta Otolaryngol 526:43–46

Vanucchi P, Giannoni B, Pagnini P (1997) Treatment of horizontal semicircular canal benign paroxysmal positional vertigo. J Vestib Res 7:1–6

Weiller C, May A, Limmroth V et al. (1995) Brain stem activation in spontaneous human migraine attacks. Nat Med 1:658– 660

Yabe T, de Waele C, Serafin M et al. (1993) Medial vestibular nucleus in guinea-pig: histaminergic receptors. Exp Brain Res 93:249–258

Yousry I, Dieterich M, Naidich TP, Schmid UD, Yousry TA (2002) Superior oblique myokymia: Magnetic resonance imaging support for the neurovascular compression hypothesis. Ann Neurol 51:361–368

Weiterführende Literatur (Monographien)

Baloh RW, Halmagyi GM (eds) (1996) Disorders of the vestibular system. Oxford Univ Press, New York Oxford

Baloh RW, Honrubia V (eds) (1990) Clinical neurophysiology of the vestibular system. Davis, Philadelphia

Sehstörungen

H. W. Kölmel

Der kontinuierliche Einsatz des Sehens während des Wachseins, der kontinuierliche Gebrauch der durch das Sehen vermittelten Informationen und die kontinuierliche Aufmerksamkeit für und die entsprechenden Reaktionen auf diese Informationen führen dazu, dass etwaige Störungen schnell, meist unmittelbar mit ihrem Einsetzen registriert werden.

Störungen des Sehens treten auf, wenn die Konstanz dieser Leistung, eine wesentliche Voraussetzung unserer Wahrnehmung und unseres Vertrauens auf sie, durch funktionelle oder strukturelle Läsionen des Gehirns nicht mehr gewährleistet ist.

Solche Störungen machen sich in vielerlei Gestalt bemerkbar – meist pathophysiologisch begründet, oft auch individuell gefärbt. Sie können »negativer« Art sein, wenn plötzlich ein Sehausfall, ein Skotom eintritt; sie können »positiver« Art sein, wenn plötzlich visuelle Wahrnehmungen auftreten, die über das Natürliche oder das Übliche, das Erwartungsgemäße hinausgehen. Von dieser zweiten Form der Sehstörungen wird im Folgenden geschrieben.

7.1 Sehen im blinden Feld

Mehrfach wurde beschrieben, dass Patienten in ihrem jeder Perimetrie nach ausgefallenen Gesichtsfeld rudimentäre visuelle Wahrnehmung hätten (Matthews u. Kennard 1993).

Sie vermochten Lichtreize, die im hemianopen Feld auftauchten, als solche zu registrieren und sogar zu lokalisieren. Als Erklärung hierfür vermutete man ein außerhalb des primären Sehfeldes liegendes, sekundäres, archaisches Feld, das vom Corpus geniculatum oder vom Pulvinar thalami aus über Seitenwege erreicht wird. Diese Formen der Wahrnehmungen sind allerdings nicht unter der Kategorie »paroxysmal« einzuordnen.

Dafür gibt es andere Formen des Sehens im Skotom, in der Regel Folge zentraler Störungen, die durchaus paroxysmal auftreten und den Betroffenen wie den behandelnden Arzt in Verwirrung bringen können. Das macht sich dergestalt bemerkbar, als der Patient in seinem anopen Bereich – sei es im Zentrum oder in der Peripherie des Sehfeldes – plötzlich und oft nur für Bruchteile von Sekunden wahrnehmen und auch erkennen kann. Unmittelbar danach bricht diese Fähigkeit wieder zusammen und die zuvor bestandene Blindheit in diesem Bereich fährt fort zu bestehen. Der Patient sieht z. B. plötzlich in der Zeitung einen Buchstaben, ein Wort oder mehrere hintereinander, kann entsprechend vorlesen, meldet aber unmittelbar danach, dass er nunmehr an gleicher Stelle wieder nichts sehen kann. Solche paroxysmale »positive« Sehfähigkeit weist darauf hin, dass Teilleistungen in den geschädigten Strukturen, die die Anopie hervorgerufen haben, noch möglich sind, wenn auch kurzfristig. Insofern stellt sie im Hinblick auf die Möglichkeit der Rückbildung einer Anopie ein prognostisch günstiges Zeichen dar.

7.2   Visuelle Trugwahrnehmungen

Trugwahrnehmungen entsprechen nicht dem, was allgemein als Realität wahrgenommen und als solches akzeptiert wird.

Sie sind individuelle Fehlwahrnehmungen und können eine demnach »falsche« Realität vortäuschen.

Trugwahrnehmungen treten in der Regel paroxysmal auf.

Seit Esquirols Abhandlungen (1838) trennen wir die Trugwahrnehmungen in die Illusionen und die Halluzinationen. Bei den Illusionen handelt es sich um das Umformungsprodukt von Wahrnehmungen auf äußere Reize, das häufig individuell determiniert ist und nicht zwangsläufig einem pathologischen Phänomen zuzuordnen ist. Die Halluzinationen sind hingegen das Produkt rein endogener und wie sich zeigt eher pathologischer Erregungs- oder Entladungsmuster. In der Regel lassen sie zumindest keinen Bezug von einem äußeren Reiz auf das entsprechende Sinnesorgan erkennen. Wenn wir uns die ursprünglichen Wortbedeutungen von Illusion (frz.) – Täuschung, Einbildung – und von Halluzination (lat.) – faseln, Unsinn reden – vornehmen, so erscheinen diese Definitionen zunächst mehr oder weniger willkürlich. Tatsächlich stößt man auch immer wieder auf Schwierigkeiten, wenn die beiden Begriffe auf ihre Anwendbarkeit in der Praxis geprüft werden sollen. Das gilt vor allem für vestibuläre Trugwahrnehmungen. Das gilt aber auch für manche Formen der visuellen Trugwahrnehmungen, etwa für die visuellen Perseverationen, die in der Regel zu den Illusionen gerechnet werden können, die sich in manchen Ausprägungen aber auch den Halluzinationen zuordnen lassen.

Insgesamt gesehen bewährt sich jedoch die phänomenologische Differenzierung der Trugwahrnehmungen in Illusionen und Halluzinationen – auch vor dem Hintergrund visueller Störungen. Aus klinischer Sicht lassen die beiden Formen visueller Trugwahrnehmungen jeweils typische Eigenschaften erkennen und es ist anzunehmen, dass dieser unterschiedlichen Spezifität auch ein unterschiedliches pathophysiologisches Korrelat zugrunde liegt.

Wir unterscheiden weiterhin zwischen den echten und den Pseudoillusionen oder -halluzinationen. Von echten Trugwahrnehmungen kann sich der Betroffene nicht distanzieren, er ist überzeugt, dass sie der Realität entsprechen, »objektive« Wahrnehmungen sind oder waren. Die Pseudotrugwahrnehmungen erkennt der Betroffene hingegen als nicht der Realität entsprechend, in seinem eigenen Inneren entstanden und handelt entsprechend danach. Auffällig werden Menschen eher, wenn sie echte Trugwahrnehmungen haben. Kann der Patient seine plötzlichen Wahrnehmungen als unwirklich richtig einschätzen, wird er kaum auffällig und berichtet nur selten davon oder nur nach Aufforderung. Unterschieden werden kann schließlich zwischen

- visuellen Trugwahrnehmungen, speziell Halluzinationen, die im physiologischen Gesichtsfeld auftauchen,
- kampinen Halluzinationen und
- extrakampinen Halluzinationen, die außerhalb dieses Gesichtsfeldes auftauchen, etwa hinter dem Betreffenden.

Üblicherweise treten Halluzinationen im physiologischen Gesichtsfeld auf, extrakampine Halluzinationen sind die Ausnahme. Sie werden von Menschen in großer Not oder in Todesangst, etwa in Seenot, berichtet und z. B. wie eine schützende Hand, eine Art Schutzengel erlebt. Sie können auch in der Aura eines epileptischen Anfalls vorkommen, sollen aber offensichtlich besonders häufig bei und charakteristisch für die Lewy-Demenz sein (Harding, Broe u. Halliday 2002). Seitlich oder hinter sich sieht der Patient mehr oder weniger plötzlich etwa Menschen, diese in normaler Größe und ohne Bezug zu ihm, lebt mit ihnen und bleibt von den Trugwahrnehmungen relativ unberührt. Häufig handelt es sich dabei aber um echte Halluzinationen.

Wer sich mit den visuellen Trugwahrnehmungen erstmals beschäftigt, wird zunächst den Eindruck gewinnen, es handle sich um seltene und zumal in der Neurologie um eher unbedeutende Phänomene. Dies rührt daher, dass kein Patient unaufgefordert – sieht man von Ausnahmen ab – über seine Fehlwahrnehmungen berichtet. Manche ignorieren sie einfach oder sind, was man verstehen kann, von anderen Beschwerden oder Symptomen, die das Krankheitsbild beherrschen (z. B. Kopfschmerzen, Gesichtsfeldausfälle, Visusminderung), derart überwältigt, dass sie keinen Sinn für solche Begleitphänomene haben. Andere wiederum befürchten, aufgrund ihrer nicht beherrschbaren und zu Fehlhandlungen verleitenden Trugwahrnehmungen am Rande des Irreseins zu stehen oder für irre gehalten zu werden und vermeiden es deshalb tunlichst, andere Menschen ins Vertrauen zu ziehen. Wer indes sein Ohr nah genug beim Patienten hat und sich durch die zahlreichen diagnostischen Verpflichtungen nicht allzu sehr ablenken lässt, der wird unschwer erfahren, dass Trugwahrnehmungen – und speziell die visuellen – keinen geringen Raum in der Hirnpathologie und so auch in der Neurologie einnehmen. Die Kenntnis über das, was an visuellen Trugwahrnehmungen im Umfeld etwa zentraler Sehstörungen möglich ist, bereichert die diagnostischen Aussagen und führt schließlich auch zu einem besseren Verständnis für das, was buchstäblich in dem Patienten vorgeht, aber auch für das, was ihn ängstigt und was von ihm verarbeitet werden muss.

Die meisten visuellen Trugwahrnehmungen treten innerhalb eines kurzen Zeitrahmens auf, in der Regel wenn sich eine Sehstörung ausbildet oder umgekehrt zurückbildet. Meist dauern sie nur Sekunden oder Bruchteile von Sekunden, selten Tage oder gar Wochen, manche tauchen bevorzugt nachts, andere morgens oder abends auf. Manche entwickeln sich langsam, andere tauchen ganz plötzlich auf oder werden eben plötzlich bemerkt. Ihre nosologische Zuordnung bedarf einer sorgfältigen Semiologie. In der Regel sind weitere Beschwerden und neurologische Befunde heranzuziehen, um sie in das eine oder andere Krankheitsbild richtig einordnen zu können.

Die folgende Liste fasst zusammen, für welche neurologisch-neuroophthalmologischen Erkrankungen visuelle Trugwahrnehmungen besonders typisch sind.

Visuelle Trugwahrnehmungen bei neurologischen Erkrankungen

— Migräne
— Visusreduktion bei neuroophthalmologischen Erkrankungen
— Zentrale Sehstörungen – meist als Folge eines Infarktes der A. cerebri posterior
— Läsionen im Thalamus und oberen Hirnstamm (pedunkuläre Halluzinationen)
— Epilepsien
— Hypnagoge bzw. hypnopompe Zustände, z. B. bei Narkolepsie
— Parkinson-Syndrome
— Demenz

7.2.1 Visuelle Illusionen

Das Spektrum illusionärer Fehlwahrnehmungen, die im Zusammenhang mit Läsionen der Sehbahn auftreten können, ist breit.

Diese Trugwahrnehmungen mögen den Patienten zunächst erheblich erschrecken, sie sind aber in der Regel weniger dramatisch als jene, die unabhängig von Sehbahnschädigungen, nämlich in der Intoxikation, während oder unmittelbar nach Drogenkonsum oder umgekehrt nach Entzug von Drogen, im Delir, und im Rahmen einer Psychose auftreten. Je nach der vorherrschenden Bildstörung

Objekteigenschaft und entsprechende illusionäre Veränderungen

Achse	Bilder schräg oder auf dem Kopf
Entfernung	Pelopsie oder Teleopsie
Größe	Makropsie oder Mikropsie
Form	Metamorphopsie
Farbe	Dyschromatopsie oder Achromatopsie
Helligkeit	Blässe oder Blendung
Bewegung	Zeitlupe oder Zeitraffer
Zahl der Bilder	Diplopie oder Polyopie
Bildlöschung	Perseveration
Gedächtnis	Déjà vu oder Jamais vu

können verschiedene Formen der Illusion unterschieden werden.

So führen Störungen der Achsenwahrnehmung zu schrägen oder auf dem Kopf stehenden Bildern. Sie sind häufig Folge einer zerebellopontinen Störung. Veränderte Wahrnehmung

- der Größe, Makro- oder Mikropsie, weist auf okzipitotemporale Läsionen,
- der Farbe auf okzipitale Läsionen,
- der Helligkeit auf okzipitale oder thalamische Läsionen und
- das Déjà vu oder das Jamais vu weist auf temporomesiale Läsionen hin.

Visuelle Perseveration

Wenn das komplizierte neuronale System der Bildlöschung oder -unterdrückung gestört ist, das in der Retina, im Corpus geniculatum laterale, im Okzipital- und Temporallappen Aufgaben erfüllt, kommt es zu Perseveration.

Unmittelbar nach dem Verschwinden des äußeren Reizes oder nach einer bestimmten Latenz setzt der Eindruck ein, als bestünde dieser Reiz bzw. seine zerebrale Antwort, etwa die Wahrnehmung eines Menschen oder eines Gegenstandes, weiterhin. Die Wahrnehmung besteht als Ganzes, als Teil desselben, unverändert oder verändert, ist aber doch noch als Quelle des Trugbildes erkennbar.

Perseveration einer Wahrnehmung nach Fortfall des entsprechenden Reizes tritt in physiologischer wie pathologischer Form auf. Als physiologische Perseveration sind z. B. die retinalen Nachbilder zu erwähnen, deren ausführliche Untersuchung auf Purkinje zurückgeht. Andere Beispiele physiologischer visueller Perseveration sind die Erinnerungsbilder (Müller 1846), auch die Phänomene der Eidetik (Jaensch 1930) und des Déjà-vu. Das Déjà-vu-Erlebnis vermittelt dem Betroffenen den Eindruck, er habe die Szene schon einmal gesehen. Da es aber allein bei diesem Eindruck bleibt und es nicht zu einem tatsächlichen erneuten oder weiterhin Sehen von gerade Gesehenem kommt, handelt es sich nicht um eine echte Perseveration.

Alle Formen visueller Perseveration treten paroxysmal auf und, wenn sie Folge einer Hirnerkrankung sind, eher halbseitig, kontralateral zum Ort, der geschädigt ist. Viele Patienten sehen das Bild zwar lateralisiert, aber doch fast direkt vor sich –

also nicht etwa in der Peripherie des gestörten Gesichtsfeldes sondern in der Übergangszone zwischen gestörtem oder ausgefallenem und erhaltenem Feld. Feldmann und Bender (1970) waren der Auffassung, dass visuelle Perseveration, ähnlich wie das für Photopsien bekannt ist, nur dann eintreten könne, wenn eine homonyme Hemianopsie in Entwicklung oder in Rückbildung begriffen sei. Sie könne bei komplettem Sehausfall nicht mehr auftreten, weil das sie generierende Substrat damit ausgefallen oder untergegangen sei.

Diese Illusionen werden, je nachdem wie viel Zeit zwischen Sehen der Realität und deren erneutem illusionären Auftauchen verstreicht, in unmittelbare Perseveration, in Palinopsie und in halluzinatorische Palinopsie unterteilt (Bekeny u. Peter 1961; Kölmel 1982). Visuelle Perseveration mit seinen unterschiedlichen Facetten wurde bei zahlreichen neurologischen Erkrankungen beschrieben, so im Rahmen einer Epilepsie (Swash 1979), bei intrakraniellen Raumforderungen (Critchley 1951), Hirninfarkt (Kömpf u. Mitarb. 1983), Migräne (Klee u. Willanger 1966) oder nach Hirntrauma (Kinsbourne u. Warrington 1963). Die Hirnschädigung ist häufiger rechts und überwiegend okzipital lokalisiert, visuelle Perseveration wird aber sicher nicht von einer einzelnen spezifischen Hirnregion generiert.

Unmittelbare Perseveration. Die unmittelbare Perseveration wurde von Le Beau und Wollinetz (1958) zu Recht als die eigentliche »persévération visuelle« bezeichnet.

Das Objekt verschwindet aus dem Gesichtsfeld entweder aufgrund seiner Eigenbewegung oder aufgrund der Blickbewegung des Betreffenden, taucht aber unmittelbar danach erneut auf, so dass eine Kontinuität der Wahrnehmung von Realität und Illusion eintritt. Das perseverierte Bild tritt so plastisch, mit solcher Deutlichkeit auf, verdeckt zumal die im gleichen Gesichtsfeldbereich liegenden realen Objekte, dass verständlich wird, warum der Patient zunächst meint, er nehme damit Außenwelt, Realität wahr. Konturen und Farben des Trugbildes entsprechen ungefähr jenen des Originals. Das perseverierte Bild hält sich allerdings an die Koordinaten der Retina. Jedenfalls verhält es sich wie ein retinales Nachbild und wird synchron mit den Augen transloziert. So neigt sich das perseverierte Bild, wenn der Kopf geneigt wird. Normalerweise zeigt es keine Eigenbewegung, Bilder, die sich gleich dem Original bewegt haben sollen, sind aber beschrieben worden (Cleland, Saunders u. Rosser 1981). Nach Minuten, meist jedoch früher, oft schon nach wenigen Sekunden, verschwindet das Trugbild plötzlich, nachdem kurz zuvor seine Farben blasser und seine Umrisse undeutlicher geworden sind. Die Verwandtschaft zu physiologischen Nachbildern, speziell zu den sog. Blendungsbildern, ist nicht zu übersehen und es wäre denkbar, dass verlängerte Nachbildzeiten, etwa als Ausdruck einer unvollständigen Hemmung, ihren Beitrag zum Entstehen visueller Perseveration leisten. Untersuchungen über das Verhalten der Nachbilder bei Patienten mit visueller Perseveration ergaben allerdings keine übereinstimmenden Befunde. Man fand entweder keine (Bender, Feldman u. Sobin 1968) oder im Gegenteil auffallend verlängerte Nachbildzeiten (Blythe u. Mitarb. 1986). Gleich welche Einflüsse etwa verlängerte Nachbildzeiten auf die unmittelbare Perseveration haben sollten, bestehen doch zwischen beiden charakteristische Unterschiede:

- Nachbilder erscheinen vor hellem Hintergrund in den Gegenfarben, die Trugbilder sollen hingegen unabhängig von dem als Projektionsfläche dienenden Hintergrund in den originalen Farben auftauchen.
- Perseverierte Bilder können, wenn auch nur stereotyp, Eigenbewegung zeigen. Nachbilder sind immer unbeweglich. Während diese von der Intensität und der Dauer des originalen Reizes abhängig sind, lassen jene solchen Zusammenhang nicht erkennen.

Palinopsie. Palinopsie heißt »erneut sehen« und bedeutet, dass zwischen real gesehenem Bild und dessen erneutem, dann illusionärem Auftauchen eine bestimmte Zeit vergeht.

Diese Zeit kann Sekunden bis Stunden, selten bis Tage dauern. Die Palinopsie entspricht ebenso wie die unmittelbare visuelle Perseveration so sehr dem tatsächlichen Seheindruck, dass der Patient zunächst nicht entscheiden kann, was nun Realität und was Palinopsie ist. Blickbewegung löscht die Trugwahrnehmungen nicht aus, im Gegenteil, sie wandern synchron mit dem Blick oder tauchen immer wieder dort auf, wohin sich der Blick gerade konzentriert.

Jede einzelne Episode kann bis Minuten andauern und sich gelegentlich über einen ganzen Tag hinziehen. Meist werden nicht ganzheitliche Bilder sichtbar, es sind nur bestimmte Details, die gesehen werden: ein Kopf, ein Auge, ein Arm, ein Schild. Die Auswahl der gesehenen Details ist nicht wahllos, immer erscheinen für den Patienten oder für die jeweilige Situation, in der er sich befindet, bedeutungswichtige Teile. Die Wahrnehmungen lassen im Gegensatz zu den physiologischen Nachbildern keine Größenveränderung in Abhängigkeit zur Entfernung der Projektionsfläche erkennen, eher passen sie sich der jeweiligen Umgebung an. Häufig ergeben sich wie durch Zufall sinnvolle Zusammenhänge mit der gegenwärtigen Situation und mit der tatsächlichen Umgebung, was den Betroffenen irritiert und seine Möglichkeit der Zuordnung der Wahrnehmung als Illusion erschwert (Kölmel 1982; Kömpf et al. 1983).

⟩ **Kasuistik**

Die 68 Jahre alte Patientin (◻ Abb. 7.1a,b) hatte eine homonyme Hemianopsie nach rechts als Folge eines links okzipital gelegenen Hirninfarktes erlitten. Sie erholte sich relativ gut davon, das Sehen war partiell im rechten Gesichtsfeld wieder möglich. In den ersten sechs Krankheitsmonaten erlebte sie immer wieder Zustände von Palinopsie. So berichtete sie z. B.: »Als ich nach der Kaffeekanne suchte, um einem Gast, der sich gerade an der Tür angemeldet hatte, einzuschenken, war es mir zunächst unmöglich, die eigentliche Kanne zu finden. Wo ich auch suchend hinblickte, auf den Stuhl, den Schrank, den Tisch, überall tauchte die Kaffeekanne auf, ohne dass sie sich tatsächlich dort auch befunden hätte. Ähnliche Täuschungen erlebte ich manchmal mehrmals am Tage.«

Dieses auffällige Verhalten der Palinopsie hat Pötzl (1954) als kategoriale Einordnung bezeichnet. Möglich wäre, dass die kategoriale Einordnung allein die Folge einer bestimmten Blicklogik darstellt. Man sucht eben die Kaffeekanne nur dort, wo sie auch stehen könnte, das Taxischild, wo es üblicherweise angebracht ist. Obwohl hierzu keine entspre-

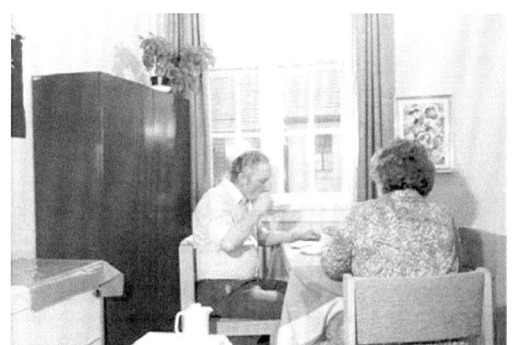

a

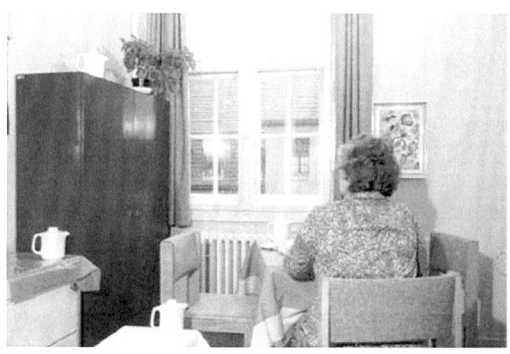

b

◘ Abb. 7.1a,b. Häusliche Situation einer Patientin: **a** Situation vor der Suche nach der Kaffeekanne. **b** Der Ehemann lässt den Gast herein. Die Patientin sucht nach der Kaffeekanne, um dem Gast einzuschenken. Überall wo sie hinsieht, taucht die Kanne auf

chenden Beobachtungen vorliegen, wäre anzunehmen, dass die Palinopsie ihre Koordinaten konstant hält und ihre kategoriale Ordnung beibehält, auch wenn der Kopf schräg gehalten wird. Jedenfalls weisen solche Eigenheiten darauf hin, dass nicht retinale Nachbilder bei ausgefallener Hemmung oder Löschung wahrgenommen werden, sondern dass auch von der Retina unabhängige, hirneigene Prozesse Palinopsie generieren.

Verschiedene kasuistische Mitteilungen lassen erkennen, wie unterschiedlich die Pathogenese visueller Perseveration sein kann: Epilepsie, intrakranielle Raumforderung, Hirninfarkt, Migräne, Hirntrauma. Die Hirnschädigung liegt immer kontralateral zur Seite der Perseveration, falls sie lateralisiert auftritt, und bevorzugt liegt sie offensichtlich auf der rechten Hemisphäre. Critchley nennt als Ort der Schädigung das Okzipitalhirn, Le Beau und Wollinetz (1958) lokalisieren die Schädigung okzipital und in angrenzenden Hirnregionen. Computertomographiebefunde ergeben immer okzipitale, daneben auch okzipitoparietale und vor allem okzipitotemporale Hirnläsionen (Cleland, Saunders u. Rosser 1981; Kölmel 1982). Zu vermuten ist, dass der Pathomechanismus für die verschiedenen Formen visueller Perseveration nicht identisch und dementsprechend auch nicht an ein bestimmtes Schädigungsmuster gebunden ist.

Halluzinatorische Palinopsie. Selten verlängert sich das Intervall zwischen tatsächlicher Wahrnehmung und illusionärem Wiederauftreten auf Tage bis Wochen.

In solch einem Fall kann man kaum noch den terminologischen Zusammenhang mit Illusion feststellen. Pötzl prägte deshalb den Begriff der halluzinatorischen Palinopsie (Pötzl 1954). Solche Palinopsien werden durch Kopf- oder Blickbewegungen gelöscht, was weniger für Perseverationsbilder als eher für komplexe Halluzinationen typisch ist.

Visuelle Perseveration und Epilepsie. Wie bei den Photopsien und den komplexen visuellen Halluzinationen ergeben sich Schwierigkeiten, wenn es darum geht, eine Abgrenzung zwischen visueller Perseveration, epileptischer und nichtepileptischer Genese vorzunehmen.

Swash (1979) beschreibt zwei Patienten, die während eines fokalen epileptischen Anfalls visuelle Perseveration erlebten. Ihr Gesichtsfeld war nicht eingeschränkt. Aus den Beschreibungen geht nicht hervor, ob die Perseveration lateralisiert, also auf ein bestimmtes Gesichtsfeld beschränkt war. Eher ist zu vermuten, dass dies nicht der Fall war. Das gleiche gilt für zwei Patienten, die Critchley (1951) beschrieben hat: visuelle Perseveration als Aura eines fokalen epileptischen Anfalls ohne Lateralisation und ohne Gesichtsfelddefekt. Aus den genannten Beispielen lässt sich folgern, dass visuelle Perseveration, wenn sie nicht lateralisiert ist und nicht in Verbindung mit einem homonymen Gesichtsfeldausfall auftritt, am ehesten als Aura eines epileptischen Anfalls zu werten ist. Visuelle Perseveration, die lateralisiert und auf der Seite auftaucht, auf der der Gesichtsfeldausfall besteht, lässt eher ein nichtepileptisches Phänomen vermuten, ein von anderen positiven motorischen oder sensorischen Entäußerungen unabhängiges, isoliert auftretendes Phänomen, welches nicht den Eindruck einer kortikalen Erregungsausbreitung vermittelt. Entweder handelt es sich dann um den Ausdruck der Erregung einer bestimmten Neuronenkette oder, wie Kinsbourne und Warrington (1963) vermuten, um jenen der mangelnden Hemmung.

Polyopie. Mehrfaches Sehen eines selben Objektes stellt häufig eine Sonderform der visuellen Perseveration dar.

Der Patient sieht plötzlich ein foveal fixiertes Objekt mehrmals, nicht wahllos im Raum verteilt, sondern perlschnurartig aneinandergereiht (Kömpf et al. 1983). Das Phänomen wird möglich, wenn sich das fixierte Objekt oder der Patient bewegen. Augenbewegungen allein rufen es nach unserer Erfahrung nur ausnahmsweise hervor. Je nach Geschwindigkeit der Bewegung und je nach Ausmaß der Schädigung kann das Objekt zweimal oder mehrmals gleichzeitig auftauchen. Die Entfernungen der äußeren Bilder dieser Sequenz entsprechen der Entfernung, die der Patient oder das Objekt zurückgelegt haben, oder aber der Winkelgröße der Blicksakkade. Eines der äußeren Bilder entspricht dem ursprünglichen, das andere dem neuen und tatsächlichen retinalen Abbildungspunkt. So versteht sich, warum die außen liegenden Bilder kräftiger, die zwischen ihnen liegenden, identischen und größengleichen Bilder in Farbe und Kontur schwächer als das Original sind.

Entweder hat sich unmittelbar zuvor das Objekt im Gesichtsfeld bewegt oder der Patient führte gerade eine Blickbewegung durch. Die Zahl der perseverierten Bilder und die Dichte ihrer Stellung stehen im Zusammenhang mit der Schnelligkeit der jeweiligen Bewegung. Zur Pathophysiologie der Polyopie gibt es keine klaren Vorstellungen. Während der Sakkade wird normalerweise das letzte Retinabild gelöscht, damit die ungehinderte Aufnahme des aktuell fixierten Bildes möglich wird. Dieser Löscheffekt scheint gestört zu sein, der teils als Funktion der Retina aber auch über andere Mechanismen, z. B. über Weckreaktionen oder als Folge der Augenbewegungen erklärbar ist. Überstarke und besonders langanhaltende Nachbilder können das ihre dazu beitragen.

Eine lokalpathologische Zuordnung des Phänomens gelingt im Einzelfall kaum. Häufig tritt es in einem frühen Stadium zentraler Sehstörungen auf, häufig auch, wenn sich eine solche Sehstörung zurückbildet, z. B. nach Hypoxie, nach Rückbildung eines Hirnödems.

Monokulare Diplopie. Diplopie ist gewöhnlich die Folge von Augenmuskelparesen.

Wenn ein Auge geschlossen wird, dann verschwindet ein Bild und entsprechend wird nur noch das Bild des anderen Auges, also keine Diplopie mehr gesehen. Monokulare Diplopie bleibt auch dann bestehen, wenn ein Auge geschlossen wird. Wenn keine pathologischen Befunde am Auge selbst zu erheben sind und der Patient dennoch über monokulare Doppelbilder klagt, sollte man erst nach Ausschluss einer Erkrankung der zentralen Sehbahn an eine weitere Möglichkeit, etwa an ein Konversionssyndrom denken.

Es gibt wenige Berichte in der Literatur, dennoch ist das Phänomen nicht ganz so selten. Das Doppelbild erscheint unmittelbar neben dem realen: Es erscheint immer seitlich in Richtung des relativen oder absoluten Gesichtsfeldausfalles, außerdem nicht immer horizontal, sondern gelegentlich auch nach oben oder unten versetzt. Der Gesichtsfeldausfall muss nicht groß sein, selbst im Bereich parazentraler Skotome wurden monokulare Doppelbilder beobachtet (Safran u. Mitarb. 1981). Vorstellbar wäre, dass der Erregungslauf im visuellen Kortex einer physiologischen Hemmung entbehrt oder durch eine Schädigung des Markes, eine Undichtigkeit im Leitungssystem die Auftrennung in einen originalen und einen pathologischen parallelen Kanal erfährt. Denkbar wäre auch, dass die Polyopie die Projektion retinaler Neurone zu verschiedenen konkurrierenden Zentren des visuellen Kortex sichtbar werden lässt.

7.2.2 Visuelle Halluzinationen

Visuelle Halluzinationen können einfacher oder komplexer Natur sein.

Die einfachen Halluzinationen, häufiger als Phosphene oder Photopsien bezeichnet, beinhalten die Wahrnehmung von

- farbigen oder farblosen
- Punkten, Sternen, Strichen, Kurven, Kreisen, Blitzen, Flammen,
- einzeln oder in Mehrzahl,
- identisch oder unterschiedlich geformt,
- gruppiert oder diffus in einem Teil des Gesichtsfeldes oder im gesamten Gesichtsfeld verteilt.

Komplexe Halluzinationen beinhalten die Wahrnehmung einzelner Bilder, Personen oder Gegenstände, unbewegt oder in bewegten Abfolgen oder ganzen Szenen. Visuelle Halluzinationen als Folge neuroophthalmologischer Erkrankungen werden meist als unreal erkannt und sind ihrer Natur demnach Pseudohalluzinationen. Dennoch können etwa vorübergehende Veränderung des Bewusstseins oder ungenügende visuelle Abgleichung des Gesehenen mit der Umwelt, etwa bei okulärer, retinaler oder zentraler Amblyopie oder Anopie, die Fähigkeit des Patienten einschränken, Echtheit von Trug zu unterscheiden. Im letzteren Fall gerät er in Versuchung, sich so zu verhalten, als ob das Gesehene der Realität entspräche, zumal wenn es sich um komplexe Halluzinationen handeln sollte.

Photopsien

Photopsien, auch als Phosphene oder Photome bezeichnet, treten bei verschiedenen Erkrankungen auf.

Bevor eine neurologische Ursache in Betracht gezogen wird, sollten ophthalmologische Erkrankungen oder Intoxikationen bzw. Nebenwirkungen von Medikamenten ausgeschlossen sein. Einige systematische Untersuchungen zu Photopsien finden sich bei Gloning und Mitarbeitern (1967) und bei Kölmel (1984).

Photopsien bei Migräne. Von den verschiedenen visuellen Symptomen, die eine Migräne einleiten oder begleiten können (Photopsien, komplexe Halluzinationen, Dysmorphopsien, Perseveration), erlangte schon früh das so genannte Fortifikationsmuster besondere Beachtung (Charcot 1886).

Dieses Muster setzt sich aus meist unbunten, sehr hellen und leicht oszillierenden Strichen zu einem Zackenkranz zusammen (◘ Abb. 7.2). Er beginnt ganz klein, konzentrisch, in unmittelbarer

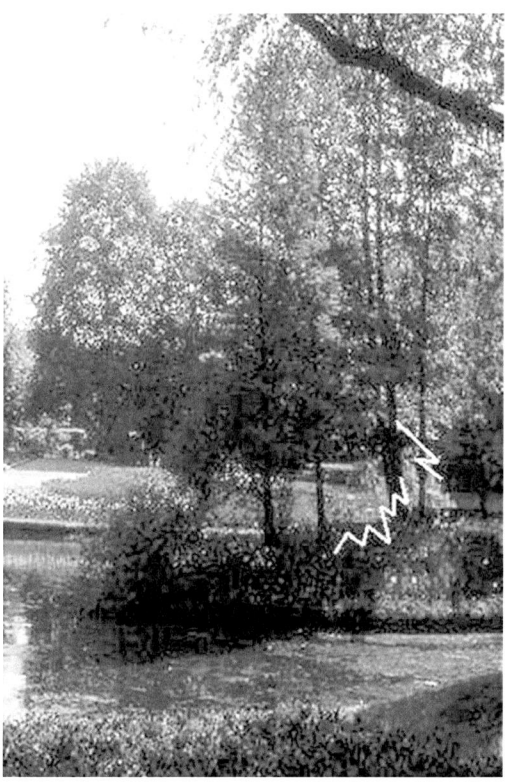

◘ Abb. 7.2. Fortifikationslinien im rechten Gesichtsfeld etwa acht Minuten nach Beginn der visuellen Aura einer Migräne

Nähe der Fovea, stört dort erheblich das Sehen, vermittelt den Eindruck, man habe einen Fremdkörper im Auge, und ist zunächst in seiner endgültigen Form nicht richtig zu erkennen. Erst wenn er sich aus dem zentralen Gesichtsfeld herausbewegt hat und – zunächst langsam, dann immer schneller und größer werdend – der Peripherie des Gesichtsfeldes zustrebt, erkennt man sein Zackenmuster richtig.

Die Photopsien sind häufiger derart blendend, grell, weiß, also farblos, dass dem Patienten meist nur diese Eigenschaften in Erinnerung bleiben. Genaue Beobachtungen lassen auch farbige Anteile der Photopsien erkennen.

Nach 15–20 min sind sie verschwunden. Unmittelbar hinter sich ziehen sie ein schmales Skotom her. Noch während der Photopsien, meist aber kurz danach treten kontralateral Schläfenkopfschmerzen auf. Viele solcher Auren verlaufen auch, ohne dass Kopfschmerzen nachfolgen. Die regelmäßigen Winkel und Striche der Fortifikations-linien entsprechen einer funktionellen Struktur des visuellen Kortex, hier besonders der Area V1 (Corwey u. Rolls 1974; Richards 1971). Die Störung in Form andauernder Entladung beginnt unmittelbar im Bereich der fovealen Repräsentation, erfasst die benachbarten Regionen und breitet sich mit kontinuierlicher, gleichbleibender Geschwindigkeit über den primären visuellen Kortex aus. Die subjektiv wahrnehmbare Beschleunigung und Vergrößerung der Photopsien ergibt sich aus der anatomischen Besonderheit, dass sich die Neurone im kortikalen Bereich in gleichförmiger Konzentration geschichtet finden, im retinalen Bereich aber eine hohe Konzentration foveal und eine abnehmende Konzentration peripher aufweisen.

Die visuelle Aura der Migräne mag durch eine zerebrale Ischämie ausgelöst sein, ihr weiterer Ablauf ist jedoch Ausdruck eines rein neuronalen Phänomens, nämlich einer anfänglichen Entladungsaktivität und einer anschließenden Erschöpfungsdepolarisation (»spreading depression«; Leao 1945). So zieht der zur Gesichtsfeldperipherie strebende Zackenkranz eine teils schmale, teils aber auch sehr breite, leicht flimmernde Zone hinter sich her, in deren Bereich nichts gesehen werden kann. Dieses Skotom, das subjektiv wie durch Blendung entstanden erlebt und deshalb auch in Zusammenhang mit der regelmäßig einsetzenden Lichtempfindlichkeit gebracht wird, weitet sich bisweilen zu einer homonymen Hemianopsie aus.

Nicht immer gelingt die Zuordnung der Photopsien zu einer Migräne. Die Übergänge können fließend sein.

 Kasuistik

Silva B. leidet seit ihrer Kindheit unter typischer Migräne. In ihrem 15. Lebensjahr macht sie eine vornehmlich okzipital lokalisierte Enzephalitis durch, deren Genese nicht geklärt werden kann. Sie erholt sich von der schweren Erkrankung, es bleibt eine leichte Ermüdbarkeit des zentralen Sehens zurück und bildmorphologisch eine Vergrößerung der okzipitalen Gyrierung. Silva erlebt seit dieser Enzephalitis täglich Photopsien in ihrem linken Gesichtsfeld. Sie zeichnet (◘ Abb. 7.3a,b) und schreibt: »Das Flimmern kann in allen Bereichen meines Gesichtsfeldes, überwiegend aber auf der linken Seite auftreten. Mal sind es größere, mal kleinere Bereiche, selten auch die ganze Hälfte, die davon eingenommen wird. Es besteht aus vielen kleinen farbigen Pünktchen, die unterschiedlich aufblinken. So entsteht ein heilloses Durcheinander. In diesem Bereich kann ich dann nichts sehen, der übrige Teil des Gesichtsfeldes ist scharf. Ich muss aber meine Arbeit abbrechen und warten, bis alles vorbei ist, weil ich derart von dem Flimmern abgelenkt werde. Das kann manchmal Sekunden, manchmal bis zu 15 Minuten dauern. Wenn das Flimmern auf der rechten Seite auftritt, muss ich besonders vorsichtig sein und mich stark konzentrieren. Jetzt besteht die Gefahr, dass ich das Bewusstsein verliere und einen Grand mal erleide. In den vier Jahren seit meiner Erkrankung ist dies vier Mal passiert.«

Die Interpretation der Symptome ist nicht einfach. Ohne Kenntnis der Tatsache, dass die Patientin eine okzipitale Enzephalitis durchgemacht hat, wäre sie noch schwieriger. Dann könnte man z. B.

▼

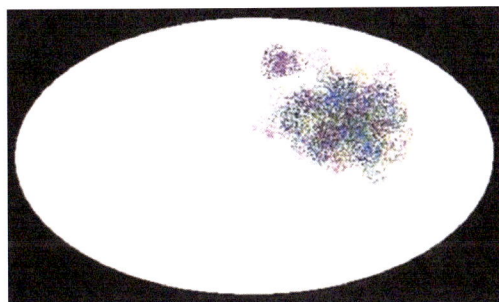

a

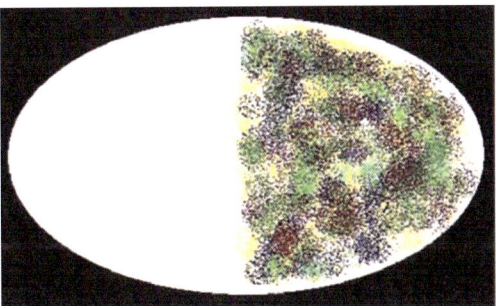

b

◘ **Abb. 7.3a,b.** Photopsien **a** im rechten Gesichtsfeld als fokaler epileptischer Anfall; **b** sie füllen jetzt fast das gesamte rechte Gesichtsfeld aus, ein Grand Mal droht

annehmen, es handle sich um eine idiopathische okzipitale Epilepsie des Jugendalters. Möglich erscheint, dass die Photopsien, wenn sie auf der linken Seite auftauchen, Symptom einer Migräne, wenn sie auf der rechten Seite auftauchen, Symptom einer fokalen Epilepsie sind.

Photopsien im hemianopen Feld. Ein Großteil der Patienten mit Okzipitalhirninfarkt können über Photopsien im hemianopen Feld berichten.

Gelegentlich gehen diese Photopsien dem Gesichtsfelddefekt auch voraus. Die Photopsien sind meist geometrisch geformt, manche einfarbig, manche bunt, andere in hellem Weiß oder auch in Grau. Sie können über Stunden einzeln oder in Gruppen oder kurzfristig wie ein Feuerwerk erscheinen. Unter der Vielfalt der Photopsien fällt eine Gruppe auf, die immer wieder von Patienten beschrieben wird. Dabei handelt sich um sehr helle, fast blendende Vier- oder Sechsecke, deren Flächen die Grundfarben Blau, Gelb, Rot und Grün tragen und die sich charakteristischerweise zu einem Muster zusammensetzen (◘ Abb. 7.4a–d). Sie spiegeln offensichtlich eine funktionelle Architektonik

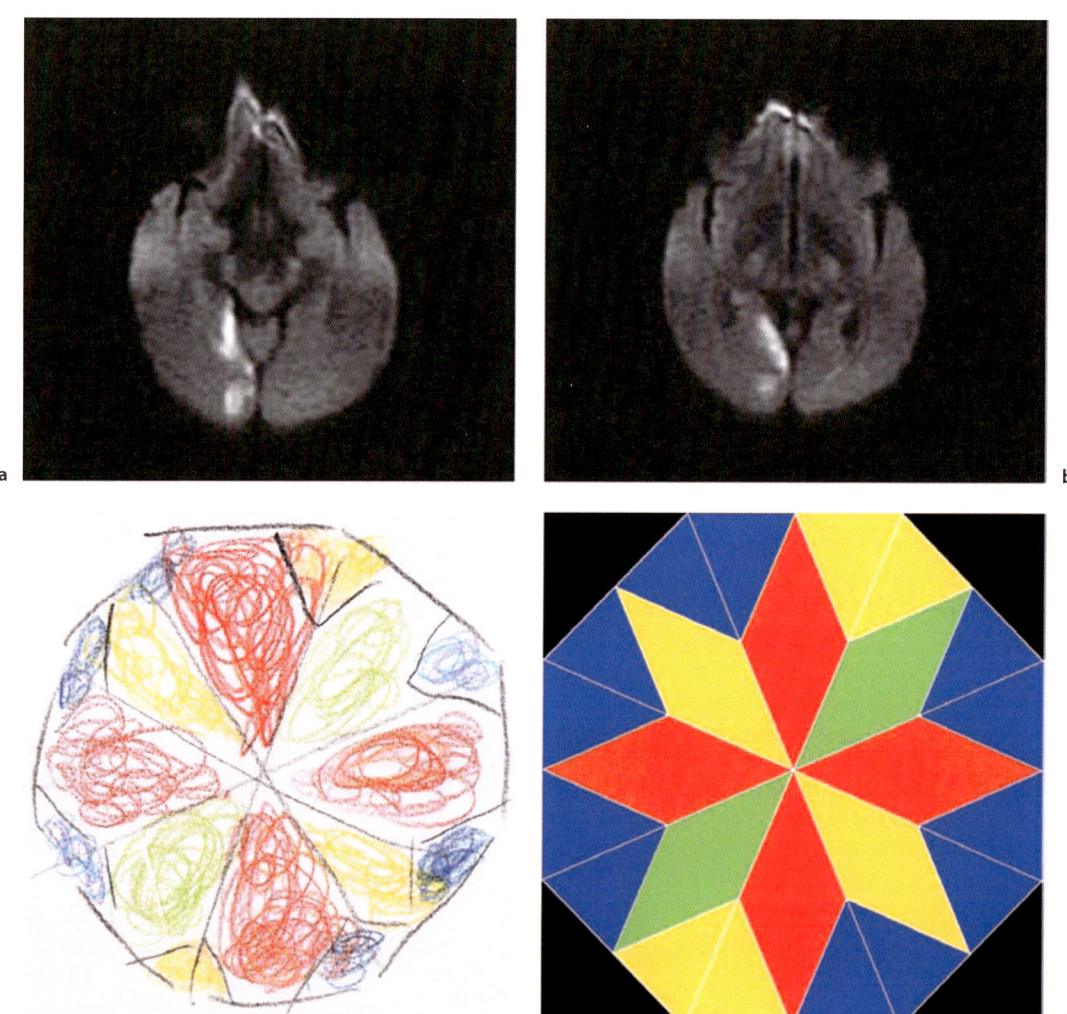

◘ **Abb. 7.4a–d.** Okzipitomesialer Hirninfarkt rechts. **a–b** MRT des Kopfes mit DWI-Wichtung; **c** Photopsien des Patienten im linken Gesichtsfeld, Zeichnung des Patienten; **d** Umsetzung der Zeichnung

des visuellen Kortex wieder, mit Erregung mindestens orientierungs- und farbkodierender Neurone. Ihr Erscheinen weist auf noch funktionsfähiges Substrat hin und tatsächlich gelten sie auch, zumindest solange sie auftreten, als ein prognostisch günstiges Zeichen (Kölmel 1984). Wie sie nosologisch eingeordnet werden sollen, ist unklar. Es könnte sich um Immediatanfälle, d. h. fokale epileptische Anfälle, dann allerdings häufig um den Status solcher Anfälle handeln. Auf der anderen Seite wurde nie berichtet, dass sich aus solchen Anfällen etwa ein Grand Mal entwickelt hätte. Schließlich gelten solche Photopsien nicht als Hinweis darauf, dass sich hier später eine Epilepsie entwickeln könnte. Wahrscheinlich sind diese Photopsien eher wie jene bei Migräne zu interpretieren, die Ausdruck einer lokal begrenzten, sich selbst limitierenden Erregung sind.

> **Kasuistik**
> Der 72 Jahre alte pensionierte Lehrer nimmt eines Nachts plötzlich in seinem linken Gesichtsfeld grelle bunte Photopsien wahr (◨ Abb. 7.5). Die Photopsien erscheinen räumlich in Mustern von nebeneinander liegenden Pyramiden, wobei jede Seite der Pyramide entweder die Farbe Rot, Grün oder Gelb trägt. Die Photopsien tauchen blitzartig und
> ▼

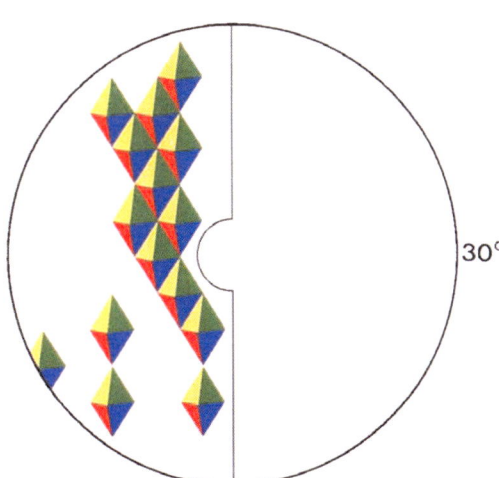

◨ **Abb. 7.5.** Blendend helle, farbige Muster im linken Gesichtsfeld unmittelbar vor Einsetzen einer homonymen Hemianopsie links bei Infarkt im Versorgungsgebiet der A. cerebri posterior rechts

für Bruchteile von Sekunden mit größter Helligkeit in verschiedenen Bereichen des Gesichtsfeldes auf, häufiger in der Nähe des zentralen Sehens. Von den durch nichts beeinflussbaren Wahrnehmungen auf das Äußerste geplagt und beunruhigt, begibt sich der Mann in die Notaufnahme eines Krankenhauses. Alle Befunde sind normal. Am nächsten Morgen besteht eine homonyme Hemianopsie links, die Photopsien treten nur noch vereinzelt auf. Die Bildgebung des Gehirns lässt jetzt einen rechtsseitigen, relativ kleinen Hirninfarkt der Kalkarina erkennen.

Ist die Hemianopsie komplett ausgebildet und schon über Wochen bestehend, dann treten keine spontanen Photopsien mehr auf. Sollte dies doch der Fall sein, muss pathoätiologisch an fokale epileptische Anfälle gedacht werden.

7.2.3 Komplexe Halluzinationen

Komplexe Halluzinationen und Epilepsie
Solche Halluzinationen können ausgesprochen vielfältig sein, wenngleich der einzelne Patient im Anfall immer wieder dieselben, »seine« Halluzinationen wahrnehmen kann.

Ändert sich das Bild der Halluzination, muss von einer hirnmorphologischen Veränderung, etwa einer Größenzunahme des Tumors ausgegangen werden. Manche Halluzinationen beginnen als Photopsien, dann in der Regel halbseitig, und wandeln sich im Laufe des Anfalls in komplexe Wahrnehmungen, dann in der Regel im gesamten Gesichtsfeld, was einer von okzipital nach temporal gehenden Erregungsausbreitung entspricht. Häufig sind die halbseitig erscheinenden Photopsien von einer tonischen nach homolateral versiven Augenbewegung gefolgt. Die Patienten geben dann manchmal an, sie würden die Photopsien beobachten wollen. Die tonische Bewegung ist aber eher unwillkürlich, ein Hinweis für die Ausbreitung der kortikalen Erregung und damit ein Zeichen, dass eine Generalisation bevorsteht. Erscheinen die epileptischen Halluzinationen primär als komplex, dann ist häufig keine Lateralisation zu erkennen. Die Patienten, die primär komplexe visuelle Halluzinationen wahrnehmen, verlieren auch schneller das Bewusstsein als jene, deren Aura zunächst mit Photopsien beginnt.

Die Pathogenese solcher Halluzinationen ist vielfältig, am häufigsten sind die epileptischen visuellen Halluzinationen Folge von Hirntraumen, Hirnblutungen oder – seltener – Hirninfarkten oder Tumoren.

> ### Kasuistik

Der 17-Jährige Oliver K. befindet sich auf dem Nachhauseweg in einer ihm wenig bekannten Stadt. Jugendliche, die er nach dem Bahnhof gefragt hatte, verfolgen ihn. Er versucht, in einer Telefonzelle Schutz zu finden. Vergebens, sie zerren ihn heraus und schlagen ihn mehrmals mit einem Baseballschläger. Am nächsten Tag bringt die Mutter den somnolenten Sohn in das Krankenhaus. Ein unter der Impressionsfraktur sich ausgebildetes subdurales Hämatom muss operativ ausgeräumt werden (Abb. 7.6).

Etwa drei Monate später erlebt er seinen ersten epileptischen Anfall: Im rechten Gesichtsfeld taucht plötzlich eine runde, farbige Scheibe auf, sie vergrößert sich konzentrisch durch weitere Scheiben, die sich jeweils gegeneinander drehen. Plötzlich nimmt die äußerste Scheibe eine zackenförmige Gestalt an und fast synchron erscheint im Zentrum der Kreise der Gegenstand, den er kurz vorher gesehen hat, häufig auch eine Telefonzelle (Abb. 7.7a–f). In diesem Augenblick verliert er das Bewusstsein. Der Anfall beginnt zunächst rein fokal mit Photopsien in einem Halbfeld, die in ver-

▼

schiedenen kontralateral gelegenen visuellen Feldern generiert werden, breitet sich dann plötzlich, erkennbar an der Palinopsie, zum Temporallappen aus und wird zum komplex fokalen Anfall.

Die Tatsache, dass Erlebnisinhalte, die unmittelbar oder in Verbindung mit dem Trauma eine meist entscheidende Rolle gespielt haben, in der visuellen Aura erneut gesehen werden, hat Pötzl (1954) als »Erregungsfang« bezeichnet. Eine bestimmte Szene hat sich eingebrannt und wird schneller als alles andere immer wieder abgerufen.

Vereinzelt treten aber auch epileptische visuelle Halluzination auf, ohne dass ein hirnmorphologisches Korrelat gefunden wird. Bei den idiopathischen photosensitiven Okzipitallappenepilepsien werden die Anfälle häufig durch Flickerlicht oder ähnlich schnell wechselnde Lichtintensitäten ausgelöst. Die Anfälle beginnen mit grell farbigen kleineren und größeren Punkten, meist mehr in der Peripherie des Gesichtsfeldes, oft zunächst in kleinerer Gruppe. Dann breiten sie sich schnell aus, es kommt zu weiteren Symptomen, Blickdeviation, Symptomen des Temporallappens und häufig auch zu Kopfschmerzen.

Charles-Bonnet-Syndrom

Augenerkrankungen, die zu einer schweren beidseitigen Visusreduktion führen, reduzieren zwangsläufig den physiologischen Fluss visueller Stimuli oder bringen ihn auch vollends zum Erliegen.

Die dann relativ häufig auftretenden Halluzinationen werden unter dem Begriff des »Charles-

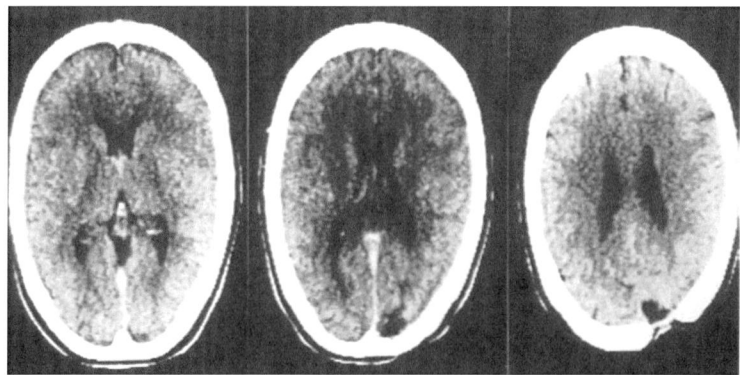

 Abb. 7.6. Okzipitoparietale Hirnkontusion links nach Gewalttrauma

Bonnet-Syndroms« zusammengefasst. Bonnet beschrieb Mitte des 18. Jahrhunderts die Halluzinationen seines augenkranken Großvaters und das Schicksal wollte es, dass Bonnet selbst im vorgerückten Alter und bei erheblicher Sehminderung solche Halluzinationen wahrnahm (Berrios u. Brock 1982). Unter dem Charles-Bonnet-Syndrom sollte man nur jene visuellen Halluzinationen verstehen, die bei Menschen aufgrund ihrer ausgeprägten, erworbenen Sehschwäche auftreten. Aufgrund der auffälligen Verbindung der Halluzinationen mit einer den Visus beeinträchtigenden Augenkrankheit wurde im französischen Schrifttum auch der Begriff der »hallucination des ophthalmopathes« geprägt. Es handelt sich keinesfalls um ein seltenes Phänomen, auch die Beschränkung auf alte Menschen besteht im Grunde nicht. Warum gerade die Halluzinationen älterer Menschen die Aufmerksamkeit auf sich ziehen, mag daran liegen, dass sich ältere Menschen schwerer tun, die Halluzinationen als irreal zu identifizieren, dass sie häufiger auch danach handeln und dann auffällig werden. Olbrich (1987) meint, die im Alter häufiger zu beobachtende Vigilanzminderung sei für die Halluzinationen auslösend. Das ist fraglich, ebenso die Auffassung, dass die Halluzinationen auf das Vorliegen einer Demenz hinweisen. So treten Halluzinationen auch bei vielen jüngeren Menschen mit Späterblindung auf, bei denen man keine Veranlassung hat, eine altersbedingte etwa auf dem Boden einer Arteriosklerose beruhende Hirnerkrankung anzunehmen. Eine tiefenpsychologische Interpretation, sowohl was die Tatsache des Auftretens als auch den Inhalt der Halluzinationen betrifft, erscheint nahe liegend. Meist handelt es sich um phantasiebegabte Menschen, für die Sehen ein ganz wesentliches Kommunikationsmittel bedeutet hat und die unter dem Ausfall entsprechend schwer leiden. Die Halluzinationen treten umso eher auf, je schneller und unvorhergesehener sich die Visusreduktion ausgebildet hat. Am häufigsten sind sie deshalb bei akut aufgetretener Blindheit, etwa in

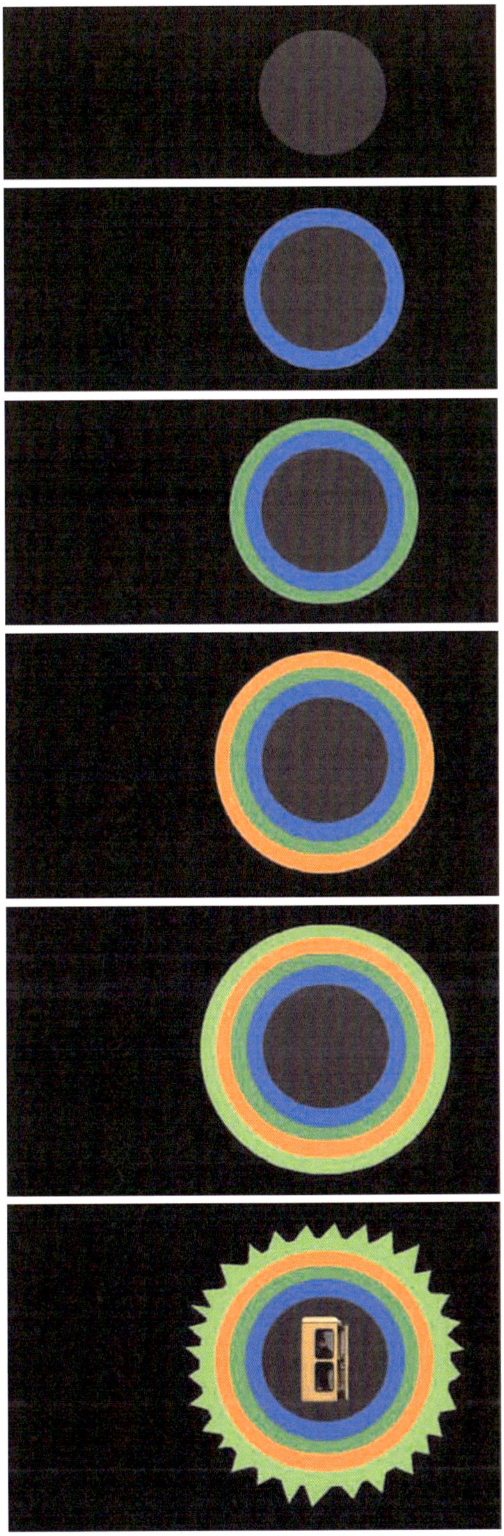

← **Abb. 7.7a–f.** Photopsien im rechten Gesichtsfeld mit anschließender visueller Perseveration (»Erregungsfang«) als fokaler epileptischer Anfall. Folge der Hirnkontusion okzipitoparietal links

Folge einer Retinablutung, eines retinalen Infarktes oder einer traumatischen Schädigung der Bulbi.

In der Regel verschwinden die Halluzinationen spätestens einige Monate nach Eintreten der Sehstörung. Sie können aber erneut auftreten, wenn sich für den Betreffenden neue körperliche oder seelische Erschütterungen einstellen sollten. Der Weg der Therapie sollte individuell beschritten werden. Das beginnt mit immer wieder erneuten Hinweisen an den Patienten, dass seine Wahrnehmungen irreal sind. Auch können einige psychotherapeutisch orientierte Gespräche helfen, die Zusammenhänge zwischen Verlust des Sehens und Auftreten der Halluzinationen klarzustellen.

Medikamente, etwa Neuroleptika, sind selten erfolgreich und sollten nur ausnahmsweise versucht werden, etwa dann, wenn es dem Patienten wider Erwarten anhaltend schwer fällt, die Halluzinationen als irreal zu erkennen.

Merkmale der Charles-Bonnet-Halluzinationen

- Nur visueller Natur
- Über dem gesamten Gesichtsfeld
- Oft bewegt und vielfarbig
- Vielfältig, niemals stereotyp
- Gesehenes häufig kleiner als in Wirklichkeit
- Augenbewegungen löschen (vorübergehend) Halluzinationen aus
- Dauer einzelner Episoden Sekunden bis mehrere Minuten
- Keine Bindung an eine bestimmte Tageszeit
- Können wochen- bis monatelang auftreten
- Zunächst echte, später zunehmend Pseudohalluzinationen

Pedunkuläre Halluzinationen

Jean Lhermitte beschrieb 1922 einen Patienten, der unter lebhaften visuellen Halluzinationen litt.

Seine Symptome wiesen auf eine Läsion im Mesenzephalon und im Pons, und Lhermitte nahm an, dass speziell die mesenzephale Läsion Ursache für die Halluzinationen war. Etwas später beschrieb van Bogaert bei einem Patienten ähnliche Halluzinationen. Da die Autopsie des Verstorbenen

Läsionen in den Pendunculi cerebri ergab, formulierte van Bogaert den Begriff »pedunkuläre Halluzinationen«. Dieser Begriff sagte allerdings nichts über die Ursache der Halluzinationen aus, er war insofern auch missverständlich, als sowohl Lhermitte und van Bogaert als auch später andere Autoren Läsionen fanden, die im Mesenzephalon und im Thalamus lagen (Caplan 1980). Eher sind der Thalamus und die Formatio reticularis in Thalamus und Mesenzephalon als Pforten zum Bewusstsein die ausschlaggebenden Strukturen für die Pathogenese solcher Halluzinationen. Meist sind diese Läsionen Folge eines Hirninfarktes, v. a. im Sinne eines Basilarisspitzensyndroms.

Solche komplexen Halluzinationen sind selten, häufig werden sie als psychiatrisches Phänomen verkannt. Folgende Charakteristika sind immer wieder zu beobachten:
- Halluzinationen sind visueller, können aber auch zusätzlich auditiver oder somatosensorischer Art sein.
- Sie überziehen das gesamte Gesichtsfeld.
- Sie sind vielfältig, bewegt, aber eher farbarm.
- Dauer der einzelnen Episoden: Sekunden bis Minuten.
- Gesamtdauer: Tage bis Wochen.
- Auftreten: überwiegend am Abend, bei Zwielicht oder in der Nacht.
- Es handelt sich um echte Halluzinationen.
- Einfluss von Augenbewegungen ist nicht bekannt.

Meist werden noch weitere neurologische Symptome beobachtet, wie Blickparese, Störungen des Schlaf-Wach-Rhythmus, des Bewusstseins, Stand- und Gangataxie.

Komplexe Halluzinationen im hemianopen Feld

Komplexe Halluzinationen, die im hemianopen Feld auftauchen, sind durchaus ein häufiges Phänomen.

Wie bei anderen Formen sensorischer Deprivation ist hier der physiologische Strom von der Außen- in die Innenwelt unterbrochen. Das anope Feld wird zur Projektionsfläche bereits gespeicherter visueller Engramme. Da die Außenwelt über die intakte kontralaterale Sehbahn relativ unverändert aufgenommen werden kann, gelingt dem Betreffenden schnell die richtige Einordnung seiner Halluzinationen, d. h. er bringt sie in Zusammenhang mit seiner Sehstörung und erkennt sie als irreal. Er hat somit entscheidende Vorteile gegenüber Patienten mit Charles-Bonnet-Syndrom oder mit pedunkulären Halluzinationen, denen eine Korrektur einmal durch die schwere beidäugige Sehstörung, einmal durch die Störung des Bewusstseins, nicht ohne weiteres möglich ist. Die Halluzinationen sind als Deprivations- oder Releasephänomen und nicht als Symptom einer Epilepsie zu verstehen. Komplexe Halluzinationen als Symptom eines fokalen oder fokal beginnenden epileptischen Anfalls tauchen im gesamten Gesichtsfeld und nur ausnahmsweise lateralisiert auf. Üblicherweise ist das Gesichtsfeld auch erhalten oder zeigt nur geringe, meist versteckte funktionelle Einbußen.

An die visuelle Aura des epileptischen Anfalls kann sich allerdings passager eine homonyme Quadranten- oder Hemianopsie im Sinne eines Todd'schen Phänomens anschließen.

Die visuellen Halluzinationen im hemianopen Feld treten nie zusammen mit dem Gesichtsfeldausfall auf. Immer verstreichen etliche Stunden, meist auch Tage, bis das anope Feld als Projektionsfläche genutzt wird. Die Halluzinationen verschwinden regelmäßig, wenn sich der Gesichtsfeldausfall zurückbildet. Auch wenn er bestehen bleibt, werden sie im Laufe von Tagen oder Wochen, vereinzelt auch nach Monaten seltener und verlieren sich dann meist ganz.

Merkmale der Halluzinationen im hemianopen Feld

- Ausschließlich visuell
- Nur im hemianopen Feld
- Lebhaft, aber stereotyp, seltener bewegt, meist farbarm
- Objekte meist kleiner als in Wirklichkeit
- Augenbewegungen löschen Halluzinationen aus
- Dauer der einzelnen Episoden Sekunden bis Minuten
- Keine Beschränkung auf eine bestimmte Tageszeit
- Gesamtdauer Tage bis Wochen
- Pseudohalluzinationen

Die Wahrnehmungen entsprechen keiner vollen Wirklichkeit. Sie sind farblos oder farbarm, meist in verschiedene Grau- oder Brauntöne getaucht. Oft haben die Patienten den Eindruck, dass die halluzinierten Personen oder Objekte kleiner als in Wirklichkeit sind. Manche Halluzinationen stehen starr, andere lassen Eigenbewegung erkennen. Immer wieder wecken sie die Erinnerung an ein bestimmtes schon vor längerer Zeit gesehenes Objekt oder an eine bestimmte tatsächlich erlebte Szene. Selten vermitteln sie den Eindruck, man habe eben sein eigenes Abbild gesehen. Solche Heautoskopie tritt gelegentlich bei fieberhaften Erkrankungen auf, sie ist auch als visuelle Aura epileptischer Anfälle beschrieben worden (Lhermitte 1951; Janz 1969). Wenn der Doppelgänger jugendlichere Züge trägt, was nicht selten der Fall ist, bemerkt der Patient erst nachdem die Erscheinung mehrmals aufgetreten war oder erst nach einem analytisch orientierten Gespräch, dass es sich um sein Ebenbild gehandelt hat.

Ein Zusammenhang hemianopischer komplexer Halluzinationen mit der persönlichen Erfahrungswelt ist nicht von der Hand zu weisen und Zusammenhänge, wie sie für den Traum gelten, liegen nahe. Die visuellen Halluzinationen erscheinen zunächst unkenntlich verschlüsselt, tauchen scheinbar sinn- und bezugslos auf, lassen dann aber nach genauerer Analyse der Biographie des Patienten eindeutig den Bezug zu seiner ganz persönlichen Erfahrungswelt, zu seiner Wunsch-, Angst- und Vorstellungswelt erkennen.

Alle Patienten machen die Erfahrung, dass die Halluzinationen gerade dann verschwinden, wenn sie sie genauer betrachten wollen. Manche Patienten machen sich dann diesen Mechanismus zunutze, um Halluzinationen abzuschütteln, wenn sie lästiger werden. Komplexe Halluzinationen im hemianopen Feld werden demnach durch sakkadische Augenbewegungen ausgelöscht. Für visuelle Auren des epileptischen Anfalls trifft dies nur ausnahmsweise zu.

Merkmale komplexer visueller Halluzinationen als epileptische Aura

- Überwiegend im gesamten Gesichtsfeld
- Kein Gesichtsfeldausfall
- Episoden dauern Sekunden
- Von Anfall zu Anfall häufig gleiche oder ähnliche Bilder
- Eher echte Halluzinationen
- Kein Löscheffekt durch Sakkaden
- Mit tonischer Kopfwendung verbunden
- Mit vegetativen Symptomen verbunden

Über die zu fordernde Lokalisation der Hirnschädigung, die sowohl die Halluzination als auch die Hemianopsie generiert, bestehen keine eindeutigen Vorstellungen. Zwei morphologische Befunde stellen sich für komplexe Halluzinationen als notwendig heraus. Zum einen die okzipitale Läsion, die die Hemianopsie verursacht und den physiologischen Erregungsfluss nach parietal und v. a. temporal unterbrochen hat, zum anderen eine weiter rostral, vornehmlich temporomesial liegende Läsion (auch in Form eines Ödems), die für die Freisetzung visueller Engramme verantwortlich ist (Kölmel 1985). Es wurde diskutiert, ob die Halluzinationen eher nach einer linken oder nach einer rechten Hirnhemisphärenläsion generiert werden. Lance (1976) meinte, die Schädigung sei überwiegend rechts zu suchen, unter der Vorstellung, dass links mehr die rationale und rechts mehr die emotionale, nichtsprachliche Ebene repräsentiert sei. In größeren Kollektiven konnte allerdings keine Präferenz einer Hirnhemisphäre gefunden werden (Kölmel 1985).

Hypnagoge bzw. hypnopompe Halluzinationen

Solche Halluzinationen treten in der Übergangsphase von Wachsein zu Schlaf und umgekehrt auf und sind dann durchaus physiologisch.

Im EEG finden sich okzipital noch überwiegend Alphawellen. In der Regel entwickeln sich aus einfachen Halluzinationen, z. T. aus entoptischen Phänomenen langsam komplexe Halluzinationen, je mehr der Betreffende in die Schlafphase 1 kommt. Sie werden oft als angenehm empfunden und sind schlaffördernd.

Hypnagoge Halluzinationen bei Narkolepsie treten in einer Schlafphase auf, in der Bewegungsunfähigkeit besteht und schnelle Augenbewegungen wie in Schlafphase 3 beobachtet werden. Diese Halluzinationen sind weniger angenehm, häufig entwickeln sie sich zu Alpträumen. Die folgende Liste fasst Zustände und Befunde zusammen, die das Auftreten hypnagoger Halluzinationen fördern.

Zustände und Befunde, die hypnagoge Halluzinationen fördern (Mavromatis 1987)

- Psychophysische Entspannung
- Verminderte Wahrnehmung äußerer und innerer Reize
- Abnahme der Weckbarkeit
- Tendenz zu Passivität
- Reduktion bewusster Gedankenprozesse
- Psychologischer Rückzug
- Nach innen gerichtete Aufmerksamkeit
- Schneller Gedankenwechsel
- Verlangsamung der EEG-Wellen

Literatur

Bender MB, Feldman M, Sobin AJ (1968) Palinopsia. Brain 91:321–338

Berrios GE, Brook P (1982) The Charles Bonnet syndrome and the problem of visual perceptual disorders in the elderly. Age Ageing 11:17–23

Bekeny G, Peter A (1961) Über Polyopie und Palinopsie. Psychiatria Neurologia 142:154–175

Blythe IM, Bromley JM, Ruddock KH, Kennard C, Traub M (1986) A study of systematic visual perseveration involving central mechanisms. Brain 109:661–675

Charcot JM (1886) Über Migraine ophthalmique in der Initialperiode der progressiven Paralyse. In: Freud S (Hrsg) Neue Vorlesungen über die Krankheiten des Nervensystems insbesondere über Hysterie. Toeplitz & Deuticke, Leipzig, S 60–61

Cleland PG, Saunders M, Rosser R (1981) An unusual case of visual perseveration. J Neurol Neurosurg Psychiatry 44: 262–263

Critchley M (1951) Types of visual perseveration »palinopsia« and »illusory visual spread«. Brain 74:267–299

Caplan LR (1980) »Top of the basilar« syndrome. Neurology 30:72–79

Corwey A, Rolls ET (1974) Human cortical magnification-factor and its relation to the visual acuity. Exp Brain Res 21: 447–454

Literatur

Esquirol JED (1838) Die Geisteskrankheiten in Beziehung zur Medizin und Staatsarzneikunde. Ross'sche Buchhandlung, Berlin

Feldmann M, Bender MB (1970) Visual illusions and hallucinations in parieto-occipital lesions of brain. In: Keup W (ed) Origin and mechanism of hallucinations. Proceed 14 Ann Meetings at the Eastern Psychiat Res, Plenum Press, New York, pp 23–35

Gloning I, Gloning K, Hoff H (1967) Über optische Halluzinationen. Wien Z Nervenheilkd 25:1–19

Harding AJ, Broe GA, Halliday GM (2002) Visual hallucinations in Lewy body disease relate to Lewy bodies in the temporal lobe. Brain 125:391–403

Jaensch ER (1930) Eidetic imagery and typological method of investigation. Paul Kegan, London

Kinsbourne M, Warrington EK (1963) A study of visual perseveration. JNNP 26:468–475

Klee A, Willanger R (1966) Disturbance of visual perseveration. Acta Neurol Scand 42:400–414

Kölmel HW (1982) Visuelle Perseveration. Nervenarzt 53:560–571

Kölmel HW (1984) Visuelle Halluzinationen im hemianopen Feld. Springer, Berlin Heidelberg New York Tokio

Kölmel HW (1984) Coloured pattern in hemianopic fields. Brain 107:155–167

Kölmel HW (1985) Complex hallucinations in the hemianopic field. JNNP 48:29–38

Kömpf D, Piper H V, Neundörfer B, Dietrich H (1983) Palinopsie (visuelle Perseveration) und zerebrale Polyopie – klinische Analyse und computertomographische Befunde. Fortschr Neurol Psychiatr 51:270–281

Leao AAP (1944) Spreading depression of activity in cerebral cortex. J Neurophysiol 7:359–390

Le Beau J, Wollinetz E (1958) Le phenomène de persévération visuelle. Rev Neurol 99:524–532

Lhermitte J (1922) Sydrome de la calotte du pédoncle cérébral. Les troubles psychosensorielles dans les lésions du mésencephale. Rev Neurol 38:1359–1365

Matthews TD, Kennard C (1993) Residual vision following geniculostriate lesions. In: Kennard C (ed) Visual perceptual defects, Baillière's clinical neurology. Baillière Tindall, London Philadelphia Sydney Tokyo Toronto

Mavromatis A (1987) Hypnagogia – The unique state of consciousness between wakefulness and sleep. Routledge & Kegan, London New York

Müller (1846) Über phantastische Gesichtserscheinungen. Jacob Hölscher, Coblenz

Olbrich HM (1987) Optische Halluzinationen bei älteren Menschen mit Erkrankungen des Auges (Charles-Bonnet-Syndrom) In: Olbrich HM (Hrsg) Halluzinationen und Wahn. Springer, Berlin Heidelberg New York Tokio, S 33–41

Pötzl O (1954) Über Palinopsie. Wien Z Nervenheilkd 8:161–186

Richards W (1971) The fortification illusion of migraine. Scient Am 224:89–96

Safran AB, Kline LB, Glaser JS, Daroff RB (1981) Television-induced formed hallucinations and cerebral diplopia. Br J Ophthalmol 65:707–711

Swash M (1979) Visual perseveration in temporal lobe epilepsy. JNNP 42:569–571

Paroxysmale Lähmungen

B. Tettenborn

Generell kann zwischen paroxysmalen fokalen oder paroxysmalen generalisierten Lähmungen unterschieden werden.

Bei den fokalen Lähmungen kann es sich um Hemiparesen, Paraparesen, Tetraparesen oder Monoparesen handeln. Die anatomische Verteilung der Lähmungen sowie das Auftreten eventueller assoziierter Symptome kann einen Hinweis auf die wahrscheinliche Lokalisation der Schädigung geben, dies sagt dann aber noch nichts über die zugrunde liegende Ätiologie aus.

Die Beschwerden des Patienten sind häufig nicht anatomisch spezifisch. Zum Beispiel kann das anamnestische Leitsymptom eine Schwäche des Arms oder eine halbseitige Gesichtslähmung sein, und erst die klinisch-neurologische Untersuchung zeigt eine zusätzliche Parese des Beins. Die Schwäche beeinträchtigt in den meisten Fällen nicht alle Teile einer Extremität gleich

▼

stark. Auch hier kann das Verteilungsmuster topodiagnostische Hinweise liefern. Die besondere Schwierigkeit in der Evaluation eines Patienten mit einer paroxysmalen Lähmung liegt darin, dass zum Untersuchungszeitpunkt in der Mehrzahl der Fälle ein klinisch-neurologischer Normalbefund zu erheben ist und der Arzt vollständig auf die anamnestischen Angaben des Patienten angewiesen ist.

Eine plötzlich auftretende Lähmung lässt nach Ausschluss einer traumatischen Ursache entweder ein vaskuläres Ereignis vermuten, z. B. eine zerebrale Ischämie oder Blutung, oder bestimmte toxische oder metabolische Ursachen. Lähmungen aufgrund von neoplastischen, infektiösen oder autoimmun-entzündlichen Erkrankungen des zentralen oder peripheren Nervensystems treten hingegen eher subakut auf bzw. verlaufen progredient und nur in Ausnahmefällen paroxysmal. Bei hereditären oder degenerativen Erkrankungen ist der Verlauf der damit im Zusammenhang stehenden Lähmungen für gewöhnlich langsam progredient.

Im Folgenden wird auf die verschiedenen Ursachen fokaler und generalisierter paroxysmaler Lähmungen eingegangen.

8.1 Lokalisierte paroxysmale Lähmungen

Lokalisierte oder fokale Lähmungen können als Lähmungen einer Körperhälfte in Form einer Hemiparese oder – bei vollständiger Lähmung – Hemiplegie, als Paraparese der Arme oder Beine oder als Monoparese einer Extremität auftreten.

Evaluation eines fokal motorischen Defizits – Verteilung

- Hemiparese bzw. Hemiplegie
    - Relative Betroffenheit von Gesicht, Arm bzw. Bein
    - Assoziierte motorische Zeichen
    - Tonus
    - Koordinationseinschränkungen
    - Pathologische spontane Bewegungen
- Paraparese bzw. Paraplegie
    - Höhenlevel der motorischen Ausfälle
- Tetraparese bzw. Tetraplegie
    - Mit und ohne Beteiligung der Hirnnerven
- Monoparese bzw. Monoplegie
    - Zentral bedingte Monoparese
    - Peripher bedingte Monoparese:
        Nervenwurzelläsion
        Plexusläsion
        Läsion eines einzelnen peripheren Nerven

Die topodiagnostische Einordnung kann helfen, die Zahl der in Betracht kommenden Differentialdiagnosen einzugrenzen. Allerdings finden sich die bei länger bestehenden Lähmungen typischerweise vorhandenen neurologischen Symptome wie spastische Tonuserhöhung der Muskulatur bei zentral bedingten Lähmungen oder Muskelatrophien bei Lähmungen aufgrund einer peripheren Nervenläsion in aller Regel im Akutfall bei plötzlich aufgetretenen Paresen nicht, so dass sie nicht zur Differentialdiagnose beitragen können. Andere Zeichen wie z. B. ein positives Babinski-Phänomen bei einer Pyramidenbahnläsion können hingegen auch schon in der Akutphase vorhanden sein.

Lokalisationsdiagnostik durch assoziierte neurologische Ausfälle

- Hemiparese bzw. Hemiplegie
    - Sprachstörung
    - Neglect
    - Gesichtsfeldausfall
    ▼

    - Apraxie
    - Räumliche Orientierung
- Paraparese bzw. Paraplegie
    - Sensibilitätsstörungen
    - Blasen- und Mastdarmstörungen
    - Störungen der sexuellen Funktionen
- Tetraparese bzw. Tetraplegie
    - Sensibilitätsstörungen
    - Verlauf des Auftretens der Paresen
    - Hirnnervenbeteiligung
- Monoparese bzw. Monoplegie
    - Verteilung von Sensibilitätsstörungen (z. B. kongruent mit dem Verteilungsmuster der motorischen Ausfälle?)
    - Schweißsekretionsstörung zur Abgrenzung von Wurzelläsionen

8.1.1 Hemiparese bzw. Hemiplegie

Die Verteilung der Lähmungen und der assoziierten klinischen Symptome hängt von der exakten Lokalisation ab.

Die Lokalisation der Läsionen kann im Bereich des zerebralen Kortex, der subkortikalen weißen Substanz oder im Bereich der Stammganglien sein, aber auch Hirnstammläsionen oder spinale Läsionen können zu Hemiparesen führen. Für die klinisch-neurologischen Ausfälle ist die Lokalisation der Läsion entscheidend, weniger die Ätiologie.

Ursachen von akut auftretender Hemiparese bzw. Hemiplegie

- Zerebrale Ischämie
- Intrazerebrale Blutung
- Subarachnoidalblutung
- Sinus- bzw. Hirnvenenthrombose
- Spinale Läsion oberhalb des fünften Zervikalsegmentes (unter Aussparung des Gesichtes)
- Multiple Sklerose
- ADEM
- Sporadische hemiplegische Migräne
▼

- Familiäre hemiplegische Migräne
- Todd'sche Parese nach epileptischem Anfall
- Iktale Lähmung
- Tumor mit akuter Einblutung
- Akute Enzephalitis, insbesondere Herpesenzephalitis
- Akute Enzephalopathie
  - Metabolische Entgleisung (Hyponatriämie, Hypoglykämie)
  - Hypertensive Enzephalopathie
- Psychogene Halbseitenlähmung

Topodiagnostik
Kortikale Läsionen und subkortikale Läsionen

Die topographische Organisation des zerebralen Kortex ist gut bekannt und die Repräsentation der einzelnen Körperteile wird als Homunkulus bezeichnet, der über den Sulcus centralis verteilt ist.

Das Bein ist in der interhemisphärischen Fissur lokalisiert, Arm und Gesicht lateral im Bereich der Hemisphäre. Kleine kortikale Läsionen können zu deutlichen Lähmungen einer einzelnen Extremität führen, aber eine Hemiplegie ist unwahrscheinlich, sofern nicht eine ausgedehnte Schädigung des Kortex stattgefunden hat. Kortikale Läsionen sind häufig mit nichtmotorischen Symptomen kortikaler Dysfunktion assoziiert wie z. B. aphasischer Störung bei kortikaler Läsion der dominanten Hemisphäre. Motorische Ausfälle sind bei zugrunde liegender kortikaler Läsion fast immer mit sensiblen Ausfällen vergesellschaftet, da die motorischen und sensiblen Areale kortikal dicht beieinander liegen. Hemianopsie entsteht bei Patienten mit zerebralen Läsionen, bei denen die Sehstrahlung mitbetroffen ist. Hat ein Patient eine ausschließlich kortikale Läsion, so muss der okzipitale Kortex betroffen sein, um eine Hemianopsie zu verursachen.

Eine kleine Läsion des zerebralen Kortex oder der entsprechenden Projektionen kann eine lokalisierte Lähmung zur Folge haben, z. B. der kontralateralen Hand. Bei Läsionen im Versorgungsbereich der A. cerebri anterior kommt es typischerweise zu einer Lähmung des kontralateralen Beins, bei einer Läsion im Versorgungsbereich der A. cerebri media

zu einer Lähmung der kontralateralen Gesichtshälfte und des kontralateralen Arms. Eine ausgedehntere kortikale oder subkortikale Läsion hat eine mehr oder weniger ausgeprägte Lähmung der gesamten kontralateralen Körperhälfte einschließlich des Gesichtes zur Folge und kann je nach Lokalisation mit zahlreichen anderen Symptomen wie einer Aphasie, einem Gesichtsfelddefekt oder sensiblen Störungen kombiniert sein.

Läsion im Bereich der Capsula interna

Eine Läsion im Bereich der Capsula interna resultiert für gewöhnlich in einer ausgeprägten Lähmung der kontralateralen Körperhälfte einschließlich des Gesichts, da hier die deszendierenden Fasern vom Kortex sehr dicht beieinander liegen.

Hirnstammläsion

Eine Läsion im Bereich des Hirnstamms kann je nach Lokalisation innerhalb des Hirnstamms zu uni- oder auch bilateralen Lähmungen führen.

Oft sind diese vergesellschaftet mit Hirnnervenläsionen entsprechend dem Level der Hirnstammschädigung. Durch die enge Nachbarschaft von Hirnnervenkerngebieten und durchziehender Pyramidenbahn kann es zu den typischen gekreuzten Hirnstammsymptomen kommen, nämlich Hirnnervenlähmung auf der einen und Hemiparese der Extremitäten auf der anderen Seite.

Spinale Läsion

Eine unilaterale Spinalmarkläsion oberhalb des fünften Zervikalsegmentes führt zu einer ipsilateralen Hemiparese, die das Gesicht und die Hirnnerven ausspart.

Differentialdiagnose der paroxysmalen Hemiparese
Ischämie

Klinik. Die weitaus häufigste Ursache paroxysmaler halbseitiger Lähmungen mit oder ohne weitere assoziierte Symptome stellen passagere zerebrale Durchblutungsstörungen dar (◻ Abb. 8.1).

Im Hinblick auf den zeitlichen Verlauf spricht man von einer transitorischen ischämischen Attacke (TIA), wenn sich die umschriebenen neurologischen Funktionsstörungen definitionsgemäß innerhalb von 24 h komplett zurückbilden, wobei

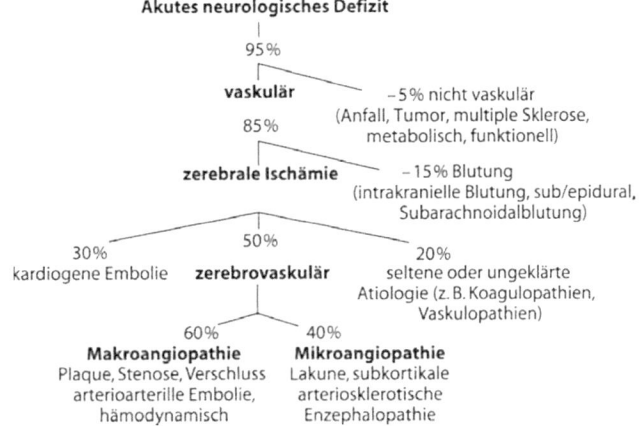

◻ Abb. 8.1. Differentialdiagnose des Schlaganfalls. (Modifiziert nach Berlit 1999)

die meisten TIAs von nur sehr kurzer Dauer (Sekunden bis 30 min) sind. Dabei muss beachtet werden, dass es sich bei dem Begriff TIA um einen klinischen Begriff handelt. MRI-Untersuchungen der letzten Jahre konnten nämlich zeigen, dass auch bei klinisch vorübergehender Symptomatik im Sinne einer TIA korrespondierende morphologische Läsionen nachweisbar sein können. Von dem durch die Durchblutungsstörung geschädigten zerebralen Areal hängt es ab, welche vorübergehenden neurologischen Ausfallssymptome vorhanden sind. Die meisten TIAs gehen mit einer transienten Hemiparese einher, die z. B. in dem häufigen Falle einer Ischämie im Mediastromgebiet brachiofazial betont sein kann. Rein motorische Hemiparesen sind die häufigste klinische Präsentation lakunärer Ischämien, und zwar lokalisatorisch vor allem im Bereich der Capsula interna oder der Pons.

TIAs sind Warnsymptome eines drohenden Schlaganfalls und somit als neurologischer Notfall zu betrachten. Das jährliche Schlaganfallrisiko nach einer TIA beträgt statistisch 6–10%, ist in den ersten Tagen nach einer TIA am höchsten und natürlich von dem pathogenetisch zugrunde liegenden Mechanismus der Ischämie abhängig (Johnston et al. 2000). Schlaganfallgefährdet sind vor allem Patienten über 60 Jahre mit einer TIA-Dauer von mehr als 10 min (◻ Abb. 8.1).

Diagnostik. Eine vermutete TIA bedarf einer notfallmäßigen neurologischen Abklärung der zugrunde liegenden Pathophysiologie der Ischämie,

um eine sofortige möglichst effektive Sekundärprävention weiterer Ischämien initiieren zu können.

Bei der überwiegenden Mehrzahl der Patienten ist bei einer paroxysmalen Hemiparese eine zerebrale Bildgebung notwendig, wobei in der Notfallsituation bei den meisten Patienten ein kraniales Computertomogramm zum Ausschluss einer zerebralen Blutung ausreicht. Mittels MRI einschließlich diffusionsgewichteten Aufnahmen kann oft auch schon in der Akutphase und auch bei nur passagerer neurologischer Symptomatik im Falle einer Ischämie eine Durchblutungsstörung nachgewiesen werden, selbst wenn es im Verlauf zu keiner morphologischen Läsion kommen sollte. Besteht der seltene Verdacht einer paroxysmalen Hemiparese aufgrund eines Tumors, einer Gefäßmissbildung oder einer Enzephalitis, muss im weiteren Verlauf noch eine kernspintomographische Untersuchung und ggf. eine Lumbalpunktion zur Abklärung durchgeführt werden.

Haben sich in der akuten Bildgebung keine Blutung und keine intrazerebrale Raumforderung gezeigt, ist von einer zerebralen Ischämie als Ursache der Symptomatik auszugehen, und die sofortige Abklärung der Pathogenese und Behandlung der Risikofaktoren für zerebrale Ischämien ist vorrangig.

Pathogenetisch kommen folgende Mechanismen in Betracht:

Makroangiopathie. Aufgrund arteriosklerotischer Veränderungen der großen hirnzuführenden Gefäße kann es intraarteriell-embolisch zu einem Verschluss eines intrazerebralen Gefäßes kommen oder auch zu lokaler Thrombose mit hämodynamisch bedingter Ischämie im jeweils davon abhängigen Stromgebiet.

Mikroangiopathie. Im Rahmen einer Hyalinose der kleinen penetrierenden Arterien und Arteriolen kann es zu zumeist lakunären Infarkten kommen. Gerade kleinere lakunäre Infarkte mit Lokalisation in der Capsula interna oder im Hirnstamm pontin können zu isolierten motorischen Ausfällen führen (»pure motor stroke«).

Kardiale Embolie. Die mit Abstand häufigste kardiale Emboliequelle ist das nichtrheumatische Vorhofflimmern mit absoluter Arrhythmie. Daneben können Herzklappenstenosen oder -insuffizienzen ebenso eine Emboliequelle darstellen wie Endokarditiden oder ein Zustand nach Herzinfarkt. Das Embolierisiko bei offenem Foramen ovale ist bisher nicht ausreichend gut untersucht, die Kombination von offenem Foramen ovale mit Vorhofseptumaneurysma geht mit einer erhöhten Embolierate einher.

Gerinnungsstörungen. Mögliche Ursachen für eine zerebrale Ischämie aufgrund von Gerinnungsstörungen sind ein genetisch bedingter ATIII-Mangel, Protein-S- und Protein-C-Mangel, APC-Resistenz (Faktor-V-Mutation) und Faktor-II-Mutation, erhöhte Gerinnungsneigung durch Polyglobulie oder Exsikkose.

Seltene Ursachen. Hierzu gehören Dissektionen der hirnzuführenden Gefäße, Vaskulitiden, Konsum von Kokain etc.

Zur Abklärung dieser verschiedenen pathogenetischen Mechanismen sind neben der klinisch-neurologischen Untersuchung, der Bildgebung und der Labordiagnostik eine sonographische Abklärung der hirnzuführenden Gefäße, ein EKG sowie eine Echokardiographie erforderlich. Die Entscheidung zur weiterführenden transösophagealen Echokardiographie, zum Langzeit-EKG und zur Durchführung der transkraniellen Duplexsonographie sowie Reservekapazitätsbestimmung mittels Ultraschall ist von den Ergebnissen der vorausgegangenen Untersuchungen und dem klinischen Gesamtbild abhängig.

Therapie.
Behandlung der Risikofaktoren. Einige vaskuläre Risikofaktoren sind unbehandelbar, beispielsweise das Alter und die genetische Prädisposition. Hingegen sind die Risikofaktoren Hypertonie, Vorhofflimmern, eine andere kardiale Emboliequelle, Rauchen, Hyperlipidämie, Diabetes mellitus, Übergewicht und Bewegungsmangel beeinflussbar. Zu den Bereichen offenes Formane ovale, Alkoholabhängigkeit, Drogenmissbrauch, Migräne, Hyperhomocysteinämie, Hyperkoagulabilität oder Antiphospholipidantikörpersyndrom liegen noch keine zuverlässigen Daten aus großen Studien vor, so dass diesbezüglich keine konkreten Therapieempfehlungen gegeben werden können.

Thrombozytenaggregationshemmer. Thrombozytenagregationshemmer leisten einen wesentlichen Beitrag zur Schlaganfallvermeidung nach TIA (Antiplatelet Trialist Collaboration 1988, 1994; Antithrombotic Trialists' Collaboration 2002). Metaanalysen zeigen, dass bei Patienten nach einer TIA das Schlaganfallrisiko durch Thrombozytenaggregationshemmer um 11–15% reduziert werden kann und das kombinierte vaskuläre Risiko (Schlaganfall, Herzinfarkt und vaskulärer Tod) um 15–22%. Unklarheit herrscht lediglich darüber, welches Medikament in welcher Dosierung eingesetzt werden soll. Laut FDA sowie European Stroke Initiative (EUSI) kann jede Tagesdosis zwischen 50 und 325 mg Acetylsalicylsäure (ASS) empfohlen werden (Department of Health and Human Services and FDA 1998, European Stroke Initiative 2004). In den meisten Ländern hat sich eine Therapie mit 100 mg täglich durchgesetzt. Als weiterer Thrombozytenaggregationshemmer kommt Clopidogrel in Betracht. Clopidogrel 75 mg senkte in einer randomisierten Doppelblindstudie im Vergleich zu 325 mg ASS bei Patienten nach zerebraler Ischämie, Herzinfarkt oder peripherer Verschlusskrankheit den kombinierten Endpunkt von Schlaganfall, Herzinfarkt oder vaskulärem Tod relativ um 8,7%, absolut um 0,5% (CAPRIE Steering Committee 1996). Die Sicherheit von Clopidogrel gegenüber ASS ist sehr gut, es finden sich nur 0,1% schwere

Neutropenien, allerdings sind auch erste Fälle mit thrombotisch-thrombopenischer Purpura beschrieben worden (Bennett et al. 2000). Die dritte klinisch relevante thrombozytenaggregationshemmende Substanz ist Dipyridamol. Die Kombination von 400 mg Dipyridamol mit 50 mg ASS pro Tag hat in einer randomisierten placebokontrollierten Studie eine 37%ige relative Risikoreduktion verglichen mit Placebo ergeben, während ASS oder Dipyridamol alleine das Schlaganfallrisiko um 18% respektive 16% reduzierten (Diener et al. 1997). Eine kürzliche ausgewertete multizentrische Studie bei fast 7600 Hochrisikopatienten mit TIA oder ischämischem Schlaganfall (MATCH-Studie) hat ergeben, dass die kombinierte Gabe von ASS plus Clopidogrel der alleinigen Gabe von Clopidogrel in der Sekundärprophylaxe zerebraler Ischämien nicht überlegen war; eine Vergleichsgruppe mit alleiniger ASS-Gabe existierte nicht (European Stroke Conference, Mannheim, Mai 2004). Außerhalb von Studien wird die Kombination von ASS und Clopidogrel bei Patienten mit Rezidiven unter Einzeltherapie oder mit rasch progredienten arteriosklerotischen Veränderungen eingesetzt. Die neuen GP-IIb/IIIa-Antagonisten, die sich intravenös beim akuten Koronarsyndrom als sehr effektiv erwiesen haben, zeigten bei oraler Applikation keinen Erfolg in der kardiovaskulären Sekundärprävention, so dass klinische Studien zur Sekundärprävention des Hirninfarktes abgebrochen wurden (Diener u. Hamann 2003).

Antikoagulation. Bei Patienten mit kardialer Emboliequelle, insbesondere mit Vorhofflimmern, wird eine orale Antikoagulation (INR 2–3) empfohlen. Im European Atrial Fibrillation Trial konnte durch die orale Antikoagulation eine 70%ige Risikoreduktion für eine erneute zerebrale Ischämie erzielt werden im Vergleich zu 15%iger Risikoreduktion unter ASS (EAFT Group 1993). Bei Herzklappenersatz ist ebenfalls eine orale Antikoagulation erforderlich. Zum offenen Foramen ovale (PFO) liegen derzeit noch keine veröffentlichten evidenzbasierten Daten vor. Bei einer europäischen Multizenterstudie war die Rezidivrate unter ASS 325 mg/Tag mit 0,6% pro Jahr bei reinem PFO extrem gering (Mas et al. 2001). Lediglich Patienten mit einem PFO zusammen mit einem intraseptalen Aneurysma hatten ein erhöhtes Schlaganfallrisiko, so dass bei diesen Patienten derzeit eine orale Antikoagulation empfohlen wird.

Karotisthrombendarterektomie. Patienten mit über 70%iger symptomatischer Stenose der A. carotis interna und Symptomen, die nicht länger als 6 Monate zurückliegen, profitieren von einer Karotisthrombendarterektomie, sofern die perioperative Komplikationsrate in dem betreffenden operativen Zentrum nicht über 6% liegt (ECST 1991; NASCET 1991). Dabei betrug in diesen beiden Studien die relative Risikoreduktion durch die Operation verglichen mit der alleinigen medikamentösen Therapie 60–80% für Patienten mit über 70%iger symptomatischer Karotisstenose. Patienten mit unter 50%iger Stenosierung profitieren nicht von einer Operation. Bei 50–69%igen Stenosen ist der Vorteil der Operation sehr gering (Rothwell et al. 2003). Angioplastie und Stenteinlage können eine gute Alternative sein; die Daten zur Stentung mit oder ohne Ballondilatation der Karotisstenose sind aber derzeit noch nicht abgesichert und die Ergebnisse laufender Studien müssen abgewartet werden, bevor endgültige Therapieempfehlungen gegeben werden können. Erste Ergebnisse weisen darauf hin, dass mit der Operation vergleichbare Ergebnisse erzielt werden können (CAVATAS 2001).

Gefäßmissbildung und Raumforderung

In seltenen Fällen kann auch eine kleine intrazerebrale Blutung, eine Gefäßmissbildung oder eine intrazerebrale Raumforderung zu der klinischen Symptomatik einer TIA mit passageren Lähmungserscheinungen führen.

Ein subdurales Hämatom kann sich ebenfalls in Einzelfällen als wechselnd stark ausgeprägte Hemisymptomatik äußern. In diesen Fällen ist die Bildgebung für die weitere Differentialdiagnose erforderlich.

Sinus- bzw. Hirnvenenthrombose

In Einzelfällen kann auch einmal eine Sinusthrombose oder Thrombose der Hirnvenen mit einer wechselnd ausgeprägten Hemiparese symptomatisch werden.

Enzephalitis

Zu Beginn einer Enzephalitis kann es zu passageren fokal-neurologischen Ausfällen kommen einschließlich Lähmungserscheinungen, die ebenfalls wie eine TIA-Symptomatik imponieren.

Bei klinischer Konstellation, die mit einer Meningoenzephalitis vereinbar ist, muss diesbezüglich eine weitere Abklärung durchgeführt werden. Im Zweifel wird dies im Anschluss an eine Bildgebung auch die Liquoruntersuchung sein.

Metabolische Störungen

Metabolische Störungen wie z. B. Hypoglykämien und Hyponatriämien verursachen am häufigsten eine diffuse Enzephalopathie, aber einzelne Patienten können auch fokale Symptome wie eine Hemiparese entwickeln, die sich mit Verbesserung der metabolischen Situation zurückbilden.

Bei wiederholten Attacken kann das motorische Defizit immer auf der gleichen Seite auftreten. Häufig haben diese Patienten eine vorbestehende intrazerebrale Läsion, wie eine zerebrale Ischämie oder einen Multiple-Sklerose-Plaque. Bei anderen Patienten zeigt die Bildgebung keine strukturellen Veränderungen, so dass dann die präzise Pathogenese für diese transienten fokalen Symptome unklar bleibt. Ebenso kann auch eine akute Enzephalopathie im Rahmen einer hypertensiven Krise zu einer plötzlich auftretenden transienten Hemiparese führen, oft assoziiert mit Kopfschmerzen und Verwirrtheitszustand.

Migräne

Patienten mit Migräne können fokale neurologische Ausfälle einschließlich Hemiparese als Teil der initialen Phase der neuronalen Depression entwickeln im Sinne einer Migräne mit Aura.

Der Patient hat zumeist eine Migräneanamnese, aber nicht notwendigerweise eine Anamnese mit hemiplegischer Migräne. Der Begriff hemiplegische Migräne wird verwendet, wenn ein Patient im Rahmen einer ansonsten typischen Migräneattacke eine einseitige Hemiplegie entwickelt. Auf die Migräne wird im Detail in Kap. 5 eingegangen. Vonseiten der Therapie ist zu beachten, dass in der Auraphase einer Migräne Triptane unwirksam und auch kontraindiziert sind. Eine Migräneattacke mit prolongierter Aura kann klinisch wie ein Schlag-anfall imponieren; gegebenenfalls sind entsprechende diagnostische Maßnahmen (CT oder MRT) erforderlich. In letzter Zeit wird auch vermehrt die Möglichkeit migräneassoziierter Schlaganfälle diskutiert.

Postiktale Lähmung

Nach Beendigung eines epileptischen Anfalles kann es zu einer vorübergehenden postiktalen Lähmung (Todd-Parese) kommen, zumeist auch in Form einer Hemiparese, die eine lokalisationsdiagnostische Bedeutung bezüglich des Anfallsursprungs haben kann.

Anamnestisch ist hier zur Differenzierung wichtig, ob es vor Auftreten der Lähmung zu einer Bewusstseinsstörung oder motorischen Entäußerungen gekommen ist.

Iktale Lähmung

Andererseits kann es bei frontalen oder parietalen Anfällen aber auch zu iktalen Lähmungen im Sinne einer iktalen Hemiparese kommen (Sareen 2001), die von TIAs abgegrenzt werden müssen.

Differentialdiagnostisch hilft die iktale Elektroenzephalographie weiter, im Intervall zwischen den Anfällen kann das EEG aber natürlich auch unauffällig sein. Therapeutisch sprechen diese iktalen Lähmungen sehr gut auf die Gabe von Antikonvulsiva an.

Multiple Sklerose

Ein akuter Schub einer multiplen Sklerose kann gelegentlich so plötzlich auftreten und sich so verhältnismäßig rasch zurückbilden, dass es auch in diesem Rahmen zu einer paroxysmalen Lähmung kommen kann.

Meistens ist die Anamnese bereits wegweisend. Bei Erstmanifestation ergibt die weitere Diagnostik mit MRI, Liquor und neurophysiologischer Abklärung die Diagnose.

Alternating hemiplegia of childhood

Dabei handelt es sich möglicherweise um eine besondere Form der basilären Migräne.

Sie beginnt meist im ersten Lebensjahr und geht mit einer progredienten psychomotorischen Retardierung einher. Es treten Anfälle von Hemiplegie auf, deren Seite wechselt und die von 15 min bis zu Tagen andauern können. Sie werden von dystonen Anfällen, choreoathetotischen Bewegungen, tonischen Krisen, Nystagmus und Reizbarkeit begleitet. Naloxan sowie der Kalziumantagonist Flunarizin sind therapeutisch wirksam.

8.1.2 Paraparese bzw. Paraplegie

Eine akut aufgetretene Paraparese oder Paraplegie besteht in der überwiegenden Mehrzahl der Fälle in einer inkompletten (Parese) oder kompletten (Plegie) Lähmung beider Beine.

Eine seltene Lähmung beider Arme wird als Diplegia brachialis bezeichnet.

Topodiagnostik
Spinale Läsion

Bei einer akut aufgetretenen Paraparese bzw. Paraplegie ist in erster Linie an eine spinale Läsion zu denken.

Je nach Höhenlokalisation und Ausdehnung der Läsion im Querschnitt sind begleitend sensible Ausfälle und Blasen- bzw. Mastdarmstörungen vorhanden. Läsionen des Zervikalmarks prädisponieren zu einer Tetraparese, Läsionen des Thorakolumbalmarks zu einer Parese der Beine. Besonderheit des Konussyndroms ist die akute Blasenlähmung als Leitsymptom. Dabei ist – insbesondere bei der Fragestellung für eine bildgebende Zusatzdiagnostik – zu beachten, dass die morphologische Läsion immer auch über dem klinischen Niveau liegen kann.

Parasagittale Läsion

Eine intrakranielle parasagittale Läsion im kortikalen Repräsentationsareal der Beine in der Präzentralregion beidseits führt ebenfalls typischerweise zu einer Lähmung beider Beine.

Differentialdiagnose
der paroxysmalen Paraparese

Als akute nichttraumatische Ursachen einer intermittierenden Rückenmarkskompression kommen bei ansonsten Gesunden in erster Linie Entzündungen im Sinne einer Querschnittsmyelitis und spinale Ischämien in Frage.

Spinale Raumforderungen einschließlich metastasierender Karzinome, epiduraler Hämatome und

Abszesse zeigen eher einen subakuten, langsamprogredienten Verlauf.

> **Ursachen von akut auftretender Paraparese bzw. Paraplegie**
> - Spinale Läsionen
>   - Akute segmentale Ischämie
>   - Akutes peridurales Geschehen (z. B. Abszess)
>   - Intramedulläre Blutung
>   - Autoimmun: transverse parainfektöse Myelitis, Multiple Sklerose, Lupus erythematodes
>   - Erregerbedingt: virale transverse Myelitis, Poliomyelitis, Coxsackievirusinfektion
>   - Raumforderung: Tumor, Bandscheibenvorfall, Abszess
> - Mantelkantensyndrome
> - Psychogene Paraparese

Rückenmarkischämie

Das Spinalis-anterior-Syndrom verursacht eine Funktionsstörung in den von der A. spinalis anterior versorgten Rückenmarksarealen, wodurch es zu einem Ausfall der Seitenstränge mit den Pyramidenbahnen mit Lähmungen unterhalb der Läsionsstelle kommt.

Damit assoziiert findet sich meistens aufgrund der Mitbetroffenheit der lateralen spinothalamischen Bahnen ein Ausfall der Schmerz- und Temperaturempfindung, während die Hinterstrangfunktionen in Form von Berührungsempfindung und Tiefensensibilität intakt bleiben. Bei einem Patienten mit Spinalis-anterior-Syndrom findet sich somit eine vollständige Lähmung der Beine sowie eine Störung der Schmerz- und Temperaturempfindung unterhalb der Läsionsstelle bei erhaltener Oberflächensensibilität. Aufgrund der intakten Oberflächensensibilität kann leicht die Fehldiagnose einer psychogenen Lähmung zustande kommen. Ein intermittierendes Spinalis-anterior-Syndrom mit rezidivierenden Beinparesen kann im Rahmen von transitorischen ischämischen Attacken im Bereich der A. spinalis anterior (vaskuläre Claudicatio spinalis) sowie bei arteriovenösen

Fisteln auftreten. In Einzelfällen kann es bei einer Arteria-spinalis-anterior-Ischämie im unteren Zervikalmarkbereich zu einer isolierten Paraparese der Arme kommen. Für die weitere Abklärung ist bei Verdacht auf eine ischämische Rückenmarkläsion die Durchführung einer spinalen MRI-Untersuchung erforderlich. Die Abklärung der Pathogenese der Ischämie sowie die Therapie erfolgen analog zu den zerebralen Ischämien (► s. oben).

Spinale Blutung

Selten kann auch eine epidurale, subdurale oder intraspinale Blutung Ursache einer plötzlichen Paraparese sein.

Daran ist insbesondere bei einer plötzlich aufgetretenen Paraparese bei einem markumarisierten Patienten zu denken.

Beidseitige Ischämie im Versorgungsgebiet der Aa. cerebri anteriores

Eine beidseitige Ischämie im Versorgungsbereich der Aa. cerebri anteriores kann eine akute Paraparese der Beine oder beinbetonte Tetraparese zur Folge haben.

Auch hier kann es im Rahmen transienter Durchblutungsstörungen zu paroxysmalen Lähmungen kommen. Differentialdiagnostisch kommt auch eine beidseitige Ischämie im Versorgungsgebiet der Aa. chorioideae anteriores oder in Ausnah-mefällen auch im Versorgungsgebiet der A. basilaris in Betracht.

Myelitis

Bei einer Querschnittsmyelitis kommt es nur in seltenen Fällen zu paroxysmalen Lähmungserscheinungen.

Bei den meisten Patienten steht eine progrediente Paraparese der Beine mit Sensibilitätsverlust und Störungen der Sphinkterfunktion, oft auch assoziiert mit lokalen Schmerzen, im Vordergrund.

Spinale Raumforderung

Spinale Raumforderungen, insbesondere eine epidurale Raumforderung, können gelegentlich klinisch zu paroxysmalen Lähmungserscheinungen führen, je nach lokalem Druck auf das Myelon.

Dabei ist die klinische Symptomatik von der Höhenlokalisation der Raumforderung abhängig (◘ Tabelle 8.1). Die häufigste Ursache der spinalen Raumforderung ist der Bandscheibenvorfall.

Epiduraler Abszess

Ebenso kann ein epiduraler Abszess zu intermittierenden Lähmungserscheinungen führen, wenn das Ausmaß der Kompression des Myelons wechselnd stark ausgeprägt ist.

Ein Abszess geht allerdings klinisch meist mit hohem Fieber, gelegentlich Desorientiertheit und

◘ **Tabelle 8.1.** Querschnittssymptome in Abhängigkeit von der Läsionshöhe

Höhe	Motorik	MER[a]	Sensibilität	Blase und Darm
Oberes Halsmark	Tetraparese bis -plegie, Ateminsuffizienz	Alle gesteigert, Babinski-Zeichen positiv	Unterhalb gestört	Kontrollverlust
Brust- und Lendenmark (bis L3)	Paraparese bis -plegie der Beine	Arme o. B., Beine gesteigert, Babinski-Zeichen positiv	Unterhalb gestört	Kontrollverlust
Konus-Kauda	Paraparese bis -plegie der Beine (distal betont, initial oft gering ausgeprägt)	Arme o. B., Beine abgeschwächt, Babinski-Zeichen negativ	Unterhalb L4/5 gestört (typisch: Reithose)	Stuhl- und Harninkontinenz (schlaffe Lähmung)

[a] Im spinalen Schock vor Reflexsteigerung Areflexie möglich; MER = Muskeleigenreflexe.

obligaten Rücken- und Wurzelschmerzen einher. Er kann Folge von Infektionsherden an anderer Stelle sein wie z. B. Hautinfektionen, Sepsis, vertebrale Osteomyelitis, intravenöser Drogenabusus; häufigste Erreger sind Staphylokokken und gramnegative Bakterien. Prädisponierende Faktoren sind HIV-Infektionen und iatrogene Immunsuppression.

Bandscheibenvorfall

Ein Bandscheibenvorfall kann je nach Lokalisation zu intermittierendem Druck auf das Myelon oder auf Nervenwurzeln und dadurch zu wechselnd ausgeprägten Paresen führen.

Dies kann sich als Paraparese oder auch als Monoparese äußern. Bei einem medianen Bandscheibenvorfall stehen oft die Lähmungserscheinungen im Vordergrund, während bei lateralen Bandscheibenvorfällen durch die Kompression der Nervenwurzel zumeist radikuläre Schmerzen das klinische Bild dominieren. Gelegentlich sind die neurologischen Ausfallsymptome bewegungsabhängig und können somit paroxysmale Lähmungen verursachen.

Zervikale Myelopathie

Degenerative knöcherne HWS-Veränderungen können ebenfalls zu intermittierendem Druck auf das Myelon oder auf Nervenwurzeln führen und dadurch wechselnd ausgeprägte Paresen verursachen.

Dies kann sich als Paraparese oder auch als Monoparese äußern. Als weiterer pathogenetischer Mechanismus kommt eine durch die knöchernen Veränderungen bedingte Kompression spinaler Gefäße in Betracht, die bewegungsabhängig verschieden stark ausgeprägt ist und somit paroxysmale Lähmungen verursachen kann.

8.1.3 Tetraparese bzw. Tetraplegie

Topodiagnostik
Spinale Läsion

Bei einer akut aufgetretenen Tetraparese bzw. Tetraplegie ist in erster Linie an eine hochgelegene, zervikale, spinale Läsion zu denken.

Begleitend treten meistens auch sensible Ausfälle und Blasen- bzw. Mastdarmstörungen auf.

Hirnstammläsion

Eine Hirnstammläsion kann eine Tetraparese verursachen.

Je nach Lokalisation im Hirnstammbereich sind begleitende Hirnnervenausfälle vorhanden.

Differentialdiagnose der paroxysmalen Tetraparese

Als nichttraumatische Ursachen einer akut auftretenden Tetraparese kommen in erster Linie hochgelegene zervikale spinale Läsionen vaskulärer, raumfordernder oder entzündlicher Ätiologie in Betracht.

Desweiteren können auch Hirnstammläsionen der verschiedensten Ursachen eine plötzliche Tetraplegie zur Folge haben. Gelegentlich kann eine sehr rasch verlaufenden Polyradikulitis das klinische Bild einer akuten Tetraparese verursachen.

> **Ursachen von akut auftretender Tetraparese bzw. Tetraplegie**
> - Hirnstammläsionen
>   - Ischämie, Blutung, Raumforderung, Entzündung
>   - Drop attacks
> - Hochgelegene zervikale spinale Läsionen
>   - Spinale Ischämie
>   - Raumforderung: Tumor, Bandscheibenvorfall, Abszess, Blutung
>   - Myelitis
> - Polyneuroradikulitis
> - Toxische akute Polyneuropathien
> - Psychogene Tetraparese

Ischämie

Ischämische Läsionen im Bereich des Hirnstammes können bei bilateraler Lokalisation zu einer Tetraparese führen.

Bei einem Thrombus im Bereich der A. basilaris, der intermittierend die Rami ad pontem verschließt, kann es zu beidseitigen pontinen Ischämien kommen, die gelegentlich bei wechselnd ausgeprägten Perfusionsstörungen auch paroxysmale Lähmungen zur Folge haben können. Neben der Tetraparese können je nach Lokalisation im Hirnstammbereich auch Hirnnervenläsionen vorhanden sein. Eine Sonderform stellen wahrscheinlich die sog. Drop attacks dar (▶ s. unten). Klinik, Diagnostik und Therapie der ischämischen Läsionen im Hirnstammbereich sind analog zu den oben bereits genannten. Ebenso kann es auch bei hochzervikalen Durchblutungsstörungen im Bereich der A. spinalis anterior zu einer Tetraparese kommen.

Drop attacks

Unter Drop attacks versteht man nichtepileptische Sturzattacken, bei denen der Patient ohne Vorwarnung oder erkennbaren Auslöser im Gehen oder Stehen in den Beinen zusammensackt und stürzt. Dabei bleibt das Bewusstsein erhalten. Im engeren Sinne handelt es sich aber eigentlich um einen paroxysmalen Tonusverlust der Muskulatur und weniger um eine paroxysmale Parese, wobei dies natürlich anamnestisch nicht unterschieden werden kann. Unmittelbar nach dem Sturz ist der klinisch-neurologische Befund bereits wieder normal.

Pathogenetisch sind Drop attacks am ehesten vaskulär bedingt durch eine passagere Durchblutungsstörung im vertebrospinalen Stromgebiet. Es wird von einer transienten Ischämie der kortikospinalen Bahnen oder der paramedianen Formatio reticularis ausgegangen. Die Patienten haben anamnestisch meist auch weitere Symptome wie Schwindel, Doppelbilder oder Ataxie. Daneben können aber auch andere Ursachen verantwortlich sein, z. B. Tumoren im Bereich des dritten Ventrikels oder der hinteren Schädelgrube (Hacke et al. 1991; Lee et al. 1994). Das gleiche klinische Phänomen kann auch bei Durchblutungsstörungen im Versorgungsgebiet der Aa. cerebri anteriores beidseits auftreten. Drop attacks des Anteriorstromgebiets beruhen auf einer ischämischen Perfusionsstörung des parasagittalen prämotorischen oder motorischen Kortex (Meisner et al. 1986). Drop attacks stellen zumeist eine Ausschlussdiagnose dar. Wahrscheinlich gehören auch die sog. kryptogenen Sturzattacken von älteren Frauen – manchmal auch als »Syndrome des genoux bleus« oder Syndrom der blauen Knie bezeichnet – in diese Gruppe (Näheres zu Drop attacks Kap. 3).

Bandscheibenvorfall

Ein sehr hoher zervikaler Bandscheibenvorfall kann Ursache einer Tetraparese unter Aussparung des Gesichts sein.

Polyneuroradikulitis

Die akute Polyneuroradikulitis (Guillain-Barré-Syndrom) entwickelt sich akut oder subakut mit typischerweise von distal nach proximal »aufsteigenden« symmetrischen schlaffen Lähmungen, die häufig meist Tage bis Wochen nach einem Infekt, einer Impfung, einer Operation oder bei Autoimmunprozessen (z. B. Lymphom oder systemischer Lupus erythematodes) auftreten.

Begleitend finden sich meistens Sensibilitätsstörungen, die dann eine strumpf- und handschuhförmige Verteilung aufweisen und ebenfalls von distal nach proximal aufsteigen. Die Lähmungen schreiten meist rasch fort und erfassen häufig die Rumpf- und Kopfhaltemuskulatur bis zur Tetraplegie; in diesem Stadium besteht die Gefahr der Atemlähmung. In Einzelfällen können die Lähmungen so rasch fortschreiten, dass es innerhalb von Stunden nach Auftreten der ersten Lähmungserscheinungen zu einer Ateminsuffizienz kommt. Hirnnervenbeteiligungen, insbesondere des N. facialis und der Augenmuskeln, sind auch bei leichteren Verläufen häufig. Als Zeichen einer Mitbeteiligung des autonomen Nervensystems können Blasenentleerungsstörungen, Blutdruckschwankungen, Tachykardien und seltener bradykarde Herzrhythmusstörungen auftreten.

Der genaue pathophysiologische Mechanismus der Entstehung des Guillain-Barré-Syndroms ist unbekannt. Es kommt zu einer akuten Schädigung der Nervenwurzeln (Polyradikulitis) und der peripheren Nerven mit histologisch nachweisbaren lymphozytären Infiltraten. In erster Linie wird ein Autoimmunprozess mit zirkulierenden Immunkomplexen angenommen, zelluläre Reaktionen scheinen aber ebenfalls eine Rolle zu spielen. In den meisten Fällen kommt es zu einer Schädigung der Markscheiden mit Myelinschwund und in schweren Fällen auch zu sekundärer axonaler Degeneration.

Durch die neurologische Untersuchung ist der aktuelle Ausprägungsgrad der Paresen als Ausgangsbefund festzuhalten. Die Verdachtsdiagnose wird durch eine Liquoruntersuchung mit klassischerweise isolierter Eiweißerhöhung ohne Zellzahlvermehrung und eine elektrophysiologische Untersuchung der Leitfunktion peripherer Nerven gesichert. Bei schweren Verlaufsformen mit rascher

Progredienz und drohender oder bereits eingetretener Ateminsuffizienz ist die Verlegung auf eine Intensivstation und mehrmalige Plasmapherese oder i.v.-Gabe von Immunglobulinen (0,4 g/kg/Tag über 5 Tage) indiziert. Die Indikation zum Legen eines passageren Schrittmachers sollte wegen häufiger unvorhersehbarer Rhythmusstörungen großzügig gestellt werden.

Hauptkomplikation ist eine häufig akut und überraschend einsetzende Atemlähmung, auch wenn die Paresen keine weitere Progredienz mehr zeigen.

Die Liquoreiweißerhöhung kann in den ersten Krankheitstagen noch fehlen, so dass im Zweifelsfall wiederholte Lumbalpunktionen erforderlich sind.

Differentialdiagnostisch ist eine zervikale Rückenmarkskompression abzugrenzen, die selten auch einmal zu einer akut aufsteigenden sensomotorischen Symptomatik führen kann, wobei der Liquorbefund eine ähnliche Konstellation mit isolierter Eiweißerhöhung zeigen kann. Hier tragen die elektrophysiologischen Befunde der Nervenleitgeschwindigkeitsbestimmungen, die beim Guillain-Barré-Syndrom deutliche Verzögerungen aufweisen, zur Differenzierung bei.

Ebenso sind differentialdiagnostisch andere akute Polyneuropathien aufgrund von Toxinen, bei Diphtherie oder Porphyrie abzugrenzen sowie akute Rückenmarkserkrankungen oder ventrale Hirnstammprozesse. Rein motorische Polyneuritiden müssen bei nichtgeimpften Personen gegen eine Poliomyelitis abgegrenzt werden, was durch die meist asymmetrische Verteilung der Lähmungen und den Liquorbefund keine Probleme bereiten sollte. Eine »Critical-illness-Polyneuropathie« mit distal betonten motorischen und sensiblen Ausfällen entwickelt sich ausschließlich bei multimorbiden bzw. polytraumatisierten Patienten im Verlauf einer intensivmedizinischen Behandlung, oft mit Sepsis oder multiplem Organversagen.

8.1.4 Monoparese bzw. Monoplegie

Bei einer akut aufgetretenen Lähmung einer Extremität, ggf. auch nur einzelner Muskelgruppen einer Extremität, spricht man von einer Monoparese oder Monoplegie, je nachdem ob die Lähmung inkomplett oder komplett ist.

Aber auch Paresen einzelner Hirnnerven können als Monoparesen bezeichnet werden.

Topodiagnostik und Differentialdiagnose der paroxysmalen Monoparese

Als akute nichttraumatische Ursachen einer plötzlich auftretenden Monoparese oder Monoplegie kommen sowohl kortikal gelegene zerebrale Läsionen als auch lokalisierte spinale Prozesse sowie Nervenwurzelläsionen in Betracht, aber auch periphere Nervenschädigungen in Form von Läsionen des Plexus brachialis bzw. Plexus lumbosacralis oder einzelner peripherer Nerven.

Ursachen von akut auftretender Monoparese bzw. Monoplegie
- Hirnstammläsionen mit konsekutivem isoliertem Hirnnervenausfall
- Eng umschriebene zerebrale kortikale Läsionen
- Lokalisierte spinale Läsionen
- Akute myogene oder neurogene Prozesse
- Nervendruckläsionen
  - Kompressionssyndrome in anatomischen Engen
  - Neuropathie mit Neigung zu Druckläsionen
- Psychogene Monoparese

Je nach Lokalisation ist jeweils eine Monoparese eines Arms oder eines Beins die Folge.

Ursachen von akut auftretender Monoparese eines Arms
- Zerebrale kortikale Läsion in der mittleren Zentralwindung
  - Ischämie, Blutung, Raumforderung, Entzündungsherd
- Migraine accompagnée
- Epileptischer Anfall mit iktaler oder postiktaler Schwäche
▼

- Spinale Läsion im Bereich des Zervikalmarks
    - Ischämie, Blutung, raumfordernder Prozess, Entzündungsherd
- Armplexusschädigung
    - Neuralgische Schulteramyotrophie
    - Kompressionssyndrom des Armplexus (z. B. Rucksacklähmung)
    - Akute Ischämie des Plexus brachialis
    - Hereditäre Armplexusneuropathie
- Nervendruckläsionen
    - Kompressionssyndrome in anatomischen Engen (Thoracic-outlet-Syndrom, Karpaltunnelsyndrom, Sulcus-ulnaris-Syndrom)
    - Neuropathie mit Neigung zu Druckläsionen
    - Langdauernde Druckwirkung auf periphere Nerven
- Poliomyelitis acuta anterior
- Subclavian-steal-Syndrom
- Akuter lokalisierter myogener Prozess
- Dissektion der A. vertebralis (Kompression zervikaler Wurzeln durch periarterielles Hämatom)
- Schwäche infolge Schmerzhemmung bei primär artikulärer oder spondylogener Problematik (z. B. Periarthropathia humeroscapularis)
- Psychogene Monoparese

Ursachen von akut auftretender Monoparese eines Beins

- Zerebrale kortikale Läsion im Bereich der Mantelkante
    - Ischämie, Blutung, Raumforderung, Entzündungsherd
- Migraine accompagnée
- Epileptischer Anfall mit iktaler oder postiktaler Schwäche
- Spinale Läsion im Bereich des Lumbalmarks
    - Ischämie, Blutung, raumfordernder Prozess, Entzündungsherd

▼

- Beinplexusschädigung
    - Retroperitoneales Hämatom in der Psoasscheide
    - Kompressions- oder Dehnungssyndrom des Beinplexus nach längerem Sitzen oder Arbeit in hockender Stellung
    - Akute Ischämie des Plexus lumbosacralis
- Nervendruckläsionen
    - Neuropathie mit Neigung zu Druckläsionen
    - Langdauernde Druckwirkung auf periphere Nerven
- Poliomyelitis acuta anterior
- Akuter lokalisierter myogener Prozess
- Schwäche infolge Schmerzhemmung bei primär artikulärer oder spondylogener Problematik
- Psychogene Monoparese

Bei umschriebenen Hirnstammläsionen kann es zu einem isolierten Hirnnervenausfall kommen. Auf einzelne der erwähnten und differentialdiagnostisch von neurologischer Seite besonders wichtigen Ursachen wird im Folgenden detaillierter eingegangen.

Akute Doppelbilder

Ursächlich kommen primär muskuläre Funktionsstörungen durch myogene oder neurogene Prozesse in Frage, daneben ophthalmologische Ursachen (dabei sind auch monokuläre Doppelbilder möglich!).

Insbesondere im Rahmen der Myasthenie kann es gerade auch zu Beginn der Erkrankung zu intermittierendem Auftreten von Doppeltsehen mit unterschiedlich gegeneinander versetzten Doppelbildern mit oder ohne sonstige Beschwerden kommen, die am Abend stärker ausgeprägt sind als am Morgen bzw. nur am Abend oder unter Belastung auftreten, z. B. bei längeren Autofahrten oder längerem Lesen.

Periphere Fazialisparese

Die periphere Fazialisparese ist eine akute Lähmung der vom N. facialis versorgten Gesichtsmuskulatur zumeist einer Seite.

Die idiopathische Fazialisparese wird auch als Bell'sche Lähmung bezeichnet. Diese Lähmung der mimischen Muskulatur einer Gesichtshälfte, meist auch vegetativer Fasern für die Tränen- und Speichelsekretion und afferenter sensorischer Fasern (Versorgung der vorderen 2/3 der Zunge), tritt oft über Nacht oder innerhalb von Stunden auf. Die Gesichtszüge sind auf der betroffenen Seite schlaff, die Stirn ist glatt.

Oft wird die Störung zuerst von Angehörigen bemerkt, denen auffällt, dass die Betroffenen auf einer Seite das Auge nicht ganz schließen oder beim Lachen den Mundwinkel nicht richtig mitbewegen können. Beim Versuch, das Auge auf der betroffenen Seite zu schließen, rollt der Augapfel nach oben (Bell-Phänomen). Häufig geben die Patienten Schmerzen hinter oder im Ohr und ein subjektives Taubheitsgefühl im Wangenbereich an. Darüber hinaus besteht infolge einer Miterkrankung des den M. stapedius versorgenden Nervenastes oft eine Hörstörung mit Hyperakusis.

Ätiologisch liegt der sog. idiopathischen peripheren Fazialislähmung möglicherweise ein entzündlicher Prozess im knöchernen Fazialiskanal in der Schädelbasis zugrunde. In der akuten Phase sieht man im MRI häufig entsprechende Signalintensitäten im Fazialiskanal. Symptomatische Formen kommen z. B. bei Zoster oticus oder Borreliose vor.

Bei Lidschlussdefizit ist zur Prophylaxe von Hornhautläsionen ein Uhrglasverband oder eine häufiger aufzutragende Augensalbe erforderlich. Insbesondere bei stärkeren Schmerzen kann eine vorübergehende orale Kortikosteroidmedikation (z. B. 60 mg Prednisolon/Tag) günstig sein.

Sehr häufig wird die akute periphere Fazialisparese als vermeintliche zentrale Störung bzw. als Schlaganfall stationär eingewiesen. Wichtigstes differentialdiagnostisches Unterscheidungsmerkmal ist, dass bei einer zentralen Fazialisparese wegen der zentral bilateralen Stirnastversorgung auf der gelähmten Seite der Augenschluss stets noch möglich ist, während dies bei einer vollständigen peripheren Parese nicht gelingt.

Subclavian-steal-Syndrom

Dem Subclavian-steal-Syndrom (Subklavia-Anzapf-Syndrom) liegt eine hochgradige Stenose bzw. ein Verschluss der linken A. subclavia proximal vom Abgang der A. vertebralis oder des rechten Truncus brachiocephalicus zugrunde.

Da die A. subclavia nicht mehr genügend Blut erhält, kehrt sich der Blutstrom in der betreffenden A. vertebralis bei körperlicher Betätigung des Arms um. Dadurch bedingt kann es zu einem Stealeffekt aus dem zerebralen Kreislauf kommen, wodurch die klinischen Symptome einer Hirnstammischämie auftreten können. Sehr viel häufiger aber bekommt ein Patient mit dieser Gefäßpathologie bei körperlicher Arbeit mit dem entsprechenden Arm eine schmerzhafte Lähmung dieses Arms, da das Anzapfen des Basilariskreislaufs nicht immer für die Sauerstoffversorgung des Arms ausreicht. Immer besteht eine Blutdruckdifferenz zwischen beiden Armen.

Kompressionssyndrome in anatomischen Engen

Latentes Logensyndrom. Durch unterschiedlich ausgeprägte Kompression eines peripheren Nerven in einer anatomisch bereits bekannt vulnerablen Region kann es zu intermittierenden Paresen in den Muskeln kommen, die von dem betroffenen Nerven versorgt werden.

Am häufigsten sind hier das Karpaltunnelsyndrom und das Sulcus-ulnaris-Syndrom zu nennen.

Thoracic-outlet-Syndrom. Die anatomischen Gegebenheiten im Bereich der oberen Thoraxapertur prädisponieren zu Druckschädigungen des Armplexus, insbesondere in seinem kaudalen Anteil.

Da die exakte Pathogenese oft nicht erfasst werden kann, spricht man global vom Syndrom der oberen Thoraxapertur bzw. dem Thoracic-outlet-Syndrom (TOS). Dazu gehören das Halsrippensyndrom und das Skalenussyndrom, bei denen es bei Durchtritt des Armplexus zusammen mit der A. subclavia durch die Lücke zwischen M. scalenus anterior und M. scalenus medius zu einer Druckwirkung auf den Plexus brachialis und manchmal auch auf die A. subclavia kommen kann. Es muss allerdings auch betont werden, dass Halsrippen in den meisten Fällen klinisch asymptomatisch sind.

Bei manchen Menschen ist der Raum zwischen Klavikula und erster Rippe relativ eng, was zu einer

Plexuskompression führen kann (kostoklavikuläres Syndrom).

Insgesamt sind solche Kompressionssyndrome des Armplexus aber wesentlich seltener als allgemein angenommen. Es müssen objektive Zeichen einer meist unteren Plexusläsion gefordert werden bzw. deutliche Symptome einer Kompression der A. subclavia vorhanden sein. Bezüglich der Vielzahl angegebener Provokationstests wie auch dem Adson-Manöver (Kopfwendung zur betroffenen Seite mit Anheben des Kinns und tiefer Inspiration) ist große Zurückhaltung angezeigt, da hierbei auch bei vielen Gesunden ein Verschwinden des Radialispulses zu verzeichnen ist.

Die Therapie dieser Kompressionssyndrome besteht beim Fehlen objektiver motorischer oder sensibler Störungen in den meisten Fällen in Haltungsgymnastik mit Stärkung der Schultergürtelmuskulatur und Vermeiden von fördernden äußeren Faktoren. Eine operative Durchtrennung des M. scalenus anterior mit Entfernen einer Halsrippe oder Teilresektion der ersten Rippe ist nur in seltenen Fällen bei Vorliegen objektivierbarer motorischer Ausfälle sinnvoll bzw. erforderlich.

Neuralgische Schulteramyotrophie (Plexusneuritis)

Hierbei handelt es sich um eine akute, wahrscheinlich entzündlich bedingte Schädigung des Plexus brachialis, wobei der rechte Arm deutlich häufiger betroffen ist als der linke, gelegentlich tritt die Symptomatik auch bilateral auf.

Meistens sind die oberen Plexusanteile stärker als die unteren betroffen. Die Ätiologie ist sicher nicht einheitlich, in einem Teil der Fälle soll die Plexusschädigung auf zirkulierenden Immunkomplexen beruhen. Vor dem Auftreten akuter Paresen bestehen zumeist für wenige Tage Schmerzen in Schulter und Oberarm. Sensibilitätsstörungen sind oft vergleichsweise gering ausgeprägt oder können auch ganz fehlen. Die Prognose ist langfristig zwar verhältnismäßig gut, aber die Rückbildung der Lähmungen und die Behandlung der sich häufig entwickelnden sekundären Schultergelenksversteifung kann sich bis zu einem Jahr hinziehen. Gelegentlich gibt es Rezidive. Therapeutisch kommen Kortikoide, Schmerzmittel, Lagerung in Abduktion und, sobald die Schmerzen es erlauben, passive und aktive Bewegungsübungen zum Einsatz.

Akute Nervenwurzelkompression

Als neurologische Ausfälle akuter Nervenwurzelkompressionen kann es zu radikulären Paresen kommen.

Begleitend, oft auch vorausgehend und als Leitsymptom können in den meisten Fällen akut auftretende Schmerzen im Lumbal-, seltener auch im unteren Zervikalbereich mit zumeist paravertebral oder radikulär in eine Extremität ausstrahlenden Schmerzen betrachtet werden. Zusätzlich sind in der Mehrzahl der Fälle auch Sensibilitätsstörungen vorhanden, bei Kompression der Cauda equina kann es zu Blasen- und Mastdarmstörungen kommen. In etwa 80% der Fälle von lumbalen akuten Nervenwurzelkompressionen ist ein Nervendehnungsschmerz (positives Lasègue-Zeichen) auszulösen. In den meisten Fällen ist die radikuläre Symptomatik auf eine Extremität beschränkt, in seltenen Fällen (z. B. medialer Bandscheibenvorfall) können aber auch einmal beide Arme oder Beine betroffen sein. Beim sog. Konus-Kauda-Syndrom sind die Schmerzen und Sensibilitationsstörungen perianal »reithosenartig« lokalisiert und es bestehen Blasen- bzw. Enddarmstörungen. Lähmungen können zumindest initial ganz fehlen.

Häufigste Ursache ist die Verlagerung von Bandscheibengewebe in Form einer Protrusion (Vorwölbung) oder eines Prolaps (Vorfall) des Nucleus pulposus mit Druck auf die spinale Nervenwurzel. Bevorzugte Lokalisationen sind LWK_4/LWK_5 und LWK_5/SWK_1 im Lumbalbereich, wesentlich seltener sind die höher gelegenen lumbalen Nervenwurzeln oder die unteren Zervikalsegmente betroffen. Selten können auch andere raumfordernde Prozesse (lokale Tumoren, Metastasen, epidurale Abszesse) oder auch rückennahe Organerkrankungen zu einer akuten Nervenwurzelkompression führen, an die insbesondere bei atypischer Wurzelläsion oder thorakalen Wurzelkompressionssyndromen dfifferentialdiagnostisch gedacht werden muss.

Diagnostik und Therapie. Bei akut aufgetretenen radikulären Lähmungen oder einer Blasen- und Enddarmstörung ist die sofortige weitere Abklärung mit MRI, segmentaler CT oder – sofern diese Methoden nicht zur Verfügung stehen – konventioneller Myelographie indiziert.

Im Falle des Nachweises eines Bandscheibenprolapses ist bei akut aufgetretener Lähmung je nach klinischem Befund eine notfallmäßige operative Behandlung in Erwägung zu ziehen, da die Rückbildungsfähigkeit der neurologischen Ausfälle von der vorausgegangenen Dauer der Symptomatik abhängt. Wird vorerst eine konservative Therapie favorisiert, muss der neurologische Status regelmäßig kontrolliert werden, da bei Verschlimmerung der Paresen oder Auftreten neuer Symptome die operative Behandlung erforderlich ist. Eine absolute Notfallindikation zum operativen Vorgehen stellt die akute Blasen- und Enddarmlähmung dar, auf die deshalb besonders geachtet werden muss, da daraus ansonsten irreversible Schädigungen resultieren.

Ein Bandscheibenvorfall im unteren Konus-Kauda-Bereich kann ausschließlich Symptome im »Reithosenbereich« in den perianalen Segmenten verursachen und daher bei der Untersuchung leicht übersehen werden. Er stellt jedoch wegen der begleitenden Blasen- und Enddarmstörung eine Notfallsituation dar.

Differentialdiagnostisch muss immer auch eine Radikulitis in Betracht gezogen werden.

8.1.5 Funktionelle Paresen

Funktionelle Paresen beinhalten sowohl Konversionsreaktionen als auch Simulationen (»malingering«).

Bei einer Konversionsreaktion ist es dem Patienten nicht bewusst, dass es sich um eine nichtorganische Ursache handelt. Bei der Simulation produziert der Patient absichtlich eine Lähmung. Diese Lähmungen können in jeder klinischen Ausprägungsform auftreten, als Hemiparese, Tetraparese oder Monoparese. Diagnostisch hilfreich kann es zur Abgrenzung psychogener von organisch bedingten Lähmungen sein, den Patienten in vermeintlich unbeobachteten Momenten zu sehen und bei Tätigkeiten wie dem An- und Auskleiden zu beobachten. Außerdem kann man versuchen, den Patienten in der Untersuchungssituation abzulenken,

z. B. durch Rechenaufgaben, um die Konzentration auf die Lähmung zu reduzieren und eventuell unbeabsichtigte Bewegungen mit einer vermeintlich paretischen Extremität zu provozieren. Bei der Untersuchung der Muskelkraft im Einzelnen ist auf die gemeinsame Innervation von Agonisten und Antagonisten zu achten. Neurophysiologische Untersuchungsmethoden wie die Elektromyographie und die motorisch evozierten Potentiale können auch zur Differenzierung beitragen.

8.2 Allgemeine paroxysmale motorische Schwäche

Verschiedene Erkrankungen wie neuromuskuläre Übertragungsstörungen sowie direkte muskuläre Erkrankungen können zu paroxysmalen generalisierten Lähmungen führen.

Ursachen von akut auftretender allgemeiner Schwäche
- Neuromuskuläre Übertragungsstörungen
  - Myasthenia gravis
  - Lambert-Eaton-Syndrom
  - Medikamente und Toxine
- Kataplexie und Schlaflähmung
- Episodische Lähmungen
- Myopathien
  - Metabolisch, endokrin, toxisch, entzündlich
- Allgemeine Schwäche nichtorganischer Ursache

Eine Fluktuation der Symptome innerhalb kurzer Zeitperioden mit rascher allgemeiner muskulärer Ermüdbarkeit bei Aktivität und rascher Erholung der Muskelkraft in Ruhe ist typisch für eine muskuläre Übertragungsstörung wie die Myasthenia gravis oder das sehr viel seltenere Lambert-Eaton-Syndrom. Natürlich können auch psychosomatische Beschwerdebilder wie das »chronic fatigue syndrome« mit einer ähnlichen Symptomatik einhergehen, einer abnormen Ermüdbarkeit sowie subjektiver Muskelschwäche bei Belastung und Erholung in Ruhe. Hierbei ist aber die Erholung oft sehr viel langsamer als bei Myasthenieerkrankten und das subjektive Gefühl der Müdigkeit und Abgeschlagenheit steht deutlich stärker im Vordergrund als bei Patienten mit einer Myasthenie.

Myopathische Syndrome sind Ausdruck einer primären Erkrankung der Muskeln, wobei auch internistische Krankheiten dazugerechnet werden, bei denen die Auswirkung auf die Muskelfunktion im Vordergrund steht. Klinisch handelt es sich um eine rein motorische Schwäche ohne sensible Störungen, meist schmerzlos und verbunden mit Abschwächung der Muskeleigenreflexe. Die Muskelschwäche kann bei einigen Formen innerhalb von Stunden akut (z. B. paroxysmale hypokaliämische Lähmung) oder innerhalb einiger Tage wechselnd intensiv und wechselnd lokalisiert auftreten bzw. bei der Myasthenie von Stunde zu Stunde wechselnd ausgeprägt sein.

Differentialdiagnostisch müssen die myopathischen Syndrome von Vorderhornerkrankungen, einer Polyradikulitis, Polyneuropathie oder einer psychogenen Parese abgegrenzt werden.

8.2.1 Neuromuskuläre Übertragungsstörungen

Myasthenia gravis

Die Myasthenie ist eine Autoimmunerkrankung, die mit Bildung von Autoantikörpern gegen Azetylcholinrezeptoren an der postsynaptischen Membran der Muskelendplatte einhergeht und zu einer belastungsabhängigen Muskelschwäche führt.

Klinisches Leitsymptom der Myasthenie ist eine Schwäche und abnorme Ermüdbarkeit der Willkürmuskulatur, die nur einzelne Muskelgruppen (z. B. okuläre Form) oder alle Muskeln (generalisierte Form) betrifft. Die belastungsabhängige Schwäche nimmt bei wiederholter oder dauernder Muskelaktivität (tagsüber) zu und bessert sich in Ruhe (Schlaf) oder durch Gabe von Anticholinergika. Sensibilität oder Reflexe sind nicht gestört.

Initial sind bei rund der Hälfte und im Krankheitsverlauf bei etwa 90% der Patienten die äußeren Augenmuskeln betroffen, was Ptosis und Doppelbilder als häufigste Symptome erklärt. An den Extremitäten sind die proximalen, rumpfnahen Muskeln meist schwerer betroffen als die distalen.

Häufig fluktuiert das Ausmaß der Beschwerden sowohl von Tag zu Tag als auch über längere Zeitabschnitte. Besondere notfallmäßige Bedeutung erhält die Krankheit bei Beteiligung der Atemmuskulatur und bei den Komplikationen der myasthenen bzw. cholinergen Krise.

Für die Diagnosesicherung der Myasthenie ist die elektromyographische Untersuchung einschließlich muskulärer Endplattenbelastung und ggf. Einzelfaserelektromyographie sinnvoll bzw. erforderlich. Des Weiteren können Antikörper gegen die muskuläre Endplatte im Serum positiv sein. Die Sensitivität dieses Tests ist allerdings relativ gering.

Notfallsituationen können in Form von myasthenen oder durch die medikamentöse Behandlung induzierten cholinergen Krisen auftreten. Die myasthene und die cholinerge Krise ähneln sich in ihrem klinischen Bild insofern, als sich in beiden Fällen eine rasch progrediente generalisierte Lähmung der Willkürmuskulatur mit Schluck- und Sprechstörungen sowie schließlich Ateminsuffizienz zeigt. Myasthene Krisen werden hauptsächlich bei bislang nicht oder erst kürzlich diagnostizierten Patienten beobachtet, daneben aber auch bei ansonsten gut eingestellten Patienten infolge von Infektionen oder Medikationsfehlern. Bei der cholinergen Krise als einer Überdosierungskrise ist auf entsprechende Nebenwirkungen wie Faszikulieren, Miosis, Schwitzen, Speichelfluss, Ängstlichkeit, Bauchkrämpfe und Diarrhö zu achten. Eine leichte Ateminsuffizienz kündigt sich meist durch Tachykardie, Schlaflosigkeit und Schwäche beim Abhusten (bei Infekten) an, ohne dass die Patienten zunächst über Atembeschwerden klagen. Auch eine zunehmende Ermüdungsreaktion oder Schluckstörungen müssen als Warnsymptome gewertet werden.

Pathophysiologie

Pathophysiologisch liegt aufgrund der Antikörper gegen Azetylcholinrezeptoren eine Veränderung der neuromuskulären Übertragung zugrunde.

Die myasthene Krise ist Folge eines mehr oder weniger plötzlichen Azetylcholinmangels an der Endplatte, entweder durch unzureichende Therapie mit Cholinesterasehemmern (z. B. plötzliches Absetzen der Medikamente) oder durch erhöhten Bedarf an Azetylcholin (z. B. bei akuten viralen oder bakteriellen Infekten). Auch bestimmte Medikamente wie Lokalanästhetika, Muskelrelaxanzien, Neuroleptika und magnesiumhaltige Antibiotika können durch Hemmung der neuromuskulären Übertragung eine myasthene Krise auslösen. Ursache der cholinergen Krise ist eine (relative) Überdosierung mit Cholinesterasehemmern.

Erstmaßnahmen

Myasthene Patienten mit bereits ausgeprägter Muskelschwäche, Schluckstörung und beginnender Ateminsuffizienz müssen nach Inspektion des Rachens und evtl. Entfernung von Speiseresten oder ähnlichem notfallmäßig intubiert, beatmet und in die Klinik eingewiesen werden.

Eine ungezielte Änderung der Cholinesterasehemmerdosis sollte vermieden werden, da sie akut eine krisenhafte Verschlechterung herbeiführen kann. Dies gilt insbesondere, wenn die Differentialdiagnose zwischen cholinerger und myasthener Krise nicht eindeutig getroffen werden kann. Bei sicher diagnostizierter myasthener Krise empfiehlt sich eine Injektion von 1–2 Ampullen Neostigmin, bei einer cholinergen Krise besteht die Therapie der Wahl in 1–2 Ampullen Atropin, jeweils intravenös.

Bei ausgeprägter Muskelschwäche und beginnender Ateminsuffizienz ist die Vitalkapazität zu bestimmen und ggf. eine arterielle Blutgasanalyse durchzuführen. Erst nach Sicherstellung der Vitalfunktionen sollte bei klinisch nicht sicherer Zuordnung eine weitere Differenzierung zwischen myasthener und cholinerger Krise erfolgen. Hierzu kann unter intensivmedizinischen Bedingungen 1 ml des rasch wirksamen Cholinesterasehemmstoffes Edrophoniumchlorid (Tensilon) langsam intravenös gegeben werden. Bei einer myasthenen Krise kommt es hierunter zu einer kurzfristigen deutlichen Besserung der klinischen Symptomatik, während bei einer cholinergen Krise ein Atemstillstand provoziert werden kann.

Bei einer myasthenen Krise ist die Durchführung einer Plasmapherese zu diskutieren, um akut die zirkulierenden Antikörper zu reduzieren und so eine Besserung des klinischen Bildes zu erzielen. Bei einer cholinergen Krise besteht die Therapie im vorübergehenden Entzug aller Cholinesterasehemmer unter Beatmung und Gabe von Anticholinergika (Atropin).

Weil bei einer cholinergen Krise die Gefahr eines Atemstillstandes besteht, sollte die oft propagierte »Testung« mit dem rasch wirksamen Cholinesterasehemmer Edrophonium (Tensilon) in akuten Krisensituationen nur unter intensivmedizinischen Bedingungen erfolgen. Auch sonst müssen bei jedem Test zur Kupierung cholinergischer Symptome 0,25 mg Atropinsulfat in einer aufgezogenen Ampulle bereitgehalten werden.

Bei einer antibiotischen Therapie von häufig mit einer akuten Zunahme der myasthenen Symptomatik einhergehenden bakteriellen Infektionen sollten solche Medikamente vermieden werden, die ihrerseits zu einer Verschlechterung führen können. Dabei handelt es sich insbesondere um Aminoglykoside und Tetrazykline; Alternativen bestehen z. B. in Cephalosporinen.

Lambert-Eaton-Syndrom

Beim Lambert-Eaton-Syndrom ist die belastungsabhängige Schwäche generalisiert und symmetrisch, während bei der Myasthenia gravis die belastungsprovozierte Parese zu Beginn oft auf bestimmte Muskelgruppen beschränkt ist, insbesondere Lidheber-, Schluck- und Kaumuskulatur, und bei generalisierter Schwäche das Verteilungsmuster häufig asymmetrisch ist.

Die symmetrischen belastungsabhängigen Lähmungen sind beim Lambert-Eaton-Syndrom oft im Beckengürtel-Oberschenkel-Bereich betont. Typisch ist die Besserung der Paresen unter Muskelarbeit. Als Nebenbefunde finden sich Mundtrockenheit und Akkommodationsstörungen. Zu einer plötzlichen Verschlechterung kann es nach Einnahme von Aminoglykosiden, Magnesium, Kalziumantagonisten oder jodhaltigen Kontrastmitteln kommen.

Für die Diagnosesicherung des Lambert-Eaton-Syndroms ist die elektromyographische Untersuchung einschließlich muskulärer Endplattenbelastung erforderlich. Dabei findet sich bei der Serienstimulation mit 3-Hz-Reizung zuerst ein Dekrement mit – im Unterschied zur Myasthenie – einem Amplitudenanstieg bei repetitiver Nervenstimulation. Des Weiteren können Antikörper gegen spannungsabhängige Kalziumkanäle positiv sein. Oft ist das Lambert-Eaton-Syndrom als paraneoplastisches Syndrom bei einem kleinzelligen Bronchialkarzinom zu finden.

Differentialdiagnostisch müssen von der Myasthenie und dem Lambert-Eaton-Syndrom der Botulismus und eine Alkylphosphatvergiftung abgegrenzt werden. Der Tensilon-Test ist bei der Myasthenia gravis positiv, beim Lambert-Eaton-Syndrom ist der Effekt nur gering ausgeprägt und bei den übrigen Überleitungsstörungen einschließlich der cholinergen Krise negativ.

Toxisch verursachte Muskelschwäche durch Wirkung auf die motorische Endplatte

Es gibt zahlreiche Medikamente, Toxine und Chemikalien, die durch ihre Wirkung auf die motorische Endplatte und den Muskel zu Schwäche und Lähmungen führen können.

Die normale Funktion der motorischen Endplatte kann vorübergehend beeinträchtigt werden, wodurch ein myasthenieartiges Syndrom entsteht. Außerdem kann eine vorbestehende Veränderung der motorischen Endplatte toxisch bedingt manifest oder die Erholung nach einer neuromuskulären Blockierung bei der Anästhesie verzögert werden.

Medikamente und Toxine, die auf die motorische Endplatte wirken

- Antibiotika
  - Aminoglykoside, Erythromycin, Penicillin, Sulfonamide, Tetracyclin, Fluorochinolone, Polymyxin, Colomycin
- Phenytoin
- Betablocker und Kalziumantagonisten
- Steroide
- Lithium
- D-Penicillamin
- Organophosphate
- Botulinustoxin
- Zeckenbisse
- Schlangengifte

Botulismus

Botulinustoxin ist ein Stoffwechselprodukt des Bakteriums Clostridium botulinum, das sich in unzureichend sterilisierten und luftdicht verpackten Lebensmitteln vermehren kann.

Es blockiert präsynaptisch die Freisetzung von Azetylcholin am neuromuskulären Übergang und im vegetativen Nervensystem und verursacht eine fortschreitende Lähmung, die tödlich ist, wenn sie nicht rechtzeitig erkannt und behandelt wird. Therapeutisch gibt man so früh wie möglich spezifisch Botulinusantitoxin, das aber nur frei zirkulierendes Toxin neutralisiert und nicht an der neuromuskulären Synapse gebundenes Toxin. Ansonsten ist eine symptomatische Behandlung indiziert und insbesondere bei generalisierter Lähmung mit Atemlähmung eine Beatmung. Ganz selten kann Botulismus auch in Wunden entstehen. Bei der therapeutischen Anwendung von Botulinustoxin erholt sich die Nervenendigung, indem sie neue präsynaptische Endigungen bildet. Ein solcher Prozess dauert 7–12 Wochen.

8.2.2 Kataplexie und Schlaflähmung

Kataplexie bezeichnet eine durch plötzlich auftretende Emotionen ausgelöste Lähmung der quergestreiften Muskulatur.

Kataplektische Anfälle treten nach den vorliegenden Untersuchungen bei 60–100% der Narkolepsiepatienten auf (Bassetti u. Aldrich 2000), wobei nur bei wenigen Patienten alle vier Kardinalsymptome der Narkolepsie – Schlafattacken, Schlaflähmungen, hypnagogische Halluzinationen und Kataplexie – vorhanden sind. Am häufigsten wird über kataplektische Anfälle bei plötzlichem Lachen berichtet, aber auch Überraschung, Aufregung oder – seltener – negative Emotionen wie Furcht oder Zorn können als Auslöser in Frage kommen. Die Lähmungserscheinungen können auf die kranialen Muskeln beschränkt sein, sie können sich aber auch nach kaudal ausbreiten und schließlich die Beinmuskeln befallen, wodurch es zum Sturz kommen kann. Der Sturz selbst wird bei vollem Bewusstsein erlebt und kann mit paroxysmalen Atemschwierigkeiten und vegetativen Begleitsymptomen assoziiert sein. Die Dauer des Anfalls überschreitet zumeist 60 s nicht. In Einzelfällen können jedoch auch prolongierte kataplektische Episoden von bis zu 20 min auftreten (Honda 1988).

Pathophysiologisch ist der Tonusverlust während kataplektischer Anfälle mit einer Reduktion der Aktivität des im Hirnstamm gelegenen Locus coeruleus assoziiert. Eine Störung des hypothalamischen Hypokretinsystems scheint sowohl in einem Hundemodell der Narkolepsie als auch beim Menschen mit Schlafanfällen und dem Auftreten kataplektischer Symptome assoziiert zu sein (Siegel et al. 2001).

Differenzialdiagnostisch wird man kataplektische Anfälle vermuten, wenn sich typische emotionale Auslöser für Stürze bei erhaltenem Bewusstsein eruieren lassen und weitere Symptome aus der narkoleptischen Tetrade vorhanden sind. Detaillierte Ausführungen zur Kataplexie finden sich in Kap. 3.

Bei der Schlaflähmung besteht nach dem Aufwachen für eine kurze Zeit Bewegungsunfähigkeit. Diese kann generalisiert, aber auch lokalisiert sein und z. B. nur die Unfähigkeit beinhalten, die Lider zu öffnen. Die weitere diagnostische Abklärung erfordert eine polysomnographische Ableitung im Schlaflabor sowie ggf. eine Bestimmung der humanen Leukozyten-Antigene HLA-DR15 und -DQ6, wobei ein fehlender Nachweis die Diagnose einer Kataplexie bzw. Narkolepsie nicht ausschließt (Bassetti u. Aldrich 2000).

8.2.3 Episodische Lähmungen

Episodische Lähmungen sind charakterisiert durch paroxysmale, vollständig reversible Lähmungsattacken mit symmetrischen, proximal betonten Paresen bis hin zur Tetraplegie, reduziertem Muskeltonus und Abschwächung oder Ausfall der Muskeleigenreflexe.

Die Lähmungen entwickeln sich innerhalb von Minuten bis Stunden, wobei die Paresen meist proximal beginnen. Bewusstsein, Sprache, Atmung sowie Blasen- und Mastdarmfunktionen sind fast immer ungestört. Die Abgrenzung gegenüber Tetraparesen oder -plegien anderer Genese ist aufgrund der erhaltenen Oberflächen- und Tiefensensibilität möglich. Während der Episoden kommt es zu einer zunehmenden elektrischen Unerregbarkeit der betroffenen Muskulatur mit entsprechender Abnahme der evozierten Muskelaktionspotentiale. Die Dauer der episodischen Lähmungen schwankt zwischen Minuten und Tagen. Unterschieden werden zum einen entsprechend der Veränderung des Serumkaliums hyperkaliämische und hypokaliämische Lähmungen, wobei beide Formen mitunter durch Ruhe nach Belastung getriggert werden. Rezessiv vererbte Myotonien und die Paramyotonie können mit periodischen Lähmungen bei normalem Kaliumspiegel einhergehen. Es handelt sich um Erkrankungen der Natrium- und der Kalziumkanäle, auf die im Folgenden eingegangen wird.

Erkrankungen der Natriumkanäle

Es gibt acht phänotypisch unterschiedliche Krankheiten der Natriumkanäle, die alle autosomal-dominant vererbt werden.

Dabei kommt es zu einer vermehrten Natriumleitfähigkeit der Kanäle, die von der Temperatur und der lokalen Kaliumkonzentration abhängig ist. Eine Erhöhung der Natriumleitfähigkeit führt zur Übererregbarkeit der Membranen, was sich in der Myotonie klinisch äußert. Eine weitere Erhöhung führt zur Unerregbarkeit, der klinischen Parese. Somit sind die Leitsymptome der einzelnen Natriumkanalerkrankungen Myotonie und paroxysmale Paresen. Diese sind abhängig von Muskeltemperatur und lokaler Kaliumkonzentration, die sich durch Muskelarbeit ändern kann. Die beiden häufigsten Natriumkanalerkrankungen sind die Paramyotonia congenita und die hyperkaliämische episodische Paralyse.

Paramyotonia congenita

Bei Zimmertemperatur haben die Patienten normalerweise keine Symptome – sie treten vielmehr bei Abkühlung auf, besonders im Gesicht und an den Händen.

Die Mitbeteiligung der mimischen Muskulatur kann bis hin zur schlitzartigen Verkrampfung des M. orbicularis oculi führen. Zunächst zeigt sich eine myotone Steifigkeit, die rasch in eine Schwäche übergeht, wobei Hände und Arme plegisch sein können. Das Zwerchfell ist nicht betroffen. Die Lähmung bleibt auch bei wieder normaler Temperatur für einige Stunden bestehen. Diagnostisch ist von Bedeutung, dass die Kreatinkinase bei der Paramyotonie häufig erhöht ist; elektromyographisch finden sich bereits bei normaler Temperatur myotone Serien. Wird die paramyotone Steife provoziert, so zeigt sich im Elektromyogramm eine dichte, fibrillationsartige Spontanaktivität. Die Krankheit wird oft schon beim Säugling erkannt, z. B. wenn mit einem kühlen Waschlappen über das Gesicht gewischt wird. Das ursächlich mutierte Gen liegt auf Chromosom 17 und kodiert eine Untereinheit eines spannungsabhängigen Natriumkanals.

Hyperkaliämische episodische Lähmung

Bei der hyperkaliämischen Lähmung treten die Attacken vorzugsweise in Ruhe nach körperlicher Anstrengung auf.

Andere Auslöser sind Hunger, Stress, Kälte sowie die Einnahme von Kalium. Erstmals manifestiert sich diese Erkrankung zumeist im Kleinkindalter. Dabei können die Attacken leicht, kaum merklich sein und innerhalb von Minuten vorübergehen. Es gibt aber auch schwere generalisierte Attacken, die besonders morgens vor dem Aufstehen auftreten. Dabei liegen die Patienten gelähmt im Bett, Kopf- und mimische Bewegungen sind möglich, die Atmung ist eingeschränkt. Diese Attacken sind meist nach 2–3 h vorüber. Sie sind differentialdiagnostisch von zumeist kürzer dauernden Schlaflähmungen im Rahmen einer Narkolepsie abzugrenzen.

Während einer Lähmungsattacke bei der hyperkaliämischen episodischen Lähmung ist das Kalium erhöht, um gegen Ende einer Attacke auf subnormale Werte abzufallen. Dies kann Anlass zu der gefährlichen Fehldiagnose einer hypokaliämischen episodischen Lähmung sein. Die Kreatinkinase ist bei der hyperkaliämischen episodischen Lähmung selten erhöht. Elektromyographisch finden sich im Intervall bei einigen Patienten myotone Serien, bei anderen Patienten ist das EMG im Intervall unauffällig. Während der Attacke sieht man myopathische Veränderungen, die dem Ausmaß der Parese entsprechen, bis hin zu elektrischer Stille bei Plegie.

Therapie und Verlauf

Die Symptome der Paramyotonia congenita und der hyperkaliämischen episodischen Lähmung bestehen lebenslang, aber viele Patienten mit einer hyperkaliämischen Lähmung erfahren eine Besserung nach dem 50. Lebensjahr.

Die meisten Patienten brauchen keine medikamentöse Dauerbehandlung. Leichte körperliche Bewegung verhindert oder verzögert das Auftreten der hyperkaliämischen Lähmungen, Nahrungsaufnahme zu Beginn der Lähmung wirkt ebenso.

Patienten mit Paramyotonie können vor Ereignissen, bei denen keine Symptome auftreten dürfen, für eine kurze Zeit symptomatisch behandelt werden, z. B. mit Mexiletin oder Tocainid. Bei Narkosen sind depolarisierende Muskelrelaxanzien zu vermeiden.

Patienten mit hyperkaliämischer episodischer Lähmung sollten häufig kleinere kohlenhydratreiche Mahlzeiten zu sich nehmen, um Attacken vorzubeugen. Medikamentös sind kaliumsenkende Diuretika (z. B. Hydrochlorothiazid) oder Azetazolamid meist gut wirksam. Die Attacken selbst sind in den meisten Fällen nicht behandlungsbedürftig, die Patienten wissen meist selbst, dass sie eine beginnende Attacke durch Muskelarbeit mindern können. Glucose- bzw. Insulininfusionen sollen wegen der nachfolgenden Hypoglykämie nicht gegeben werden.

Nach langer Krankheitsdauer können sich eine permanente Schwäche und irreversible Veränderungen in der Muskulatur entwickeln.

Erkrankungen der Kalziumkanäle

Von vier bekannten pathogenen Mutationen des Gens für den spannungsabhängigen Kalziumkanal der quergestreiften Muskeln führen drei zum klinischen Bild der hypokaliämischen episodischen Lähmung.

Der Erbgang ist autosomal-dominant. Bei der hypokaliämischen episodischen Lähmung findet sich während der Lähmungsattacke ein erniedrigtes Serumkalium (< 3 mmol/l), umgekehrt lässt sich durch ein Absenken des Kaliums, z. B. durch Glukose- bzw. Insulininfusion, eine Lähmungsattacke hervorrufen. Das Ruhepotential der Muskelfasern ändert sich dabei kaum, aber die elektrische Erregbarkeit ist deutlich verringert.

Hypokaliämische episodische Lähmung

Klinisches Leitsymptom sind paroxysmale Lähmungsattacken unterschiedlicher Stärke.

Die ersten Attacken treten in schwereren Fällen im Schulalter auf, in leichteren Fällen im zweiten Lebensjahrzehnt. Bei leichten Attacken kommt es lediglich zu geringgradigen Paresen einzelner Muskelgruppen. Schwerere Attacken können mit einer Tetraplegie einhergehen; Sprechen, Schlucken und mimische Bewegungen sind dabei meist möglich. Die Atmung ist bei den schweren Attacken mitunter in lebensbedrohlichem Ausmaß mitbetroffen. Besonders die schweren Attacken treten bevorzugt in der zweiten Nachthälfte oder am Morgen auf. Diesen Attacken kann starke körperliche Anstrengung oder eine kohlenhydratreiche Mahlzeit am Vorabend vorausgegangen sein. Die Dauer der Attacken liegt zwischen wenigen Stunden und 2–3 Tagen. Zwischen den Attacken sind die Patienten klinisch-neurologisch unauffällig. Nur bei sehr schwer betroffenen Patienten kann es sein, dass sich die Kraft zwischen den Attacken nicht vollständig normalisiert. Sie ist dann morgens am geringsten und abends am größten. Bei leicht Betroffenen treten während des ganzen Lebens nur einige leichte Attacken auf. Diese können von den Patienten durch körperliche Anstrengung verhindert oder in ihrem Beginn verzögert werden. Solche Attacken werden gelegentlich als psychogen verkannt.

Diagnostik

Im Lähmungsanfall ist die Skelettmuskulatur in wechselndem Ausmaß paretisch bis plegisch.

Der Muskeltonus ist schlaff, die Eigenreflexe sind erloschen. Manchmal besteht eine Blasen- und Darmatonie. Die Sensibilität ist ungestört. Die Kreatinkinase im Serum kann leicht erhöht sein, das Kalium ist zwischen den Attacken normal. Eine Kaliumerniedrigung während der Attacke auf 2–3 mmol/l ist diagnostisch wegweisend. Gelingt es, eine Attacke zu beobachten, sollte daher der Kaliumwert zur Sicherheit mehrfach bestimmt werden. Im EKG finden sich während der Attacke die entsprechenden Zeichen einer Hypokaliämie. Elektromyographisch ist zwischen den Attacken typischerweise ein Normalbefund zu erhalten. Während einer Attacke herrscht weitgehend elektrische Stille, auch nach elektrischer Nervenreizung. Finden sich myotonische Serien, dann stimmt die Diagnose nicht. Bei lange bestehender schwerer Erkrankung können myopathische Veränderungen im EMG nachweisbar sein. Wird eine Muskelbiopsie durchgeführt, findet man in unterschiedlicher Häufigkeit charakteristische Vakuolen in den Muskelfasern. Besteht die Erkrankung länger, können degenerative Veränderungen hinzukommen.

Therapie und Verlauf

Eine Lähmungsattacke wird so früh wie möglich oral mit Kalium behandelt, z. B. mit 2–3 Kalinor-Brausetabletten.

Eine parenterale Kaliumsubstitution sollte wegen möglicher kardialer Komplikationen vermieden werden und auf Ausnahmefälle beschränkt bleiben.

Zur vorbeugenden Behandlung kann es genügen, kohlenhydratreiche Mahlzeiten und körperliche Anstrengung zu meiden. Reichen diese Maßnahmen nicht aus, ist Azetazolamid das Mittel der Wahl. Die Dosierung sollte so gering wie möglich gewählt werden, z. B. 125 mg jeden zweiten Tag; eine Steigerung bis 2-mal 250 mg/Tag ist möglich. Hilft das nicht, kann Diclofenamid bis zu 3-mal 25 mg/Tag versucht werden. Reicht die Wirkung dieser Carboanhydrasehemmer nicht aus, sollte eine streng natriumarme Diät in Kombination mit einem kaliumsparenden Diuretikum versucht werden, z. B. Spironolacton 100–200 mg/Tag. Unter dieser Medikation ist die Kaliumbehandlung von Lähmungsattacken kontraindiziert.

Der Verlauf ist medikamentös noch nicht zu beeinflussen. In den nicht so schweren Fällen nimmt die Häufigkeit der Attacken im mittleren Lebensalter wieder ab, die Attacken können auch ganz ausbleiben. Neben den Attacken kann es bei einigen Patienten zu einer progressiven Myopathie kommen, von der Hüft- und Beinmuskeln betroffen sind. Die Ursache hierfür ist unklar.

Als symptomatische Form sind die hypokaliämischen periodischen Lähmungen beim Conn-Syndrom zu nennen, dem Hyperaldosteronismus mit Natriumretention und vermehrter Kaliumausscheidung. Das gleiche klinische Krankheitsbild kann symptomatisch auch bei Patienten mit Thyreotoxikose auftreten, daher sollte man bei fehlender Familienanamnese die Schilddrüsenhormone bestimmen. Die episodische Lähmung ist hierbei ebenfalls von erniedrigtem Serumkalium begleitet. Klinisch finden sich meist auch eine Tachykardie und Temperaturerhöhung. Die Symptome verschwinden, nachdem ein euthyreoter Zustand wiederhergestellt ist.

Normokaliämische periodische Lähmung

Weit seltener als die eben genannten Krankheitsbilder ist die normokaliämische periodische Lähmung.

Es wird ein gleicher Gendefekt und eine gleiche Pathogenese wie bei der hyperkaliämischen Lähmung vermutet. Die Lähmungen treten besonders während des Nachtschlafs und in den frühen Morgenstunden, in der Ruhe nach körperlicher Anstrengung, nach Fasten oder Alkoholgenuss, in der Kälte und bei seelischer Erregung auf. Die Lähmung ergreift bei diesem Typ auch die kranialen Muskeln. Kaliumgaben provozieren die Anfälle.

Die Therapie im Anfall besteht in Zufuhr von Natriumchlorid. Zur Prophylaxe werden eine kohlenhydratarme Diät und die Einnahme von Fluorohydrocortison und Azetazolamid empfohlen.

Muskelschwäche bei Elektrolytstörungen

Prinzipiell kann bei entsprechenden Elektrolytstörungen anderer Ätiologie als der eben ausführlich dargestellten eine akute Muskelschwäche auftreten und gelegentlich auch das Leitsymptom sein.

Muskelschwäche bei Elektrolytstörungen

- Hypo- und Hyperkaliämie
- Hyponatriämie
- Hypo- und Hyperkalzämie
- Hypomagnesiämie
- Hypophosphatämie

8.2.4 Myopathien

Metabolische Myopathien

Metabolische Myopathien beruhen auf Störungen des Intermediärstoffwechsels, strukturelle Veränderungen finden sich allenfalls sekundär.

Nach der klinischen Phänomenologie sind chronisch-progrediente Myopathien mit permanenter Muskelschwäche und die sog. Belastungsmyopathien zu unterscheiden. Die Belastungsmyopathien äußern sich durch Paresen, Myalgien und Krampi, die unter Muskelarbeit auftreten und in Ruhe reversibel sind. Entsprechend dem zugrundeliegenden Stoffwechseldefekt lassen sich metabo-

lische Myopathien in Defekte des Glukose- und Glykogenstoffwechsels, des Fettsäurestoffwechsels sowie der oxidativen Phosphorylierung unterteilen. Insgesamt sind metabolische Myopathien selten.

Differentialdiagnose metabolischer Myopathien mit belastungsabhängiger Schwäche

- Glykogenstoffwechselstörung
  - Enzymdefekt: Phosphorylase, Phosphofruktokinase, Laktatdehydrogenase
- Fettstoffwechselstörung
  - Enzymdefekt: Carnitinmangel, Carnitinpalmitoyltransferase
- Purin-Nukleotid-Zyklusstörung
  - Enzymdefekt: Myoadenylatdeaminase
- Mitochondriale Myopathien

Glykogenose Typ V

Bei der Glykogenose Typ V (Muskelphosphorylasemangel; McArdle-Erkrankung) spaltet die Muskelphosphorylase von den Aussenketten des Glykogens Glukosemoleküle ab.

Die Folge des Enzymdefektes ist die Speicherung von Glykogen im Muskel. Klinische Charakteristika dieser Stoffwechselstörung sind vorübergehende, durch Belastung hervorgerufene Muskelschwäche, Muskelverkrampfungen und -schmerzen, Muskelsteife und Kontrakturen, die sich meist während der Kindheit oder Adoleszenz erstmals manifestieren. Die Schwere der Symptomatik ist individuell unterschiedlich. Einige Patienten können bereits nach einigen Treppenstufen nicht mehr weitergehen, andere tolerieren größere Anstrengungen ohne Beschwerden. Die Belastungsintoleranz kann allerdings auch intraindividuell an verschiedenen Tagen variieren.

Diagnostik. Die klassische Untersuchung besteht darin, dass der Unterarm, in dem durch das Anlegen einer Manschette eine Ischämie erzeugt wird, einem Belastungstest unterzogen wird.

Nimmt man eine venöse Blutprobe aus dem belasteten Arm, zeigt sich ein verminderter oder fehlender Laktatanstieg; diagnostisch verwertbar ist dieser jedoch nur bei einem gleichzeitigen deutlichen Ammoniakanstieg. Gleichzeitig zeigt das EMG der verkrampften Muskeln elektrische Ruhe. Bioptisch-histologisch sind mittels der Routinefärbungen keine oder nur sehr diskrete Befunde zu sehen. Die gegenwärtig bekannten Mutationen ermöglichen bei 90% der Patienten die Diagnosesicherung durch Analyse der DNA in einer einfachen Blutprobe.

Glykogenose Typ VII

Die Phosphofruktokinase ist das limitierende Enzym in der Glykolyse.

Der Mangel, der bei der Glykogenose Typ VII auftritt (Phosphofruktokinase-Mangel; Tarui-Erkrankung), ist viel seltener als der Phosphorylasemangel und wurde bisher hauptsächlich in den USA und Japan bei Patienten jüdischer Abstammung diagnostiziert. In Europa sind nur wenige Fälle beschrieben. Die Beschwerden der Tarui-Erkrankung entsprechen weitgehend denen der McArdle-Erkrankung mit belastungsinduzierten Symptomen.

Diagnostik. Gewöhnlich sind Serum-CK und Harnsäure erhöht.

Diese sog. myogene Hyperurikämie ist die Folge einer exzessiven belastungsinduzierten Degradation von Purinnukleotiden des Muskels. Im Ischämietest fehlt die Bildung von Laktat. Bioptisch-histologisch findet sich eine Glykogenakkumulation unterschiedlicher Ausprägung.

Differentialdiagnosen

Die Differentialdiagnostik metabolischer Myopathien umfasst zum einen das Symptom einer belastungsinduzierten transienten Muskelschwäche, zum anderen auch progrediente persistierende Muskelschwächen.

Hinsichtlich der belastungsinduzierten Symptomatik ist neben funktionellen Störungen, der Fibromyalgie, dem Chronic-fatigue-Syndrom sowie der Myasthenia gravis, an angiologische und orthopädische Erkrankungen zu denken. Stehen vorwiegend progrediente Paresen und Atrophien im Vordergrund, sind neben den Gliedergürteldystrophien spinale Muskelatrophien oder Myositiden zu erwägen.

Therapieansätze

Bei den Myopathien und Defekten des Kohlenhydrat- und Fettsäurestoffwechsels werden die Symptome meist durch Belastungs- und Nahrungssituationen provoziert, bei denen die muskuläre Energieversorgung in besonderem Maße von dem defekten Stoffwechselweg abhängig ist.

Obwohl die Möglichkeiten der Behandlung metabolischer Myopathien derzeit noch unbefriedigend sind, lassen sich durch diätetische Maßnahmen häufig Linderungen erzielen. Vielfach wird bei Glykogenosen eine proteinreiche Diät empfohlen.

Während bei Patienten mit McArdle-Erkrankung die Gabe von Glukose und Fruktose die Beschwerden lindern kann, führt dies beim Phosphofruktokinasemangel zur Zunahme der Beschwerden. Die parenterale Applikation langkettiger bzw. die orale Gabe mittelkettiger Fettsäuren erweist sich bei beiden Enzymdefekten als nützlich, ist als Langzeittherapie allerdings nicht praktikabel.

Patienten mit belastungsinduzierten Myopathien lernen oft selbst, die beschwerdefrei tolerierten Belastungsgrenzen nicht zu überschreiten. In Fällen mit kardialer und respiratorischer Insuffizienz sind zusätzlich symptomatische Maßnahmen hilfreich.

Endokrine Myopathien

Myopathien können bei verschiedenen endokrinen Erkrankungen auftreten und dann auch zu plötzlich auftretenden Lähmungserscheinungen führen.

Pathophysiologisch sind veränderte Elektrolytkonzentrationen oder metabolische Störungen durch die Endokrinopathie für die Myopathie verantwortlich.

Muskelschwäche bei Endokrinopathien

- Hyperthyreose bzw. thyreotoxische Krise
- Hypothyreose
- Akute Nebennierenrindeninsuffizienz
- Hypophysenvorderlappeninsuffizienz
- Hyperkalzämische Krise
- Akutes Cushing-Syndrom bzw. Steroidmyopathie
- Hypoglykämie
▼

- Organischer Hyperinsulinismus
- Hypoparathyreoidismus
- Hyperparathyreoidismus
- Conn-Syndrom
- Akromegalie

Thyreotoxische episodische Lähmung

Von dieser Form der episodischen Lähmung sind vor allem asiatische Männer betroffen.

Sie soll bei bis zu 13% aller asiatischen Männer mit Thyreotoxikose auftreten. Klinisch ähnelt das Bild der hypokaliämischen episodischen Lähmung mit Parese einzelner Muskeln bzw. Muskelgruppen oder einer generalisierten Schwäche. Gesichts-, Sprech- und Schluckmuskulatur sind wie das Diaphragma immer ausgespart. Die Lähmungen halten meist Minuten an, können aber auch bis zu mehreren Tagen andauern. Provoziert werden diese Lähmungsattacken durch starke körperliche Belastungen mit nachfolgender Ruhe, durch Kälte sowie durch kohlenhydrat- und salzreiche Mahlzeiten. Während der Lähmungen ist ein Abfall des Serumkaliums zu verzeichnen, jedoch nicht immer unterhalb des Referenzbereichs. Ist die Hyperthyreose adäquat behandelt, treten die periodischen Lähmungen nicht mehr auf. In der akuten Lähmungsattacke ist die Gabe von Kalium hilfreich. Propanolol kann die Häufigkeit der episodischen Lähmungen verringern.

Toxische und medikamenteninduzierte Myopathien

Eine Vielzahl toxischer Substanzen, darunter auch Medikamente, können Myopathien auslösen.

Durch Medikamente verursachte Muskelschäden führen zu einer rasch fortschreitenden proximalen oder proximal betonten Muskelschwäche, meist assoziiert mit starken Muskelschmerzen, so dass differentialdiagnostisch v. a. eine Polymyositis abzugrenzen ist. In einigen Fällen kann der rasche Abbau der Muskeln zu einer Myoglobinurie führen.

Toxische und medikamenteninduzierte Myopathien

- Akute alkoholische Myopathie (Rhabdomyolyse)
- Kokain, Heroin, Amphetamine
- Kolchizin und Vincristin
- Chloroquin, Doxorubicin, Amiodaron
- Hypokaliämische Myopathie wegen Diuretika, Laxanzien, Lakritze oder Alkohol
- Emetin
- Benzindampf, Toluol
- Lipidsenker
- Entzündliche Myopathien bei Penicillamin und Cimetidin
- Steroidmyopathie
- Procainamid
- Mangelernährung, Vitamin-E-Mangel

Akute Alkoholmyopathie

Innerhalb von Stunden bis Tagen kommt es zu einer rasch progredienten proximalen, gelegentlich asymmetrischen Schwäche mit ausgeprägten Myalgien, Rhabdomyolyse, Myoglobinurie, CK-Erhöhung, Hypokaliämie und Hypophosphatämie.

Die Therapie besteht in Alkoholabstinenz.

Maligne Hyperthermie

Die maligne Hyperthermie kann durch verschiedene bei Narkosen verwendete Inhalationsanästhetika und Muskelrelaxanzien ausgelöst werden.

Die Neigung dazu wird autosomal-dominant vererbt auf den Chromosomen 17 und 19. Zusammen mit Tachykardie, Blutdruckabfall, Azidose und Temperaturanstieg auf über 41°C kommt es zu Muskelzittern und Muskelsteifigkeit. Kompliziert werden kann die maligne Hyperthermie durch Rhabdomyolyse, Nierenversagen und Verbrauchskoagulopathie.

Therapie der Wahl ist die Gabe von Dantrolen intravenös sowie eine externe Kühlung.

Malignes Neuroleptikasyndrom

Das maligne Neuroleptikasyndrom ist klinisch dem malignen Hyperthermiesyndrom sehr ähnlich.

Die Kardinalsymptome extrapyramidalmotorische Störungen und Hyperthermie werden aber auf einen akuten relativen Dopaminmangel in Basalganglien und Hypothalamus zurückgeführt, entsprechend kann bei akutem L-Dopa-Entzug eine ähnliche Symptomatik auftreten. Therapeutisch gibt man neben Dantrolen auch Dopaminagonisten.

Entzündliche Myopathien

Die entzündlichen Myopathien stellen eine heterogene Krankheitsgruppe dar, von denen einige mit akut auftretender Muskelschwäche einhergehen können wie z. B. die Polymyositis und die Dermatomyositis, während andere Formen eher einen langsam chronischen Verlauf zeigen wie z. B. die Einschlusskörperchenmyositis.

Myositiden kommen auch im Rahmen von Systemerkrankungen oder in Assoziation zu Kollagenosen sowie erregerbedingt vor. Die exakte Differentialdiagnose ist wichtig, da aufgrund der unterschiedlichen Pathogenesen der verschiedenen Myositiden eine differenzierte Therapie erfolgen muss.

Entzündliche akute Myopathien

- Polymyositis
- Dermatomyositis
- Polymyositis und Dermatomyositis bei Malignomen
- Polymyositis bei Kollagenosen
- Sarkoidose
- Myositis bei Infektionen

8.2.5 Allgemeine Schwäche nichtorganischer Ursache

Eine allgemeine motorische Schwäche kann nach Ausschluss aller differentialdiagnostisch in Betracht zu ziehenden organischen Ursachen psychogener Genese sein.

Dabei ist zu beachten, dass neben den oben erwähnten primär neurologischen Ursachen einer allgemeinen paroxysmalen Muskelschwäche auch internistische Grunderkrankungen mit einer allgemeinen Asthenie einhergehen, die der Patient als Muskelschwäche erlebt. Hier sind insbesondere der

Diabetes mellitus, verschiedene Endokrinopathien, konsumierende Erkrankungen, chronische Infekte, Elektrolytstörungen und Erkrankungen mit gestörter Immunabwehr zu nennen. Liegt weder eine neurologische noch eine internistische organische Grunderkrankung vor, ist eine psychische bzw. psychogene Ursache wahrscheinlich. Dabei ist die Muskelschwäche häufig als somatisches Korrelat einer Depression zu finden, wobei andere Symptome der Depression wegweisend sind. Auch das chronische Müdigkeitssyndrom (Chronic-fatigue-Syndrom) ist an dieser Stelle zu nennen.

> ### Kasuistik: 22-jähriger Mann, paroxysmale belastungsabhängige Armparese rechts
>
> Der Patient wurde zur Abklärung einer paroxysmalen Armschwäche überwiesen.
>
> Er gab an, die Beschwerden hätten Mitte November 2003 angefangen. In dieser Zeit habe der als Dachdecker arbeitende Patient als Vorarbeiter mehr Verantwortung in seinem Beruf übernommen und war somit einem größeren Stress ausgesetzt. Die erste Episode ereignete sich beim Schwenken eines 2 kg schweren Brenners mit dem rechten Arm. Diese Pendelbewegung habe er über den Tag verteilt etwa 3–4 h lang ausgeführt. Es sei dabei zu einer plötzlichen Schwäche im rechten Ober- und Unterarm gekommen und der Arm habe der Schwerkraft folgend heruntergehangen. Nach einigen Sekunden habe ein Zittern im Bereich der Armmuskulatur besonders des Unterarms von etwa 10–30 s Dauer eingesetzt. Anschließend sei die Kraft innerhalb von 3 min vollständig zurückgekehrt und der Patient konnte seine begonnene Tätigkeit fortsetzen. Anfänglich sei es zu ein bis zwei solcher Lähmungserscheinungen pro Tag gekommen, Ende Dezember 2003 habe sich die Frequenz der paroxysmal auftretenden Symptomatik auf insgesamt zwei pro Woche verringert. Die Lähmungen träten bei 10–30 min andauernden gleichbleibenden repetitiven Bewegungen des rechten Arms ohne Prodromi auf. So habe z. B. das Schaufeln von Kies oder das häufige Einschenken aus einer 2-Liter-Flasche diese Attacken provoziert. Bis auf Schmerzen im rechten Ellenbogen während des ersten Anfalls habe der Patient nie während oder nach einer solchen Epi-
>
> ▼

sode über Schmerzen, Sensibilitätsstörungen oder Schwindel geklagt. Aus der persönlichen Vorgeschichte ist ein Sturz aus 4 m Höhe auf den Rücken im Herbst 2002 ohne Bewusstseinsverlust und ohne Frakturen zu erwähnen. Es erfolgt keine regelmäßige Medikamenteneinnahme. Die Familienanamnese ist unauffällig bezüglich neurologischer Erkrankungen, laut Sozialanamnese arbeitet der Patient seit fünf Jahren als Dachdecker.

Nach dem neurologischen Befund ist der Patient ein wacher, allseits orientierter Rechtshänder, sein Kopf ist frei beweglich. Bei Hyperextension und Flexion des Kopfes klagt er über ein Ziehen im Nacken. Es ist keine Armparese provozierbar, der Adson-Test ist negativ. Es besteht kein Meningismus, der Schädel ist nicht klopfdolent, die Sprache unauffällig. Der detailliert geprüfte Hirnnervenbefund ist unauffällig. Die Muskeleigenreflexe sind symmetrisch mittellebhaft, es sind keine Pyramidenbahnzeichen vorhanden. Es sind keine motorischen Ausfälle nachweisbar, die Koordination ist intakt. Die Prüfung der Sensibilität ergab eine diskrete, eher distal betonte Hypästhesie, Hypalgesie und Thermhypästhesie des rechten Arms, der Vibrationssinn betrug 8/8 bikarpal. Stand und Gangprüfungen wurden regelrecht durchgeführt. Zusammenfassend war der klinisch-neurologische Befund in Ruhe bis auf eine diskrete distale Hypästhesie im Bereich des rechten Arms unauffällig.

Als Zusatzdiagnostik wurden folgende Untersuchungen durchgeführt:

- Labor:
  - Hämatologie unauffällig,
  - Chemie: Leicht erhöhte CK mit 180 U/l, ansonsten unauffällig,
  - Gerinnung unauffällig,
  - Urinchemie unauffällig,
  - Blutsenkungsreaktion: 22 mm/Stunde,
  - Liquor: Gesamtzellzahl 1/µl (<3),
  - Gesamteiweiß und Glukose im Normbereich.
- Thoraxröntgen: Geringgradige Ausziehung der kranialen medialen Zirkumferenz der ersten Rippe rechts, leicht hypoplastische linke erste Rippe, ansonsten alters- und habitusentsprechend normaler Herz-Lungen-Befund. Die

▼

geringe ossäre Ausziehung kann als indirekter Hinweis auf ein Thoracic-outlet-Syndrom betrachtet werden.

- Kraniozerebrale und vertebrospinale (C0 – Th5) Kernspintomographie: Kleine AV-Malformation im Marklager links frontal sowie links zerebellär bei sonst normaler altersentsprechender Darstellung des Neurokraniums. Normale altersentsprechende Darstellung der HWS mit normaler Abbildung des zervikalen Myelon.
- Kernspintomographie der oberen Thoraxapertur und des Plexus zervikobrachialis, MR-Angiographie der supraaortalen Äste: Reguläre anatomische Verhältnisse im Bereiche der oberen Thoraxapertur bzw. des Plexus zervikobrachialis. In Neutralstellung normales MR-Angiogramm des Aortenbogens sowie der großen supraaortalen Äste, als Variante der Norm sog. Truncus bicaroticus. In Provokation, d. h. Armelevation, leichte Einengung der A. subclavia sinistra zwischen erster Rippe und Klavikula, vollständig normaler Verlauf und Konfiguration der rechtsseitigen A. subclavia.
- Elektroenzephalographie und sonographische Abklärung der hirnzuführenden Gefäße ergaben jeweils Normalbefunde.
- Elektroneurographische Normalbefunde für N. axillaris, N. medianus und N. ulnaris rechts. Elektromyographisch in Ruhe und nach Belastung kein pathologischer Befund im M. deltoideus. Motorisch evozierte Potentiale: Insgesamt zeigten sich bei kortikaler Magnetstimulation und Ableitung zu Armen und Beinen keine Hinweise auf das Vorliegen einer Pyramidenbahnläsion.
- Somatosensorisch evozierte Potentiale des N. medianus: Bei guter Reproduzierbarkeit der Antwortpotentiale über allen Ableitpunkten (kortikal, zervikal, plexusnah) findet sich bei Stimulation rechts eine nichtsignifikante Verzögerung der kortikalen N20-Antwort über die Norm. Die zentrale Leitzeit ist jedoch normal, hingegen findet sich eine signifikante Seitendifferenz der N9-Antwort (plexusnah) zu Ungunsten von rechts. Somit ist die pathologische Absolutlatenz am ehesten auf eine periphere Läsion im Bereich des N. medianus

▼

rechts zurückzuführen. Zusammenfassend finden sich pathologische Medianus-SEP rechts bei Verdacht auf eine periphere Läsion.

Folgende Beurteilung resultiert aus Anamnese und Untersuchungsergebnissen: Der 22-jährige Patient beklagte seit Mitte November 2003 eine belastungsabhängige, paroxysmale schmerzlose Schwäche des rechten Arms ohne begleitende sensible Störungen, die jeweils innerhalb von Minuten wieder reversibel war. Die klinisch-neurologische Untersuchung war bis auf eine diskrete distale Hypästhesie des rechten Arms, die nicht eindeutig einem Dermatom oder peripheren Nervenversorgungsgebiet entsprach, regelrecht, insbesondere bestanden in Ruhe keine Paresen oder Reflexasymmetrien. Differentialdiagnostisch wurde zunächst eine Myelonkompression, respektive eine Affektion radikulärer Strukturen mittels vertebrospinaler Kernspintomographie ausgeschlossen. Die elektrophysiologische Diagnostik ergab keinen Hinweis auf das Vorliegen einer Schädigung des N. axillaris, des N. medianus oder des N. ulnaris rechts. Auch Hinweise auf das Vorliegen einer belastungsabhängigen Schwäche im Bereich des M. deltoideus bzw. des N. axillaris ließen sich nicht nachweisen. Für eine permanente Pyramidenbahnläsion ergab sich elektrophysiologisch bei normalen motorisch-evozierten Potentialen im Intervall kein Anhalt. Es gelang trotz adäquater Belastung nicht, die anamnestisch beschriebene Lähmungserscheinung zu provozieren und elektrophysiologisch zu erfassen. Mit Hinblick auf die anamnestischen Angaben mit jeweils nur intermittierend respektive in Abhängigkeit einer repetitiven Bewegung auftretender Parese schien eine zentrale Genese unwahrscheinlich. Entsprechend zeigte sich in der kraniozerebralen Kernspintomographie ein altersentsprechender Befund. Nebenbefundlich kamen kleine AV-Malformationen im Marklager links frontal sowie links zerebellär zur Darstellung. Im aktuellen EEG fanden sich weder ein Herdhinweis noch epilepsietypische Potentiale. Die Dopplersonographie der hirnzuführenden Gefäße war unauffällig, insbesondere ergab sich kein Hinweis für eine Subklaviastenose. In der ausführlichen laborchemischen Diagnostik fanden sich keine Auffälligkeiten – insbesondere der Elektrolytstatus mit Hinblick auf eine mögliche hypokaliämische Lähmung war normal. Hinweise für eine akute ZNS-Infektion ergaben sich in der Lumbalpunktion nicht, insbesondere waren die Befunde hinsichtlich Borrelia burgdorferi und Treponemen negativ. Auch waren die oligoklonalen Banden als Hinweis für eine autochtone intrathekale IgG-Bildung im Rahmen einer chronischen Entzündung negativ.

Einzig auffällig blieb in der Zusatzdiagnostik ein rechtsseitig pathologisches SEP des N. medianus mit im Seitenvergleich signifikant verzögerter und amplitudengeminderter P9-Antwort über dem Erb-Punkt bei normaler zentraler Leitzeit, was gut mit einem Syndrom der oberen Thoraxapertur vereinbar ist. Konventionell-radiologisch konnte eine Halsrippe zwar ausgeschlossen werden, hingegen zeigte sich im Bereich der ersten Rippe rechts eine geringe ossäre Ausziehung als indirekter Hinweis auf ein mögliches Thoracic-outlet-Syndrom (TOS). Die ambulant durchgeführte Kernspintomographie der oberen Thoraxapertur sowie des Plexus cervicobrachialis aber auch die MR-Angiographie der supraaortalen Äste konnte die Diagnose eines TOS aber nicht eindeutig bestätigen. Differentialdiagnostisch ist sicher auch eine funktionelle Genese der Beschwerden in Erwägung zu ziehen, aber hierfür ergab sich weder anamnestisch noch in Gesprächen und als Eindruck während des stationären Aufenthaltes des Patienten ein Anhalt. Die paroxysmale Schwäche des rechten Arms des Patienten bei Belastung wurde daher auf ein armplexusnahes Kompressionssyndrom im Sinne eines Thoracic-outlet-Syndroms bzw. eines kostoklavikulären Syndroms zurückgeführt.

Therapeutisch wurde eine schultergürtel- und haltungsstärkende Physiotherapie empfohlen. Eine dekomprimierende Operation wurde aktuell als nicht indiziert angesehen, zumal die postoperativen Ergebnisse je nach Studie sehr variabel sind. Eine Kontrolluntersuchung in sechs Monaten ist geplant.

Literatur

Antiplatelet Trialists' Collaboration (1988) Secondary prevention of vascular disease by prolonged antiplatelet treatment. BMJ 296:320–331

Antiplatelet Trialists' Collaboration (1994) Collaborative overview of randomized trials of antiplatelet therapy. I: Prevention of death, myocardial infarction, and stroke by prolonged antiplatelet therapy in various categories of patients. BMJ 308:81–106

Antithrombotic Trialists' Collaboration (2002) Collaborative meta-analysis of randomized trials of antiplatelet therapy for death, myocardial infarction, and stroke in high risk patients. BMJ 524:71–86

Bäzner H, Daffertshofer M, Hennerici M (2003) Subkortikale Vaskuläre Enzephalopathie. Akt Neurol 30:266–280

Bassetti C, Aldrich MS (2000) Narcolepsy, idiopathic hypersomnia, and periodic hypersomnias. In: Culebras A (ed) Sleep disorders and neurological disease. Marcel Dekker, New York Basel, pp 323–354

Bennett CL, Connors JM, Carwile JM et al. (2000) Thrombocytic thrombocytopenic purpura associated with clopidogrel. N Engl J Med 342:1773–1777

Berlit P (1999) Schlaganfall – Differentialdiagnostische Übersicht. In: Berlit P (Hrsg) Klinische Neurologie. Springer, Berlin Heidelberg New York Tokio, S 954–963

CAPRIE Steering Committee (1996) A randomised, blinded trial of clopidogrel versus aspirin in patients at risk of ischaemic events (CAPRIE). Lancet 348:1329–1339

CAVATAS (2001) Endovascular versus surgical treatment in patients with carotid stenosis in the Carotid and Vertebral Artery Transluminal Angioplasty Study (CAVATAS): a randomized trial. Lancet 357:1729–1737

Department of Health and Human Services and FDA (1998) Internal analgesic, antipyretic, and antirheumatic drug products for over the counter human use. Final rule for professional labelling of aspirin, buffered aspirin and aspirin in combination with antacid drug. Int J Clin Pract 63:56802–56819

Diener HC, Forbes C, Riekkinen P, Sivenius J, Smets P, Lowenthal A and the ESPS group (1997) European Stroke Prevention Study 2: Efficacy and safety data. J Neurol Sci 151:S1-S77

Diener HC, Hamann GF (2003) Primäre und sekundäre Prävention der zerebralen Ischämie. In: Brandt T, Dichgans J, Diener HC (Hrsg) Therapie und Verlauf neurologischer Erkrankungen, 4. Aufl. Kohlhammer, Stuttgart, S 359–376

Dieterich M, Brandt T (1998) Syndrome mit Störungen der Okulomotorik. In: Stöhr M, Brandt T, Einhäupl KM (Hrsg) Neurologische Syndrome in der Intensivmedizin, 2. Aufl. Kohlhammer, Stuttgart Berlin Köln, S 150–186

European Atrial Fibrillation Trial Study Group (1993) Secondary prevention in non-rheumatic atrial fibrillation after transient ischemic attack or minor stroke. Lancet 342:1255–1262

European Carotid Surgery Trialists' Collaborative Group (ECST)(1991) MRC European Carotid Surgery Trial: interim results for symptomatic patients with severe (70–99%) or with mild (0–29%) carotid stenosis. Lancet 337:1235–1243

European Stroke Initiative (2004) Recommendations for stroke management: update 2003. Prevention. Cerebrovasc Dis 17 [Suppl 2]:15–29

Hertel K, Stephan M, Zierz S (1999) Entzündliche, endokrine und toxische Muskelerkrankungen. In: Berlit P (Hrsg) Klinische Neurologie. Springer, Berlin Heidelberg New York Tokio, S 263–278

Honda Y (1988) Clinical features of narcolepsy: Japanese experiences. In: Honda Y, Juji T (eds) HLA in narcolepsy. Springer, Berlin Heidelberg New York Tokyo, pp 24–57

Hublin S, Kaprio J, Partinen M et al. (1994) The prevalence of narcolepsy: an epidemiological study of the Finnish twin cohort. Ann Neurol 35: 709–716

Johnston ST, Gress DR, Browner WS, Sidney S (2000) Short-term prognosis after emergency department diagnosis of TIA. JAMA 284:2901–2906

Klötzsch C, Popescu O (1999) Zerebrale Ischämien. In: Berlit P (Hrsg) Klinische Neurologie. Springer, Berlin Heidelberg New York Tokio, S 963–988

Kömpf D (1995) Die optomotorischen Hirnnerven: Nervus oculomotorius (III), Nervus trochlearis (IV), Nervus abducens (VI). In: Schmidt D, Malin J-P (Hrsg) Erkrankungen der Hirnnerven, 2. Aufl. Thieme, Stuttgart New York, S 58–134

Lee MS, Choi YC, Heo JH, Choi IS (1994) »Drop attacks« with stiffening of the right leg associated with posterior fossa arachnoid cyst. Mov Disord 9:377–378

Lempert T, Bauer M, Schmidt D (1994) Syncope: a videometric analysis of 56 episodes of transient cerebral hypoxia. Ann Neurol 36:233–237

Malin J-P (1995) Nervus facialis. In: Schmidt D, Malin J-P (Hrsg) Erkrankungen der Hirnnerven, 2. Aufl. Thieme, Stuttgart New York, S 172–204

Mas JL, Arquizan C, Lamy C et al. (2001) Patent Foramen Ovale and Atrial Septal Aneurysm Study Group. Recurrent cerebrovascular events associated with patent foramen ovale, atrial septal aneurysm, or both. N Engl J Med 345:1740– 1746

Meisner I, Wiebers DO, Swanson JW, O'Fallon WM (1986) The natural history of drop attacks. Neurology 36:1029–1034

North American Symptomatic Carotid Endarterectomy Trial Collaborators (NASCET)(1991) Beneficial effect of carotid endarterectomy in symptomatic patients with high-grade carotid stenosis. N Engl J Med 325:445–453

Remler BF, Daroff RB (1996) Falls and drop attacks. In: Bradley WG, Daroff RB, Fenichel GM, Marsden CD (eds) Neurology in clinical practice. Principles of diagnosis and management, vol I, 2nd edn. Butterworth-Heinemann, Boston, pp 23–28

Rothwell PM, Eliasziv M, Gutnikov SA et al. (2003) Analysis of pooled data from the randomized controlled trials of endarterectomy for symptomatic carotid stenosis. Lancet 361:107–116

Sareen D (2001) Ictal hemiparesis: differentiation from stroke. J Assoc Physicians India 49:838–840

Siegel JM, Moore R, Thannickal T, Nienhuis R (2001) A brief history of hypocretin/orexin and narcolepsy. Neuropsychopharmacology 25 [Suppl 5]:S14–S20

Tettenborn B, Bredel-Geissler AE, Krämer G (1999) Die Epilepsien. In: Berlit P (Hrsg) Klinische Neurologie. Springer,
Berlin Heidelberg New York Tokio, S 749–808

Witt TN, Mayr-Pfister L, Swash M (1996) Disorders of nerve
roots due to bony and disc diseases. In: Brandt T, Caplan
LR, Dichgans J, Diener HC, Kennard C (eds) Neurological
disorders. Course and treatment. Academic Press, San
Diego New York Boston, pp 899–912

Weiterführende Literatur

Berlit P (Hrsg) (1999) Klinische Neurologie. Springer, Berlin
Heidelberg New York Tokio

Mumenthaler M, Stöhr M, Müller-Vahl H (Hrsg) (2003) Läsionen peripherer Nerven und radikuläre Syndrome, 8. Aufl.
Thieme, Stuttgart New York

Mumenthaler M (Hrsg) (1997) Neurologische Differentialdiagnostik, 4. Aufl. Thieme, Stuttgart New York

Poeck K, Hacke W (Hrsg) (2001) Neurologie, 11. Aufl. Springer,
Berlin Heidelberg New York Tokio

Paroxysmale Bewegungsstörungen

L. Schelosky

Die meisten neurologischen Bewegungsstörungen haben anfallsartige (paroxysmale) Charakterzüge.

Ein Patient, der an einer Parkinson-Erkrankung leidet, kann aus einem Zustand medikamentös sehr gut eingestellter Beweglichkeit in eine plötzliche Bewegungslosigkeit fallen – ein »sudden off« oder »yo-yo-ing«. Das Freezing überfällt den Patienten so plötzlich, dass er dadurch nicht selten sogar stürzt. Ein dystoner Blepharospasmus oder Torticollis kann je nach Situation sehr unterschiedlich stark ausgeprägt

▼

sein und die aktionsspezifischen Dystonien treten nur während ganz besonderer Tätigkeiten, z. B. beim Schreiben, Musizieren oder der Ausübung sportlicher Tätigkeiten auf. Die Spasmen des »Stiff-person-Syndroms« treten ebenfalls paroxysmal auf. Bei Aufregung oder unter dem Gefühl der Beobachtung nimmt fast jede extrapyramidale Bewegungsstörung vorübergehend an Intensität zu. Chorea, Myoklonien, Tics, Schreckreaktionen oder »restless legs« bzw. periodische Bewegungen im Schlaf sind ebenfalls sehr variabel in ihrer Ausprägung und können als Paroxysmen imponieren. Dennoch werden all diese Erkrankungen nicht als paroxysmale Bewegungsstörungen im engeren Sinn bezeichnet. Dieser Terminus ist den paroxysmalen Dyskinesien vorbehalten.

9.1   Definition

Die paroxysmalen Dyskinesien sind durch plötzlich auftretende Bewegungen unterschiedlicher Art gekennzeichnet.

Der Begriff wurde von Mount und Reback 1965 geprägt. Dystone (athetotische), ballistische und choreatische Bewegungsabläufe können isoliert oder kombiniert einzelne Extremitäten, eine Körperhälfte, beide Beine oder den gesamten Körper befallen. Im Intervall bewegen sich die Betroffenen üblicherweise ohne Einschränkungen. Die früher übliche Einteilung primär nach der Dauer der Attacke (Lance 1977) wurde verlassen, da sie keine verlässliche Differenzierung zwischen den einzelnen Erkrankungen erlaubte: Nach dieser Einteilung waren alle lang andauernden Attacken nichtkinesigen und durch dystone oder choreoathetotische Bewegungsmuster gekennzeichnet, während alle kurzen Attacken kinesigen und choreoathetotisch waren. Nach Demirkiran und Jankovic (Demirkiran u. Jankovic 1995) werden die paroxysmalen Dyskinesien heute primär nach der auslösenden Situation und sekundär nach der Dauer der Attacke und der zugrunde liegenden Ätiologie eingeteilt. Denn insbesondere der Auslöser ist entscheidend für das Ansprechen auf eine Therapie und für die langfristige Prognose. Anhand des Bewegungsmusters sind die paroxysmalen Bewegungsstörungen nicht voneinander zu trennen, die Bewegungen sind meist dyston (72% nach Demirkiran u. Jankovic 1995), seltener choreatisch, ballistisch oder Mischformen aus diesen Bewegungen. Die Bezeichnung »Choreoathetose« sollte heute vermieden und durch den Begriff »Dyskinesie« ersetzt werden, der Begriff der »Athetose« ist inzwischen in die Definition der Dystonie integriert und somit weitgehend verlassen worden. Oft kann das Bewegungsmuster nicht direkt durch einen Arzt beobachtet und entsprechend semiologisch eingeordnet werden. Auch deshalb ist die unspezifischere Bezeichung »Dyskinesie« angebracht (Demirkiran u. Jankovic 1995; Mink u. Sethi 2003).

Die folgenden Erkrankungen werden zu den paroxysmalen Dyskinesien gezählt (◘ Tabelle 9.1):

- paroxysmale kinesigene Dyskinesie (PKD),
- paroxysmale nichtkinesigene Dyskinesie (PNKD),
- paroxysmale anstrengungsinduzierte Dyskinesie (»paroxysmal exertion-induced dyskinesia« PED) und
- paroxysmale hypnogene Dyskinesie (PHD).

Alle diese Dyskinesien können entweder kurz (kürzer als 5 min) oder lang (länger als 5 min) andauern, die Ursache kann jeweils idiopathisch (familiär oder sporadisch) oder sekundär (symptomatisch) sein. Oft deckt sich die früher gebräuchliche Bezeichnung der paroxysmalen kinesigenen Choreoathetose (PKC) mit der heutigen Definition der kurz dauernden PKD, die Bezeichnung der paroxysmalen dystonen Choreoathetose (PDC) mit der heutigen lang dauernden PNKD (Bhatia 2001).

9.2 Epidemiologie

Wegen ihrer Seltenheit gibt es keine Angaben über die Epidemiologie der familiären oder sporadischen paroxysmalen Dyskinesien.

9.3 Diagnose

9.3.1 Paroxysmale kinesigene Dyskinesie

Auslöser

Auslöser einer paroxysmalen kinesigenen Dyskinesie (PKD) können plötzliche Bewegungen nach einer Zeit der körperlichen Ruhe, Aufstehen aus dem Sitzen, Wechsel der Gehgeschwindigkeit von langsam zu schnell und Erschrecken sein.

Bewegungsmuster

Das Bewegungsmuster ist meist dyston, selten auch choreatisch oder ballistisch (◘ Abb. 9.1).

Kombinationen der verschiedenen Bewegungsmuster sind häufig. Es können nur eine einzelne Extremität oder der Teil einer Extremität, eine Körperhälfte oder der gesamte Körper betroffen sein, wobei die Ausprägung und Seite auch von Attacke zu Attacke variieren kann. Kopf und Stamm sind seltener beteiligt als die Extremitäten, Stürze oder Anarthrie sind aber beschrieben. Nach einer Attacke gibt es eine Refraktärzeit von 5–20 min, in der durch die üblichen Reize keine neuerlichen Attacken ausgelöst werden können. Die Ausprägung der Bewegungsstörung ist zwischen den verschiedenen beschriebenen Familien und auch zwischen den einzelnen Mitgliedern der Familien sehr heterogen – von leichten Bewegungsstörungen, die eine weitere geordnete Tätigkeit zulassen, bis zu schweren, vollständig behindernden Bewegungsstürmen. Beim einzelnen Patienten entwickelt sich oft ein typischer Ablauf der einzelnen Attacke. »Auraähnliche« Vorgefühle wie ein wanderndes Kribbeln, Engegefühl oder »Zittrigkeit« in dem betroffenen Körperteil können vorkommen. Das Bewusstsein ist während der Attacke immer erhalten. Durch Innehalten oder die Verlangsamung der Bewegung während der Aura lernen viele Patienten, die Attacke zu vermeiden oder abzumildern. Bei Frauen

□ Tabelle 9.1. Die paroxysmalen Dyskinesien im Überblick. (Nach Jankovic u. Demirkiran 2002)

	Paroxysmale kinesigene Dyskinesie (PKD)	Paroxysmale nichtkinesigene Dyskinesie (PNKD)	Paroxysmale anstrengungsinduzierte Dyskinesie (PED)	Paroxysmale hypnogene Dyskinesie (PHD)
Auslöser	Plötzliche Bewegungen	Alkohol, Kaffee, Tee, spontan	Lang anhaltende körperliche Anstrengung	NonREM-Schlaf Stadium II
Attackendauer	Sekunden bis wenige Minuten	Minuten bis Tage	5–30 min	Meist 30–45 Sekunden
Typisches Bewegungsmuster	Dyston, choreatisch, ballistisch	Dyston	Dyston	Dyston, choreatisch, ballistisch
Attackenfrequenz	Meist mehrere pro Tag	Wenige pro Tag bis einige pro Jahr	1 pro Tag bis 2 pro Monat	1–20/Nacht bis 5/Jahr
Erkrankungsalter	7.–14. Lebensjahr	Meist früher als PKD	9–15 Jahre	3.–47. Lebensjahr, im Mittel 21,8 Jahre
Geschlechtsverteilung	Männer>>Frauen	Männer >Frauen	Männer >Frauen	Männer = Frauen
Behandlung	Antiepileptika	Vermeiden der Auslöser	Vermeidung längerer Anstrengung	Antiepileptika

■ **Abb. 9.1.** Paroxysmale kinesigene Dyskinesie; *1* der Patient sitzt im Stuhl; *2* er bewegt willkürlich beide Beine wie beim Fahrradfahren; *3–7* nach 7 s streckt sich das rechte Bein dyston, der Rumpf wird gestreckt und drückt den Patienten aus dem Stuhl; *8*, *9* der Patient zieht sich willkürlich nach oben; *10* nach 17 s ist das Bein wieder locker und der Patient kann aufstehen (mit freundlicher Genehmigung durch Frau Dr. A. Nebe)

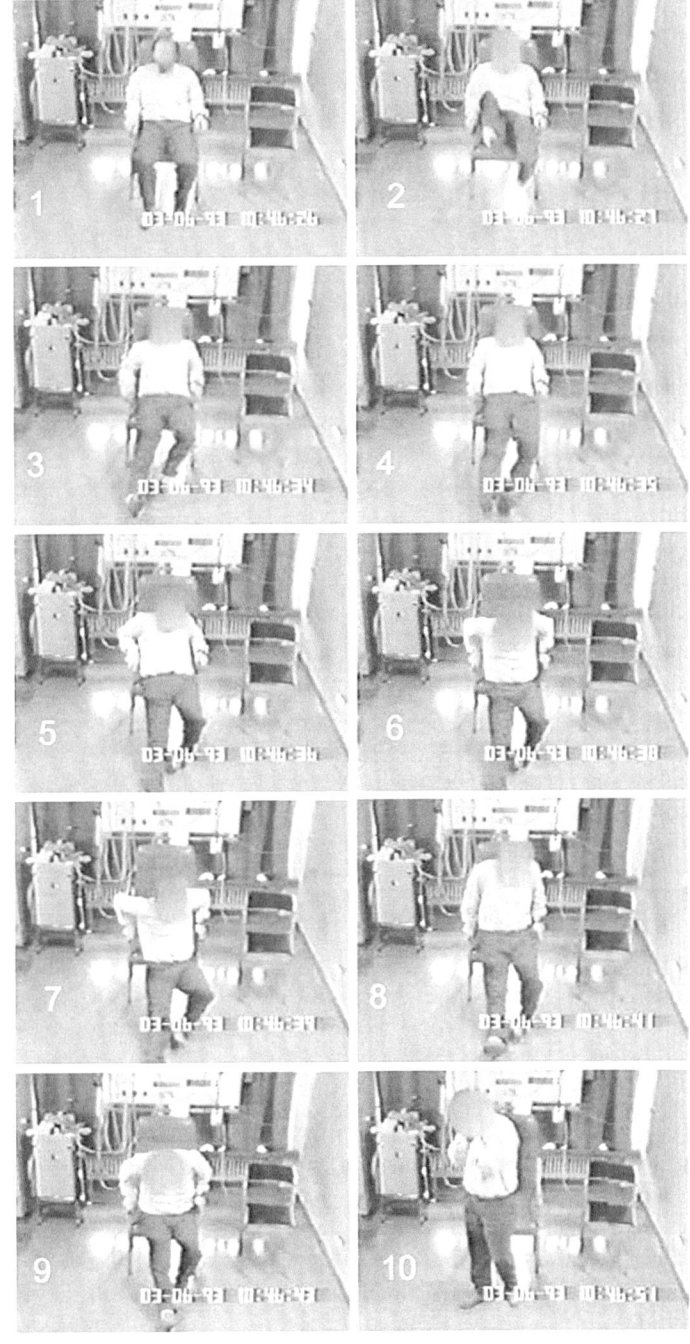

kann es unter Gestageneinfluss zu einer wesentlichen Verstärkung der Bewegungsstörung kommen.

Attackendauer

Die Dauer der Attacken ist fast immer kurz – Sekunden bis wenige Minuten.

Attackenfrequenz

Es treten meist mehrere, z. T. 30–40 Attacken pro Tag auf.

Erkrankungsalter

Im Mittel beginnt die Erkrankung im 7.–14. Lebensjahr (1.–39. Lebensjahr).

Männer sind wesentlich häufiger betroffen als Frauen (4:1 bis 8:1; Fahn 1994a). Dieses typische Erkrankungsalter gilt nur für die familiären und idiopathischen Fälle. Bei symptomatischen Fällen mit bekannten Ursachen tritt die Erkrankung in sehr unterschiedlichem Alter auf (▶ s. unten).

Therapie

Man kann ein sehr gutes Ansprechen schon auf niedrige Dosen von Antiepileptika (Carbamazepin, Phenytoin, Phenobarbital, Levetiracetam) erwarten.

Symptomfrei werden 77% der Patienten, 14% erfahren eine Reduktion der Attacken von mehr als 50% (Nagamitsu et al. 1999). Auch Acetazolamid, Levodopa, Tetrabenazin und Flunarizin wurden erfolgreich eingesetzt.

Ursache

Die Erkrankung wird autosomal-dominant vererbt (1/4–3/4 der beschriebenen Serien) mit unterschiedlicher, meist hoher Penetranz, selten sporadisch.

In Japan und China scheinen die familiären Formen häufiger zu sein (zur Genetik ▶ s. unten).

Verlauf

Die Frequenz und die Intensität der Attacken erreichen das Maximum der Ausprägung nach einigen Jahren und bleiben dann stabil oder sinken im Verlauf des Lebens.

9.3.2 Paroxysmale nichtkinesigene Dyskinesie

Auslöser

Auslöser der paroxysmalen nichtkinesigenen Dyskinesie (PKND) sind Alkohol, Kaffee, Tee (jeweils etwa 30–60 min nach Einnahme), Aufregung, Müdigkeit, Entspannung, Kälte oder Hitze.

Auch ein spontanes Auftreten ohne Auslöser ist möglich.

Bewegungsmuster

Die Bewegungsmuster sind meist dyston, im Vergleich zu der PKD noch seltener choreatisch oder ballistisch.

Oft sind mehrere Bewegungsformen kombiniert oder erscheinen in zeitlichem Wechsel. Die Bewegungsstörung kann plötzlich in vollem Umfang beginnen oder sich von einer Extremität, dem Gesicht oder Nacken über weitere Teile des Körpers ausbreiten. Die muskuläre Anspannung ist oft schmerzhaft. Das Bewusstsein ist stets erhalten, auch wenn der Patient wegen dystoner Bewegungen nicht antworten oder reagieren kann und in seiner Bewegungsfähigkeit oft sehr beeinträchtigt ist. Durch die Bewegungsstörung können die Patienten stürzen. Üblicherweise ist der neurologische Befund zwischen den Attacken unauffällig, Kombinationen mit anderen neurologischen Symptomen oder Erkrankungen sind aber beschrieben (Ataxie, Myokymien, belastungsinduzierte Muskelkrämpfe, fokale Dystonie, Migräne; Hofele, Benecke u. Auburger 1997). Ein Vorgefühl der Spannung, Enge, Taubheit, Kribbeln oder anderer Parästhesien an den betroffenen Extremitäten ist nicht selten und auch epigastrische Auren wurden beschrieben (Lance 1977). Nicht von der PNKD betroffene Familienmitglieder berichten gelegentlich über kurz dauernde, schmerzhafte, belastungsabhängige Verkrampfungen von Armen oder Beinen, die als »forme fruste« der PNKD angesehen werden (Schloesser, Ward u. Williamson 1996).

Attackendauer

Die Attacken dauern 30 s bis 48 Stunden, meist aber Minuten bis mehrere Stunden.

Attackenfrequenz

Die Attacken treten mit einer Frequenz zwischen 1–3 pro Tag und 1–2 pro Jahr auf.

Erkrankungsalter

Der Beginn der sporadischen oder familiären idiopathischen Formen liegt im Mittel im 12. Lebensjahr (2. Lebensmonat bis 40. Lebensjahr, sehr selten später).

Männer sind etwas häufiger betroffen als Frauen (1,4–2:1).

Therapie

Besonders wichtig ist das Vermeiden der auslösenden Faktoren.

Manche Patienten berichten über eine Verkürzung der Attacke, wenn sie zu Beginn etwas essen. Im Schlaf kommt es ebenfalls zu einer Besserung. Auf Antiepileptika spricht die Erkrankung meist schlecht oder gar nicht an. Einzelne Patienten haben auf Levodopa eine Besserung gezeigt (Fink et al. 1997), bei anderen trat eine Symptomverstärkung auf. Hofele et al. (Hofele, Benecke u. Auburger 1997) berichten über eine Besserung unter Diazepam, Clonazepam oder L-Tryptophan (500–3000 mg/Tag). Ein Patient wurde mit thalamischer Hirnstimulation erfolgreich behandelt. Auch Gabapentin kann wirken. Insgesamt sind die medikamentösen Behandlungserfolge deutlich schlechter als bei der PKD.

Ursache

Meist wird die PNKD autosomal dominant mit vollständiger Penetranz vererbt.

Möglicherweise liegt ein relativer Dopaminmangel oder eine postsynaptische »Upregulation« der striatalen Dopaminrezeptoren vor und die Attacken werden durch eine überschießende Stimulation der postsynaptischen striatalen Dopaminrezeptoren verursacht (Fink et al. 1997; Lombroso u. Fischman 1999). Der Genort wurde von zwei Gruppen auf dem Chromosom 2q lokalisiert (Fink et al. 1997), das Gen ist aber noch nicht identifiziert. In einer großen deutschen Familie wurde ein klinisch unterschiedliches Syndrom (»PNKD-plus-Syndrom«, ◻ Tabelle 9.2) mit dem Genort auf dem Chromosom 1p beschrieben.

Verlauf

Der Verlauf ist stabil oder langsam progredient in der Schwere und Häufigkeit der Attacken. Auch eine Besserung mit fortschreitendem Alter wurde berichtet.

9.3.3 Paroxysmale anstrengungs-induzierte Dyskinesie

Auslöser

Lang anhaltende körperliche Anstrengung, z. B. Gehen, Kaugummikauen, Kälte, passive Extremitätenbewegung, Vibration, Alkohol und Menstruation können eine Attacke einer paroxysmalen anstrengungsinduzierten Dyskinesie (PED) auslösen.

Bewegungsmuster

Es besteht fast immer ein dystones Bewegungsmuster, oft mit Ausbreitung von einer Extremität (meist derjenigen, die die lang anhaltende körperliche Anstrengung leisten musste) über den ganzen Körper.

Die Beine sind deshalb oft besonders betroffen. Auch eine hemidystone Verteilung (wobei die Seite zwischen den Attacken meist nicht wechselt) wurde beschrieben. Im Vergleich zur PKD tritt die Bewegungsstörung erst nach 10–15 min der Anstrengung und nicht schon zu Beginn auf (Familie 1 in Lance 1977; Münchau et al. 2000).

Attackendauer

Die Dauer beträgt 5–30 (selten bis 120) min.

Meist endet die Bewegungsstörung wenige Minuten nach Ende der Anstrengung.

Attackenfrequenz

Üblich sind eine Attacke pro Tag bis zu zwei Attacken pro Monat.

Erkrankungsalter

Die Erkrankung tritt gewöhnlich erstmals im ersten und zweiten Lebensjahrzehnt auf (9–15 Jahre).

Männer erkranken dreimal so häufig wie Frauen (Münchau et al. 2000).

Therapie

Acetazolamid, Trihexyphenidyl, Diazepam, Clonazepam wurden mit sehr unterschiedlichem Erfolg eingesetzt.

◘ **Tabelle 9.2.** Die Genetik der paroxysmalen Dyskinesien. (Nach Bhatia 2001)

Autor	Erkrankung	Chromosomale Lokalisation
Fouad et al. 1996; Fink et al. 1997; Jarman et al. 1997; Raskind et al. 1998; Hofele, Benecke u. Auburger 1997; Matsuo et al. 1999	PNKD	2q33-q35, die Region ist auf ein 4 cM-Interval eingeengt worden (*FPD1*-Locus)
Auburger et al. 1996	PNKD und zusätzliche Spastik, periorale Parästhesien, Kopfschmerzen, Doppelbilder, generalisierte Myoklonien, epileptische Anfälle	Chromosom 1p (Kalium-Kanal, *CSE*-Locus)
Szepetowski et al. 1997; Lee et al. 1998; Tomita et al. 1999; Bennett, Roach u. Bowcock 2000; Swoboda et al. 2000; Roll et al. 2002; Spacey et al. 2002	PKD, ICCA, Rolandoepilepsie, PED, Graphospasmus	16p12-q12, 16p11.2-q12.1, 16p12–11.2 Zwei Loci wurden bisher beschrieben: – Episodic Kinesigenic Dyskinesia 1 (*EKD1*) – Episodic Kinesigenic Dyskinesia 2 (*EKD2*) Mindestens ein 3. Locus außerhalb des Chromosoms 16 wird vermutet
Guerrini et al. 1999	PED, Rolandoepilepsie, Graphospasmus	Chromosom 16 (überlappend mit der Region für ICCA)
Münchau et al. 2000	PED und Migräne ohne Aura	Ausschluss eines Links zu den PNKD und ICCA-Genen
Steinlein et al. 1996; Phillips et al. 1998; Bertrand et al. 2002	ADNFLE (autosomal-dominante nächtliche Frontallappenepilepsie)	Chromosom 20q13.2 (*CHRNA4*-Locus), Acetylcholin-Rezeptor Chromosom 15q24 (*?CHRNA3*-Locus), Acetylcholin-Rezeptor mindestens eine weitere Lokalisation

RE-PED-WC: Rolandoepilepsie, PED, Graphospasmus; ICCA: infantile Convulsionen, paroxysmale Choreoathetose.

Antiepileptika oder Levodopa sind meist wirkungslos. Die Vermeidung längerer Anstrengung ist meist das beste Therapieprinzip.

Ursache

Die PED ist sehr selten, es wurden bisher nur wenige Familien mit meist autosomal dominantem Erbgang beschrieben (Lance 1977; Münchau et al. 2000).

Noch seltener sind die sporadischen Fälle. Wahrscheinlich ist die PED keine »forme fruste« der PNKD, der Genlokus auf dem Chromosom 2q wurde ausgeschlossen. Ein »PED-plus-Syndrom« konnte auf dem Chromosom 16p12–11.2 lokalisiert werden (◘ Tabelle 9.2). In dieser Region fand man auch Genorte für Familien mit ICCA und PKD, es gibt wahrscheinlich Überlappungen zwischen diesen Erkrankungen. Mittels transkranieller Magnetstimulation konnten propriozeptive Afferenzen aus Muskelspindeln oder Sehnen als entscheidende Auslöser der Attacken identifiziert werden.

Verlauf

Es gibt in der Literatur keine übereinstimmenden Angaben über den Verlauf.

Die Bewegungsstörung scheint unverändert weiterzubestehen (Münchau et al. 2000) oder im Verlauf des Lebens spontan und anhaltend auszuheilen (Spacey et al. 2002).

9.3.4 Paroxysmale hypnogene Dyskinesie

Auslöser

Als Auslöser für die paroxysmale hypnogene Dyskinesie (PHD) gilt Non-REM-Schlaf, meist Schlafstadium II (Lugaresi, Cirignotta u. Montagna 1986).

Bewegungsmuster

Typischerweise erwacht der Patient mit einem Schrei und weit geöffneten Augen.

Im Oberflächen-EEG findet sich eine vorausgehende Arousalreaktion. Der Patient beginnt sofort oder nach einigen Sekunden mit weit ausfahrenden, choreatisch oder ballistisch anmutenden Bewegungen um sich zu schlagen. Auch dystone Bewegungsmuster einer Extremität oder des gesamten Körpers wurden beobachtet, die sich üblicherweise mit den ausfahrenden Bewegungen abwechseln. Lang anhaltende Vokalisationen können die Bewegungen begleiten. Typischerweise ist mit der Attacke eine Tachykardie verbunden. Die Bewegungsmuster wiederholen sich stereotyp bei den Anfällen. Am Ende der Attacke ist der Patient wach und voll orientiert und kann wieder weiterschlafen, er erinnert sich am nächsten Morgen an die Episoden. Manche Patienten berichten über fokale sensible und motorische Anfälle tagsüber oder Grand mal in der Nacht, sehr selten können die geschilderten nächtlichen dystonen Anfälle auch tagsüber auftreten. Während der Attacke gibt es keine EEG-Auffälligkeiten im Oberflächen-EEG.

Attackendauer

Die Dauer beträgt meist 30–45 s.

Sehr selten sind auch längere, 2–50 min andauernde Attacken beschrieben.

Attackenfrequenz

Die Attacken treten von 1 bis 20-mal pro Nacht bis zu 5-mal im Jahr auf.

Erkrankungsalter

Die PHD tritt erstmals zwischen dem ersten bis dritten Lebensjahrzehnt auf (3.–47. Lebensjahr, im Mittel 21,8 Jahre).

Es besteht keine Geschlechtsbevorzugung.

Therapie

Carbamazepin (oft schon in sehr niedrigen Dosen) oder Phenytoin sind bei den kurzen Anfällen meist sehr gut wirksam.

Die länger andauernden Attacken können auf Haloperidol oder Azetazolamid ansprechen, sind aber wesentlich schlechter zu therapieren.

Ursache

Wahrscheinlich leiden die meisten oder alle dieser Patienten an mesialen Frontallappenanfällen (Fish u. Marsden 1994), die Manifestation der PHD ist nicht von der Semiologie der Anfälle aus dem mesialen Frontallappen zu unterscheiden.

Die dystonen Bewegungen entstehen durch die Ausbreitung der epileptischen Aktivität auf die basalen Ganglien, die mit dem mesialen Frontallappen in enger Verbindung stehen. Manche der Patienten haben zusätzlich typische Grand mal, und mit Tiefenelektroden gelang die Darstellung epilepsietypischer Entladungen im mesialen Frontallappen. Die Bezeichnung »autosomal dominante nächtliche Frontallappenepilepsie (ADNFLE) wurde für Fälle mit familiärer Häufung und autosomal dominantem Vererbungsmuster gewählt. Die ADNFLE ist genetisch heterogen; es wurden auf mehreren Chromosomen Mutationen in Genen gefunden, die unterschiedliche Rezeptoreinheiten des Azetylcholinrezeptors, einem ligandengesteuerten Kationenkanal, kodieren (◨ Tabelle 9.2).

Verlauf

Über die Jahre gibt es meist keine Veränderung der Attackenfrequenz und -schwere.

Oft sind die Anfälle aber sehr gut bis zur Symptomfreiheit behandelbar (▸ s. oben).

9.4 Ätiologie

9.4.1 Idiopathische paroxysmale Bewegungsstörungen

Die meisten sporadischen und alle hereditären (entweder autosomal dominanten, sehr selten auch autosomal rezessiven) paroxysmalen Dyskinesien sind idiopathisch (Übersicht).

Ätiologie der paroxysmalen Dyskinesien

Idiopathisch:
- Familiär
- Sporadisch

Symptomatisch:
- Multiple Sklerose
- Vaskulär (TIA, ischämischer Infarkt, Blutung)
- Metabolisch
  - Hypoparathyreoidismus (ggf. mit Fahrschen Verkalkungen)
  - Thyreotoxikose
  - Hypo- und Hyperglykämie
- Trauma (zerebral, spinal, peripher)
- Psychogen
- Methylphenidat, Fluoxetin
- Perinatale hypoxische Enzephalopathie, Kernikterus
- SSPE, CMV-Enzephalitis, HIV-Enzephalitis, Neurosyphilis
- Aura bei Migräne

Verschiedene Familien wurden beschrieben (◼ Tabelle 9.2) und der mögliche Gendefekt der familiären, dominant vererbten Form der PNKD auf dem Chromosom 2q lokalisiert (Hofele, Benecke u. Auburger 1997; Fink et al. 1997). Es scheint eine genetische Homogenität für die klassische familiäre PNKD zu geben. Das Gen selbst ist noch nicht identifiziert, es gibt aber mehrere Ionenkanalgene in dem Gebiet 2q33-q35.

Zunächst glaubte man, dass auch die PKD genetisch homogen sei und dass ein einziges oder höchstens zwei eng benachbarte Gene für beide Erkrankungen verantwortlich seien (Bhatia 2001). Spacey et al. haben inzwischen aber gezeigt, dass nicht nur die Auslöser, die klinische Ausprägung und die begleitenden neurologischen Erkrankungen von Familie zu Familie und auch innerhalb der Familien mit PKD sehr heterogen sind, sondern dass auch eine genetische Vielfalt bestehen muss (Spacey et al. 2002). Die Gene für einen Teil der PKD scheinen sich im Perizentromer des Chromosoms 16 zu befinden (◼ Abb. 9.2), der Genlokus mehrerer Familien mit PKD konnte dort bestimmt werden. Es gibt Überschneidungen zum ICCA-Syndrom

(Infantile Convulsions, paroxysmale Choreoathetose), das ebenfalls in dieser Region lokalisiert werden konnte. Auch bei der PKD ist das Gen noch nicht identifiziert, als Kandidaten gibt es aber ebenfalls mehrere Ionenkanalgene in der Perizentromerregion des Chromosoms 16 (◼ Abb. 9.3).

9.4.2 Symptomatische paroxysmale Bewegungsstörungen

An symptomatische paroxysmale Dyskinesien sollte bei allen atypischen Fällen gedacht werden, so bei höherem Erkrankungsalter oder neurologischen Auffälligkeiten zwischen den Attacken.

Auch sind die paroxysmalen Bewegungsstörungen oft nicht in jeder Hinsicht klinisch typisch oder scharf von der Symptomatik der Grunderkrankung zu trennen (Bressman, Fahn u. Burke 1988). In diesen seltenen Fällen wurden putaminale, pallidale, thalamische, medulläre, spinale Läsionen oder Läsionen des prämotorischen Kortex, sehr selten auch Verletzungen des peripheren Nervensystems gefunden. Die paroxysmale kinesigene Aktivität könnte durch eine verringerte inhibitorische Wirkung des medialen Globus pallidus und der Substantia nigra auf den Thalamus oder durch eine Läsion des Thalamus (Nucl. reticularis) selbst entstehen, die den Thalamus empfindlicher für sensiblen Input werden lässt (Demirkiran u. Jankovic 1995). Eventuell ist auch schon der sensible Input in den Thalamus allein entscheidend, was das Auftreten einer PKD bei einer Demyelinisierung im Halsmark und bei peripheren Läsionen erklären könnte.

Eine Gruppe von 17 Patienten mit symptomatischen paroxysmalen Bewegungsstörungen und einen Überblick über die Literatur haben kürzlich Blakeley und Jankovic veröffentlicht (Blakeley u. Jankovic 2002): Alle Formen der paroxysmalen Dyskinesien können symptomatisch bedingt sein, die klinische Ausprägung ist oft variabler als bei den idiopathischen Formen, es gibt bei fast 30% der Betroffenen Überlappungen zwischen den einzelnen Formen. Auch in den symptomatischen Fällen ist aber die Dystonie die vorherrschende Bewegungsstörung. Das Erkrankungsalter streut weit von 2,5 bis 79 Jahren, die sonst typische Ge-

🔲 **Abb. 9.2.** Paroxysmale kinesigene
Dyskinesie; *1, 2* der Patient hebt willent-
lich beide Arme; *3, 4* in dieser Stellung
verkrampfen sich die Armmuskeln
dyston; *5, 6* auch die Muskulatur des
Schultergürtels ist beteiligt; *7, 8* nach
38 s entspannt sich zunächst der linke
Arm; *9, 10* nach weiteren 6 s entspannt
sich auch der rechte Arm

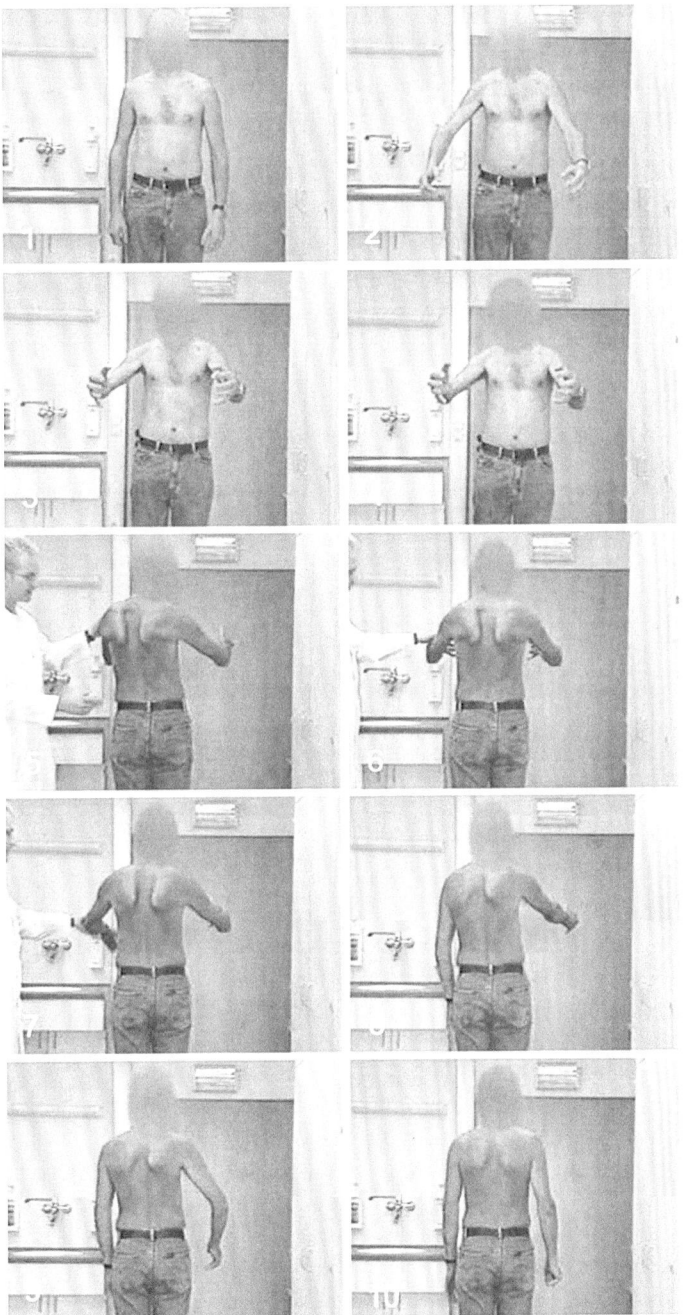

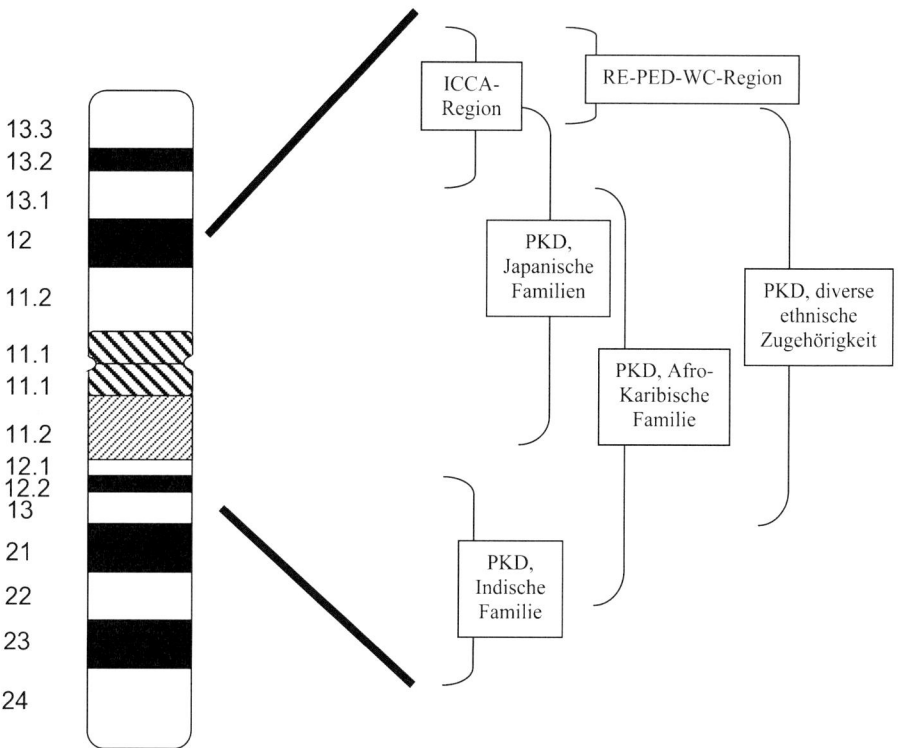

◻ Abb. 9.3. Das Perizentromer des Chromosoms 16 mit den genetischen Lokalisationen der paroxysmalen Bewegungsstörungen (RE-PED-WC: Rolandoepilepsie, PED, Graphospas-mus; ICCA: Infantile Convulsionen, paroxysmale Choreoathetose). (Nach Spacey et al. 2002)

schlechtsbetonung der Männer ist hier nicht vorhanden. 22% aller von ihnen beobachteten Patienten mit paroxysmalen Bewegungsstörungen hatten eine symptomatische Erkrankung. Vaskuläre Ursachen überwogen bei Manifestation im höheren Alter, Traumen (peripher und zentral) im jüngeren Lebensalter. Andere Ursachen betrafen nur einzelne Patienten und umfassten Folgen eines Kernikterus, einer Syphilis oder CMV-Enzephalitis, einer multiplen Sklerose oder das Aurasymptom einer Migräne. Die Latenz zwischen Ereignis und erstmaliger Manifestation der Bewegungsstörung (kontralateral zur zerebralen Läsion) betrug nach Schlaganfällen Jahre, nach Traumen Tage bis Monate. Immer waren im Intervall zwischen den Attacken neurologische Symptome zu beobachten und es gab anamnestische Hinweise auf die zugrunde liegende Ursache. Die Behandlungserfolge waren mit denen bei idiopathischen Erkrankungen vergleichbar (Blakeley u. Jankovic 2002).

In der Literatur ist die multiple Sklerose die häufigste Ursache für eine symptomatische paroxysmale Dyskinesie. Schmerzhafte Attacken von Hemidystonie sind schon lange als Symptom einer multiplen Sklerose bekannt. Sie entstehen meist nach Hyperventilation, seltener als Folge einer Bewegung (kinesigen). Sie dauern Sekunden bis Minuten, treten mehrmals am Tag auf und klingen – wie andere schubförmige Symptome der multiplen Sklerose – nach Wochen bis Monaten wieder ab.

Seltenere Ursachen sind zerebrovaskuläre Erkrankungen wie Ischämien oder Blutungen. Metabolische Störungen bilden in der Literatur die dritthäufigste Ursache paroxysmaler Bewegungsstörungen: diabetisch bedingte Hyper- oder Hypoglykämie, Hypoparathyreoidismus oder Thyreotoxikose.

PKD, PED und PNKD wurden als Folge einer Kopfverletzung beobachtet, die Latenz zwischen Trauma und Bewegungsstörung betrug Minuten oder mehrere Monate. Auch als Symptom eines Steele-Richardson-Olszewski-Syndroms, als Folge einer Methylphenidat- oder Fluoxetintherapie, einer perinatalen hypoxischen Enzephalopathie oder einer SSPE- oder einer HIV-Infektion kann eine PKD oder PNKD auftreten.

Eine symptomatische PHD wurde als Symptom einer multiplen Sklerose, bei orbitofrontaler Dysplasie und als Folge nach einem Trauma beschrieben.

9.5 Spezifische Untersuchungstechniken im Praxisalltag

Die Anamnese und die neurologische Untersuchung bilden die Basis der Diagnosefindung bei paroxysmalen Dyskinesien.

Besonderer Wert ist auf die auslösenden Faktoren, die Beschreibung der Attacken, die Medikamenten- und die Familienanamnese zu legen. Die Attacke sollte, wenn möglich, ausgelöst und gefilmt werden. Wenn die Patienten gut medikamentös eingestellt sind, die Attacken selten sind oder fremdanamnestisch von weiteren betroffenen Familienmitgliedern berichtet wird, gelingt das in der Untersuchungssituation nicht immer. Dann ist es bei der heutigen Verbreitung von Videosystemen oft möglich, durch die Angehörigen eine Aufnahme der Anfälle zu erhalten. Im Verlauf der ersten Abklärung sollte zum Ausschluss einer symptomatischen Genese eine MRT-Untersuchung erfolgen, wenn auch bei den idiopathischen und familiären paroxysmalen Dyskinesien ein Normalbefund zu erwarten ist. Ein interiktales EEG wird meist ebenfalls normal sein, ebenso das iktale EEG. In zweifelhaften Fällen kann ein Langzeit-EEG-Monitoring unter Videoüberwachung in der Differentialdiagnose gegenüber einer Epilepsie weiterhelfen. Eine Wilson-Krankheit muss mit Serumkupfer-, Serumcoeruloplasmin- und 24-Stunden-Sammelurin-Kupferbestimmung sowie einer Spaltlampenuntersuchung ausgeschlossen werden. Alle Laboruntersuchungen waren bei den bisher berichteten Patienten mit idiopathischen oder familiären paroxysmalen Dyskinesien normal. Ein Gentest für die verschiedenen paroxysmalen Dyskinesien wird zurzeit in Deutschland, Österreich und der Schweiz

nicht kommerziell angeboten (www.bvmedgen.de, letzter Zugriff April 2004). Auch weltweit finden sich keine Einträge über kommerzielle oder experimentelle Angebote zur genetischen Testung (www.genetests.org, www.ncbi.nlm.nih.gov/Omim/, letzter Zugriff April 2004).

Die symptomatischen Patienten fallen üblicherweise schon bei der Anamnese oder Untersuchung durch atypische Symptome auf (Abschn. 9.4.2; Bressman, Fahn u. Burke 1988). Sie sollten abhängig von der Klinik weiter untersucht werden.

Neuropathologische Befunde waren bisher in der Klärung der Ätiologie nicht wegweisend. Bei einem Patienten mit PKD wurde eine leichte Asymmetrie der Substantia nigra, bei einem weiteren Patienten Melaninpigment in den Makrophagen des Locus coeruleus gefunden. Ein Patient entwickelte im Rahmen seiner HIV-Infektion eine PNKD. Bei der Obduktion wurde eine schwere HIV-Enzephalitis gefunden. Im Vergleich mit HIV-Patienten, die keine Bewegungsstörung hatten, waren die Calbindin-D28K-positiven Nervenzellen in den basalen Ganglien bei diesem Patienten deutlich reduziert und dysmorph. Ein 21 Monate altes Kind mit nächtlichen »dystonen Anfällen« seit dem zweiten Lebensmonat starb einen plötzlichen Kindstod. Die Untersuchung des Gehirns zeigte keine Auffälligkeiten. Ein weiterer Patient starb an einem Blasenkarzinom, das Gehirn war makroskopisch normal (Fall IV.2 und Fall II.5; Lance 1977).

9.6 Differentialdiagnose der paroxysmalen Dyskinesien

9.6.1 Paroxysmale Dyskinesie, Epilepsie und Ionenkanäle

Die Frage, ob die paroxysmalen Dyskinesien eine Basalganglien-Erkrankung, also eine Bewegungsstörung, sind oder zu der Gruppe der Epilepsien gehören, wurde lange Zeit kontrovers diskutiert (Guerrini et al. 2002).

Eine Basalganglienerkrankung wird wegen der Bewegungsmuster und der meist fehlenden EEG-Veränderungen während und zwischen den Attacken angenommen. Das Bewusstsein ist nie gestört, es gibt keine postiktale Reorientierungsphase.

Auch die funktionellen Untersuchungen geben Hinweise auf eine Basalganglienerkrankung:

Das iktale ECD-SPECT eines Patienten mit PKD demonstrierte einen verstärkten Blutfluss in den basalen Ganglien und im posterolateralen Thalamus. Bei zwei Patienten mit einer PED kam es zur iktalen Hypoperfusion des frontalen Kortex und der basalen Ganglien und einer Hyperperfusion des Kleinhirns, was die Autoren als Ausdruck eines herabgesetzten thalamischen Einflusses auf den frontalen Kortex werteten. Dieses Perfusionsmuster wird auch bei der symptomatischen Hemidystonie und der idiopathischen Dystonie beobachtet und gilt daher als weiterer Hinweis auf eine Erkrankung der basalen Ganglien bei paroxysmalen Dyskinesien. Symptomatische paroxysmale Dyskinesien zeigen im PET metabolische Veränderungen in den basalen Ganglien (Lombroso u. Fischman 1999). In der MR-Spektroskopie der basalen Ganglien wurde ein verminderter Cholingehalt kontralateral zu der Bewegungsstörung bei zwei Patienten mit PKD dargestellt und daraus auf eine Dysfunktion des cholinergen Systems der basalen Ganglien geschlossen.

Die anfallsweise Natur, die Aurasymptome, das Ansprechen auf meist schon geringe Mengen von Antiepileptika und die oft kurze Dauer der Attacken sind Argumente dafür, dass die paroxysmalen Dyskinesien zu den Epilepsien gehören. In einigen der beschriebenen Familien treten epileptische Anfälle und paroxysmale Dyskinesien gemeinsam auf (Guerrini, Parmeggiani u. Casari 2002). Nicht wenige Patienten mit paroxysmalen Dyskinesien haben interiktale EEG-Auffälligkeiten (Nagamitsu et al. 1999). Eine italienische Arbeitsgruppe fand mittels invasiven Langzeitmonitorings bei einem Mädchen mit bewegungsinduzierten dystonen Bewegungen während der Attacken Entladungen (Spikes) im supplementärmotorischen Kortex und im Caput Nucl. caudati und bezeichnet deshalb die PKD als eine Form der fokalen Epilepsie. Diese Meinung ist nicht generell akzeptiert, da die untersuchte Patientin nicht an einer typischen PKD litt, der neurologische Befund war auch zwischen den Attacken auffällig. In einer späteren Untersuchung beobachtete dieselbe Arbeitsgruppe bei einem jungen Patienten mit PNKD ausschließlich im Nucl. caudatus Entladungen und im PET deutliche Stö-

rungen des dopaminergen Systems (Lombroso u. Fischman 1999). Die Unterscheidung zwischen bewegungsinduzierten Anfällen, einer Startle-Epilepsie und einer PKD ist nicht leicht (Fish u. Marsden 1994; Guerrini et al. 2002). Die PHD wurde inzwischen als eine Form der Epilepsie klassifiziert (Fish u. Marsden 1994).

Die Verbindung zwischen den beiden Gruppen stellen mit großer Wahrscheinlichkeit Mutationen in den Genen für Ionenkanäle dar, die der Epilepsie, den paroxysmalen Dyskinesien und anderen paroxysmalen neurologischen Erkrankungen wie den periodischen Lähmungen, periodischen Ataxien und der hemiplegischen Migräne gemeinsam sind (Guerrini, Parmeggiani u. Casari 2002; ☐ Tabelle 9.3). Klinisch teilen sich die episodischen Ataxien, die paroxysmalen Dyskinesien, Epilepsiesyndrome, Migräne und episodische Lähmungen das Merkmal episodischer Attacken mit normalem interiktalen Befund (Bhatia, Griggs u. Ptacek 2000). Auch die auslösenden Faktoren wie Stress, Müdigkeit, Bewegung nach Ruhe oder bestimmte Nahrungsmittel sind gemeinsam. Die Behandlung mit Antiepileptika oder Acetazolamid greift ebenfalls bei den verschiedenen Diagnosen. In manchen Familien kommen mehrere episodische Erkrankungen gemeinsam vor (Singh et al. 1999). Wahrscheinlich werden die Epilepsie bzw. die paroxysmalen Dyskinesiesyndrome durch eine gemeinsame Störung von Ionenkanälen des motorischen Kortex und der basalen Ganglien verursacht, wobei sich die Epilepsie meist zuerst manifestiert. Durch die altersabhängige Expression verschiedener Subeinheiten der Ionenkanäle kann sich die Phänomenologie der Erkrankung im Laufe des Lebens verändern. Verschiedene Mutationen im selben Ionenkanal können sich durch unterschiedliche funktionelle Auswirkungen in unterschiedlichen Erkrankungen manifestieren (Guerrini et al. 2002).

Differentialdiagnosen der paroxysmalen Bewegungsstörungen

- Epileptische Anfälle
- Psychogene Bewegungsstörungen
- ▼

□ **Tabelle 9.3.** Verbindung zwischen paroxysmaler Dyskinesie, Epilepsie und anderen paroxysmalen neurologischen Erkrankungen. (Nach Guerrini, Parmeggiani u. Casari 2002)

Epilepsie und PD	Epilepsie und andere paroxysmale neurologische Erkrankungen	PD und andere paroxysmale neurologische Erkrankungen
Autosomal-dominante dystone Choreoathetose und benigne infantile Konvulsionen Chromosom 16, Perizentromer	Episodische Ataxie Typ 1 und Infantile Konvulsionen Gen: Kaliumkanal KCNA 1	Autosomal dominante paroxysmale Choreoathetose und episodische Ataxie Chromosom 1p
Autosomal-rezessive Rolando-epilepsie, PED und Graphospasmus Chromosom 16p12–11.2	Familiäre hemiplegische Migräne und Anfälle Chromosom 1p31	Autosomal dominante paroxysmale dystone Choreoathetose mit Migräne Chromosom 2q
Autosomal-dominante PKD, Migräne, hemiplegische Migräne, generalisierte Epilepsie (Singh et al. 1999)	Familiäre hemiplegische Migräne und infantile Konvulsionen	Autosomal dominante PED und Migräne
Autosomal dominante PED und Epilepsie	Infantile Konvulsionen, idiopathische generalisierte Epilepsie, episodische Ataxie, Migräne (Singh et al. 1999)	

- Benigne Dystonie des Kindesalters
- Hyperekplexie
- Alternierende kindliche Hemiplegie
- Sandifer-Syndrom
- Dopa-responsive Dystonie
- Tetanische Anfälle
- Akute dystone Reaktion nach z. B. Neuroleptikaexposition
- Tic-Erkrankung
- Myotonie
- Paroxysmale periodische Lähmungen
- Drop Attacks
- Paroxysmale Ataxien
- Fokale, segmentale, generalisierte Dystonie
- Wilson-Erkrankung
- Parkinson-Erkrankung, L-Dopa-Langzeitsyndrom
- Westphal-Variante der Chorea Huntington
- Myoklonus-Erkrankungen
- Stereotypien

9.6.2 Weitere Differentialdiagnosen paroxysmaler Bewegungsstörungen

Eine **myotone Störung** kann bewegungsabhängig oder nach Kälteexpostition zu Verkrampfungen der betroffenen Muskulatur führen.

Die Differentialdiagnose wird mit Hilfe des typischen elektrophysiologischen Befundes gestellt. Die elektromyographische Untersuchung hilft ebenso wie die anamnestische Beschreibung und die klinische Präsentation auch in der Differentialdiagnose zu den **paroxysmalen dyskaliämischen Paresen**.

Eine weitere häufige Differentialdiagnose der sporadischen, idiopathischen paroxysmalen Dyskinesie ist eine **psychogene Bewegungsstörung** (Fahn 1994a). Blakeley und Jankovic diagnostizierten bei 21 von 76 Patienten mit paroxysmalen Bewegungsstörungen eine psychogene Erkrankung (Blakeley u. Jankovic 2002). Bressman et al. (Bressman, Fahn u. Burke 1988) stellten diese Diagnose bei 11 von 18 Patienten mit paroxysmalen Dyskinesien (61% der Serie), 8 der 11 Patienten waren Frauen, das Erkrankungsalter reichte von 11–49 Jahren. Die paroxysmalen Bewegungsstörungen waren zum Teil sehr komplex (Vokalisationen, Tanzen, Laufen), fünf Patienten hatten in der Untersuchung »nichtneurologische« Störungen wie fluktuierende, nachgebende Schwäche, falsche sensible Ausfälle oder ein bizarres Gangbild oder sprachen auf Placebotherapie an. Die Differentialdiagnose einer psychogenen paroxysmalen Bewegungsstörung ist aber oft extrem schwer zu stellen, da es keine beweisenden objektiven Befunde für die idiopathische paroxysmale Dyskinesie gibt. Die Kriterien für die Diagnosesicherung einer psychogenen Bewegungsstörung helfen nicht immer weiter.

Kriterien für eine psychogene Bewegungsstörung (nach Fahn 1994b)

- Plötzlicher Beginn, ggf. mit fassbarem auslösenden Ereignis
- Multiple unterschiedliche Bewegungsstörungen, bizarre Gangstörung, »Schüttelanfälle«, ausgeprägte Verlangsamung bei der Befolgung von Kommandos
- »Nichtneurologische« Bewegungen oder Muster und Verteilungen von Bewegungsstörungen
- Sehr wechselnde phänomenologische Ausprägung
- Ausgeprägte Ablenkbarkeit
- Verstärkung der Bewegungsstörung bei Demonstration oder bei darauf gerichteter Aufmerksamkeit
- Sistieren oder deutliche Reduktion der Bewegungsstörung bei Konzentration auf andere Tests bzw. Untersuchungsmaßnahmen
- Verschwinden der Bewegungsstörung, wenn der Patient unbeobachtet ist
- Remissionen
- Inkonsistente Paresen
- Inkonsistente Sensibilitätsstörung
- Multiple somatische Beschwerden
- Ausgeprägte Ermüdbarkeit
- Selbst beigebrachte Verletzungen
▼

- Psychiatrische Auffälligkeiten
- Ansprechen auf Placebo oder Suggestion
- Heilung durch Psychotherapie
- Beschäftigung in Heilberufen, bestehende Schadenersatzforderungen

Da sich eine **Wilson-Krankheit** ebenfalls in den ersten Lebensjahrzehnten manifestieren kann, manchmal mit zunächst fluktuierenden dystonen Symptomen, muss diese differentialdiagnostisch immer erwogen werden. Eine zeitliche Verzögerung der Diagnose dieser gut behandelbaren Erkrankung kann zu schweren und irreversiblen neurologischen, psychiatrischen und hepatischen Schäden führen. Deshalb wird in der Abklärung aller früh beginnenden extrapyramidalen Erkrankungen die einfache Labordiagnostik (Serumkupfer-, Serumcoeruloplasmin- und 24-Stunden-Sammelurin-Kupferbestimmung) empfohlen.

Die **Hyperekplexie** ist eine seltene, familiär gehäufte Erkrankung, die sich oft schon im Säuglingsalter manifestiert. Bei Erschrecken kommt es zu einem Bewegungssturm, häufig springen oder stürzen die Betroffenen. Es kann zu minutenlangen myoklonischen und choreatischen Extremitätenbewegungen kommen. Bei abortiven Formen sind die Betroffenen nur sehr schreckhaft. Der erhöhte Muskeltonus, die auffällige Gangstörung, die nächtlichen Beinbewegungen und die erhöhte Schreckempfindlichkeit weisen in der Differentialdiagnose den richtigen Weg.

Die **alternierende kindliche Hemiplegie** manifestiert sich bis zum 18. Lebensmonat und ist gekennzeichnet durch Attacken einer Hemiplegie mit Seitenwechsel zwischen den einzelnen Attacken. Auch eine Tetraplegie kann auftreten. Andere Störungen wie Dystonie, Chorea, tonische Anfälle, Nystagmus, Dyspnoe oder vegetative Symptome (Blässe, Flush) können diese Attacken begleiten oder eigenständig paroxysmal auftreten. Wenn keine Dystonie hinzutritt, ist der Tonus meist schlaff. Das Bewusstsein ist erhalten. Die Attacken dauern Minuten bis wenige Tage und sistieren im Schlaf. Eine geistige Behinderung und andauernde choreatische, dystone oder ataktische Bewegungsstörungen entwickeln sich meist im Verlauf, die Entwicklungsmeilensteine werden verzögert oder nicht mehr erreicht und im weiteren Verlauf verlieren die Kinder oft bereits erlernte Fertigkeiten. Laborbefunde und MRT des Gehirns sind unauffällig.

Die **benigne Dystonie des Kindesalters** verursacht einen paroxysmalen Torticollis, seltener dystone Haltungen eines Armes oder Beines. Die Störung beginnt zwischen dem 2. und 30. Lebensmonat und heilt um das 2.–3. Lebensjahr aus. Die Attacken treten 2–3-mal pro Monat auf, dauern 10 min bis 14 Tage und belasten die beobachtenden Eltern meist mehr als die Kinder. Zwischen den Attacken bewegen sich die Kinder normal. Der Ausschluss eines Tumors in der hinteren Schädelgrube ist wichtig (Fahn 1994a).

Das **Sandifer-Syndrom** ist eine seltene Bewegungsstörung bei Kleinkindern. Die Betroffenen führen beim Füttern oder unmittelbar nach der Mahlzeit ausgeprägte dystone Bewegungen und Haltungen des Kopfes und Nackens aus. Sie erbrechen häufig und sind schwierig zu ernähren. Eine Eisenmangelanämie kann entstehen. Als Ursache findet sich eine Hiatushernie, nach deren operativer Korrektur auch die Bewegungsstörung verschwindet. Wahrscheinlich handelt es sich um willkürliche Bewegungen, um die unangenehmen Empfindungen durch die Hernie zu vermeiden.

Eine der Willkür entzogene, koordinierte, wiederholte, nach einem Muster rhythmisch ablaufende sinnlose oder ritualisierte Bewegung, Haltung oder Lautäußerung ist eine **Stereotypie**. Sie wird entweder als selbsterzeugter sensibler Stimulus oder als motorischer Ausdruck einer zugrunde liegenden inneren Spannung oder Angst gesehen. Störungen im dopaminergen System der basalen Ganglien werden für die Genese der Stereotypien verantwortlich gemacht. Die Bewegungen können einfach (Fußwackeln, Klatschen, Schaukeln des Rumpfes, Grunzen) oder komplex (abwechselnd Hinsetzen und Aufstehen, Rituale) sein und alle Körperteile betreffen. Die Bewegungsstörung tritt oft bei psychiatrischen (geistige Behinderung, Autismus, Rett-Syndrom, Schizophrenie und Katatonie, Manie, Zwangsstörungen, Amphetamin- bzw. Kokainpsychose, psychogene Bewegungsstörungen), aber auch bei neurologischen (Akathisie, tardive Dyskinesie, Tourette-Syndrom, Neuroakanthozytose) Erkrankungen auf. In beängstigenden

oder belastenden Situationen können auch Gesunde stereotype Bewegungen ausführen, viele gesunde Kinder zeigen in ihrer Entwicklung zeitlich begrenzt stereotype Bewegungen (Jankovic 1994).

Tics sind schnelle, kurz dauernde Zuckungen, die meist die Muskeln des Gesichtes oder der Hand betreffen. Blinzeln, Verziehen der Mundwinkel, Kopfdrehen und -neigen, Räuspern oder spielende Fingerbewegungen sind die häufigsten Tics. Es gibt auch dystone Tics, deren Bewegungsablauf wesentlich langsamer ist, und sensible Tics, bei denen eine Gefühlswahrnehmung mit der Bewegung beantwortet werden muss. Tics sind nicht völlig unwillkürlich. Die Unterdrückung eines Tics führt zum Aufbau einer inneren Spannung, die sich nach einiger Zeit in einem »Sturm« von rasch hintereinander ablaufenden Tics entlädt. Angst, Ärger oder das Gefühl der Beobachtung verstärken die Ticstörung, Konzentration oder Ablenkung bessern sie. Das männliche Geschlecht ist wesentlich häufiger betroffen. Tics sind sehr häufig. Etwa 10% der Schuljungen (typisches Erkrankungsalter zwischen 4 und 17 Jahren) haben zumindest für eine gewisse Zeit einen oder mehrere Tics. Dann sinkt die Häufigkeit massiv, um im höheren Alter noch einmal leicht anzusteigen. Als Krankheitssymptom finden sich Tics beim Gilles-de-la-Tourette-Syndrom (Diagnosekriterien: Beginn vor dem 21. Lebensjahr, Dauer mehr als ein Jahr, mehrere motorische und mindestens ein vokaler Tic in wechselnder Ausprägung über die Zeit) und bei der Zwangsstörung. Nur wenn Tics deutlich mit dem Schulerfolg oder den Sozialkontakten interferieren, ist eine Behandlungsindikation mit Dopaminantagonisten, Tetrabenazin oder Clonidin gegeben (Lees u. Tolosa 1993).

Ein **Myoklonus** ist eine kurze, plötzliche unwillkürliche Bewegung, die durch eine Muskelkontraktion (eigentlicher Myoklonus) oder eine Unterbrechung der Muskelkontraktion (Asterixis, »negativer Myoklonus«) entsteht. Die Verwechslung mit einer paroxysmalen Dyskinesie ist unwahrscheinlich, weil deren Bewegungen immer komplexer und länger andauernd sind.

Den frühen Krankheitsbeginn, die besondere Beteiligung der Beine, die Belastungsabhängigkeit und die familiäre Häufung teilen sich die PED und die **Dopa-responsive Dystonie**. Die PED hat keine tageszeitlichen Schwankungen, das Ansprechen auf Levodopa ist minimal oder gar nicht gegeben. Bei der Dopa-responsiven Dystonie ist die Homovanillinsäurekonzentration im Liquor erniedrigt; über diesen Laborwert bei der PED gibt es keine Angaben in der Literatur.

Dystone und choreatische Bewegungen in der Kindheit werden auch durch die **Hallervorden-Spatz-Erkrankung** (pantothenatassoziierte Neurodegeneration) ausgelöst. Die Bewegungsstörung ist aber nichtparoxysmal, es bestehen zusätzlich Dysarthrie und ein dementieller Abbau, Rigidität oder Spastik und eine Retinitis pigmentosa. Die zerebrale MRT-Bildgebung ist sehr charakteristisch.

Tetanische Anfälle führen attackenweise zu einem Kribbeln um den Mund und an den Händen und Füßen. Dann verkrampfen sich die Hände zu einer Pfötchenstellung, der Mund kann vorgewölbt werden, evtl. treten Wadenkrämpfe hinzu. Ein Chvostek-Zeichen wird auslösbar. Im EKG ist das QT-Intervall verlängert bis zu Blockbildern, das Serumkalizum ist bei diesen Attacken unterhalb des Normbereichs. Selten können bei anhaltender Hypokalzämie auch Tremor oder choreatische Bewegungen sichtbar werden, die sich mit Normalisierung des Kalziumspiegels zurückbilden.

Eine **idiopathische Parkinson-Erkrankung** kann mit einer belastungsabhängigen (meist Fuß-)Dystonie beginnen (Poewe, Lees u. Stern 1988). Das Erkrankungsalter, der Verlauf und die hinzutretenden neurologischen Symptome helfen bei der Differentialdiagnose. Auch die wechselnden Dyskinesien durch ein **Levodopa-Langzeitsyndrom** bereiten keine echten differentialdiagnostischen Schwierigkeiten. Die Abgrenzung zur **Chorea Huntington**, insbesondere ihrer juvenilen Manifestation (Westphal-Variante), die auch mit einer bradykinetischen, sehr selten dystonen Bewegungsstörung beginnen kann, ist aufgrund der Klinik und der Familienanamnese leicht zu treffen.

Eine medikamenteninduzierte **akute dystone Reaktion** wird durch die Anamnese und das Ansprechen auf Biperiden ebenso wie durch deren typische orofaziale und okulogyre Bewegungsabläufe diagnostiziert.

Die Stürze bei sehr kurz dauernden Attacken der PKD können Anlass zu Verwechslungen mit **Drop attacks** geben, insbesondere wenn sie nicht durch einen Arzt beobachtet werden können. Bei Drop attacks kommt es durch einen Tonusverlust zum Sturz, es fehlen Auslöser ebenso wie begleitende Bewegungsstörungen.

Fokale Dystonien können über den Tag und je nach Situation in sehr wechselnder Intensität bestehen. Sie sind aber üblicherweise nie völlig abgeklungen oder so aktionsspezifisch (z. B. Schreiben, Spielen eines Musikinstrumentes oder sportliche Betätigung), dass die Anamnese und neurologische Untersuchung eine sichere Differenzierung erlauben wird.

9.7   Beispielhafte Kasuistik

> **Beispiel einer PKD (Fall 2; Nardocci et al. 1989)**
> Im Alter von 13–14 Monaten entwickelte der jetzt 6-jährige Junge Episoden einer plötzlichen Abduktion und Innenrotation der Arme und Beine, die oft zu Stürzen führten. Begleitet wurden sie von dystonen Haltungen von Rumpf und Extremitäten. Das Bewusstsein blieb erhalten, Auslöser konnten nicht identifiziert werden. Die Attacken dauerten bis zu fünf Minuten und traten einmal in der Woche bis einmal im Monat auf. Der neurologische Befund war zwischen den Attacken normal. Die Familienanamnese war in Bezug auf neurologische oder psychiatrische Erkrankungen negativ, Schwangerschaft und Geburt waren normal verlaufen. Die psychische und motorische Entwicklung des Kindes waren normal. Clonazepam reduzierte die Häufigkeit der Attacken.

> **Beispiel einer PNKD (Fall IV.2; Schloesser, Ward u. Williamson 1996)**
> Die jetzt 56-jährige Frau leidet seit dem siebten Lebensjahr an Anfällen. Sie verspürt als warnende Vorzeichen eine Steifigkeit, ein Engegefühl an ihren Extremitäten und gelegentlich Schmerzen in Hüften und Rücken für einige Minuten. Dann folgt ein dystones Hochziehen des Armes und eine Versteifung des Beines derselben Seite, begleitet von einem schmerzhaften Engegefühl in diesen Extremitäten. Nach einigen weiteren Minuten beginnen an diesen Extremitäten unwillkürliche choreatische und dystone Bewegungen. Der Arm wird in
> ▼

Ellenbogen und Handgelenk gebeugt, die Hand steht in einer dystonen Stellung, das Bein bewegt sich, besonders distal, choreatisch. Nach etwa 30 min beginnt auch der Arm mit choreatischen Bewegungen. Die Attacke kann eine oder beide Körperhälften betreffen, bei schweren Anfällen ist das Gesicht mitbefallen und die Aussprache wird undeutlich. Die Attacke dauert 30 min bis 7 h und tritt zweimal die Woche bis dreimal pro Tag auf. Sind beide Körperhälften betroffen, kann die Patientin nicht gehen. Bei einem einseitigen Anfall geht sie »wie betrunken« oder kann Auto fahren. Die Attacken laufen bis auf die unterschiedliche Ausbreitung sehr uniform ab. Das Bewusstsein bleibt stets erhalten, es gibt keine postiktale Verwirrtheit. Während der Menstruation und in der Schwangerschaft sind die Attacken deutlich häufiger, nach der Menopause wurden die Anfälle milder. Auslöser einer Attacke sind Alkohol, Kaffee, Tee, Schokolade, Aufregung oder Stress. Wenn die Patientin zu Beginn der Attacke ruhen, gegebenenfalls auch noch 5 mg Diazepam einnehmen kann, wird die Attacke kürzer und milder.

Die Attacken wurden bereits als epileptische Anfälle, Konversionsreaktion oder Angststörung gedeutet. Die neurologische Untersuchung und EEGs zwischen den Anfällen waren normal, ein MRT zeigte keine Auffälligkeiten. Antiepileptika halfen nicht, aber Diazepam reduzierte die Frequenz der Anfälle auf einen alle drei Tage. Unter L-Dopa-Carbidopa (5-mal 125 mg Sinemet, Nacom) konnte die Häufigkeit auf drei pro Monat gesenkt werden. Ein Versuch mit Clonazepam führte ebenfalls zu einer Reduktion der Anfälle auf ein bis vier in sechs Monaten in milder Ausprägung.

❯ **Beispiel einer PED (Fall II.4; Lance 1977)**

Ein 56-jähriger Mann litt seit seinem zweiten Lebensjahr an einseitigen tonischen Beugespasmen, die beide Körperhälften betreffen konnten. Die erste Episode trat kurz nach dem Laufenlernen auf. In der Kindheit wiederholten sich die Attacken alle paar Monate und steigerten sich im Erwachsenenalter während Phasen intensiver Arbeit bis zu einer Häufigkeit von 15 pro Monat. Zunächst beugen sich die Finger einer Hand, gefolgt von einer Beugung des Ellenbogens. Gleichzeitig wird der Fuß

▼

nach unten bewegt und Knie und Hüfte beugen sich, so dass der Fuß den Boden nicht mehr berührt. Die Beugung entwickelt sich langsam, die Attacke dauert 5–50 min. Der Patient hat Zeit, sich zu setzen oder hinzulegen, und ist in einer Attacke noch nie gefallen. Die Sprache wird undeutlich, zuletzt kann er nur noch ächzen oder ist ganz stumm. Er kann sehen, hören, die Augen, aber nicht den Kopf bewegen. Er bleibt bei klarem Bewusstsein. Der Mund ist geöffnet, Speichel tropft aus dem Mund, er kann nicht schlucken, husten oder die Zunge herausstrecken. Die Miktion ist unbeeinträchtigt. Seit kurzer Zeit sind die Attacken milder, windende Bewegungen wurden beobachtet. Der Patient hatte bisher keine epileptischen Anfälle. Die Attacken beginnen in der Phase der Ruhe nach Anstrengung, Aufregung oder Erschöpfung, besonders wenn der Patient Alkohol trinkt. Die neurologische Untersuchung, ein Schädelröntgen und ein interiktales EEG waren unauffällig (Lance selbst klassifizierte diesen Fall nach seiner Einteilung als »intermediate form« zwischen der paroxysmalen dystonen Choreoathetose und der paroxysmalen kinesiogenen Choreoathetose).

❯ **Beispiel einer PHD (Fall 10; Lugaresi, Cirignotta u. Montagna 1986)**

Die 38-jährige Frau berichtet über mehrere nächtliche Attacken in 4–5 Nächten pro Woche seit dem 26. Lebensjahr, bei denen sie mit dem Gefühl einer Enge um den Kopf erwacht, sich im Bett aufsetzt, ins Leere starrt und 15 s lang dystone Bewegungen an Armen und Beinen vollführt. Während der gesamten Zeit schreit sie. Nach einigen Jahren traten auch tagsüber Anfälle hinzu, bei denen sie aufschreit, die Arme beugt und ein Gefühl der Bewegungsunfähigkeit hat. Diese Attacken sistierten spontan, die nächtlichen Attacken sind mit 200 mg Carbamazepin pro Tag vollständig unterdrückt.

Danksagung

Ich möchte Frau Wenzke und Frau Lühe für ihre unermüdliche und immer freundliche Unterstützung bei der Beschaffung der Literatur danken.

Literatur

Auburger G, Ratzlaff T, Lunkes A et al. (1996) A gene for autosomal dominant paroxysmal choreoathetosis/spasticity (CSE) maps to the vicinity of a potassium channel gene cluster on chromosome 1p, probably within 2 cM between D1S443 and D1S197. Genomics 31:90–94

Bennett LB, Roach ES, Bowcock AM (2000) A locus for paroxysmal kinesigenic dyskinesia maps to human chromosome 16. Neurology 54:125–130

Bertrand D, Picard F, le Hellard S et al. (2002) How mutations in the nAChRs can cause ADNFLE epilepsy. Epilepsia 43 [Suppl 5]:112-122

Bhatia KP (2001) Familial (idiopathic) paroxysmal dyskinesias: an update. Semin Neurol:69–74

Bhatia KP, Griggs RC, Ptacek LJ (2000) Episodic movement disorders as channelopathies. Mov Disord 15:429–433

Blakeley J, Jankovic J (2002) Secondary paroxysmal dyskinesias. Mov Disord 17:726–734

Bressman SB, Fahn S, Burke RE (1988) Paroxysmal non-kinesigenic dystonia. Adv Neurol 50:403–413

Demirkiran M, Jankovic J (1995) Paroxysmal dyskinesias: clinical features and classification. Ann Neurol 38:571–579

Fahn S (1994a) The paroxysmal dyskinesias. In: Marsden CD, Fahn S (eds) Movement disorders 3. Butterworth-Heinemann, Oxford London, pp 310–345

Fahn S (1994b) Psychogenic movement disorders. In: Marsden CD, Fahn S (eds) Movement disorders 3. Butterworth-Heinemann, Oxford London, pp 359–372

Fink JK, Hedera P, Mathay JG, Albin RL (1997) Paroxysmal dystonic choreoathetosis linked to chromosome 2q: clinical analysis and proposed pathophysiology. Neurology 49: 177–183

Fish DR, Marsden CD (1994) Epilepsy masquerading as a movement disorder. In: Marsden CD, Fahn S (eds) Movement disorders 3. Butterworth-Heinemann, Oxford London, pp 346–358

Fouad GT, Servidei S, Durcan S, Bertini E, Ptacek LJ (1996) A gene for familial paroxysmal dyskinesia (FPD1) maps to chromosome 2q. Am J Hum Genet 59:135–139

Guerrini R, Bonanni P, Nardocci N et al. (1999) Autosomal recessive rolandic epilepsy with paroxysmal exercise-induced dystonia and writer's cramp: delineation of the syndrome and gene mapping to chromosome 16p12-11.2. Ann Neurol 45:344-352

Guerrini R, Parmeggiani L, Casari G (2002) Epilepsy and paroxysmal dyskinesia: co-occurrence and differential diagnosis. Adv Neurol 89:433–441

Hofele K, Benecke R, Auburger G (1997) Gene locus FPD1 of the dystonic Mount-Reback type of autosomal-dominant paroxysmal choreoathetosis. Neurology 49:1252–1257

Jankovic J (1994) Stereotypies. In: Marsden CD, Fahn S (eds) Movement disorders 3. Butterworth-Heinemann, Oxford London, pp 503–517

Jankovic J, Demirkiran M (2002) Classification of paroxysmal dyskinesias and ataxias. Adv Neurol 89:387–400

Jarman PR, Davis MB, Hodgson SV, Marsden CD, Wood NW (1997) Paroxysmal dystonic choreoathetosis. Genetic linkage studies in a British family. Brain 120:2125–2130

Lance JW (1977) Familial paroxysmal dystonic choreoathetosis and its differentiation from related syndromes. Ann Neurol 2:285–293

Lee WL, Tay A, Ong HT, Goh LM, Monaco AP, Szepetowski P (1998) Association of infantile convulsions with paroxysmal dyskinesias (ICCA syndrome): confirmation of linkage to human chromosome 16p12-q12 in a Chinese family. Hum Genet 103:608-612

Lees AJ, Tolosa E (1993) Tics. In: Jankovic J, Tolosa E (eds) Parkinson's disease and movement disorders. Williams & Wilkins, Baltimore, pp 329–335

Lombroso CT, Fischman A (1999) Paroxysmal non-kinesigenic dyskinesia: pathophysiological investigations. Epileptic Disord 1:187–193

Lugaresi E, Cirignotta F, Montagna P (1986) Nocturnal paroxysmal dystonia. J Neurol Neurosurg Psychiatry 49:375–380

Matsuo H, Kamakura K, Saito M et al. (1999) Familial paroxysmal dystonic choreoathetosis: clinical findings in a large Japanese family and genetic linkage to 2q. Arch Neurol 56:721-726

Mink JW, Sethi KD (2003) Paroxysmal dyskinesias. Gilman S, Goldstein GW, Waxman SG. MedLink Neurology www.medlink.com, last accessed 03.2003; MedLink Corporation, 24–2-2003

Münchau A, Valente EM, Shahidi GA et al. (2000) A new family with paroxysmal exercise induced dystonia and migraine: a clinical and genetic study. J Neurol Neurosurg Psychiatry 68:609–614

Nagamitsu S, Matsuishi T, Hashimoto K et al. (1999) Multicenter study of paroxysmal dyskinesias in Japan – clinical and pedigree analysis. Mov Disord:658–663

Nardocci N, Lamperti E, Rumi V, Angelini L (1989) Typical and atypical forms of paroxysmal choreoathetosis. Dev Med Child Neurol 31:670–674

Phillips HA, Scheffer IE, Crossland KM et al. (1998) Autosomal dominant nocturnal frontal-lobe epilepsy: genetic heterogeneity and evidence for a second locus at 15q24. Am J Hum Genet 63:1108–1116

Poewe WH, Lees AJ, Stern GM (1988) Dystonia in Parkinson's disease: clinical and pharmacological features. Ann Neurol 23:73–78

Raskind WH, Bolin T, Wolff J et al. (1998) Further localization of a gene for paroxysmal dystonic choreoathetosis to a 5-cM region on chromosome 2q34. Hum Genet 102:93–97

Roll P, Massacrier A, Pereira S, Robaglia-Schlupp A, Cau P, Szepetowski P (2002) New sodium/glucose cotransporter gene (KST1): identification, characterization, and mutation analysis in ICCA (infantile convulsions and choreoathetosis) and BFIC (benign familial infantile convulsions) families. Gene 285:141–148

Schloesser DT, Ward TN, Williamson PD (1996) Familial paroxysmal dystonic choreoathetosis revisited. Mov Disord 11:317–320

Singh R, Macdonell RA, Scheffer IE, Crossland KM, Berkovic SF (1999) Epilepsy and paroxysmal movement disorders in families: evidence for shared mechanisms. Epileptic Disord 1:93–99

Literatur

Spacey SD, Valente EM, Wali GM et al. (2002) Genetic and clinical heterogeneity in paroxysmal kinesigenic dyskinesia: evidence for a third EKD gene. Mov Disord 17:717–725

Steinlein OK, Weiland S, Stoodt J, Propping P (1996) Exon-intron structure of the human neuronal nicotinic acetylcholine receptor alpha 4 subunit (CHRNA4). Genomics 32:289–294

Swoboda KJ, Soong B, McKenna C et al. (2000) Paroxysmal kinesigenic dyskinesia and infantile convulsions: clinical and linkage studies. Neurology 55:224–230

Szepetowski P, Rochette J, Berquin P, Piussan C, Lathrop GM, Monaco AP (1997) Familial infantile convulsions and paroxysmal choreoathetosis: a new neurological syndrome linked to the pericentromeric region of human chromosome 16. Am J Hum Genet 61:889–898

Tomita H, Nagamitsu S, Wakui K et al. (1999) Paroxysmal kinesigenic choreoathetosis locus maps to chromosome 16p11.2-q12.1. Am J Hum Genet 65: 1688–1697

Krämpfe, Spasmen und verwandte Symptome

H.-M. Meinck

Sachverhalte. Das Spektrum reicht vom diffusen oder umschriebenen »krampfartigen« Muskelschmerz (z. B. Fibromyalgie, Myogelose) über meist nichtschmerzhafte muskuläre Relaxationsstörungen (z. B. Myotonie), belastungsinduzierte schmerzhafte Muskelkontrakturen (z. B. Glykogenosen), verschiedene neurogene Verkrampfungszustände der Muskulatur (z. B. banaler Wadenkrampf, Fazialisspasmus) bis hin zur Dystonie (z. B. Blepharospasmus, Schreibkrampf) und zum fokalen oder generalisierten Krampfanfall (Rowland 1985). Die diagnostische Differenzierung aufgrund der Anamnese ist deshalb oft schwierig. Wegweisend ist der Untersuchungsbefund, wobei ggf. auf die Provokation der Beschwerden und ihre elektromyographische Analyse nicht verzichtet werden kann.

Im medizinischen Sprachgebrauch wird seit der Antike der Terminus Spasmus (lat.; griech. σπασμοσ, Muskelkrampf, Konvulsion) für semiologisch unterschiedliche Phänomene verwendet. Gemeinsam ist ihnen die unwillkürliche, heftige und darum u. U. schmerzhafte Muskelkontraktion. »Crampus« ist eine neuzeitliche latinisierte Verballhornung des deutschen Wortes Krampf und führt deshalb als differenzierender Begriff nicht weiter. Spasmen (oder Krämpfe) können in allen quergestreiften oder glatten Muskeln des Körpers auftreten. Der neurologischen Ausrichtung dieser Monographie folgend, konzentriert sich dieser Beitrag auf die Krämpfe bzw. Spasmen der quergestreiften Muskulatur.

Auch Patienten subsumieren unter der Beschwerde Krampf medizinisch unterschiedliche

▼

10.1   Krämpfe

10.1.1   Begriffsdefinition

Um der diagnostisch elementaren Trennung in peripher und zentral generierte unwillkürliche Verkrampfungszustände der Muskulatur auch durch eine unterschiedliche Begrifflichkeit schärfere Kontur zu geben, wird im Folgenden der Begriff Krampf ausschließlich für die in der Peripherie entstehende neuromuskuläre Hyperaktivität verwendet.

Krampf in diesem engeren Sinn bezeichnet die unwillkürliche, transiente und schmerzhafte (weil maximale) Kontraktion eines einzelnen Muskels oder von Teilen eines Muskels mit sicht- und fühlbarer knotiger Verhärtung. Layzer (Layzer 1994) nennt als weiteres Charakteristikum den »explosiven« Beginn des Krampfes – ein nach eigenem Eindruck und Daten in der Literatur nicht regelmäßiges Kriterium. Die schmerzhafte Kontraktion kann durch Dehnung des Muskels meist effektiv unterbrochen werden. Unbeschadet ihrer Zuordnung als neuromuskuläre oder zentrale motorische Störung sollen jedoch eingeführte Syndrombezeichnungen (z. B. Fazialisspasmus, Karpopedalspasmus, Schreibkrampf, tonisch-klonischer Krampfanfall) von dieser begrifflichen Trennung unberührt bleiben.

10.1.2 Epidemiologie und allgemeine klinische Phänomenologie

Muskelkrämpfe gehören wohl zu den häufigsten körperlichen Beschwerden überhaupt.

Krämpfe sind syndromspezifisch nur insofern, als sie vor allem im Kontext mit peripher-neurogenen Erkrankungen auftreten. Sie lassen sich unter pragmatischen Gesichtspunkten in 3 Gruppen einteilen (Layzer 1994; Parisi et al. 2003):
- Gelegenheitskrämpfe,
- »idiopathische Krämpfe« und
- symptomatische Krämpfe.

Gelegenheitskrämpfe. Gelegenheitskrämpfe betreffen körperlich ansonsten gesunde Menschen und zeichnen sich durch Monotopie und meist auch eine spezielle situative Gebundenheit aus: Typische auslösende Bedingungen sind:
- kräftige Kontraktion des Muskels über längere Zeit,
- Einnahme einer abnormen Körperhaltung,
- muskuläre Dauerbelastung oder
- akzidentelle Dehydratation.

Meist sind distale Muskeln betroffen. Ein eigentlicher Krankheitswert kommt diesen »banalen« Krämpfen in der Regel nicht zu. Ihr gehäuftes Auftreten, z. B. als nächtliche Wadenkrämpfe im Alter, kann allerdings ausgesprochen quälend und deshalb therapiebedürftig sein.

»Idiopathische Krämpfe«. Eine zweite, sehr kleine Gruppe umfasst Erkrankungen mit häufig rezidivierenden Krämpfen als einzigem wesentlichen Symptom (»idiopathische Krämpfe«), z. B. familiä-

re nächtliche Krämpfe, autosomal-dominante Cramping Disease). Bei diesen Erkrankungen treten die Krämpfe polytop und ohne feste situative Bindung auf. Infolge der polytopen Krämpfe können besonders bei diesen Erkrankungsformen transiente Fehlstellungen der Gliedmaßen entstehen, die klinisch an eine Dystonie erinnern (Justic, Dogan u. Stojanovic 1972; Tuite et al. 1996).

Symptomatische Krämpfe. Differentialdiagnostische Schwierigkeiten bereitet vor allem die große Gruppe der symptomatischen Krämpfe. In ihr sind neuromuskuläre, endokrin-metabolische und toxische Ursachen von Krämpfen zusammengefasst (Übersicht). Gemeinsames Erkennungsmerkmal dieser Gruppe ist, dass die Muskelverkrampfungen häufig auftreten und dabei tendenziell ein polytopes Befallsmuster deutlich wird. Außerdem zeigen die Krämpfe hier meist nur eine lockere Bindung an bestimmte Auslösebedingungen. Stereotypes Auftreten in immer wieder denselben Muskeln weist auf eine lokale Verursachung hin (z. B. als Residualsyndrom nach Kompression einer Nervenwurzel). In manchen Fällen lässt sich ein segmentaler Verteilungstypus der Krämpfe erfragen, z. B. in den Mm. gluteus maximus, posterior biceps und triceps surae bei chronischer Wurzelkompression S1. In der Regel findet man dann auch die übrigen charakteristischen klinischen und elektrophysiologischen Befunde einer radikulären oder nervalen Schädigung, welche die Diagnose zu sichern helfen.

Differentialdiagnose symptomatischer Krämpfe

Neuromuskuläre Erkrankungen
- Muskelerkrankungen
  - Glykogenosen (meist schmerzhafte Kontakturen)
  - Myotonien, Schwartz-Jampel-Syndrom (meist schmerzlos)
- Motoneuron-Erkrankungen
  - Amyotrophe Lateralsklerose bzw. spinale Muskelatrophie
  - Poliomyelitisspätsyndrom, Postpoliosyndrom

▼

- Neuropathien
  - Monoradikulo- bzw. Neuropathie
  - Polyneuropathie
  - Neuromyotoniesyndrome

Systemische Erkrankungen
- Endokrin-metabolisch
- Hypothyreose
- Hyper- bzw. Hypoparathyreoidismus, Tetanie
- Urämie
- Schwangerschaft
- Akute Dehydratation (Schwitzen, Durchfall, Erbrechen, diuretische Therapie, Dialyse)
- Intoxikationen
- Drogen
- Pestizide
- Toxisches-Öl-Syndrom
- Maligne Hyperthermie

Die elektromyographische Ableitung eines Krampfes bereitet oft Schwierigkeiten. Man findet in der Prodromalphase und nach dem Abklingen des Krampfes häufig Faszikulationen, oft in hochfrequenten Salven (◘ Abb. 10.1). Während des Krampfes bildet sich typischerweise ein dichtes Interferenzmuster aus, das in irregulär-hochfrequente Entladungen hochgespannter Potentiale motorischer Einheiten übergeht (Layzer 1994; Denny-Brown u. Foley 1948; Auger 1994).

❯ Kasuistik

Bei der damals 40-jährigen Kellnerin traten erstmals 1992 schmerzhafte nächtliche Verkrampfungserscheinungen der rechten Unterarmmuskeln in Kombination mit einer sich langsam entwickelnden Hand- und Fingerstreckschwäche ohne Atrophie auf. Die Krämpfe wurden provoziert durch Belastung des Armes und führten zu einer dyston anmutenden Ulnardeviation der Hand und der im Krampf gestreckten Finger. Bis auf die erheblichen Paresen der Hand- und Fingerstrecker und rechts abgeschwächte bzw. erloschene Armeigenreflexe war der neurologische Befund unauffällig, insbesondere bestanden keine sensiblen De-
▼

fizite. Das EMG zeigte chronische neurogene Veränderungen in den Hand- und Fingerstreckern ohne Fibrillationen und positive scharfe Wellen (◘ Abb. 10.1). Mehrfache eingehende ambulante und stationäre Untersuchungen einschließlich Kernspintomographie der HWS und des Plexus brachialis sowie einer Liquoruntersuchung erbrachte keine Klarheit. Immunologische Untersuchungen blieben ohne Ergebnis. Bei einem erneuten diagnostischen Anlauf 1999 wurde schließlich ein Leitungsblock im distalen Plexus brachialis zwischen Axilla und Erb-Punkt festgestellt. Unter der Diagnose einer multifokalen motorischen Neuropathie mit atypischer unifokaler Manifestation wurden fünf intravenöse Infusionen Immunglobuline (jeweils 30 g) gegeben. Innerhalb von zehn Tagen bildeten sich sämtliche Symptome vollständig zurück, die Besserung hielt drei Monate an (Veltkamp et al. 2003).

10.1.3   Spezielle Krankheitsbilder

Myotonie

Die Relaxationsstörung bei den Myotonien wird von Patienten gelegentlich als Krampf bezeichnet, beim gezielten Nachfragen aber in aller Regel nicht als schmerzhaft empfunden.

Zwar klagen Patienten mit Myotonie, vor allem mit dystrophischer Myotonie Typ 1 und 2, nicht selten über Muskelschmerzen, es handelt sich hierbei aber überwiegend um einen dem Muskelkater ähnelnden Dauerschmerz, der bestimmte Regionen bevorzugt befällt. Die myotone Reaktion eines Muskels auf willkürliche Kontraktion, Perkussion oder Elektrostimulation ist vermutlich nicht kraftvoll genug, um den typischen Kontraktionsschmerz des Krampfes auszulösen.

Glykogenose

Bei den Glykogenosen (z. B. McArdle- oder Pompe-Krankheit) lassen sich echte Krämpfe von subjektiv als Krämpfe erlebten Muskelkontrakturen klinisch nicht immer eindeutig abgrenzen.

Kontrakturen werden ebenfalls provoziert durch kräftige Muskelarbeit unter Sauerstoffmangelbedingungen, also Dauerbelastung. Sie können u. U. ausgelöst werden durch den Laktat-Ischämie-

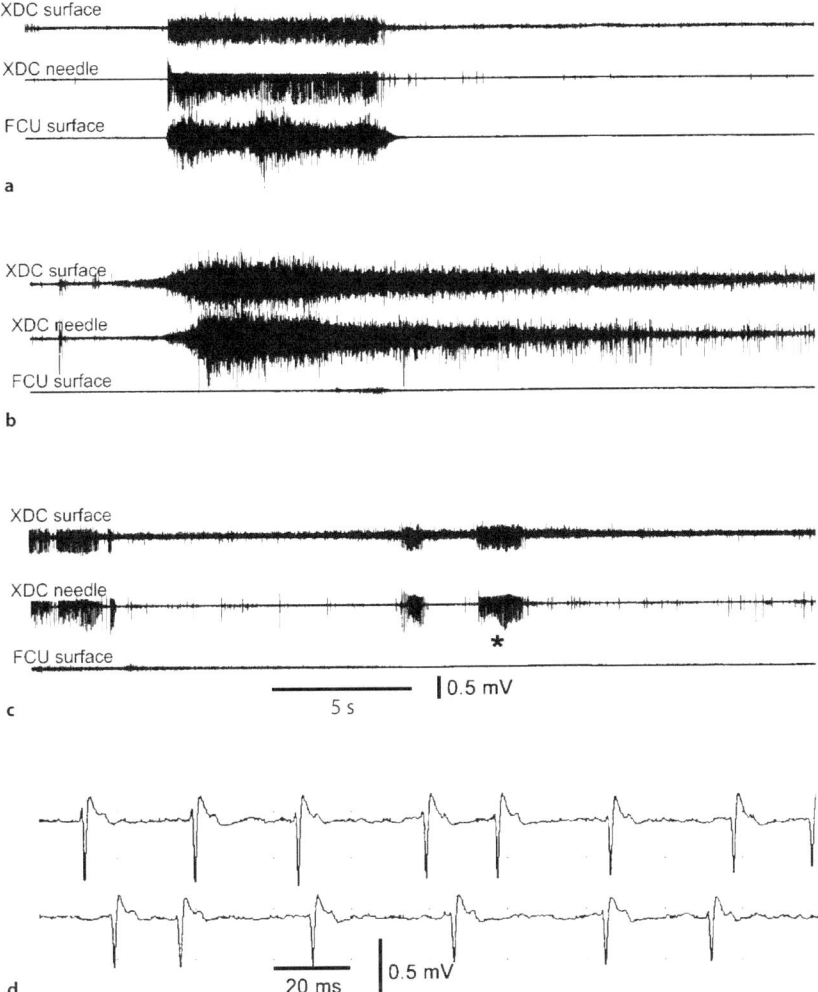

Abb. 10.1a–d. Polygraphische Ableitung willkürlicher und unwillkürlicher EMG-Aktivität beim Krampf (Patient mit multifokaler motorischer Neuropathie; (aus Veltkamp et al. 2003). EMG der Mm. extensor digitorum communis (XDC) und flexor carpi ulnaris (FCU) mit Oberflächen- (surface) und konzentrischer Nadelelektrode (needle). **a** Physiologische Kokontraktion von XDC und FCU bei maximaler Dorsalextension der Hand. Beachte im XDC die neurogene Lichtung des Interferenzmusters bei Nadelableitung. **b** Beim spontanen Krampf wird der XDC selektiv und mit unphysiologischem spindelförmigen Innervationsmuster aktiviert. Das EMG des XDC ist höher und das Interferenzmuster dichter als bei maximaler Willkürinnervation (a). **c** Einzelne und in Serien auftretende Faszikulationen nach Ende des Krampfes. Die markierte Faszikulationssalve (*) ist in **d** mit höherer Auflösung dargestellt. Zeit- und Amplitudenskala identisch in **a–c**

Test, der zur Untersuchung dieser Stoffwechselstörungen des Muskels eingesetzt wird. Im Unterschied zu Muskelkrämpfen sind Kontrakturen durch Dehnung des Muskels nicht zu durchbrechen und halten wesentlich länger an als »normale« Krämpfe. Darüber hinaus sind sie elektrisch stumm – trotz maximaler Muskelkontraktion! Als Ausdruck der Muskelfaserschädigung kann sich in den der Kontraktur folgenden Stunden ein erheblicher CK-Anstieg mit Myoglobinurie entwickeln. Das EMG zeigt in der Folgezeit Fibrillationen und positive scharfe Wellen als Folgen der Rhabdomyolyse.

Motoneuronerkrankung

Bei den Motoneuronerkrankungen findet man häufig die charakteristische Kombination von rascher muskulärer Erschöpflichkeit, atrophischer Parese, Faszikulationen und Krämpfen.

Besonders bei diesen Erkrankungen zeigt sich die enge Verwandtschaft zwischen Faszikulationen und Krämpfen: Faszikulationen des Muskels gehen dem Krampf oft voraus und folgen ihm nach (◘ Abb. 10.1; Layzer 1994). Faszikulationen und Krämpfe lassen sich durch gleichartige Bedingungen provozieren, beide entstehen wohl überwiegend in der Peripherie der motorischen Axone. Faszikulationen und Krämpfe zeigen schließlich eine häufige syndromale Verknüpfung, am ausgeprägtesten beim Syndrom der benignen Faszikulationen und Krämpfe von Denny-Brown und Foley (▶ s. Neuromyotonie).

Tetanie

Im Kontext neuromuskulärer Störungen sind vier weitere Syndrome mit anfallsartigen Verkrampfungen anzuführen, die sich durch gemeinsame elektrophysiologische Besonderheiten auszeichnen:

— Tetanie,
— Fazialisspasmus,
— Neuromyotonie und, mit Einschränkungen,
— Myokymie.

Bei der Tetanie führt die gesteigerte neuromuskuläre Erregbarkeit zu perioralen und akrodistalen Parästhesien und charakteristischen, minutenlang anhaltenden Verkrampfungen der Hände und Füße (Karpopedalspasmen). Meist liegt der Symptomatik eine Hypokalzämie zugrunde, andere Elektrolytstörungen oder Alkalose können dazu beitragen. Selten kommt die gleiche Symptomatik auch bei Patienten ohne Zeichen eines abnormen Elektrolytstoffwechsels und ohne Hyperventilation vor (normokalzämische Tetanie). Auch zwischen den Attacken findet man Zeichen einer gesteigerten neuromuskulären Erregbarkeit, z. B. klinisch die Zeichen von Trousseau oder Chvostek, elektromyographisch die charakteristischen Duplets, Triplets oder Multiplets. Der Tetanietest nach Trousseau – Erzeugung

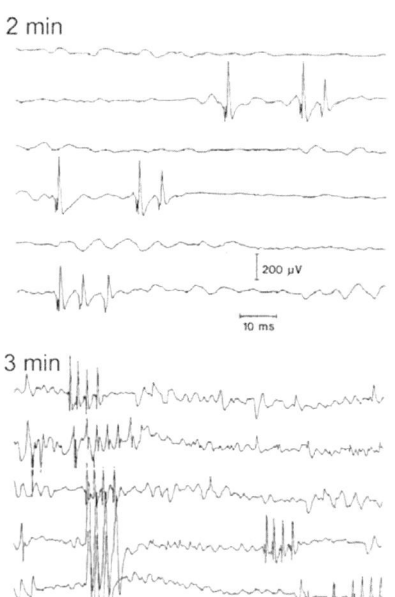
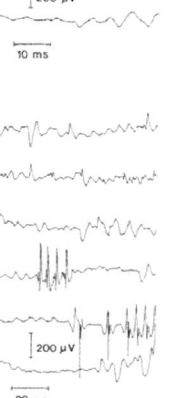
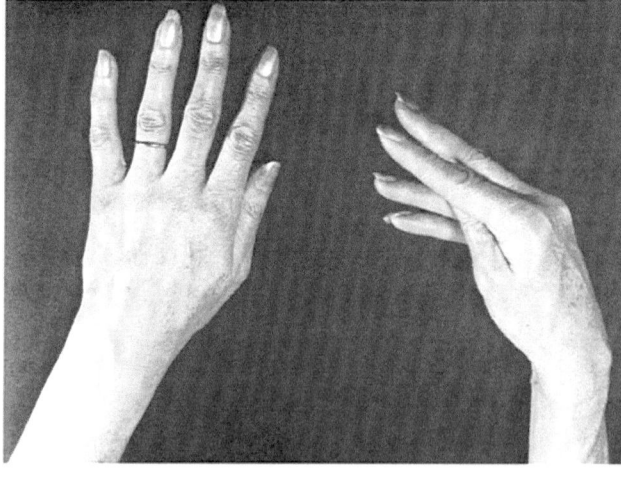

◘ **Abb. 10.2.** Tetanietest nach Trousseau. Nach 1–2 min Ischämie des Armes durch eine auf suprasystolische Werte aufgeblasene Blutdruckmanschette treten spontane Einzelentladungen mit Neigung zur Repetition auf. Nach drei-minütiger Blutleere registriert man profuse Spontanaktivität in Form von Multiplets. Parallel hierzu entwickelt sich an der ischämischen rechten Hand der typische Karpalspasmus

einer 3-minütigen Ischämie der Hand durch eine auf suprasystolische Werte aufgepumpte Blutdruckmanschette am Oberarm unter gleichzeitiger elektromyographischer Ableitung von der Handmuskulatur – zeigt die Entwicklung der charakteristischen Spontanaktivität (◘ Abb. 10.2) und sichert die Diagnose (Deecke, Müller u. Conrad 1983).

Fazialisspasmus

Der Fazialisspasmus ist, im Unterschied zum ebenfalls im Gesicht lokalisierten, aber zentral generierten Blepharospasmus, eine stets einseitige und typischerweise die gesamte N.-facialis-innervierte Gesichtsmuskulatur (einschließlich des Platysmas) betreffende Erkrankung des Fazialisnerven.

Diese zeigt unwillkürliche, meist phasische und vor allem streng synchrone Kontraktionen, die kurze Zeit anhalten und dann wieder pausieren. Die unwillkürlichen Kontraktionen können durch Willkürinnervation provoziert werden. Zu Erkrankungsbeginn ist meist lediglich der M. orbicularis oculi betroffen. Trotz schwerer Manifestation findet man fast keine oder allenfalls geringe Zeichen einer begleitenden Fazialisparese (z. B. ein positives Signe des cils). Man findet jedoch die als Residualsyndrom nach Fazialislähmungen bekannten Synkinesien der Perioralmuskulatur beim leichten Blinzeln. Der Spasmusaktivität liegt ein pathologischer Kurzschluss (Ephapse) zwischen den Axonen der drei Fazialisäste zugrunde. Hierfür spricht insbesondere der typische elektromyographische Befund, der bei simultaner Nadelableitung aus repräsentativen Gesichtsmuskeln hypersynchrone Burstentladungen zeigt, die bis in ihre Binnenstruktur hinein identische Graphoelemente aufweisen (◘ Abb. 10.3; Auger 1994). Die Ursache der Ephapsenbildung bleibt in den meisten Fällen unklar (zur Zeit wird – in Analogie zur Trigeminusneuralgie – die vaskuläre Kompression der Nervenwurzel favorisiert), selten findet sich bei der Abklärung ein raumfordernder Prozess in der Umgebung der Nervenwurzel. Differentialdiagnostisch ist die Unterscheidung von der meist ebenfalls streng einseitigen Fazialismyokymie wichtig. Dieser liegen Hirnstammprozesse zugrunde, die sich in aller Regel mit bildgebenden Verfahren eindeutig

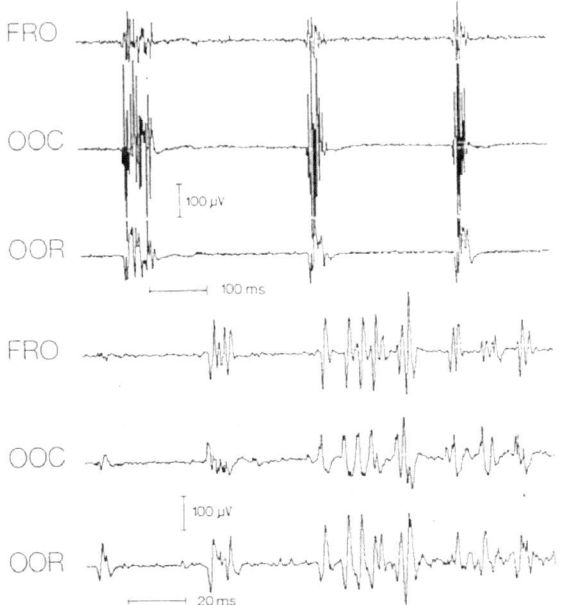
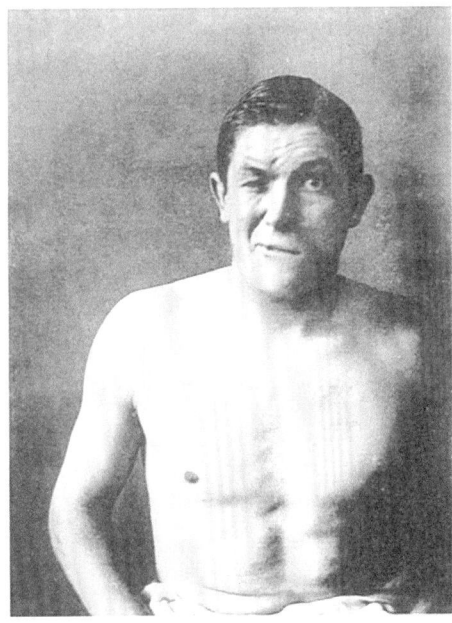

◘ **Abb. 10.3.** EMG beim Hemispasmus facialis. Simultane Mehrkanal-ableitung mit konzentrischer Nadelektrode von den Mm. frontalis (FRO), orbicularis oculi (OOC), und orbicularis oris (OOR) bei langsamer und schneller Registriergeschwindigkeit. Beachte die strenge Synchronizität der Burst-Entladungen und die weitgehende Übereinstimmung der Binnenstruktur einzelner EMG Burst in den drei Muskeln

identifizieren lassen, z. B. multiple Sklerose, Ponsgliom. Der wesentliche klinische Unterschied besteht darin, dass die Myokymie nicht anfallsartig und mit Intervallen auftritt wie der Fazialisspasmus, sondern eine Wochen bis Monate oder sogar Jahre anhaltende, undulierende Dauerkontraktion der Fazialismuskulatur verursacht. Therapie erster Wahl beim Fazialisspasmus ist die Injektion von Botulinumtoxin in den M. orbicularis oculi, evtl. auch in den M. risorius. Carbamazepin in antikonvulsiver Dosierung vermag die Spasmen ebenfalls effektiv zu unterdrücken – allerdings kommt hier ein sekundäres Therapieversagen häufiger vor.

Neuromyotonie

Die Neuromyotonie (Synonyme: »continuous muscle fiber activity syndrome«, Isaacs-Syndrom) ist ein seltenes Polyneuropathiesyndrom uneinheitlicher Ätiologie mit fluktuierender Tonussteigerung, myotonieähnlicher Relaxationsstörung, Faszikulationen, Myokymien und Krämpfen.

Bei etwa 40% der Patienten mit primärer Neuromyotonie findet man Serumantikörper gegen spannungsgesteuerte Kaliumkanäle peripherer Nerven (VGKC-Ak; immunogene Neuromyotonie;

Vincent 2000). Die Neuromyotonie beginnt schleichend mit elektrisierenden oder pochenden Missempfindungen, belastungsinduzierten Krämpfen einzelner akrodistaler Muskeln und myotonieähnlicher Relaxationsstörung nach Willkürkontraktion. Diese Beschwerden breiten sich über Gliedmaßen, Gesicht und Rumpf aus. Willkürinnervation (sogar Gähnen) löst schmerzhafte Krämpfe in den aktivierten Muskeln aus ohne wesentliche Ausbreitungs- oder gar Generalisationstendenz. Begleitend beobachtet man Faszikulationen bis zur Myokymie und – vermutlich als Reizsymptom der sudosekretorischen Fasern – Hyperhidrose. Die sensiblen, motorischen und vegetativen Symptome persistieren im Schlaf; entsprechend häufig sind Schlafstörungen mit Tagesmüdigkeit. Die Leitsymptome sind in aller Regel symmetrisch unter Einschluss des Gesichts und mit akrodistalem Ausprägungsschwerpunkt. Hinzu treten fakultativ die Symptome einer meist leichten sensomotorischen Polyneuropathie: akrodistale atrophische Paresen und Sensiblitätsstörungen sowie Verlust der Achillessehnenreflexe. Im EMG dominiert polymorphe Spontanaktivität: lebhafte Faszikulationen, Duplets, Triplets und Multiplets

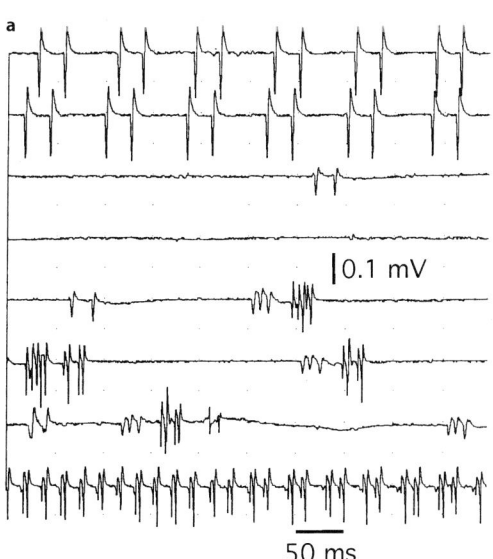

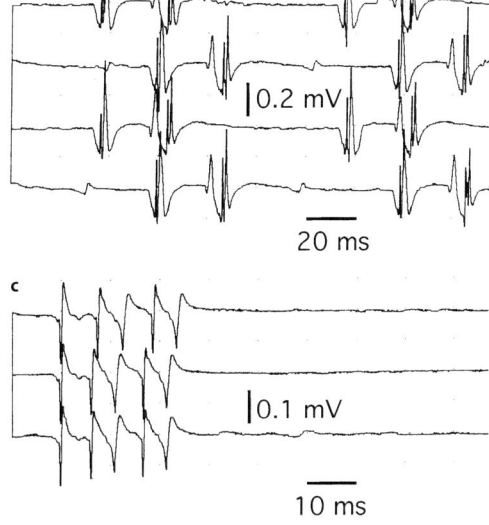

◻ Abb. 10.4a–c. Polymorphe Spontanaktivität bei Neuromyotonie (aus Meinck 2001); **a** Pseudomyotone Entladungsserien, Duplets, Triplets und Multiplets. Konsekutive Registrierung bei identischer Nadelposition; **b** Faszikulationssalven mit hoher Binnenfrequenz; **c** Multiplets

sowie gelegentlich myotone Entladungsserien (Mertens u. Zschocke 1965), oft nebeneinander in einem Muskel oder sogar an derselben Nadelposition (■ Abb. 10.4). Fibrillationen und positive scharfe Wellen sowie neurogene Umbauten der Willkürpotentiale findet man vor allem in akrodistalen Muskeln. Elektrostimulation eines Nerven kann zu fokalen Nachentladungen führen. Der Nachweis von VGKC-Ak ist diagnostisch hilfreich – sie scheinen spezifisch für die primäre Neuromyotonie zu sein, sind aber nicht Voraussetzung für die Diagnose (Vincent 2000). Neuerdings wird diskutiert, ob auch das Syndrom der benignen Faszikulationen und Krämpfe (Denny-Brown-und-Foley-Syndrom) eine Manifestationsvariante der Neuromyotonie ist.

Myokymie

Myokymie ist die fortgesetzte, unwillkürliche und asynchrone Aktivierung einzelner motorischer Einheiten innerhalb eines Muskels, die zu einer wellenförmigen Bewegung der Muskeloberfläche führt (»Muskelwogen«).

Ein Bewegungseffekt auf die Gliedmaße fehlt. Die Myokymie hält in der Regel Tage bis Wochen an und unterscheidet sich insofern von den prinzipiell transienten Krämpfen und Spasmen. Sie ist jedoch differentialdiagnostisch relevant, da das Spektrum der zugrunde liegenden Erkrankungen sowohl periphere (akute oder chronische Polyradikulitis bzw. -neuropathie, bakterielle oder neoplastische Meningoradikulopathien, Strahlenschäden der Nervenplexus; Gutman 1991) als auch zentrale Stö-

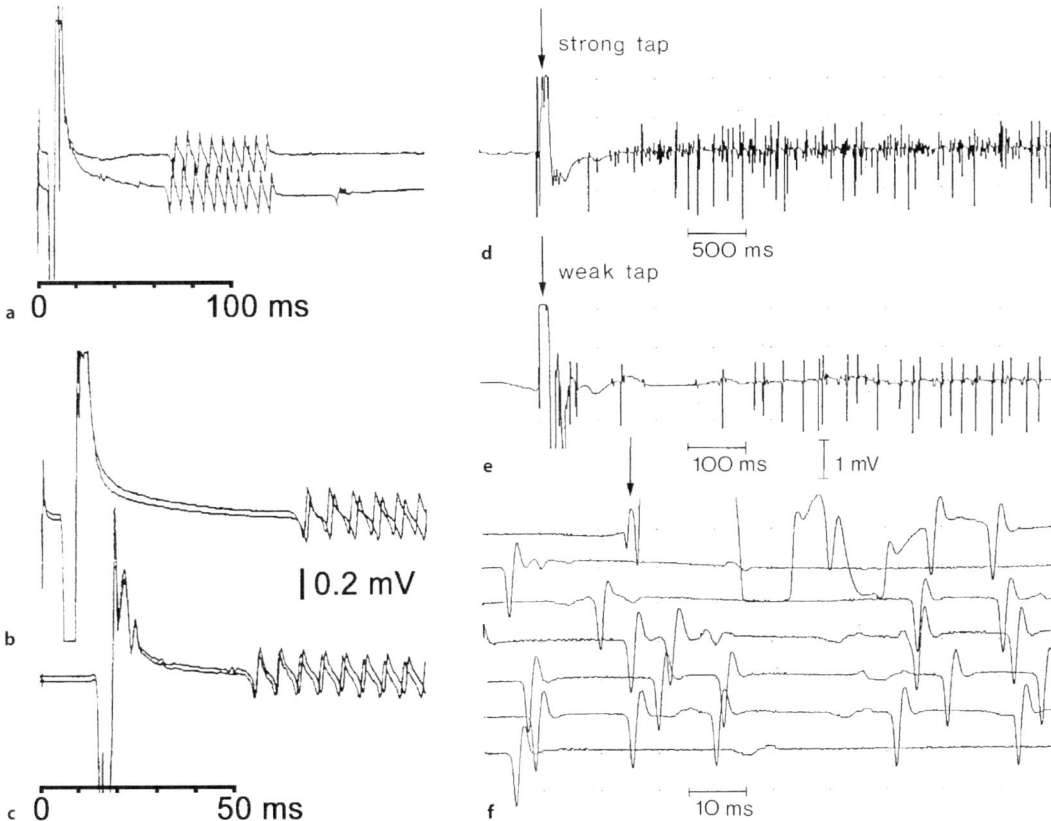

■ **Abb. 10.5a–f.** EMG-Befunde bei Myokymie. **a–c** F-Wellen in Form eines Multiplet bei einer Patientin mit Polyradikulitis (M. abductor hallucis brevis). Bei Reizung des N. tibialis am Knöchel (**a, b**) und in der Kniekehle (**c**) erkennt man die mit der Verlängerung der distalen motorischen Latenz einhergehende Latenzverkürzung der F-Welle. **d–f** Salvenartiges Faszikulieren als Korrelat einer durch Perkussion des Thenars ausgelösten transienten Daumenballenmyokymie bei einem Patienten mit Karpaltunnelsyndrom. Vertikale Kalibrierung gültig für alle Registrierungen einer Bildhälfte

rungen (z. B. multiple Sklerose, intramedulläre bzw. pontine Prozesse) umfasst. Die in den Axonen oder in ihren terminalen Verzweigungen entstehende Myokymie der peripher neurogenen Erkrankungen ist klinisch von der zental generierten Myokymie oft kaum zu unterscheiden. Elektromyographisch finden sich beim peripheren Läsionstyp neben profusen Faszikulationen jedoch häufiger die von der Tetanie bekannten Duplets, Triplets und Multiplets (Gutman 1991). Bei Elektrostimulation des den myokymischen Muskel versorgenden Nerven folgen dann dem Hauptpotential reproduzierbare multipletähnliche Nachentladungen (◘ Abb. 10.5a–c). Den durch Erkrankungen des Zentralnervensystems verursachten Myokymien scheint in den meisten Fällen eine den Motoneuronen unmittelbar benachbarte Läsion zugrunde zu liegen. Dieser Typ von Myokymie zeigt bei der elektromyographischen Untersuchung seltener Multiplets, stattdessen lebhafte Faszikulationen in den myokymischen Muskeln, oft mit rhythmischer niederfrequenter Repetition der einzelnen Faszikulationspotentiale (◘ Abb. 10.5d). Möglicherweise liegt diesem Typ der Myokymie eine abnorme »Membranbistabilität« der deafferenzierten Alpha-Motoneurone zugrunde, die zu einer sich selbst unterhaltenden niederfrequenten Spontanentladung der Vorderhornzellen führt (Baldissera, Cavallari u. Dworzak 1994).

10.1.4   Therapie

Zur akuten Unterbrechung von Krämpfen haben sich Muskeldehnung und -massage bewährt.

Bei häufig rezidivierenden Krämpfen ohne behandelbare Ursache sind membranstabilisierende Substanzen (Chinin oder Chinidin, Carbamazepin, Diphenylhydantoin, Magnesiumzitrat oder -laktat) prophylaktisch wirksam (McGee 1990; Diener et al. 2002; Roffe et al. 2002; Young u. Jewell 2002). Hinzuweisen ist darauf, dass auch geringe Medikamentendosen gelegentlich toxische Nebenwirkungen entfalten können (Brasic 2001). Auch die Symptome der Neuromyotonie sprechen meist gut auf membranstabilisierende Antikonvulsiva in mittlerer bis hoher antiepileptischer Dosierung an. Bei der primär immunogenen Neuromyotonie führt die Elimination der VGKC-Ak durch Standardplas-

mapherese zu einer deutlichen klinischen Besserung und Reduktion der abnormen Spontanaktivität im EMG (Newsom-Davis u. Mills 1993).

10.2   Spasmen

10.2.1   Begriffsdefinition

Der Begriff Spasmus wird im Folgenden verwendet für einen bestimmten Typus unwillkürlicher, zentral generierter motorischer Überaktivitätsformen mit komplexem, aber ausgesprochen stereotypem Bewegungsmuster (◘ Tabelle 10.1).

Im Unterschied zum peripher generierten Krampf betreffen Spasmen nie einzelne Muskeln, sondern immer mehrere Muskeln einer Körperre-

◘ **Tabelle 10.1.** Differentialdiagnose symptomatischer Krämpfe

Neuromuskuläre Erkrankungen

Muskelerkrankungen
Glykogenosen (meist schmerzhafte Kontrakturen)
Myotonien, Schwartz-Jampel-Syndrom
(meist schmerzlos)

Motoneuron-Erkrankungen
Amyotrophe Lateralsklerose/spinale Muskelatrophie
Poliomyelitis-Spätsyndrom, Postpolio-Syndrom

Neuropathien
Mono-Radikulo-/Neuropathie
Polyneuropathie
Neuromyotonie-Syndrome

Systemische Erkrankungen

Endokrin-metabolisch
Hypothyreose
Hyper-/Hypo-Parathyreoidismus, Tetanie
Urämie
Schwangerschaft
Akute Dehydratation (Schwitzen, Durchfall,
Erbrechen, diuretische Therapie, Dialyse)

Intoxikationen
Drogen
Pestizide
Toxisches Öl-Syndrom
Maligne Hyperthermie

gion (z. B. Gliedmaßenabschnitte oder die gesamte Gliedmaße) bis hin zur Generalisierung. Sie treten spontan mit Neigung zur niederfrequenten Repetition auf, sind aber häufig auch durch kutane Reize oder Muskeldehnung in reproduzierbarer Weise auslösbar. Die Intensität der Muskelkontraktion ist variabel und meist submaximal. Dementsprechend steht ein intensiver Verkrampfungsschmerz meist nicht im Vordergrund der subjektiven Beschwerden. Der Ablauf von Spasmen ist charakterisiert durch ein rasches (gelegentlich abruptes) Anfluten mit Erreichen des Intensitätsmaximums innerhalb von meist 1–2 s, gefolgt von allmählichem Abklingen innerhalb von Sekunden bis Minuten (Übersicht in Abschn. 10.1.2).

10.2.2 Epidemiologie und allgemeine klinische Phänomenologie

Im Unterschied zum peripher generierten Krampf sind die durch gestörte zentralnervöse Funktionen entstehenden Spasmen relativ selten.

Ihr Manifestationstypus – immer mehrere Muskeln einer Körperregion (z. B. Gliedmaßenabschnitte oder die gesamte Gliedmaße) bis hin zur halbseitigen oder bilateralen Generalisierung – entspricht dem Manifestationstypus der zentralen Motorikstörung. Ihr Beginn ist gelegentlich abrupt (myoklonisch), dies kann schwere Stürze verursachen (Übersicht in Abschn. 10.1.2). Auch Spasmen lassen sich bestimmten Erkrankungsgruppen oft erst durch ihren syndromalen Kontext zuordnen: Spasmen als Begleitsymptom spastischer Bewegungsstörungen (z. B. Flexorspasmen), als Allein- oder Teilsymptom extrapyramidaler Bewegungsstörungen (z. B. Blepharospasmus), als augenfälliges Symptom epileptischer Anfälle (infantile Spasmen) oder als frühes, u. U. isoliertes Symptom anderer neurologischer Erkrankungen. Pathophysiologisch bestehen Verbindungen zur spastischen oder rigiden Steigerung des Muskeltonus. Die Kombination von spastisch-rigider Tonussteigerung und Spasmen findet man vor allem beim Stiff-man-Syndrom, aber auch beim Tetanus.

◻ **Tabelle 10.2.** Klinische Differentialtypologie der paroxysmalen unwillkürlichen Muskelkontraktion

	Krampf	Spasmus	Paroxysmale Dystonie	Fokale Epilepsie
Prädilektionstyp	Einzelne Muskeln, mono- bzw. polytop	Mehrere benachbarte Muskeln, u. U. halbseitige Ausbreitung, Generalisation		
Kontraktion	Intensiv	Leicht bis mäßig, selten intensiv		
Schmerz	Obligat, intensiv	Fakultativ, mäßig	Fakultativ, leicht bis mäßig	
Myoklonische Komponenten	Nein	(Ja)	(Ja)	Obligat
Reflektorische Auslösung	Nein	Exterozeptiv, (propriozeptiv)	Nein	Fakultativ
Reflektorische Hemmung	Propriozeptiv	Nein	Nein	Nein
Syndromaler Kontext	Neuromuskulär	Spastisch-paretisch	Extrapyramidal	Pyramidal
Unterbrechung durch	Muskeldehnung, Massage	(Umlagerung der Gliedmaße)	Nicht bekannt	Nicht bekannt

10.2.3   Spezielle Krankheitsbilder

Blepharospasmus

Beim Blepharospasmus kommt es zu einer unwillkürlichen phasischen bzw. tonischen krampfartigen Aktivierung der beidseitigen Mm. orbicularis oculi, die den ganzen Tag anhalten kann und mit einer Beeinträchtigung des Sehens bis hin zur funktionellen Erblindung einhergeht.

Dem Blinzelkrampf voraus geht oft ein über Wochen bis Monate anhaltendes Fremdkörpergefühl in den Augen. Helles Licht oder emotionale Anspannung können die Symptomatik deutlich verstärken. Der Blepharospasmus wird heute als fokale Dystonieform aufgefasst. Die Überbewegungen können sich ausbreiten auf die Mundregion (Meige-Syndrom), auf den Larynx und auf die Halsregion im Sinne einer segmentalen Dystonie. Eine »Minusvariante« des Blepharospasmus betrifft ausschließlich den prätarsalen Anteil des M. orbicularis oculi. Dessen Kontraktion ist als solche oft nicht zu identifizieren, was zur Fehlbezeichnung dieses Syndroms als »eyelid apraxia« geführt hat. Nicht selten findet man den Blepharospasmus auch als Bestandteil eines komplexen extrapyramidalmotorischen Syndroms, z. B. bei der kortikobasalen Degeneration, bei medikamentös induzierten akuten oder tardiven Dystonie- bzw. Dyskinesiesyndromen. Vor allem beim prätarsalen Blepharospasmus kann die Differentialdiagnose gegenüber der isolierten beidseitigen Ptose, z. B. bei der Myasthenia gravis, Schwierigkeiten bereiten. Das elektromyographische Innervationsmuster entspricht dem bei willkürlichem Lidschluss und trägt nicht wesentlich zur differentialdiagnostischen Klärung bei. Der Blinkreflex zeigt jedoch auffällige Veränderungen, nämlich eine stabile R3-Komponente und eine ausgeprägte Resistenz gegenüber wiederholter Auslösung (Berardelli et al. 1999). Die Therapie der Wahl besteht in der Injektion kleiner Mengen Botulinumtoxin in den M. orbicularis oculi bzw. in seinen prätarsalen Anteil. Bei Therapierefraktarität können Biperiden oder Dopaminagonisten eine gewisse Erleichterung schaffen.

Flexorspasmen

Flexorspasmen sind spontan auftretende, unwillkürliche und meist niederfrequent-repetitive Beugebewegungen eines Beins oder beider Beine. Sie treten vorzugsweise bei Patienten mit Rückenmarkserkrankungen auf und sind in aller Regel mit anderen spastischen Symptomen (positives Babinski-Zeichen, Hyperreflexie) assoziiert. Sie können von unwillkürlichen Kontraktionen der Blasen- und Mastdarmmuskulatur bzw. von Schmerzempfindungen begleitet sein. Das Bewegungsmuster entspricht dem Beugereflex: Dorsalextension der Großzehe und des Fußes, Anziehen des Beines durch Beugung im Hüft- und Kniegelenk. Ihr Auftreten folgt oft einer zirkadianen Rhythmik mit Bevorzugung der Nachtstunden; hierdurch kann der Schlaf empfindlich gestört werden. Ihre verblüffende Ähnlichkeit mit den durch mechanische Stimulation der Fußsohle oder des Beines (in Extremfällen der gesamten Körperoberfläche unterhalb der Läsion) provozierten pathologischen Flexorreflexen hat zu der Auffassung geführt, dass die Flexorspasmen ausgelöst werden durch die physiologische ständige Hintergrundaktivität in den intakten Afferenzen von der Haut und den inneren Organen. Elektromyographische Ableitungen zeigen, dass bei Flexorspasmen durchaus auch die antagonistischen Extensoren aktiviert werden (◘ Abb. 10.6; Shahani u. Young 1980). Die Aktivität in den Flexoren ist jedoch eindeutig dominant. Es kommen aber – ohne dass der Grund präzise zu definieren wäre – bei manchen Patienten mit spastischen Syndromen gelegentlich auch Extensorspasmen vor, bei denen das Bewegungsmuster einer transienten Streckung im Hüft-, Knie- und Sprunggelenk mit einer elektromyographisch nachweisbaren Dominanz der Extensorenaktivierung korreliert. Flexor- und Extensorspasmen lassen sich therapeutisch in aller Regel gut beeinflussen durch konventionelle Antispastika (Baclofen, Tizanidine, Benzodiazepine) in üblicher Dosierung.

Tonische Spasmen

Tonische Spasmen sind selten. Sie treten vor allem bei multipler Sklerose auf, gelegentlich sogar als Initialsymptom. Meist sind sie assoziiert mit Läsionen der Pyramidenbahn zwischen Capsula interna und Thorakalmark (Tranchant, Bhatia u. Marsden 1995). Tonische Spasmen dauern Sekunden bis Minuten und zeigen eine spontane Neigung zur niederfrequenten Repetition (mehrmals pro Stunde).

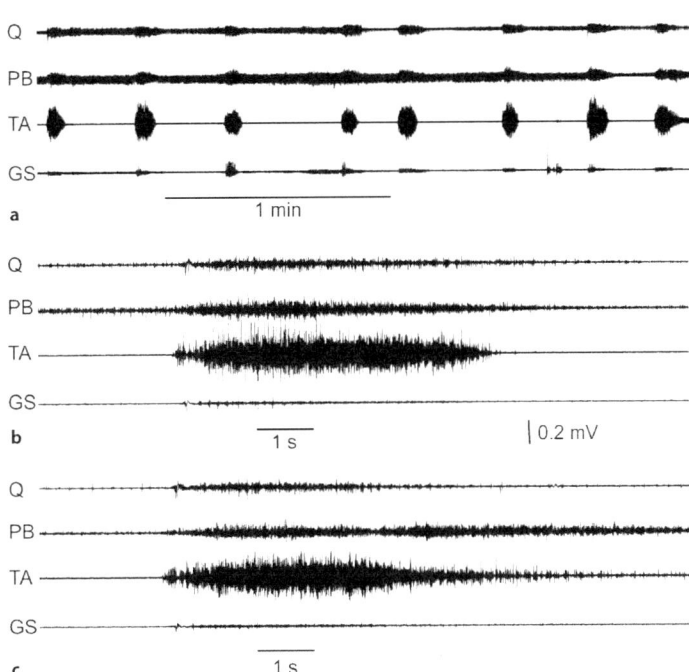

◘ **Abb. 10.6a–c.** Flexor-Spasmen bei einer Patientin mit zervikaler spondylogener Myelopathie. Ableitung des EMG mit Oberflächenelektroden simultan von vier Beinmuskeln einer Seite (Q = quadrizeps, PB = posterior bizeps, TA = tibialis anterior, GS = gastrocnemius-soleus). **a** Langsame Registriergeschwindigkeit: niederfrequente, regelmäßige spontane Spasmen. **b,c** Schnelle Registriergeschwindigkeit: Spasmustypische spindelige Zu- und Abnahme der Innervationsstärke; ähnliches Innervationsmuster konsekutiver Spasmen. Die brüske Dorsalflexion des Fußes beim Spasmus löst im GS einen flüchtigen Klonus aus. Vertikale Kalibrierung zwischen **b** und **c** gültig für alle Registrierungen

Ihr Ablauf ist monomorph (◘ Abb. 10.7): Oft geht eine sensorische Aura (Spannungsgefühl) voraus. Im Spasmus vollführen Gesicht bzw. Gliedmaßen extrapyramidal anmutende stereotype Bewegungen (»paroxysmale Hemidystonie«); halbseitige Ausbreitung ist häufig, Generalisierung kommt vor. Meistens können Auslösemechanismen identifiziert werden. Die Differenzierung zwischen tonischen Spasmen und Flexor- oder Extensorspasmen ist bisweilen schwierig. Differentialdiagnostisch ist beim Fehlen pyramidaler Symptome an fokale epileptische Anfälle, bei unauffälligem MRT auch an eine paroxysmale Dyskinesie zu denken. Tonische Spasmen können spontan verschwinden, aber auch wiederkehren. Ihr Auftreten bei multipler Sklerose kann als Schubäquivalent aufgefasst und durch die übliche Schubbehandlung mit hochdosierten Kortikoiden unterbrochen werden. Zur symptomatischen Therapie werden übereinstimmend Antikonvulsiva, vor allem Carbamazepin (400–800 mg/Tag) oder Gabapentin (600–1200 mg/Tag) empfohlen.

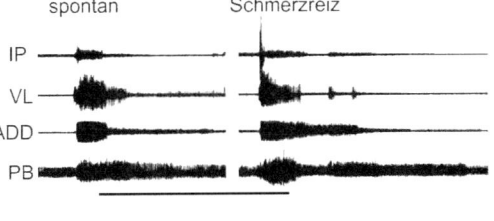

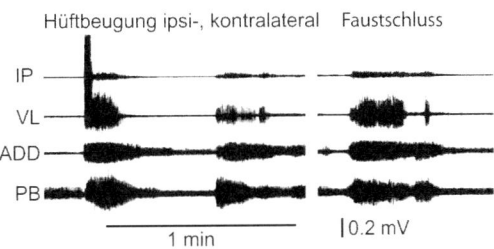

◘ **Abb. 10.7.** Provokation tonischer Spasmen bei einer Patientin mit multipler Sklerose. Ableitung des EMG mit Oberflächenelektroden von vier Oberschenkelmuskeln (IP = iliopsoas, VAL = vastus lateralis, ADD = adductor, PB = posterior bizeps). Vertikale Kalibrierung (unten rechts) gültig für alle Registrierungen

Stiff-man-Syndrom

Das Stiff-man-Syndrom (SMS) ist klinisch definiert durch die Kombination einer fluktierenden Rigidität der Rumpfmuskulatur und der rumpfnahen Muskulatur mit schmerzhaft einschießenden Spasmen.

Weitere »harte« neurologische Symptome fehlen häufig, assoziiert sind jedoch gesteigerte Schreckreaktionen, krisenhafte autonome Dysregulation, Skelettdeformitäten (vor allem Hyperlordose, die sich beim Vorneigen nicht ausgleicht) und eine der Agoraphobie ähnliche Angststörung, die sich explizit auf das Stehen und Gehen ohne fremde Hilfe bezieht. Die Symptomatik kommt gelegentlich als monomelische Variante vor (Stiff-limb-Syndrom), häufiger ist die Kombination mit objektiven neurologischen Erkrankungszeichen wie Augenbewegungsstörungen, Epilepsie, Ataxie, positives Babinski-Zeichen (progressive Enzephalomyelitis mit Rigidität und Myoklonien). Bei etwa 70% der Patienten mit SMS und seinen Varianten findet man Antikörper gegen Glutamat-Decarboxylase (GAD) und assoziierte weitere Autoimmunerkrankungen (vor allem Diabetes mellitus Typ 1, Hashimoto-Thyreoiditis; Meinck u. Thompson 2002).

Die Phänomenologie der Spasmen beim SMS variiert zwischen einer regional begrenzten, sich langsam entwickelnden Zunahme des Muskeltonus über Sekunden oder Minuten bis hin zu heftigen generalisierten Myoklonien, die einhergehen mit einer ruckartig beginnenden und dann langsam wieder abklingenden Überstreckung des Rumpfes (Opisthotonus) und dyston anmutender Abduktion und massiver Streckung der Beine mit Supination der Füße. Das EMG zeigt den Beginn mit hypersynchronen (myoklonischen) »bursts« und den Übergang in die abklingende tonische EMG-Aktivität (❑ Abb. 10.8). Die Spasmen können so heftig sein, dass im Spasmus – ähnlich wie beim epileptischen Anfall – »Spontanfrakturen« auftreten und sogar implantierte Oberschenkelmarknägel verbogen werden. Die Spasmen treten prinzipiell spontan und mit Wiederholungstendenz auf. Sie können durch eine Fülle externer Auslöser provoziert werden: Berührung, Elektrostimulation, aber auch Erschrecken oder Ärger. Bei externer Auslösung zeigen die Spasmen häufig eine rasche Habituation, weshalb sie bei der klinischen Untersuchung gelegentlich als nicht reproduzierbar erscheinen. Bei ausreichend langen Intervallen (über 30 s) lassen sie sich in aller Regel stereotyp auslösen und kön-

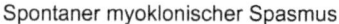

Spontaner myoklonischer Spasmus

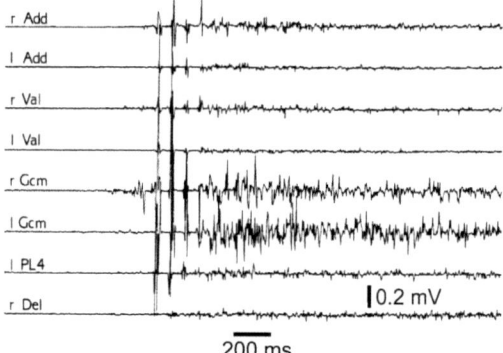

Myoklonischer Reflexspasmus
Stimulation N. medianus re

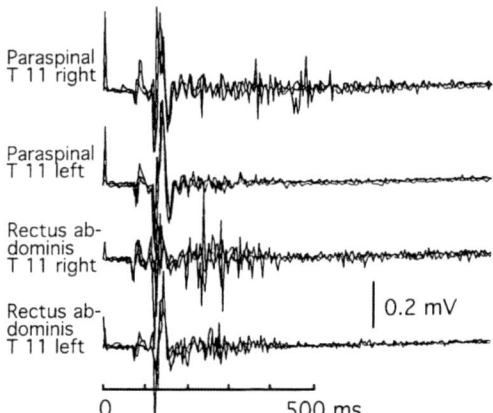

❑ **Abb. 10.8a,b.** Myoklonisch eingeleitete Spasmen bei zwei Patienten mit SMS. **a** Spontaner myoklonischer Spasmus. Registrierung von den Mm. adductor magnus (ADD), vastus lateralis (VAL), gastrocnemius medius (GCM), paraspinal L4 (PL4) und deltoideus (DEL) rechts (r) bzw. links (l) mit Oberflächenelektroden. Der Spasmus beginnt mit fünf hypersynchronen Myoklonien, die sich vom rGCM in die anderen Muskeln ausbreiten. Danach desynchronisiert abklingende Aktivität. Verstärkung einheitlich 0,2 mV. **b** Bilateraler myoklonischer Reflexspasmus in der Rumpfmuskulatur, ausgelöst durch einseitige Elektrostimulation des N. medianus (0 ms): zwei hypersynchrone Myoklonien mit kurzer Latenz (70 ms), danach desynchronisiert abklingende Aktivität. Drei Registrierungen superponiert. Verstärkung einheitlich 0,2 mV

nen dann elektromyographisch analysiert werden. Dabei zeigt sich typischerweise am Beginn der Spasmen eine hypersynchrone – also myoklonische – Aktivität in den beteiligten Muskeln mit kurzer Latenz (unter 80 ms) und rascher Repetitionsfrequenz (um 10/s), die dann in allmählich abklingende tonische Aktivität übergeht. Diese myoklonischen Reflexspasmen sind charakteristisch für das SMS: Sie lassen sich bei über 80% der Patienten ableiten, wir haben sie nie bei normalen Probanden oder bei Patienten mit anderen neurologischen Erkrankungen mit ähnlicher Symptomatik beobachtet. Durch Benzodiazepine lassen sich die Spasmen effektiv unterdrücken, auch die rigide Tonussteigerung normalisiert sich. Nicht nur die myoklonischen Reflexspasmen, sondern auch ihr promptes Ansprechen auf Benzodiazepine sind diagnostisch verwertbar: Die ggf. mehrfach in fünfminütigen Intervallen wiederholte Kurzinfusion von 5 mg Diazepam unterdrückt bereits bei subhypnotischen Dosen die Spasmen prompt (und normalisiert im Übrigen auch die Tonussteigerung; Meinck 2001).

Tetanus

Der Tetanus ist klinisch ebenfalls gekennzeichnet durch rigide Tonussteigerung, Spasmen und gesteigerte Schreckhaftigkeit (Hyperekplexie), im Anfangsstadium oft ohne weitere »harte« neurologische Auffälligkeiten.

Die Symptomatik entwickelt sich hier, im Unterschied zum SMS, innerhalb von Stunden bis Tagen und beginnt typischerweise im Gesicht (Risus sardonicus, Masseterspasmus), das beim SMS in aller Regel von der Symptomatik ausgespart bleibt. Abgesehen von den seltenen fokalen Tetanusformen (z. B. Kopftetanus) kommt es hierbei innerhalb von Stunden oder wenigen Tagen zur Generalisierung, die durch die Einbeziehung der Atemmuskulatur (cave: Laryngospasmus) und die Neigung zu krisenhaften vegetativen Entgleisungen obligat der intensivstationären Behandlung bedarf. Die Schwelle für die Auslösung von Spasmen ist dabei oft so erheblich herabgesetzt, dass bereits leise Geräusche, ein leichter Stoss ans Bett oder Manipulation am Patienten massive Spasmen provozieren. Über die Elektrophysiologie der Spasmen beim Tetanus liegen keine systematischen Untersuchungen vor. Zur Frühdiagnostik eignet sich – entsprechend dem nahezu regelhaften Beginn im Kopfbereich – die Untersuchung der Hirnstammreflexe, vor allem des Masseterhemmungsreflexes. Dieser Reflex lässt sich durch mechanisches Beklopfen der Kinnspitze oder elektrische periorale

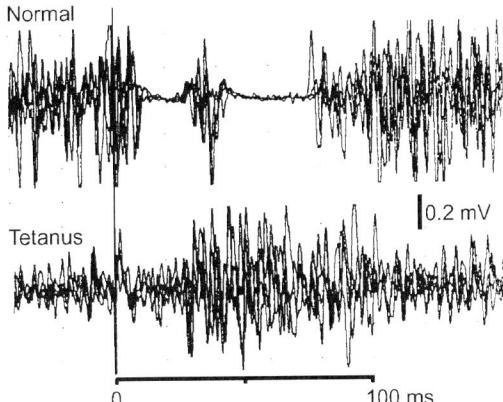

☐ **Abb. 10.9.** Abnormer Masseterhemmungsreflex beim Tetanus. Die physiologische biphasische Unterbrechung der Vorinnervation der Kaumuskulatur nach elektrischer Reizung der Lippen fehlt beim Tetanus. Statt dessen kommt es mit einer Latenz von etwa 25 ms zur Ausbildung eines flüchtigen Reflexspasmus der Kieferschlussmuskulatur. Reiz durch vertikale Linie markiert (0 ms), vertikale Kalibrierung identisch für beide Registrierungen. Jeweils vier Reflexe superponiert

Stimulation auslösen und in der Kaumuskulatur registrieren. Physiologischerweise tritt mit kurzer Latenz (um 20 ms) eine biphasische Inhibition der tonischen Willküraktivität auf, die etwa 80 ms anhält. Bei Tetanus ist diese Hemmung nicht nachweisbar, stattdessen werden mit einer Latenz um 30 ms Masseterspasmen ausgelöst (☐ Abb. 10.9). Therapeutisch ist neben der sofortigen intensivmedizinischen Sicherung der Vitalfunktionen (frühe Intubation!) die Sedierung mit hochdosierten Benzodiazepinen essentiell.

10.3   Hyperekplexie-Syndrome

10.3.1   Epidemiologie und allgemeine klinische Phänomenologie

Abnormes Erschrecken tritt im syndromalen Kontext nicht nur mit dem Stiff-man-Syndrom oder dem Tetanus, sondern mit verschiedenen neurologischen Erkrankungen auf, als isolierte Störung ist es sehr selten.

Es ist von reflektorisch ausgelösten Spasmen oder Myoklonien klinisch nicht immer eindeutig abzugrenzen. Leitsymptom der Syndrome mit abnormem Erschrecken ist die pathologisch gesteigerte Schreckreaktion vor allem auf akustische und taktile, seltener auch auf visuelle Reize oder Emotionen. Auslösung durch akustische oder visuelle Stimuli kommt bei Spasmen praktisch nicht vor, wohl aber bei Myoklonien.

10.3.2 Begriffsdefinition

Aufgrund ihrer Phänomenologie lassen sich drei Formen unterscheiden (Matsumoto u. Hallett 1996):

- Hyperekplexie mit pathologisch gesteigertem Schreckreflex; dieser hat eine abnorm kurze Latenz (20–60 ms), einen stereotyp reproduzierbaren Ablauf (kurze Reklination von Kopf und Rumpf mit sofort nachfolgender Anteversion, begleitet von Anhebung und Beugung der Arme) und zeigt bei rasch wiederholter Auslösung eine nur geringe Habituation.
- Startle-Epilepsie, schreckinduzierte epileptische Anfälle, bei denen ein normaler Schreckreflex (Latenz 70–90 ms) mit Verzögerung von wenigen Sekunden einen komplex fokalen oder generalisierten epileptischen Anfall auslöst (Aguglia, Tinuper u. Gastaut 1984; Manford, Fish u. Shorvon 1996).
- Stereotype Schreckreaktionen mit komplexen Handlungsabläufen (Hochspringen, Vokalisationen), z. B. Latah, Jumping Frenchmen of Maine. Obwohl diese komplexen Schreckreaktionen bislang nicht genauer analysiert sind, werden sie heute überwiegend als kulturgebundene bzw. sozialisationsspezifische Verhaltensauffälligkeiten oder stimulussensitive Tics aufgefasst (Howard u. Ford 1992).

10.3.3 Spezielle Krankheitsbilder

Im Rahmen dieser Darstellung soll detailliert nur auf die Hyperekplexie eingegangen werden. Sie kommt vor

- als kongenitale Hyperekplexie im Erwachsenenalter,
- aber auch als erworbene (symptomatische oder idiopathische) Erkrankung (Brown et al. 1991; Matsumoto et al. 1992).

Kongenitale Hyperekplexie

Kinder mit hereditärer (meist autosomal-dominanter) Hyperekplexie kommen brettsteif zur Welt (»Stiff-baby-Syndrom«) und sind durch Apnoe oder Laryngospasmus vital gefährdet. Im Schlaf werden sie lockerer. Außenreize induzieren massive Schreckreflexe mit charakteristischem Beugemuster der Extremitäten. Oft wird deshalb zunächst eine perinatale Hirnschädigung mit Spastik und epileptischen Anfällen diagnostiziert. Der Muskeltonus normalisiert sich spontan im ersten Lebensjahr, bis auf das Stehen und Gehen ist die psychomotorische Entwicklung meist nur gering verlangsamt. Myokloniform gesteigerte Schreckreflexe können jedoch persistieren (◗ Abb. 10.10) und zu Stürzen ohne Abfangreaktion führen (myoklonischer Sturz, typischerweise nach hinten). Weitere überdauernde charakteristische Symptome sind Ängstlichkeit beim freien Gang und Stand mit protektivem Gangmuster, das sich bei geringfügiger Unterstützung sofort und eindrücklich bessert, sowie Symptomverstärkung unter emotionaler Belastung (Tijssen 1997).

Charakteristisches neurologisches Zeichen ist der brüske Kopfretraktionsreflex: Leichtes Beklopfen der Gesichtsachse (Glabella, Nasenrücken, Oberlippe, Kinn) induziert eine brüske, kurzlatenzige (etwa 20 ms) Retraktion des Kopfes, die bei wiederholter Auslösung nur wenig habituiert (Tijssen 1997). In schwächerer Form persistiert dieser abnorme Reflex lebenslang, was auch bei scheinbar leerer Familienanamnese die Verdachtsdiagnose einer hereditären Hyperekplexie ermöglichen kann. Elektrophysiologische Untersuchungen zeigen, dass der Schreckreflex in der Gesichtsmuskulatur hinsichtlich seines Musters und seiner Latenz normal ist. Er tritt dort jedoch mit abnorm hohen Amplituden auf, irradiiert in normalerweise nichtinvolvierte Muskeln und habituiert bei wiederholter Auslösung kaum (Matsumoto 1992; Brown u. Thompson 2001). Bei vielen Betroffenen lässt sich eine (u.U. spontane) Punktmutation im Gen der Alpha-1-Untereinheit des Glyzinrezeptors auf Chromosom 5q31.2 nachweisen (Shiang, Ryan u. Zhu Yea 1993).

Erworbene Hyperekplexie

Als erworbene Störung kommt Hyperekplexie sowohl ohne identifizierbare Ursache (idiopathische

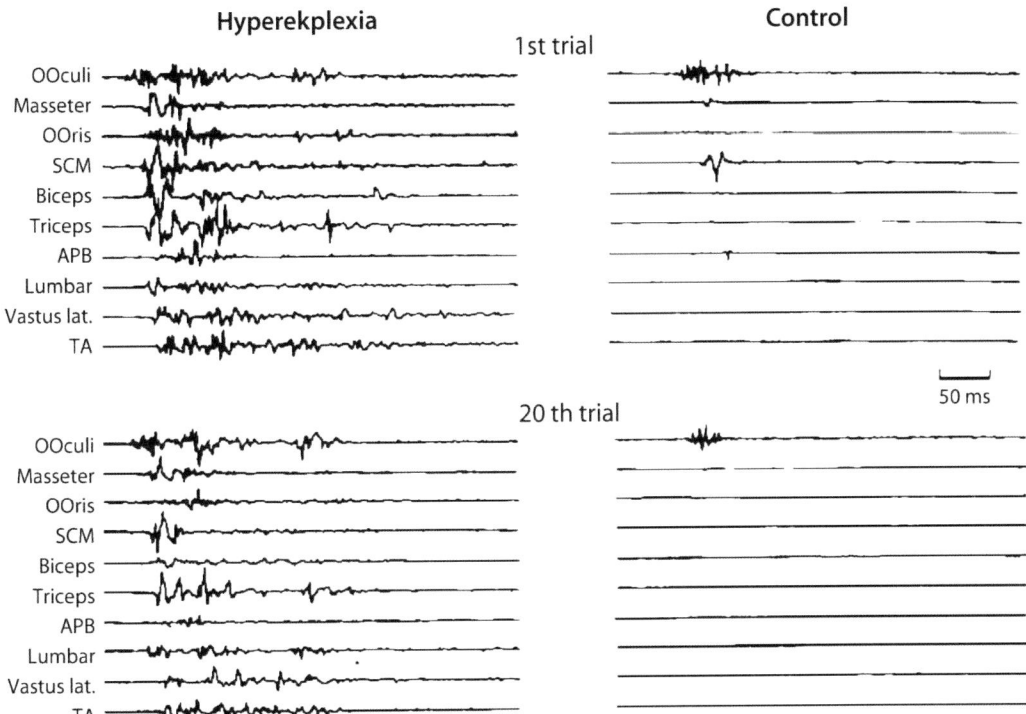

■ Abb. 10.10. Abnorme Schreckreflexe bei familiärer Hyperekplexie. EMG-Mehrkanalableitung von einem Patienten (links) und einer normalen Kontrollperson (rechts). Akustische Auslösung des Startle-Reflexes am Registrierungsbeginn. Abgebildet sind die jeweils erste und letzte Registrierung in einem Habituationsversuch mit Wiederholung von 20 konsekutiven akustischen Einzelreizen (103 dB) alle 45–60 s (aus Matsumoto et al. 1992). Beachte die geringe Habituation bei dem Patienten

Hyperekplexie) als auch symptomatisch bei definierbaren ZNS-Erkrankungen vor.

Beide Formen sind ungenügend charakterisiert (Brown et al. 1991). Die klinische Manifestation der idiopathischen Hyperekplexie ähnelt der hereditären Form. Über die Spontanprognose der idiopathischen Hyperekplexie ist wenig bekannt, mehrjährige Stabilität wurde mehrfach berichtet.

Symptomatische Hyperekplexie

Symptomatische Hyperekplexie wurde bei verschiedenen Läsionsorten in Hirnstamm und Mittelhirn unterschiedlichster Ätiologie, aber auch im Alkohol- und Medikamentenentzug beschrieben und ist dann – zusätzlich zum pathologisch gesteigerten Schreckreflex und zum positiven Kopfretraktionsreflex – mit entsprechenden neurologischen Symptomen assoziiert (Brown et al. 1991).

Der Spontanverlauf der symptomatischen Hyperekplexie wird entscheidend durch den Verlauf der Grunderkrankung geprägt.

Als symptomatische Therapie der Wahl bei hinreichend schwerer hereditärer oder erworbener Hyperekplexie hat sich Clonazepam bewährt (Tijssen et al. 1997). Andere Antikonvulsiva sowie Verhaltenstherapie oder energisch forcierte Bewegungsschulung sind erfahrungsgemäß kaum oder gar nicht wirksam.

Somatoforme Störung

Spasmen und pathologisches Erschrecken kommen auch als somatoforme Störung vor.

Die Differenzierung gegenüber organischen Erkrankungen kann ausgesprochen schwierig sein, da z. B. auch beim Stiff-man-Syndrom oder der idiopathischen Hyperekplexie »harte« neurologische Befunde fehlen und die emotional ausgelöste

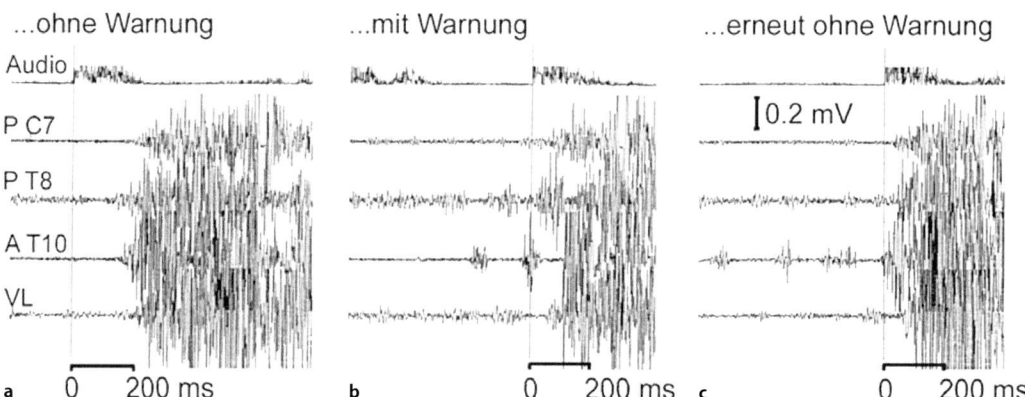

Händeklatschen...

...ohne Warnung   ...mit Warnung   ...erneut ohne Warnung

Audio

P C7 $\rfloor$0.2 mV

P T8

A T10

VL

a   0   200 ms   b   0   200 ms   c   0   200 ms

⬛ **Abb. 10.11a–c.** Somatoforme Hyperekplexie, polygraphische Registrierung des Täuschungsversuches. Auslösung des Schreckreflexes durch lautes Händeklatschen (aufgezeichnet auf der Tonspur = audio; Beginn markiert durch vertikale Linie). Simultane Registrierung von der Paraspinalmuskulatur (P) C7 und T8 sowie der Abdominalmuskulatur (A) T10 und vom vastus lateralis (VAL) rechts. Die Patientin liegt mit geschlossenen Augen. **a** Überraschendes Händeklatschen löst einen Schreckreflex langer Latenz aus. **b** Händeklatschen mit Vorwarnung (Beginn der Tonspur): alternierende Vorinnervation in den Registrierungen P T8, A T10 und VL. **c** Wiederholtes Händeklatschen ohne Vorwarnung: erneut alternierende Vorinnervation, unrealistisch kurze Latenz des »Schreckreflexes« (0 ms). Vertikale Kalibrierung (0,2 mV) identisch für alle Registrierungen

Zunahme der Bewegungsstörung, autonome Begleitsymptome oder die spezifisch auf den freien Stand und Gang bezogene Ängstlichkeit den klinischen Eindruck des Untersuchers dominieren können. Als wissenschaftlich bisher nicht überprüfte Hilfe mag dienen, dass Patienten mit organischen Erkrankungen die emotionale Verstärkung ihrer Symptome oft als quälend erleben und dies auch freimütig berichten, Patienten mit somatoformer Symptombildung dagegen emotionale Einflüsse meist negieren, was in der inneren Logik der Konversionsstörung begründet sein mag. Die methodisch schwierige neurophysiologische Analyse von evozierten Spasmen oder Schreckreflexen zeigt bei Patienten mit organischen Erkrankungen exakt reproduzierbare, abnorme Reflexmuster kurzer Latenz (⬛ Abb. 10.8, 10.9). Bei Patienten mit somatoformer Störung findet man erhebliche Inkonsistenzen der Reflexmuster und eine ausgeprägte Streuung der Latenzen (Thompson et al. 1992; Brown u. Thompson 2001), manchmal gelingt sogar mit elektrophysiologischen Methoden die Demonstration der Symptomimitation (⬛ Abb. 10.11).

Literatur

Aguglia U, Tinuper P, Gastaut H (1984) Startle-induced epileptic seizures. Epilepsia 25:712–720

Auger R (1994) Diseases associated with excess motor unit activity. Muscle Nerve 17:1250–1263

Baldissera F, Cavallari P, Dworzak F (1994) Motor neuron ›bistability‹. A pathogenetic mechanism for cramps and myokymia. Brain 117:929–939

Berardelli A, Cruccu G, Kimura J, Ongerboer de Visser B, Valls-Sole J (1999) The orbicularis oculi reflexes. The International Federation of Clinical Neurophysiology. Electroencephalogr Clin Neurophysiol Suppl 52:249–253

Brasic J (2001) Quinine-induced thrombocytopenia in a 64-year old man who consumed tonic water to relieve nocturnal leg cramps. Mayo Clin Proc 76:863–864

Brown P, Rothwell J, Thompson P, Britton T, Day B, Marsden C (1991) The hyperekplexias and their relationship to the normal startle reflex. Brain 114:1903–1928

Brown P, Thompson P (2001) Electrophysiological aids to the diagnosis of psychogenic jerks, spasms, and tremor. Mov Disord 16:595–599

Deecke L, Müller B, Conrad B (1983) Standardisierung des elektromyographischen Tetanietests in der Diagnose der normokalzämischen Tetanie: 10-minütiger Trousseau bei Patienten und gesunden Kontrollen. Arch Psychiatr Nervenkr 233:23–37

Literatur

Denny-Brown D, Foley J (1948) Myokymia and the benign fasciculation of muscle cramps. Trans Assoc Am Phy 61: 88–96

Diener H, Dethlefsen U, Dethlefsen-Gruber S, Ver P (2002) Effectiveness of quinine in treating muscle cramps: a double-blind, placebo-controlled, parallel-group, multi-centre trial. Int J Clin Pract 56:243–246

Gutman L (1991) Facial and limb myokymia. Muscle Nerve 14:1043–1049

Howard R, Ford R (1992) From the jumping Frenchmen of Maine to posttraumatic stress disorder: the startle response in neuropsychiatry. Psychol Med 22:695–707

Jusic A, Dogan S, Stojanovic V (1972) Hereditary persistent distal cramps. J Neurol Neurosurg Psychiatry 35:379–384

Layzer R (1994) The origin of muscle fasciculations and cramps. Muscle Nerve 17:1243–1249

Manford M, Fish D, Shorvon S (1996) Startle provoked epileptic seizures: features in 19 patients. J Neurol Neurosurg Psychiatry 61:151–156

Matsumoto J, Fuhr P, Nigro M et al. (1992) Physiological abnormalities in hereditary hyperekplexia. Ann Neurol 32: 41–50

Matsumoto J, Hallett M (1996) Startle syndromes. In: Marsden CD, Fahn S (eds) Movement disorders 3. Butterworth Heinemann, London, pp 418–433

McGee S (1990) Muscle cramps. Arch Intern Med 150:511–518

Meinck H-M (2001) Syndrome mit gesteigerter neuromuskulärer Erregbarkeit: Stiff-man-Syndrom und Neuromyotonie. In: Berlit P (Hrsg) Immunglobuline in der klinischen Neurologie. Steinkopff, Darmstadt, S 151–165

Meinck H (2001) Stiff man syndrome. CNS Drugs 15:515–526

Meinck H-M, Thompson P (2002) Stiff man syndrome and related conditions. Mov Disord 17:853–866

Mertens H, Zschocke S (1965) Neuromyotonie. Klin Wochenschr 43:917–925

Newsom-Davis J, Mills K (1993) Immunological associations of acquired neuromyotonia (Isaacs' syndrome). Report of five cases and literature review. Brain 453–469

Parisi L, Pierelli F, Amabile G et al. (2003) Muscular cramps: proposals for a new classification. Acta Neurol Scand 107:176–186

Roffe C, Sills S, Crome P, Jones P (2002) Randomised, cross-over, placebo controlled trial of magnesium citrate in the treatment of chronic persistent leg cramps. Med Sci Monit 8:CR 326–330

Rowland L (1985) Cramps, spasms and muscle stiffness. Rev Neurol 141:261–273

Shahani B, Young R (1980) The flexor reflex in spasticity. In: Feldman R, Young R, Koella W (eds) Spasticity: disordered motor control. Symposia Specialists, Chicago, pp 287–300

Shiang R, Ryan S, Zhu Yea (1993) Mutations in the alpha 1 subunit of the inhibitory glycine receptor cause the dominant neurologic disorder, hyperekplexia. Nat Genet 5:351–358

Thompson P, Colebatch G, Brown P, Rothwell J, Day B, Obeso J, Marsden C (1992) Voluntary stimulus-sensitive jerks and jumps mimicking myoclonus or pathological startle syndromes. Mov Disord 7:257–262

Tijssen M (1997) Hyperekplexia - startle disease. Neurology. Rijksuniversiteit Leiden, pp 1–173

Tijssen M, Shoemaker H, Edelbroek P, Roos R, Cohen A, Dijk Jv (1997) The effects of clonazepam and vigabatrin in hyperekplexia. J Neurol Sci 149:63–67

Tranchant C, Bhatia K, Marsden C (1995) Movement disorders in multiple sclerosis. Mov Disord 10:418–423

Tuite P, Navarette C, Bril V, Lang A (1996) Idiopathic generalized myokymia (Isaacs´ syndrome) with hand posturing resembling dystonia. Mov Disord 11:448

Veltkamp R, Krause M, Schranz S, Meinck H (2003) Progressive nonatrophic arm weakness and tonic spasm: isolated manifestation of multifocal motor neuropathy in the brachial plexus. Muscle Nerve 28

Vincent A (2000) Understanding neuromyotonia. Muscle Nerve 23:655–657

Young G, Jewell D (2002) Interventions for leg cramps in pregnancy. Cochrane Database Syst Rev:CD000121

Myoklonien

K. J. Werhahn

11.1 Definition

Myoklonien sind plötzliche, kurze, unwillkürliche, einfache Bewegungen, die durch die Übererregung von Nervenzellen des zentralen Nervensystems entstehen.

Myoklonien sind einfache stereotype Zuckungen. Sie unterscheiden sich dadurch wesentlich von anderen unwillkürlichen Bewegungen. Myoklonien entsprechen entweder Muskelkontraktionen (**positiver Myoklonus**) oder sie sind durch den Verlust des Haltetonus mit Hemmung der tonischen Muskelaktivität (**negativer Myoklonus,** Asterixis) gekennzeichnet. Myoklonien treten spontan auf, können aber auch durch Willkürbewegungen (Aktionsmyoklonien) oder sensorische (z. B. taktile oder akustische) Stimuli (Reflexmyoklonus) ausgelöst oder verstärkt werden. Myoklonische Zuckungen können auch rhythmisch auftreten und dann einem Tremor ähneln. Neben diesen zentral bedingten Zuckungen gibt es selten auch Muskelzuckungen, die durch Läsionen der Nervenwurzel, des Nervenplexus oder peripherer Nerven bedingt

sind und die klinisch oft nur schwer von Myoklonien zu unterscheiden sind.

Myoklonien sind nur das Symptom einer Erkrankung und treten entweder isoliert oder gemeinsam mit anderen neurologischen Symptomen auf. Die zugrunde liegenden Erkrankungen sind sehr unterschiedlich (▶ s. unten). Grundsätzlich können Myoklonien jeden Teil des Körpers betreffen. Hierbei können sie nur auf eine umschriebene Gruppe von Muskeln beschränkt sein, generalisiert die meisten Körpermuskeln miteinbeziehend oder aber multifokal in verschiedenen, nicht zusammenhängenden Muskelgruppen auftreten. Das Ausmaß der Beeinträchtigung der Patienten variiert dabei sehr stark. Myoklonien können sehr gering ausgeprägt sein und den Patienten nur wenig beeinträchtigen, andererseits können heftige Myoklonien willkürliche Bewegungen aber auch stark erschweren und z. B. Gehen unmöglich machen. Bei sehr ausgeprägten Myoklonussyndromen kann selbst die Nahrungsaufnahme neben der Mobilität erheblich beeinträchtigt sein.

11.2 Epidemiologie

Physiologische Myoklonien wie Einschlafmyoklonien oder im Rahmen einer Synkope auftretende Myoklonien sind sehr häufig und treten nahezu bei allen Menschen auf (Lempert, Bauer u. Schmidt 1994).

Eine weitere häufige physiologische Myoklonusform ist der Singultus. Zur Epidemiologie von pathologischen Myoklonien gibt es nur wenig Daten. Die Gründe hierfür sind, dass
- viele der zugrunde liegenden Erkrankungen sehr selten sind,

- Myoklonien oft übersehen oder mit anderen Bewegungsstörungen verwechselt werden und
- klinische Fallserien stark von der untersuchten Population bestimmt werden und deshalb in der Regel nicht repräsentativ sind.

Zum Beispiel traten in einer Serie der Mayo Clinic, USA, mit 95 Patienten Myoklonien bei 75% aller Patienten auf, die jünger als 20 Jahre alt waren. Bei den meisten dieser Fälle lag ein Epilepsiesyndrom ohne sonstige neurologische Störungen vor und 25% der Patienten hatten eine progressive Myoklonusepilepsie (Caviness 2002). Demgegenüber waren essentielle Myoklonien oder Myoklonien bei neurodegenerativen Erkrankungen wie bei der Alzheimer-Krankheit in dieser Studie unterrepräsentiert. In einer anderen Serie mit 67 Patienten von der Johns Hopkins Universität, Baltimore, USA überwogen dagegen toxisch-metabolisch bedingte Myoklonien, während die Häufigkeit von mit einer Epilepsie assoziierten Myoklonien mit 10% deutlich geringer war (Caviness 2002). Neben diesen klinischen Serien kann man Informationen über die Häufigkeit von Myoklonien aus den epidemiologischen Studien von spezifischen Erkrankungen entnehmen, bei denen Myoklonien sehr häufig sind. Die progressive Myoklonusepilepsie Typ 1 (Unverricht-Lundborg) beispielsweise hat in Finnland eine Inzidenz von 5:100.000 und eine Prävalenz von 1:20.000. Ein weiteres Beispiel ist die Creutzfeld-Jakob-Erkrankung, von der in Deutschland etwa 70–100 Fälle pro Jahr auftreten und bei der Myoklonien sehr häufig – wenn auch nicht obligat bei jedem Patienten – zu finden sind. Epidemiologische Querschnittsstudien einzelner Erkrankungen mit Myoklonien können die Häufigkeit von Myoklonien unterschätzen. Als Beispiel sei hier die Alzheimer-Krankheit erwähnt, bei der in Querschnittsuntersuchungen Myoklonien mit einer Häufigkeit von 1150 pro 100.000 Personenjahre vorkommen, die kumulative Inzidenz von Myoklonien, d. h. die Wahrscheinlichkeit, dass Myoklonien im Verlauf bis zum Tod auftreten, aber auf 40–50% geschätzt wird (Caviness 2002). Zur Inzidenz von Myoklonien jeglicher Ursache liegt nur eine retrospektive epidemiologische Studie vor. Die mittlere jährliche Inzidenz für pathologische und persistierende Myoklonien lag in dieser Studie bei 1,3 Fällen

pro 100.000 Personenjahre, die Lebenszeitprävalenz lag bei 8,6 Fällen pro 100.000 Personen (Caviness et al. 1999). Die Inzidenzraten korrelierten mit dem Alter (mit über 70 Jahren lag die mittlere Inzidenz bei 7,2 Fällen pro 100.000 Personenjahre) und waren bei Männern höher als bei Frauen. Symptomatische Myoklonien waren am häufigsten, gefolgt von epileptischen und hereditären oder sporadischen Myoklonusformen. Die Demenz vom Alzheimer-Typ war die häufigste symptomatische Ursache. Zum Vergleich mit anderen Bewegungsstörungen sind Myoklonien mit einer mittleren Inzidenz von 1,3 achtmal seltener als die Parkinson-Krankheit, halb so häufig wie idiopathische Dystonien, aber viermal so häufig wie die Huntington-Erkrankung.

11.3 Diagnose und Differentialdiagnose

Myoklonien sind in der Regel eine klinische Blickdiagnose und leicht von phänomenologisch ähnlichen Bewegungsstörungen abzugrenzen (◘ Tabelle 11.1).

Myoklonien sind kurz, ruckartig, haben typischerweise in der Elektromyographie (EMG) nur eine Dauer von etwa 50–200 ms (► s. unten) und gehen in der Regel mit einer sichtbaren Bewegung des betroffenen Körperteils einher. Demgegenüber betreffen Faszikulationen der Muskulatur nur einzelne Teile eines Muskels und gehen nicht mit Bewegungen einher. Dystone Bewegungsstörungen sind tonische Fehlhaltungen und choreatische Bewegungen sind komplexe zeitlich länger dauernde, zufällig in Zeit und Ort auftretende Bewegungen. Phänomenologisch am nächsten kommen einfache motorische Tics, die anamnestisch durch ihre Unterdrückbarkeit, den Bewegungsdrang und die Erleichterung nach der Bewegung abgegrenzt werden können. Probleme in der Unterscheidung können noch bei Patienten mit einer Epilepsia partialis continua also einem Status einfach fokal-motorischer Anfälle auftreten, wo es zu kontinuierlichen, rhythmischen, relativ niedrigfrequenten (0,5–2 Hz) Kloni einer Extremität kommt. Die neurologische Terminologie unterscheidet zwischen Myoklonien und Kloni, ohne dass diese Phänomene klinisch

☐ **Tabelle 11.1.** Klinisch-phänomenologische Abgrenzung zwischen Myoklonien und anderen Bewegungsstörungen. (Mod. nach Marsden et al. 1981)

	Klinische Charakteristika	Myoklonien
Tics	Zumindest zeitweise willkürlich unterdrückbar, komplexe (außer bei »simple tics«) Bewegungsmuster, Bewegungsdrang und Erleichterung nach den Bewegungen	Nicht willkürlich unterdrückbar, stereotype Zuckungen von Muskelgruppen, nicht vorhanden
Chorea	Kontinuierliche Folge von Bewegungen, zufällig verteilt und in Zeit und Ort des Auftretens unvorhersehbar	Stereotype kurze Zuckungen, von einem oder wenigen sich ähnelnden Ausbreitungs- bzw. Verteilungsmustern
Dystonie	Überwiegend länger andauernde tonische Muskelkontraktionen, die zu einer Fehlstellung der Extremitäten oder des Kopfes führen	Kürzer andauernd, abrupt
Tremor	Rhythmische, sinusoidale Muskelkontraktionen, die alternierend in Agonisten und Antagonisten auftreten	Abrupte Muskelzuckungen, die häufig mit Kokontraktionen der Agonisten und Antagonisten einhergehen

bzw. pathophysiologisch streng voneinander abgegrenzt werden könnten. Kloni im Rahmen von epileptischen Anfällen sind repetitive, länger – z. B. über eine Minute – andauernde Zuckungen, während Myoklonien nur kurz oder in kurzen Serien auftreten. Kloni können aber auch bei pathologisch gesteigerten Muskeleigenreflexen beobachtet werden, wo sie relativ rasch erschöpfen. Höherfrequente Myoklonien können mit einem Tremor verwechselt werden, der jedoch zumeist rhythmischer ist bzw. eine wellenförmige Ausprägung hat und sowohl agonistische als auch antagonistische Muskelgruppen betrifft. Schließlich sollte auch bedacht werden, dass es Patienten gibt, bei denen mehrere Bewegungsstörungen oder Myoklonustypen parallel vorkommen können, was zu Schwierigkeiten in der diagnostischen Einordnung führen kann.

Die Lokalisation des Ursprungs der Myoklonien im zentralen Nervensystem und damit die Klassifikation erfordert oftmals eine differenzierte Betrachtung und technische Zusatzuntersuchungen. Eine Klassifikation ist zur Einschätzung der Prognose von Bedeutung und hat Einfluss auf die Therapie (Marsden, Hallett u. Fahn 1981). Myoklonien können nach einer Reihe von Kriterien klassifiziert werden. Hierbei ist eine Trennung zwischen der Phänomenologie und dem zugrunde

liegenden Syndrom bzw. der Grunderkrankung sinnvoll. Die Phänomenologie beschreibt das, was man klinisch sieht. Auf der Ebene des Syndroms fließen alle Informationen aus den Zusatzuntersuchungen mit ein.

> **Merke**
>
> Myoklonien sollten klinisch-phänomenologisch nach ihrer Lokalisation und Verteilung als fokal, generalisiert oder multifokal klassifiziert werden (☐ Tabelle 11.2; Marsden, Hallett u. Fahn 1999).

Diese Einteilung dient dazu, möglichst viele Informationen über den Entstehungsort der Myoklonien zu erfassen. So sind kortikale Myoklonien durch kurze (meist <50 ms im EMG), multifokale oder fokale Zuckungen in einer umschriebenen zumeist distalen Körperregion gekennzeichnet, die sowohl spontan als auch bei Willkürbewegungen auftreten können und häufig durch externe Stimuli wie Berührungs- oder Schmerzreize auslösbar sind (Ugawa et al. 2002). Demgegenüber sind Reflexmyoklonien, die vom retikulären System des Hirnstammes ausgehen, zum Teil von längerer Dauer (z. B. 200 ms) und generalisiert (Hallett 2002). Eine Sonderform stellen die negativen Myo-

☐ **Tabelle 11.2.** Klinisch deskriptive Klassifikation von Myoklonien

Verteilung	Fokal	(Kortikale, spinale Myoklonien)
	Multifokal	(Kortikale Myoklonien)
	Generalisiert	(Retikuläre Hirnstammreflexmyoklonien)

Auftreten	Spontan	
	Bei Bewegung	(Kortikale Myoklonien)
	Kontinuierlich	(Epilepsia partialis continua, spinale Myoklonien)
	Reflektorisch	(Kortikale Myoklonien, retikuläre Hirnstammreflexmyoklonien, u. a.)
	Akustisch	(Hyperekplexie, pathologische Schreckreaktion)
	Visuell	
	Schmerzreize	
	Berührung	
	Muskeldehnung	
	Stimulation peripherer Nerven	

klonien (Asterixis) dar. Sie sind keine Muskelzuckungen im eigentlichen Sinne, sondern plötzliche Unterbrechungen der Muskelaktivität, was klinisch zu einem Halteverlust des innervierten Körperteils oder gar zu Stürzen führen kann (Shibasaki 2002). Bei fokalen – positiven oder negativen – Myoklonien sollte der Ort bzw. das Verteilungsmuster genauer bezeichnet werden, da dies lokalisatorische Bedeutung hat, ähnlich wie bei fokalen epileptischen Anfällen. Treten Myoklonien fokal z. B. in der Hand auf, so spricht dies für einen kortikalen Ursprung, während generalisierte axial betonte Myoklonien auf eine Entstehung z. B. im Hirnstamm hindeuten. Als Besonderheit gegenüber den fokalen Epilepsien sollte immer auch das Auftreten (spontan, in Ruhe, bei Vorinnervation) und eine Triggerbarkeit der Myoklonien durch sensible oder sensorische Reize (somatosensibel, akustisch, visuell etc.) in die klinische Beschreibung des Myoklonussyndroms miteinfließen. Beispiele syndromatischer Beschreibungen von Myoklonien könnten sein:

- somatosensibel triggerbare und spontane Myoklonien linke Hand,
- multifokale Aktionsmyoklonien oder
- akustisch getriggerte axialbetonte generalisierte Myoklonien.

Myoklonien sind ein unspezifisches Symptom der Übererregung von Nervenzellpopulationen, das

sowohl physiologisch als auch bei einer Vielzahl von erworbenen oder hereditären Erkrankungen vorkommen kann. Myoklonien können ein Nebensymptom einer Erkrankung sein, bei der andere Symptome im Vordergrund stehen wie z. B. bei den progressiven Myoklonusepilepsien oder den neurodegenerativen Erkrankungen wie der Alzheimer-Erkrankung. Myoklonien können aber auch das dominierende Symptom sein und den Grad der Behinderung bestimmen wie z. B. bei den chronisch post-hypoxischen Myoklonien. Die ätiologische Klassifikation (☐ Tabelle 11.3) weist auf die zugrunde liegende Erkrankung und lässt damit Aussagen über die Möglichkeit einer spezifischen Behandlung zu. Sie hilft aber auch in der Einschätzung der Prognose und des Verlaufs. In der Praxis ist eine ätiologische Einordnung von Myoklonien aber nicht immer möglich. Wenn keine ätiologische Einordnung der Myoklonien möglich ist, sollte eine phänomenologische Beschreibung und Klassifikation nach elektrophysiologischen Kriterien erfolgen, da diese die Grundlage für die symptomatische Therapie ungeachtet der Ätiologie darstellt.

Es folgt eine kurze Beschreibung der wichtigsten mit Myoklonien einhergehenden Erkrankungen oder Syndrome in Anlehnung an ☐ Tabelle 11.3.

◻ Tabelle 11.3. Ätiologische Klassifikation von Myoklonien und Myoklonussyndromen. (Mod. nach Fahn 1986)

1. Physiologische Myoklonien
   a) Singultus
   b) Einschlaf- oder Aufwachmyoklonien
   c) Myoklonien ausgelöst durch Anstrengung, Orgasmus, Angst
   d) Synkopale Myoklonien (»myoklonische Synkope«)
   e) Frühkindliche Füttermyoklonien
   f) Physiologische Schreckreaktion: »Startle-Reflex«
2. Hereditäre Myokloniesyndrome
   a) Hereditäre Hyperekplexie (Startle-Erkrankung)
   b) Hereditäre essentielle Myoklonie
   c) Hereditäre myoklonische Dystonie
3. Sporadische Myokloniesyndrome
   a) Sporadische Hyperekplexie (Startle-Erkrankung)
   b) Sporadische essentielle Myoklonien (keine weiteren neurol. Defizite, keine Enzephalopathie)
   c) Schlafmyoklonien (»periodic movement of sleep«) (i. S. einer motorischen Parasomnie, häufig assoziiert mit unruhigen Beinen)
4. Myoklonische Anfälle bei Epilepsiesyndromen (Anfälle überwiegen, außer PME, (▶ s. unten)
   a) Myoklonische Epilepsien des Neugeborenenalters
   b) Fokale Epilepsie (z. B. Epilepsia partialis continua)
   c) Generalisierte Epilepsie
      Lennox-Gastaut-Syndrom
      Myoklonisch-astatische Epilepsie (Doose)
      Absence-Epilepsie (mit myoklonischen Absencen, Absencen mit Lidmyoklonien)
      Juvenile myoklonische Epilepsie (Janz)
   d) Progressive Myoklonusepilepsien (PME) (Myoklonien und epileptische Anfälle in gleicher Weise dominierend, Enzephalopathien mehr oder weniger ausgeprägt)
      Unverricht-Lundborg-Erkrankung
      Lafora-Einschlusskörperchen-Erkrankung
      Myoklonusepilepsie mit »ragged-red fibers« (MERRF)
      Neuronale Ceroidlipofuszinose
      Sialidose (»cherry-red-spot«)
      Gaucher-Krankheit
5. Symptomatische Myoklonussyndrome (Enzephalopathie mit Myoklonien)
   a) Progressive Myoklonusataxie (PMA)
      Spinozerebelläre Degenerationen
      Unverricht-Lundborg-Erkrankung
      Lafora-Einschlusskörperchen-Erkrankung

      Myoklonus Epilepsie mit »ragged-red fibers« (MERRF)
      Neuronale Ceroidlipofuszinose
      Sialidose (»cherry-red-spot«)
      Zöliakie
   b) Degenerative Erkrankungen des ZNS
      Dentato-rubro-pallido-lysische Atrophie (DRPLA)
      Kortikobasale Degeneration (CBD)
      Multisystematrophie (MSA)
      Alzheimer-Erkrankung
      Huntington-Erkrankung
      Steele-Richardson-Olszewski-Syndrom (progrediente supranukleäre Lähmung)
   c) Infektiös bedingte Enzephalopathien
      Virale Enzephalitiden (Herpes simplex, Herpes Zoster, Coxsackie, Arbor, HIV, subakute sklerosierende Panenzephalitis {SSPE})
      Isolierte postinfektiöse Myoklonien
      Spongiforme Enzephalopathien (Prion-Erkrankungen)
      – Creutzfeldt-Jakob-Erkrankung
      – Gerstmann-Sträussler-Syndrom
      – Kuru
      Immunologisch bedingte Bewegungsstörungen (Stiff-person-Syndrom, PERM: »progressive encephalomyelitis with rigidity and myoclonus«, Hashimoto-Enzephalopathie)
   d) Metabolische Enzephalopathien
      Leber- oder Nierenversagen, Dialyseenzephalopathie (Aluminium)
      Hyponatriämie
      Hypoglykämie, nichtketotische Hyperglykämie
   e) Toxische Enzephalopathien
      Medikamente und Drogen
      Kokain, LSD, Cannabinoide, L-Dopa, Dopaminagonisten, Lithium, trizyklische Antidepressiva, MAO-Hemmer, Cyclosporine, Penicilline, Cephalosporine, Ethomidate, Opiate, Amiodaron, Propafenon, Clozapin, Propofol
      Schwermetalle, Methylbromid, DDT, Wismut
   f) Paraneoplastische Enzephalopathien
      Opsoklonus-Myoklonus-Syndrom
   g) Posthypoxische Enzephalopathien
      Akutes posthypoxisches Myoklonussyndrom (teilweise Status myoclonicus)
      Chronisches posthypoxisches Myoklonussyndrom (Lance-Adams-Syndrom)
   h) Traumabedingte Enzephalopathien
      Hitzeschlag, Elektroschock, Schädel-Hirn-Traumata, Dekompressionserkrankung
   i) Durch fokale ZNS Läsionen bedingte Myoklonien
      Tumor, Blutung, Infarkt
      Stereotaktische Thalamotomie (Asterixis)
6. Psychogene Myoklonien

▼

11.3.1   Physiologische Myoklonien

Physiologische Myoklonien sind in der Regel wenig beeinträchtigend und bedürfen keiner medikamentösen Therapie.

Wenn sie vermehrt oder persistierend auftreten, sollten sie jedoch Anlass dazu geben, eine symptomatische Ursache – insbesondere bei persistierendem **Singultus** – auszuschließen. **Einschlaf- und Aufwachmyoklonien** kommen bei den meisten gesunden Menschen vor, treten zumeist zu Beginn oder zu Ende des Schlafes auf und sind häufig mit Weckreaktionen (Arousal) verbunden. Sie sind im EEG teilweise assoziiert mit charakteristischen Schlafveränderungen (K-Komplexen) über den zentralen Hirnregionen. **Postsynkopale Myoklonien**, die bei 90% der Normalpersonen mit einer orthostatisch ausgelösten Synkope mit Bewusstseins- und Tonusverlust auftreten, sind arrhythmisch, multifokal, in proximalen Muskeln betont und gehen häufig mit anderen Bewegungen wie Kopfwendungen, vertikalen Augenbewegungen nach oben oder Automatismen einher. Dies erschwert bei der Anamnese oft die Abgrenzung zu epileptischen generalisierten tonisch-klonischen Anfällen. Ein differentialdiagnostisch hilfreicher Unterschied zu generalisierten tonisch-klonischen Anfällen ist, dass Synkopen durch die Wiederherstellung der Blutversorgung des Gehirns bei horizontaler Position des Körpers abrupt ohne lange Reorientierung enden.

11.3.2   Hereditäre und sporadische Myoklonussyndrome

Schreckreaktionen stellen physiologische Verhaltensmuster dar.

Empfindliche Personen zucken zum Beispiel bei einem plötzlichen, unerwarteten Stimulus zusammen. Diese Schreckreaktion habituiert sehr rasch und schon der zweite Reiz hat meist nicht mehr die gleiche Auswirkung. Von einer verstärkten Schreckreaktion wird gesprochen, wenn bereits Stimuli, die üblicherweise unterschwellig bleiben, zur Schreckreaktion führen und es nicht zu einer Habituierung kommt. Man spricht von einer verstärkten oder **pathologischen Startle-Reaktion**

(engl. »to startle«: erschrecken). Eine Reihe verschiedener Startle-Syndrome können unterschieden werden. Dazu zählen die hereditäre Hyperekplexie, die symptomatische Hyperekplexie, die Startle-Epilepsie und das Latah-Syndrom (Brown 2002). Bei der **Startle-Epilepsie** werden durch plötzliche, unerwartete Stimuli eine Schreckreaktion und ein epileptischer Anfall ausgelöst. Die **hereditäre Hyperekplexie** ist eine autosomal-dominant vererbte Erkrankung, die auf einer Mutation in der Alpha-1-Untereinheit des Glyzinrezeptors beruht (Shiang, Ryan u. Zhu 1993). Die Mutation führt vermutlich zu einer Beeinträchtigung der Ligandenbindung oder einer Störung chloridabhängiger Ionenkanäle. Glyzin ist ein inhibitorischer Transmitter vor allem spinaler Interneurone. Betroffene Neugeborene sind hyperton und wirken rigide. Das Erlernen des Gehens ist verzögert. In der Kindheit entwickeln sich verstärkte Schreckreaktionen, die unterschiedlich ausgeprägt sein können. Neben einer milden Form mit einfachen, kurzen Schreckreaktionen, existiert ein Phänotyp mit ausgeprägten, nichthabituierenden Schreckreaktionen. Daraus entstehen häufig Vermeidungsstrategien und psychosoziale Probleme. Der Verlauf zeigt bis in die Jugend eine gewisse Progredienz, danach bleibt er stationär oder ist im Alter sogar rückläufig. Die motorische Entwicklung kann aufgrund der Muskelversteifung in der frühen Kindheit leicht verzögert sein. Bei einer Minderheit der Patienten treten generalisierte tonisch-klonische epileptische Anfälle auf.

Unter der Bezeichnung **essentieller Myoklonus** werden alle Myoklonussyndrome subsumiert, bei denen keine anderweitigen neurologischen Symptome, insbesondere keine epileptischen Anfälle, keine Demenz und keine Ataxie bestehen. Das Elektroenzephalogramm sowie die bildgebenden und laborchemischen Untersuchungen sind unauffällig. Die Erkrankungen können familiär oder – seltener – sporadisch auftreten. Bei familiären Erkrankungen liegt oft ein autosomal-dominanter Erbgang mit niedriger Penetranz vor. Männer und Frauen sind mit gleicher Häufigkeit betroffen. Die Erkrankung beginnt in der ersten oder zweiten Lebensdekade und weist nur eine geringe Progredienz auf. Die Lebenserwartung ist nicht beeinträchtigt. Die Myoklonien im Rahmen eines essentiellen Myoklonus treten generalisiert oder multifokal auf, die Ausprägung kann sehr variieren und sie können sowohl in Ruhe als auch bei Willküraktivität auftreten. Im Gegensatz zu anderen Myoklonussyndromen kommen Reflexmyoklonien nicht vor. Die Gruppe der essentiellen Myoklonien stellt eine heterogene Gruppe von Erkrankungen dar. In manchen Familien mit essentiellem Myoklonus können auch ein essentieller Tremor oder eine Dystonie vorkommen. Die Abgrenzung zwischen dem hereditären essentiellen Myoklonus und der hereditären myoklonischen Dystonie ist oftmals nicht möglich, da Dystonien und Myoklonien bei beiden Erkrankungen vorkommen. Abzugrenzen sind aber Patienten mit einer hereditären Torsionsdystonie, bei denen nur in etwa 3% Myoklonien vorkommen. Tremor in Kombination mit Myoklonien ist bei Familien mit essentiellen Myoklonien ebenfalls beschrieben worden. Der Tremor scheint mehr in der älteren Generation, die Myoklonien scheinen mehr in der jüngeren Generation zu überwiegen.

11.3.3 Myoklonische Anfälle bei Epilepsiesyndromen

Myoklonien treten sehr häufig bei Patienten mit Epilepsie auf.

Sie können als eigene Anfallsformen im Vordergrund stehen oder nur einen Teil der Anfallsphänomenologie darstellen. Hält man sich an die Unterscheidung zwischen fokalen, generalisierten und nichtklassifizierbaren Epilepsiesyndromen der Klassifikation von Epilepsien und Epilepsiesyndromen der Internationalen Liga gegen Epilepsie (Commission 1989), so kann man epileptische Syndrome mit Myoklonien in fokal, generalisiert und nichtklassifiziert bzw. intermediär einteilen.

Aus neurophysiologischer Sicht ist die Trennung zwischen kortikalen Myoklonien und epileptischen Anfällen mit Myoklonien theoretisch, da man annimmt, dass beide auf den gleichen pathophysiologischen Prinzipien beruhen. Auch die symptomatische Therapie unterscheidet sich nur geringfügig. Der Übergang von epileptischen Myoklonien zu epileptischen Anfällen mit Myoklonien ist ebenso fließend. Dabei kann man zwischen generalisierten Myoklonien und fokalen Myoklonien oder Kloni unterscheiden. Kloni einer Extremität oder Körperseite im Rahmen eines epileptischen Anfalles sprechen für eine Beteiligung des kontralateralen primär-motorischen Kortex im Anfallsgeschehen und sind als lateralisierendes Zeichen bei der Frage, von welcher Hemisphäre die Anfälle ausgehen, bedeutsam. Durch eine sorgfältige Analyse der Ausbreitung (march) ist bei dem sog. Jackson-Anfall eine Lokalisierung des Anfallsursprungs innerhalb des primär-motorischen Kortex möglich.

Die nachfolgende kurze Beschreibung der epileptischen Anfallsformen bzw. Syndrome mit Myoklonien konzentriert sich auf die klinische Differenzierung. Eine genauere Beschreibung der progressiven Myoklonusepilepsien (neuronale Ceroidlipofuszinose, Lafora-Erkrankung, Sialidose, Unverricht-Lundborg-Erkrankung und MERRF) findet sich weiter unten im Text. Für eine ausführlichere Charakterisierung der Epilepsiesyndrome im Allgemeinen sei auf Kap. 3 verwiesen.

Es gibt keinen Konsens über eine genaue Definition des Begriffs **Epilepsia partialis continua**. Nach der Definition der ILAE ist hiermit fokal-motorische Anfallsaktivität gemeint, die kontinuierlich ist. Andere bevorzugen den Begriff »fokale kortikale Myoklonien«, vor allem wenn die Zuckungen diskontinuierlich und sporadisch auftreten, obwohl ein kortikaler Ursprung nicht in allen Fällen vorliegt (Cockerell et al. 1996). Thomas et al. benutzen als Definition regelmäßige oder unregelmäßige klonische Muskelzuckungen eines Körperteils für mindestens 1 h, die in Intervallen von nicht mehr als 10 s auftreten (Thomas, Reagan u. Klass 1977). Als Ursachen kommen Rasmussen-Enzephalitis, Hirninfarkt sowie zerebrale Vaskulitiden, Hirntrauma oder Tumorerkrankungen in Frage. In etwa 25% der Fälle ist die Ätiologie unklar (Cockerell et al. 1996). Neben der Dauer der myoklonischen Zuckungen ist deren Unregelmäßigkeit und Variabilität in Topographie und Intensität sogar bei ein und demselben Patienten auffallend. Die Zuckungen kommen und gehen, können durch sensible Reize oder Bewegungen verstärkt werden, und die meisten Patienten haben in den betroffenen Körperteilen zusätzlich fokale motorische Anfälle, die generalisieren können.

Bei der **atypischen benignen Epilepsie des Kindesalters** (Aicardi u. Chevrie 1982) handelt es sich um ein altersgebundenes, in der Regel vor dem 10. Lebensjahr auftretendes kryptogenes Syndrom, bei dem negative Myoklonien häufig mit atypischen Absencen und atonischen Anfällen kombiniert sind. Dies macht eine Abgrenzung zu den progressiven Myoklonusepilepsien notwendig. Im Gegensatz hierzu sind die Patienten mit atypischen benignen Epilepsien geistig gesund und der klinisch-neurologische Befund ist unauffällig.

Die Häufigkeit myoklonischer Anfälle beim **Lennox-Gastaut-Syndrom (LGS)** liegt zwischen 10 und 30% (Aicardi u. Levy 1992; Blume 1987). Das klinische Spektrum ist weit. Myoklonien beim LGS können die Form von kurzen Zuckungen des Gesichtes und des Kopfes bis hin zu massiven bilateralen Zuckungen der axialen Muskulatur und aller Extremitäten annehmen. Den Zuckungen können atonische Phasen mit Stürzen folgen, weswegen der Begriff myoklonisch-astatische Anfälle benutzt wird. Typischerweise haben diese Patienten auch tonische und generalisierte tonisch-klonische Anfälle wie auch atypische Absencen und sind geistig behindert. Die Unterscheidung dieses Syndroms zu der von Doose et al. beschriebenen **myoklonisch-astatischen Epilepsie** (Doose 1992) hat schon viele Epileptologen beschäftigt. Von manchen wird das Bild als myoklonische Variante des LGS angesehen. Klinisch ist der Verlauf gutartiger als beim LGS und die Intelligenz sowie der klinisch-neurologische Befund zu Beginn der Erkrankung sind oft normal (Doose 1992). Die Patienten haben generalisierte myoklonische, astatische oder myoklonisch-astatische Anfälle, kurze Absencen und zumeist generalisierte tonisch-klonische Anfälle. Das klinische Spektrum der Myoklonien kann ähnlich unterschiedlich wie beim LGS sein. Im Unterschied zum LGS kommen tonische Anfälle oder tonische Drop attacks während des Tages nicht vor.

Bei der **Epilepsie mit myoklonischen Absencen** (Tassinari 1970) tritt Bewusstseinsverlust kombiniert mit 10–60 s andauernden bilateralen, synchronen und rhythmischen Kontraktionen von etwa 3 Hz auf, die vor allem die Schultern und Arme einbeziehen. Die Myoklonien werden häufig von einer tonischen Kontraktion der Arme eingeleitet, was zu einer charakteristischen Elevation der Arme

führt. Etwa ein Viertel dieser Patienten hat generalisierte tonisch-klonische und Absenceanfälle.

Myoklonische Anfalle treten bei verschiedenen idiopathischen generalisierten Epilepsien auf. Bei der **Absenceepilepsie** ist das Flattern der Augenlider während Absenceanfällen als Ausdruck von Myoklonien der Augenlider ein typisches und häufig beschriebenes Zeichen. Manchmal können hierbei auch Zuckungen der Gesichtsmuskulatur oder der Extremitäten auftreten. Der Übergang der Syndrome macht eine Trennung oft schwierig. Im Gegensatz zu den Myoklonien im Rahmen von Absencen treten die zumeist bilateralen Zuckungen bei der **juvenilen myoklonischen Epilepsie** auch in den distalen Extremitäten auf. Myoklonische Zuckungen, die isoliert oder repetitiv und crescendoartig auftreten können, stehen bei den zumeist erstmals im Jugendalter erkrankten Patienten im Vordergrund. Heftigere Zuckungen betreffen oft die axiale oder paraspinale Muskulatur. Positiven Myoklonien können negative folgen, die zu einem Tonusverlust führen. Die Arme fliegen nach oben und schlimmstenfalls kommt es zu Stürzen durch das auf diese Weise ausgelöste Ungleichgewicht oder durch eine Beteiligung der unteren Extremitäten. Bei leichteren Zuckungen, oft in mehr distalen Körperabschnitten, fallen Gegenstände aus der Hand oder Flüssigkeiten werden verschüttet. Die Zuckungen sind häufiger am Morgen nach dem Erwachen. Eine sich steigernde Serie von Myoklonien geht dann häufig in einen generalisierten tonisch-klonischen Anfall über. Die Myoklonien zu Beginn des generalisierten tonisch-klonischen Anfalls werden häufig nicht mehr erinnert, weswegen in der Anamnese nach isolierten myoklonischen Anfällen gefragt werden muss.

Die **Fotosensibilität** ist, ähnlich wie die stimuluslssensitiven Myoklonien, eine Form der kortikalen Reflexüberempfindlichkeit. Bei Patienten mit photoparoxysmalen Reaktionen kommen Myoklonien in 20 bis 30% vor und bestehen typischerweise aus Zuckungen im Bereich der Augenlider und der umgebenden fazialen Muskulatur. Sie können sich aber auch auf die Schultern und die Arme ausbreiten und selten den ganzen Körper betreffen.

11.3.4   Progressive Myoklonus-epilepsien und -ataxien

Die unter der Sammelbezeichnung **progressive Myoklonusepilepsien** (PME) zusammengefassten zumeist genetisch bedingten Krankheiten sind charakterisiert durch spontane, bewegungs- oder reflexinduzierte Myoklonien, epileptische Anfälle mit einem mehr oder weniger rasch progredienten Verlauf und Demenz sowie Ataxie (Berkovic 1993).

Myoklonien und epileptische Anfälle, die häufig durch Photostimulation ausgelöst werden können, stehen dabei im Vordergrund. Die Bezeichnung progressive Myoklonusataxie wird für ein Syndrom verwandt, bei dem eine progrediente zerebelläre Ataxie mit spontanen, bei Bewegungen oder reflektorisch auftretenden Myoklonien, seltenen epileptischen Anfällen und nur schwach ausgeprägten oder fehlenden kognitiven Defiziten kombiniert ist. Myoklonien und Ataxie stehen dabei gegenüber den epileptischen Anfällen und den demenziellen Symptomen im Vordergrund.

Unverricht-Lundborg-Erkrankung. Die Unverricht-Lundborg-Erkrankung (Lehesjoki 2002) hat einen autosomal rezessiven Vererbungsmodus und wurde früher nach dem geographischen Vorkommen in eine baltische und eine mediterrane Form unterteilt. Die Erkrankung ist mittlerweile in verschiedenen Teilen der Erde angetroffen worden. Der zugrunde liegende genetische Defekt konnte auf dem Chromosom 21q22 lokalisiert werden. Im Urin finden sich vermehrt Mukopolysaccharide. Muskel- und Hautbiopsie sind, im Gegensatz zu den Mitochondriopathien, der Lafora-Einschlusskörperchen-Erkrankung und den Ceroidlipofuszinosen (▶ s. unten), unauffällig. Die Krankheit beginnt in der Regel mit 6–15 Jahren. Der Verlauf ist langsam progredient mit irregulären, asynchronen, spontanen, reflex- oder bewegungsinduzierten Myoklonien, die in proximalen Muskeln betont sind. Daneben treten zumeist generalisierte tonisch-klonische Anfälle, Ataxie, Tremor, Gang- und Standstörungen und ein leichter intellektueller Abbau auf. Viele Patienten erreichen eine normale Lebensspanne.

Lafora-Einschlusskörperchen-Erkrankung. Der Verlauf der ebenfalls autosomal rezessiven Lafora-Einschlusskörperchen-Erkrankung (Minassian 2002) ist rasch progredient, und die meisten Patienten sterben innerhalb von 10 Jahren ab Erkrankungsbeginn. Bis zu 80% der Patienten haben eine Mutation in dem sog. EPM2A Gen. Der Erkrankungsbeginn liegt etwas später im Alter von 10 bis 18 Jahren. Die Myoklonien sind anfänglich milde und selten, verschlimmern sich aber unaufhaltsam, bis sie kontinuierlich auftreten. Sie gehen einher mit Apraxie, Visusverlust und einem deutlichen demenziellen Verfall. Die meisten Patienten versterben 2–10 Jahre nach Beginn der Erkrankung. Die Diagnose wird neben der genetischen Testung durch den Nachweis von zytoplasmatischen Einschlusskörperchen gestellt, die in der Haut, im Gehirn, den quergestreiften Muskeln und der Leber vorkommen.

MERRF. Unter dem Akronym MERRF (»myoclonus epilepsy and ragged-red fibers«; Fukuhara 1991) versteht man eine mitochondrial vererbte Erkrankung mit Myoklonien (in der Regel in Form von kortikalen Reflexmyoklonien), epileptischen Anfällen und »ragged-red-fibers«, die sich muskelbioptisch nachweisen lassen und subsarkolemmnalen Aggregationen von Mitochondrien entsprechen. Daneben können Demenz, Dysarthrie, kurzer Körperbau, Hörverlust, Optikusatrophie, Neuropathien und Migräne bei diesem Krankheitsbild vorkommen (Berkovic et al. 1989). Die Erkrankung, die zu den häufigsten Ursachen der PME gehört und um das zwanzigste Lebensjahr beginnt, ist durch eine Mutation der mitochondrialen DNA bedingt und wird maternal (zytoplasmatisch) vererbt.

Neuronale Ceroidlipofuszinosen. Die neuronalen Ceroidlipofuszinosen (Cooper 2003) sind eine Gruppe von metabolisch bedingten Erkrankungen, die entweder im Kleinkindesalter (Bielschowski-Jansky-Typ), im Kindesalter (4. bis 10. Lebensjahr, Spielmeyer-Vogt-Typ) oder im Erwachsenenalter (Kufs-Typ) beginnen. Der in der frühen Kindheit auftretende Typ (Santavouri) wird nicht zu den PME gerechnet. Neben Myoklonien treten bei dieser Krankheitsgruppe in unterschiedlichem Ausmaß epileptische Anfälle (generalisierte tonisch-klonische Anfälle, atonische und Absenceanfälle), Demenz, kortikale Blindheit und Spastik auf. Der Verlauf ist bei den im Kleinkindes- und Kindesalter auftretenden Formen rasch progredient (Jahre). Hingegen verläuft der Erwachsenen-Typ (Kufs) langsam progredient und ist klinisch heterogen. Die Diagnose wird durch den Nachweis von vermehrten mehrfach ungesättigten Fettsäuren in der Haut- und Muskelbiopsie gestellt.

Sialidose Typ I. Bei der durch einen Gendefekt auf Chromosom 22 verursachten chronischen neuronalen Speicherkrankheit der Sialidose Typ I (»cherry-red-spot-myoclonus«; Thomas et al. 1979) kommt es durch einen Mangel eines protektiven Proteins zu einer intralysosomalen proteolytischen Degeneration der Neuraminidase und der Betagalaktosidase und in Folge zu einer Anhäufung von Oligosacchariden. Die Diagnose wird durch den Mangel der Neuroaminidase in Fibroblastenkulturen gestellt. Die Krankheit beginnt in der Kindheit mit progredienten, generalisierten und multifokalen sowohl spontanen, als auch reflex- und aktionsinduzierten Myoklonien, Visusverlust und generalisierten tonisch-klonischen Anfällen ohne Demenz. Bei Spiegelung des Augenhintergrundes zeigt sich im Makulabereich ein typischer kirschroter Fleck (daher »cherry-red-spot«). Bei dem Typ II der Sialidose, der mit Demenz verbunden ist und im Jugend- oder im Erwachsenenalter beginnt, liegt nur ein partieller Mangel der Betagalaktosidase vor.

Spinozerebelläre Degenerationen. Spinozerebelläre Degenerationen sollen eine häufige Ursache für eine PMA sein (Lance 1986; Marsden et al. 1990). In den letzten Jahren wurden darüber hinaus kortikale Myoklonien bei der Sprue (**Zöliakie**), einer Dünndarmerkrankung, beschrieben (Bhatia et al. 1995).

11.3.5 Symptomatische Myoklonussyndrome

Symptomatische Myoklonussyndrome können bei einer großen Zahl von sehr unterschiedlichen degenerativen, infektiösen, metabolischen, toxi-

schen und hypoxischen Erkrankungen des ZNS vorkommen (◘ Tabelle 11.3).

Der Verlauf und die Prognose der symptomatischen Myoklonussyndrome hängt von der Grunderkrankung ab. Häufig treten Besserungen nach der Behandlung der Stoffwechselstörung oder Beseitigung der toxischen Substanz auf. Am häufigsten treten symptomatische Myoklonien bei degenerativen Erkrankungen und hier vor allem bei der Alzheimer Erkrankung sowie nach zerebralen Hypoxien auf. Die nachfolgenden Beschreibungen der Myoklonien bei den einzelnen Erkrankungen folgt dem Aufbau von ◘ Tabelle 11.3.

Bei **neurodegenerativen Erkrankungen** (Thompson 2002) sind Myoklonien häufig. Etwa die Hälfte der Patienten mit einer Alzheimer-Erkrankung haben bis zu ihrem Tod Myoklonien. Myoklonien können bei akinetisch-rigiden Syndromen zur differentialdiagnostischen Abgrenzung der idiopathischen Parkinson-Erkrankung verwandt werden, bei der Reflexmyoklonien nicht vorkommen. Bei der **kortikobasalen Degeneration** zählen fokale, distal und häufig unilateral betonte Reflexmyoklonien zu den typischen Symptomen und finden sich bei etwa einem Drittel der Patienten. Sie sind von kurzer Dauer (etwa 40 ms). Die SSEPs sind nicht vergrößert und das gemittelte EEG vor den Myoklonien zeigt kein kortikales Potential. Die bekannte kortikale Pathologie der Erkrankung und die Tatsache, dass bei diesen Patienten Myoklonien nur durch transkranielle magnetische, nicht aber durch elektrische Reize ausgelöst werden können, legen einen kortikalen Ursprung der Myoklonien nahe. Generalisierte und multifokale Aktionsmyoklonien, die stimulussensitiv sind (ohne Riesen-SSEP) und bei denen ein zeitgebundenes Potential im gemittelten EEG vor den Myoklonien nachweisbar ist, kommen selten auch bei der **Huntington-Erkrankung** vor.

Bei der reflexmyoklonischen Variante des Stiff-person-Syndroms mit dem Akronym **PERM** (»progressive encephalomyelitis with rigidity and myoclonus«), bei der in der Mehrzahl der Patienten Autoantikörper gegen die Glutamatdecarboxylase im Serum und Liquor nachweisbar sind, treten vermutlich spinal ausgelöste Myoklonien in Form von generalisierten, symmetrischen Zuckungen, die vor allem durch Muskeldehnung oder taktile Reize ausgelöst werden können, auf. Daneben findet sich eine über Monate und Jahre progrediente Muskelversteifung mit Reflexsteigerung und Kloni, jedoch häufig ohne positive Pyramidenbahnzeichen. Auch kommt es zu reflektorischen Muskelverkrampfungen, die Minuten bis zu Stunden andauern können.

Negative Myoklonien (Shibasaki 2002), die als Asterixis zuerst bei hepatisch bedingten metabolischen Enzephalopathien beschrieben wurden und häufig bei Patienten mit einer Bewusstseinsstörung auftreten, sind auch bei Patienten mit fokalen Hirnläsionen, progressiven Myoklonusepilepsien und anderen nichthepatischen Enzephalopathien ohne Bewusstseinsstörungen beobachtet worden. Negative Myoklonien können bilateral, einseitig und sogar als fokaler Status epilepticus auftreten. Klinisch fällt in der Regel beim Vorhalten der Arme und Beine, was zu einer tonischen Innervation zahlreicher Muskelgruppen führt, ein plötzlicher Tonusverlust mit Wegsacken der Arme oder Beine auf. Neurophysiologisch können negative kortikale Myoklonien – aufgrund des Nachweises von Riesen-SSEPs und der zeitlichen Korrelation der Innervationpausen im EMG mit paroxysmalen EEG-Potentialen in der zu dem jeweiligen Muskel zugehörigen Kortexregion – und negative subkortikale Myoklonien unterschieden werden (▶ s. unten). Bei den subkortikal bedingten negativen Myoklonien tritt der Tonusverlust eher in der axialen als in der distalen Muskulatur auf und ist regelmäßiger als der kortikale Typ, häufiger bilateral oder generalisiert. Die SSEPs sind normal. Selten können negative Myoklonien auch als Nebenwirkung einer medikamentösen Therapie (z. B. Carbamazepin) auftreten.

Das **Opsoklonus-Myoklonus-Syndrom** ist durch schnelle, multidirektionale sakkadische Augenbewegungen und generalisierte multifokale Myoklonien gekennzeichnet. Pathophysiologisch wird eine Hirnstammdysfunktion mit begleitender zerebellärer Beteiligung als Ursache angenommen. Es kommt als parainfektiöses Syndrom vor und kann sich innerhalb eines Monats vollständig zurückbilden. Bei Kindern (Neuroblastome) und bei Erwachsenen (Bronchial-, Ovarial- und Mamma-Karzinom sowie Hodgkin-Krankheit) tritt es im Rahmen eines paraneoplastischen Syndroms mit gegen das ZNS gerichteten Antikörpern (anti-Ri,

anti-Hu) auch bis zu einem Jahr vor Entdeckung des Karzinoms auf, so dass das Syndrom Anlass geben sollte, nach einem zugrunde liegenden Karzinom zu suchen. Bei Assoziation mit einem Karzinom ist die Prognose entsprechend der Prognose des Tumors schlecht. Eine immunsuppressive Therapie z. B. mit Steroiden kann versucht werden. Erfolge wurden auch bei Einsatz einer immunadsorptiven Therapie beschrieben.

Symptomatische Myoklonien treten sehr häufig nach zerebralen Hypoxien auf. Auch hier muss zwischen kortikal generierten und von subkortikalen Regionen wie vom Hirnstamm ausgehenden Myoklonien unterschieden werden (Van Cott, Blatt u. Brenner 1996). Bei Patienten mit einem länger als 24 h andauerndem Koma bedingt durch einen Herzkreislaufstillstand mit Reanimation von über 2 h kommen Myoklonien bei 35% der Fälle vor. Diese Patienten haben in der Regel (78%) auch epileptische Anfälle, zumeist generalisiert tonisch-klonisch (Krumholz, Stern u. Weiss 1988). Vor allem Myoklonien während des Komas – insbesondere der Status myoclonicus – sind mit einer ungünstigen Überlebensprognose verbunden (Clesia, Grigg u. Ross 1988). Im Vergleich der Patienten mit oder ohne Status myoclonicus während des Komas erlangten in der Untersuchung von Krumholz et al. (1988) die Patienten mit einem Status nicht nur seltener das Bewusstsein wieder, sondern sie hatten auch mehr neurologische Defizite, falls sie überlebten. Aufgrund dieser schlechten Prognose ist eine Unterscheidung zwischen dem **akuten posthypoxischen Myoklonussyndrom** und dem erstmals von Lance und Adams (1963) beschriebenen chronischen posthypoxischen Myoklonussyndrom sinnvoll.

Auch bei dem **chronischen posthypoxischen Myoklonussyndrom** (Frucht 2002; Werhahn et al. 1997) treten die Myoklonien zumeist – ausgelöst durch taktile oder auditorische Reize – bereits während des Komas auf. Sie stehen aber nicht im Vordergrund und es kommt nicht zu einem Status von Myoklonien oder epileptischen Anfällen. Die Myoklonien verstärken sich, wenn der Patient das Bewusstsein wiedererlangt und Bewegungen ausführt (Aktionsmyoklonien). Häufig werden sie dann erst bemerkt. Aktionsmyoklonien, die multifokal und generalisiert sein können, sind das charakteristische klinische Symptom und können neben spontan auftretenden Myoklonien und vereinzelten zumeist generalisierten tonisch-klonischen Anfällen bestehen. In seltenen Fällen können die Myoklonien auch noch Wochen und Monate nach Beginn des Komas einsetzen. Die Ursachen dieser Komata sind zumeist Anästhesiekomplikationen, Asthmaanfälle, Medikamentenintoxikation oder Myokardinfarkte mit Herzkreislaufstillstand und zerebraler Hypoxämie. Die Patienten sind durch die Aktionsmyoklonien vor allem in der Gehfähigkeit und bei feinen motorischen Aufgaben behindert. Trotz Therapie wird bei etwa zwei Drittel der Kranken Gehfähigkeit ohne Hilfsmittel auch mehrere Jahre nach dem Ereignis nicht erreicht. Durch Behandlung (z. B. Valproinsäure, Clonazepam, Piracetam) ist aber auch Monate nach dem Ereignis noch eine Verbesserung zu erzielen. Neben den Aktionsmyoklonien, die zu ataktischen Bewegungen führen, findet sich eine zumeist geringgradige Dysarthrie. Häufig lässt sich mittels neuropsychologischer Testung eine leichte globale Minderung der Intelligenz nachweisen, wobei Gedächtnis-, Frontallappen- und visuell-perzeptive Funktionen bevorzugt gestört sind.

Willkürliche, d. h. **psychogen bedingte Myoklonien** sind eine Ausschlussdiagnose. Es gibt zwar klinische Verdachtsmomente (Variabilität der klinischen Phänomenologie, Modulierbarkeit, Habituation bei Reflexmyoklonien), häufig ist aber eine detaillierte neurophysiologische Untersuchung zur genauen Charakterisierung erforderlich. Psychogene Myoklonien können generalisiert und fokal auftreten, stimulussensitiv sein und einer pathologischen Schreckreaktion ähneln. Kriterien, die bei der Diagnose helfen, sind:

- bei Stimulus-sensitiven Myoklonien variable Latenzen vom Reiz bis zur Muskelantwort; die Latenz der Zuckungen ist hierbei sowohl länger als die normale Reaktionszeit als auch länger als die Latenzen bei nichtwillkürlichen Myoklonien;
- wechselndes Muskelrekrutierungsmuster, d. h. die Myoklonien sind nicht stereotyp,
- Habituation nach mehreren Reizen,
- Registrierung von einem Bereitschaftspotential im EEG vor spontanen oder durch Reize ausgelösten Myoklonien (Brown u. Thompson 2001).

11.4 Spezifische Zusatzuntersuchungen

Mittels elektrophysiologischer Techniken kann der Ursprung der Myoklonien im ZNS genauer beschrieben, und es können hierdurch verschiedene pathophysiologische Typen von Myoklonien unterschieden werden.

Dies hat auch therapeutische Implikationen. Wo immer möglich sollten daher neben Untersuchungen zur Klärung der Ätiologie auch neurophysiologische Untersuchungen zur Charakterisierung des pathophysiologischen Typs der Myoklonien durchgeführt werden. Dazu sind nicht unbedingt aufwändige Untersuchungen nötig, da die wichtigsten Parameter im Rahmen einer neurophysiologischen Routinediagnostik mittels EMG (Dauer der EMG-Entladungen), EEG (epilepsietypische Potentiale) und evozierten Potentialen (Riesen-SSEPs) erhoben werden können. Aufwändigere Verfahren sind die Mittelung des EEG in Relation zu spontanen oder reflektorischen Myoklonien (»jerklocked-back-averaging«), die Polymyographie und die Registrierung von Bereitschaftspotentialen im EEG bei der differentialdiagnostischen Einordnung psychogener Myoklonussyndrome.

Die wichtigste neurophysiologische Einordnung ist die Unterscheidung zwischen kortikalen und nichtkortikalen, z. B. vom Hirnstamm, subkortikal oder von spinal ausgehenden Myoklonien. Im Folgenden sollen die neurophysiologischen Charakteristika der verschiedenen Syndrome beschrieben werden.

Kortikale Myoklonien (Ugawa et al. 2002) sind zumeist fokale oder multifokale, distal betonte Myoklonien, die spontan oder ausgelöst durch Bewegungen (Aktionsmyoklonien) oder somatosensible Reize (Reflexmyoklonien) oder auch als negative Myoklonien auftreten. Im EMG haben die Muskelentladungen zumeist eine Dauer von weniger als 50 ms. In der Polymyographie kann man bei hoher zeitlicher Auflösung eine Muskelaktivierung in rostrokaudaler Richtung nachweisen (z. B. Ausbreitung der Muskelaktivierung vom M. mentalis über den M. sternocleidomastoideus und M. biceps zum M. interosseus dorsalis der Hand mit Zeitdifferenzen im Millisekundenbereich, die der kortikospinalen Überleitungszeit entsprechen). Oft findet sich eine Vergrößerung der zweiten Komponente (P1N2) der somatosensibel evozierten Potentiale (Riesen- oder »Giant-SSEPs«). Bei der Mittelung des EEGs in Korrelation zu dem Beginn der Myoklonien d.h. im sog. EEG-back-Averaging kann sich auch ein kortikales EEG-Korrelat zeigen, oder es können epilepsietypische Potentiale mit einem Maximum über der kontralateralen Zentralregion dokumentiert werden. Der zeitliche Abstand zwischen den EEG-Veränderungen und den Myoklonien entspricht dabei der raschleitenden kortikospinalen Überleitungszeit. Bei peripherer Reizung kann man bei Reflexmyoklonien einen sog. C-Reflex auslösen, der einem »Long-loop-Reflex« entspricht. Hierbei löst das periphere somatosensible Signal eine Myoklonie aus, so dass die C-Reflex-Antwort etwa die doppelte Latenz der direkten kortikospinalen Überleitung hat (etwa 40 ms zu den Händen).

Hirnstammreflexmyoklonien (Hallett 2002) treten zumeist generalisiert auf. Das EMG zeigt generalisierte Entladungen von kurzer Dauer (<40 ms). Charakteristisch ist, dass in der Polymyographie die Rekrutierung der generalisierten Myoklonien in den Muskeln beginnt, die von unteren Hirnnervenkernen versorgt werden. Hiernach breitet sich die Übererregung nach kaudal und rostral aus (kaudorostrales Aktivierungsmuster). Die Muskelaktivierung findet sich also zunächst in vom Hirnstamm versorgten Muskeln (z. B. im M. sternocleidomastoideus) und breitet sich dann nach rostral z. B. in den M. mentalis und nach kaudal zu den kleinen Handmuskeln aus. Im EEG können generalisierte epilepsietypische Potentiale auftreten, die jedoch zeitlich im Back-Averaging des EEGs nicht mit den Myoklonien korrelieren, da die zeitliche Streuung der Übererregung zu groß ist. Die SSEPs sind von normaler Amplitude und bei peripherer Reizung kann ein pathologischer C-Reflex abgeleitet werden.

Bei der pathologischen Ausprägung der normalen Schreckreaktion, der **Hyperekplexie,** kommt es zu generalisierten Reflexmyoklonien, die durch unerwartete auditorische, visuelle oder somatosensible Reize ausgelöst werden können. Im Gegensatz zu der normalen Schreckreaktion fehlt eine Gewöhnung an den auslösenden Reiz und Myoklonien treten nicht nur im Bereich der Augenlider, des Gesichtes oder der Schultern, sondern generalisiert auf. Spontane Myoklonien fehlen im Gegensatz zu den Hirnstammreflexmyoklonien. Neben Myoklonien können aber spontan oder reflektorisch generalisierte tonische Spasmen von mehreren Sekunden Dauer auftreten. Die Dauer der EMG-Entladungen bei der Hyperekplexie beträgt mehr als 50 ms. Es findet sich ein kaudorostrales Aktivierungsmuster in der Polymyographie und hierbei eine disproportionale Verzögerung der Weiterleitung zu den intrinsischen Muskeln der Hände und Füße. Die Dauer der tonischen Spasmen beträgt 3–15 s, und sie können von epilepsietypischen Potentialen über dem Vertex begleitet sein. In Abgrenzung zur Startle-Epilepsie kommt es aber nicht zu generalisierten tonisch-klonischen Anfällen. Die Amplitude der SSEPs ist zumeist normal und nur selten pathologisch vergrößert. Typisch ist eine verkürzte Latenz des Blinkreflexes.

Palatale Myoklonien oder Tremor (Deuschl u. Wilms 2002) sind rhythmische Kontraktionen des weichen Gaumens, die typischerweise zeitgleich auch in der Pharynxmuskulatur und der Muskulatur der unteren Teile des Gesichts (Kinn, perioral) auftreten können. Es handelt sich um eine Form eines segmentalen Myoklonus mit Ursprung der Übererregung im Hirnstamm (Guillain-Mollaret-Dreieck: Olive–Ncl. dentatus–Ncl. ruber). Bei der essentiellen Form dieses Syndroms berichten die Patienten oft (>80%) über ein Ohrklicken, während dies bei den symptomatischen Formen bei weniger als 10% vorkommt. Ein Ausbreiten der Myoklonien auf die axiale Muskulatur oder Extremitäten findet sich fast ausschließlich bei den symptomatischen Formen. Der palatale Myoklonus hat eine Frequenz der Muskelkontraktionen von 100–180/min. Frequenzen <120/min sind häufiger bei essentiellen palatalen Myoklonussyndromen als bei symptomatischen Formen. In 20% treten palatale Myoklonien bilateral auf. Symptomatische Formen sind weniger durch Schlaf, Koma oder Anästhesie zu beeinflussen.

Bei Patienten mit essentiellen Myoklonussyndromen kann es bei raschen (ballistischen) Bewegungen zu Myoklonien in der aktivierten Körperregion durch Störung der normalen reziproken Aktivierung von agonistischen bzw. antagonistischen Muskelgruppen kommen, die als »**Ballistic-**

overflow-Myoklonien« beschrieben wurden. Die Dauer der EMG-Entladungen, die hierbei alternierend in Agonisten und Antagonisten aber auch als Kokontraktion nachzuweisen sind, liegt bei 150–200 ms. Das EEG ist in der Regel normal, das Back-Averaging ist ohne kortikales Korrelat und die SSEPs sind normal oder vergrößert.

Als **propriospinale Myoklonien** bezeichnet man generalisierte irreguläre d. h. nichtrhythmische, stereotype Myoklonien vor allem der axialen Muskulatur mit plötzlicher Beugung des Oberkörpers, der Hüften, der Knie und des Nackens. Diese Zuckungen können sowohl spontan als auch reflektorisch (somatosensible Reize, Nackendrehung) auftreten und sistieren in der Regel im Schlaf. Neurophysiologisch findet man irreguläre EMG-Entladungen in axialen Muskeln mit einer Frequenz von bis zu 2 Hz und von 40–4000 ms Dauer. Homologe Muskeln werden synchron und bilateral aktiviert mit Kokontraktion der Agonisten und Antagonisten. Nach somatosensiblen Reizen treten Myoklonien mit einer Latenz von etwa 100 ms (bis zu 450 ms) auf. Entscheidend ist das Muster der Muskelaktivierung: Die Rekrutierung der axialen Muskeln wird ausgehend von einem spinalen Generator langsam (z. B. >50 ms) im Rückenmark nach oben und nach unten weitergeleitet, was für eine Ausbreitung der Erregung über propriospinale Bahnen spricht. Das EEG-back-Averaging ist ohne kortikales Korrelat und ohne Bereitschaftspotential (DD: psychogene Myoklonien). Die SSEPs sind von normaler Amplitude.

Myoklonien können auch **spinal segmental** entstehen (Rothwell 2002). Dies sind in der Regel rhythmische Zuckungen, die auf ein Myotom oder wenige zusammenhängende Myotome begrenzt sind und häufig auch im Schlaf fortdauern. Sie sind typischerweise nicht durch sensible Reize beeinflussbar, obwohl stimulussensitive spinale Myoklonien beschrieben wurden. Im EMG findet man rhythmische, seltener irreguläre, gewöhnlich synchron bilaterale, aber auch in den kontralateralen Extremitäten ausgeprägte Myoklonien mit einer Frequenz von 1–2 Hz und einer Dauer von 20 bis 1000 ms. Das EEG-back-Averaging ist ohne kortikales Korrelat und ohne Bereitschaftspotential (DD: psychogene Myoklonien). Die SSEPs sind von normaler Amplitude.

11.5   Therapie

Die Behandlung von Myoklonien ist häufig symptomatisch, weil bei vielen Syndromen die zugrunde liegende Erkrankung therapeutisch nicht beeinflussbar ist.

Die meisten Antiepileptika – mit einer wichtigen Ausnahme für Carbamazepin und vermutlich auch Tiagabin – können auch zur symptomatischen Therapie von Myoklonien, vor allem der kortikalen Myoklonien, eingesetzt werden. Erfahrungen mit den »neuen Antiepileptika« sind nur mit Levetiracetam (Frucht et al. 2001) und in Einzelfällen mit Lamotrigin beschrieben. Grundsätzlich sind bei den meisten Myoklonien (mit Ausnahme des »Ballistic-overflow-Myoklonus« und der Hyperekplexie) Valproinsäure bzw. Clonazepam die Mittel der ersten Wahl (◻ Tabelle 11.4). Piracetam und 5-Hydroxytryptophan (5-HTP) sind vor allem bei den Aktionsmyoklonien des Lance-Adams-Syndroms einzusetzen. Die klinische Wirkung von Piracetam beschränkt sich aber größtenteils auf kortikale Myoklonussyndrome. Dies bedeutet, dass neurophysiologische Untersuchungen zur Einordnung des Myoklonustyps vor Anwendung von Piracetam vorgenommen werden sollten. Außerdem wurden eine große Zahl anderer Antikonvulsiva eingesetzt, insbesondere Primidon und Barbiturate. Die Wahl des Mittels ist nicht zuletzt auch von Nebenwirkungsprofilen und pharmakokinetischen Eigenschaften abhängig. Da die »klassischen« Antiepileptika wie Barbiturate, Valproat und Carbamazepin ein ungünstiges Nebenwirkungsprofil bzw. ungünstige pharmakokinetische Eigenschaften haben, werden zunehmend »neue« Antiepileptika (Lamotrigin, Gabapentin, Topiramat, Levetiracetam) zur Therapie von »epileptischen« Myoklonien verwendet.

Generell gibt es nur wenige kontrollierte Studien, in denen die einzelnen Substanzen überprüft wurden. Der überwiegende Teil der Behandlungsvorschläge ist also nicht evidenzbasiert und beruht auf Fallbeschreibungen und empirischen Daten.

Grundsätzlich wird von einer multifaktoriell bedingten Hyperexzitabilität des Nervensystems ausgegangen. Spezifität und Wirkmechanismus der verschiedenen Pharmaka sind jedoch nur zum geringen Teil bekannt (Pranzatelli u. Nadi 1995).

Obwohl die klinische Erfahrung zeigt, dass dasselbe Medikament bei Patienten mit denselben Myoklonussyndromen unterschiedlich wirken kann, können Richtlinien aufgestellt werden, bei welchem Myoklonustyp welches Medikament indiziert ist (◘ Tabelle 11.4). In der Regel wird mit einem Medikament begonnen, in manchen Fällen ist aber eine Kombination verschiedener Substanzen erfolgreicher als eine Monotherapie. Bei essentiellen Myoklonien, posthypoxischen Myoklonien, Aktionsmyoklonien, bei Myoklonusataxien und bei progressiven Myoklonusepilepsien ist ein positiver Effekt von Alkohol auf die Myoklonien beschrieben worden, was leider auch zu einer Alkoholabhängigkeit führen kann.

Die Wahl des Medikamentes hängt vom Myoklonustyp ab (◘ Tabelle 11.4). Im Gegensatz zu der Regel der Monotherapie bei Epilepsien kann aber eine Kombination verschiedener Medikamente wirksamer als eine Monotherapie sein, insbeson-

dere wenn mehrere pathophysiologische Mechanismen angenommen werden (z. B. kortikale Myoklonien und retikuläre Hirnstammreflexmyoklonien). Da es keine wirklich belegte Therapieempfehlung gibt, müssen systematisch und individuell die bei den einzelnen Myoklonustypen empfohlenen Medikamente geprüft werden. Grundsätzlich sollten alle Medikamente langsam ein- und ausgeschlichen werden. Die Höhe der Dosierung ist von der Wirkung bzw. von den unerwünschten Wirkungen abhängig.

Im Folgenden soll, eingeteilt nach den wichtigsten pathophysiologischen Myoklonustypen, die pragmatische Therapie kurz zusammengefasst werden (▶ s. Liste unter Abschnitt 11.3.3).

Bei **kortikalen Myoklonien** sind Valproinsäure und Clonazepam die Mittel der ersten Wahl. Valproinsäure wird – in einer retardierten Version – beginnend mit 300 mg zur Nacht langsam (um 300 mg alle 3–7 Tage) aufdosiert bis eine hinrei-

◘ **Tabelle 11.4.** Medikamentöse Behandlung spezifischer neurophysiologischer Typen von Myoklonien

Myoklonus Typ	Medikamente erster Wahl	Weitere Substanzen
Kortikale Myoklonien	Valproinsäure, Clonazepam	Levetiracetam, Lamotrigin, Piracetam, Phenobarbital, Primidon, 5-HTP[a]
Hirnstammreflexmyoklonien[b]	Valproinsäure, Clonazepam	5-HTP[a]
Hyperekplexie	Clonazepam, Carbamazepin, Phenytoin	
»Ballistic-overflow-Myoklonus«	Benzatropin, Trihexyphenidyl	Clonazepam, 5-HTP[a]
Palatale Myoklonien[b]	Phenytoin, Carabamazepin, Clonazepam, Diazepam, Trihexyphenidyl, Baclofen	5-HTP[a]
Spinale und propriospinale Myoklonien	Clonazepam	Diazepam, Carbamazepin
Epileptische Myoklonien: fokal	Carbamazepin	Valproat, Lamotrigin, Levetiracetam, Topiramat
Epileptische Myoklonien: generalisiert	Valproat, Lamotrigin	Levetiracetam, Topiramat

[a] 5-Hydroxythryptophan (Oxitriptan: Levothym) kombiniert mit einem peripheren aromatischen Aminosäuren-Decarboxylasehemmer (wie z. B. Carbidopa: Nacom). Nutzen durch schlechte Toleranz limitiert.
[b] Behandlung mit allen Mitteln oft wenig erfolgreich.

chende Besserung erzielt wird oder Nebenwirkungen auftreten. Tagesdosen von 600 bis 4000 mg auf zwei bis drei Portionen verteilt sind üblich. Die Bestimmung der Serumspiegel gibt Anhaltspunkte über den individuellen Dosierungsspielraum. Clonazepam wird beginnend mit 3-mal 0,5 mg/Tag mit Steigerung um 1–2 mg/Tag alle drei Tage bis zu Dosen von 15 mg/Tag oder – bei fehlenden Nebenwirkungen – auch mehr eingesetzt. Als Mittel der zweiten Wahl kann man mittlerweile Levetiracetam und Lamotrigin ansehen. Dies gilt trotz der noch begrenzten Erfahrung wegen der relativ günstigen Nebenwirkungsprofile. Mittel der dritten Wahl sind Piracetam und Oxitriptan (5-HTP). Beide Substanzen sind besonders bei den Aktionsmyoklonien im Rahmen des chronisch-hypoxischen Myoklonus-(Lance-Adams-)Syndroms angezeigt. Piracetam hat den Vorteil, dass es bis auf Schlafstörungen gut verträglich ist, keine sedierenden Nebenwirkungen hat und es nicht zu Interaktionen mit Antiepileptika führt, weswegen eine Kombinationstherapie leichter möglich ist. Dosen zwischen 2,4 und 16,8 g/Tag sind nötig. Es kann hierbei mit z. B. 7,2 g/Tag begonnen werden und die Dosis um 4,8 g/Tag alle drei Tage gesteigert werden. Oxitriptan (5-HTP) führt bei den meisten Patienten zu gastrointestinalen (Anorexie, Übelkeit, Erbrechen, Durchfälle) und psychischen Nebenwirkungen (Hypomanie, Euphorie, Agitation, Insomnie, Aggressivität). Aus diesem Grunde wurde es in den Therapiestudien mit einem peripheren Decarboxylasehemmer für aromatische Aminosäuren (Carbidopa 100 bis 300 mg/Tag) kombiniert. Carbidopa ist auf dem deutschen Markt als Einzelsubstanz nicht erhältlich. Die Zugabe von Fluoxetin kann helfen, die Dosis zu reduzieren. Oxitriptan wird zu Beginn mit 4-mal 100 mg gegeben und die Dosis wird – in Abhängigkeit von Nebenwirkungen – um 100 mg/Tag alle 3–5 Tage bis auf 1000–3000 mg/Tag gesteigert. Als weitere Mittel können Phenobarbital (50– 200 mg, langsam aufdosieren, Einmalgabe zur Nacht) und Primidon (500–750 mg, langsam aufdosieren, beginnend mit 62,5 mg zur Nacht, Zweimalgabe) versucht werden. Darüber hinaus ist eine Wirksamkeit von Lisurid und Östrogenen im Einzelfall beschrieben.

Die **Hirnstammmyoklonien** sind häufig therapeutisch schwer beeinflussbar und treten vor allem beim chronisch-hypoxischen Myoklonus-(Lance-Adams-)Syndrom auf, oft in Kombination mit kortikalen Myoklonien. Wie bei den kortikalen Myoklonien gelten daher Valproinsäure und Clonazepam als Mittel der ersten Wahl (▶ s. oben). Behandlung mit mehreren Mitteln (Polytherapie) ist hierbei häufig nötig. Dabei sind vor allem Kombinationen aus Valproinsäure und Clonazepam mit Piracetam und Oxitriptan sinnvoll.

Die **Hyperekplexie** ist medikamentös schwer beeinflussbar, probatorisch können Clonazepam und Betablocker, alternativ andere Antiepileptika eingesetzt werden.

Bei den **essentiellen Myoklonien** und dem »Ballistic-overflow-Myoklonus« sind Trihexyphenidyl und Benzatropin die Mittel der ersten Wahl. Trihexyphenidyl wird hierbei beginnend mit 3 bis 4-mal 1 mg/Tag um 2 mg alle 3–4 Tage bis auf eine Dosierung von etwa 35 mg gesteigert. Als Nebenwirkungen sind besonders Psychosen bei älteren Patienten zu bedenken. Benzatropin wird beginnend mit 3-mal 1 mg/Tag alle 3–4 Tage um 2 mg bis 4–9 mg/Tag gesteigert. Als Mittel zweiter Wahl kann Clonazepam eingesetzt werden. Trotz der guten Wirksamkeit ist der Einsatz von Äthylalkohol wegen des Abhängigkeitspotentials und der langfristigen Nebenwirkungen problematisch.

Bei den palatalen Myoklonien sowie den spinalen Myoklonien, die oft nicht behandlungsbedürftig und nur schwer medikamentös beeinflussbar sind, sind Antiepileptika und Clonazepam oder Diazepam die Mittel der ersten Wahl. Sollte diagnostisch bei spinal-segmentalen Myoklonien eine symptomatische Ursache gefunden werden (z. B. Bandscheibenprolaps), so ist eine chirurgische Therapie zu erwägen.

Als Sonderfall bleibt zu erwähnen, dass das Opsoklonus-Myoklonus-Syndrom im Kindesalter mit Steroiden oder mit einer immunadsorptiven Therapie behandelt werden kann.

Bei myoklonischen Anfällen bei Epilepsie ist die syndromatische Differenzierung der Epilepsie entscheidend. Bei epileptischen Myoklonien im Rahmen einer generalisierten Epilepsie kann Carbamazepin zu einer Anfallsprovokation und Verschlechterung führen, und Valproat, alternativ Lamotrigin, Topiramat oder Levetiractam sind die

Mittel der Wahl. Demgegenüber ist bei fokalen epileptischen Myoklonien bzw. klonischen Anfällen Carbamazepin das Mittel der ersten Wahl (◘ Tabelle 11.4).

11.6   Prognose

Die Prognose von Myoklonien hängt im Wesentlichen von der zugrunde liegenden Erkrankung ab.

Generell ist die Prognose der essentiellen Myoklonussyndrome gut, zumal sie häufig nur mit einer geringen Behinderung einhergehen. Die Prognose der progredienten symptomatischen Syndrome wie der progressiven Myoklonusepilepsien und der Myoklonien bei neurodegenerativen Erkrankungen dagegen ist ungünstig. Bezüglich der Behandlungsprognose kann man generell festhalten, dass die therapeutische Beeinflussbarkeit bezogen auf den Ursprung der Myoklonien von kortikal, über den Hirnstamm und nach spinal abnimmt. Das heißt, kortikale Myoklonien haben die relativ günstigste und spinale Myoklonien die ungünstigste Behandlungsprognose. Spinale Myoklonien sind aber typischerweise lokal begrenzt und daher weniger behindernd. Zieht man den Grad der Behinderung und die therapeutische Beeinflussbarkeit in die Prognoseeinschätzung mit ein, sind im Hirnstamm generierte Myoklonien aufgrund ihres generalisierten Auftretens daher prognostisch ungünstiger als spinal-segmentale Myoklonien.

❯ Fallbeispiel

Ein 27 Jahre alter Patient stellt sich wegen kontinuierlicher Zuckungen im Bereich der rechten oberen Extremität vor.

Seit dem 14. Lebensjahr sind bei dem Patienten epileptische Anfälle in Form von klonisch-tonischen Anfällen des rechten Armes sowie seltenen generalisierten tonisch-klonischen Anfällen bekannt. In letzter Zeit kam es zu einer Häufung der klonischen Anfälle des rechten Arms trotz Gabe von Carbamazepin und Valproat. Seit etwa einer Woche würden die Zuckungen kontinuierlich auch im Schlaf anhalten. Die Ätiologie ist unklar. Mehrere MRT-Untersuchungen konnten keine

▼

Läsion nachweisen. Bisherige interiktale EEG-Ableitungen zeigten eine intermittierende Verlangsamung frontal beidseits bei einem normalen Alphagrundrhythmus. Ein EEG-Korrelat der Zuckungen konnte nicht festgestellt werden. Klinisch-neurologisch ist der Patient wach, orientiert und leicht psychomotorisch verlangsamt. Außer den Myoklonien fanden sich keine pathologischen fokal-neurologischen Befunde. In Ruhe traten intermittierend für eine Dauer von etwa 30 s immer wieder rhythmische Zuckungen im Bereich des rechten Armes auf, die den M. biceps und die Unterarmbeugermuskulatur betrafen. Hin und wieder gingen diese Zuckungen auch in eine kurz andauernde tonische Verkrampfung der Extremität über. Die Myoklonien waren bei Willkürbewegungen nicht verstärkt und nicht stimulussensitiv gegenüber Berührung oder Reflexauslösung. Außerdem wurde ein hochfrequenter posturaler Tremor beider Hände bemerkt, der vermutlich durch Valproat verursacht wird.

Es wurden Oberflächen-EMG-Elektroden auf den M. trizeps, M. bizeps, M. flexor carpi radialis, den M. abductor pollicis brevis und den M. interosseus dorsalis I auf beiden Seiten angebracht. Eine EEG-Ableitung erfolgte vom Vertex und der Zentralregion (▶ s. Abb. 11.1) referentiell zu einer verbundenen Verschaltung von Elektroden an beiden Ohren. Die Dauer der spontanen Myoklonien schwankte zwischen 27 und 141 ms (im Mittel 83 ms, n = 49). Die Myoklonien traten vor allem im rechten M. biceps und M. flexor carpi radialis auf. Die Ableitung der kortikalen SSEPs nach Reizung des N. medianus ergab Potentiale von normaler Latenz und Amplitude (links: N17, P1N2 5,5 µV; rechts: N18, P1N2 5 µV) ohne Reflexmyoklonien. Das Back-Averaging des EEG von spontanen Myoklonien im rechten M. flexor carpi radialis zeigte ein zeitlich gebundenes positives kortikales Potential 17,5 ms vor dem Beginn der EMG-Antwort (◘ Abb. 11.1).

Das EEG-Potential vor den Muskelzuckungen deutet auf eine kortikale Entstehung der Myoklonien, obwohl die Amplitude der kortikalen SSEPs normal war und sich kein C-Reflex nachweisen ließ. Bei den Zuckungen handelt es sich somit um eine Epilepsia partialis continua oder einen Status klonischer Anfälle des rechten Arms. Nach Gabe von 2 mg

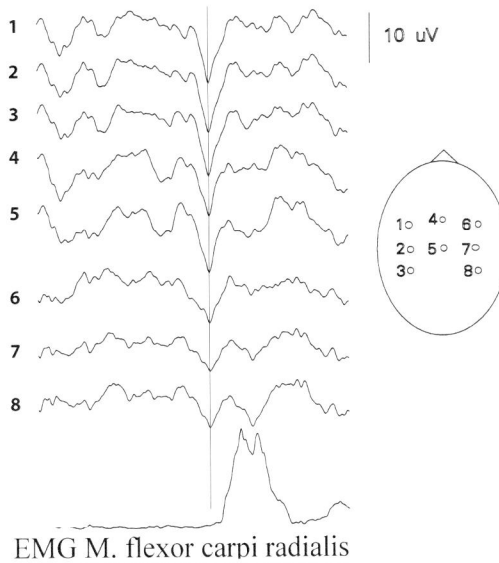

10 uV

1○ 4○ 6○
2○ 5○ 7○
3○ 8○

EMG M. flexor carpi radialis

500 ms

☐ **Abb. 11.1.** Rückmittelung (Back-Averaging) von EEG-Abschnitten (n = 32) relativ zu dem Beginn der Myoklonien im rechten Unterarm. Etwa 18 ms vor dem EMG-Beginn sieht man ein positives Potential mit Maximum über der linken Zentralregion als Ausdruck einer kortikalen Genese der Myoklonien

Lorazepam i.v. sistierten die Zuckungen. Der Patient wurde mit der Diagnose einer Frontallappenepilepsie unklarer Ätiologie nach einer Aufdosierung der bestehenden Medikation mit Carbamazepin und Valproat anfallsfrei entlassen.

Literatur

Aicardi J, Chevrie JJ (1982) Atypical benign partial epilepsy of childhood, Dev Med Child Neurol 24:281–292

Aicardi J, Levy G (1992) Clinical and electroencephalographic symptomatology of the »genuine« Lennox-Gastaut syndrome and its differentiation from other forms of epilepsy of early childhood, Epilepsy Res Suppl 6:185–193

Berkovic SF, Carpenter S, Evans A et al. (1989) Myoclonus epilepsy and ragged-red fibres (MERRF). 1. A clinical, pathological, biochemical, magnetic resonance spectrographic and positron emission tomography study. Brain 112: 1231–1260

Berkovic SF, Cochius J, Andermann E, Andermann F (1993) Progressive myoclonus epilepsies: clinical and genetic aspects. Epilepsia 34 [Suppl 3]:S19–S30

Bhatia KP, Brown P, Gregory R et al. (1995) Progressive myoclonic ataxia associated with coeliac disease – the myoclonus is of cortical origin, but the pathology is in the cerebellum. Brain 118:1087–1093

Blume WT (1987) Lennox-Gastaut syndrome. In: Lüders H, Lesser RP, Swash M (eds) Epilepsy: Electroclinical syndromes. Springer, New York, pp 73–92

Brown P (2002) Neurophysiology of the startle syndrome and hyperekplexia. Adv Neurol 89:153–159

Brown P, Thompson PD (2001) Electrophysiological aids to the diagnosis of psychogenic jerks, spasms, and tremor. Mov Disord 16:595–599

Caviness JN (2002) Epidemiology of myoclonus. Adv Neurol 89:19–22

Caviness JN, Alving LI, Maraganore DM et al. (1999) The incidence and prevalence of myoclonus in Olmsted County, Minnesota. Mayo Clin Proc 74:565–569

Celesia GG, Grigg MM, Ross E (1988) Generalized status myoclonicus in acute anoxic and toxic-metabolic encephalopathies. Arch Neurol 45:781–784

Cockerell OC, Rothwell J, Thompson PD, Marsden CD, Shorvon SD (1996) Clinical and physiological features of epilepsia partialis continua. Cases ascertained in the UK. Brain 119:393–407

Commission on Classification and Terminology of the International League Against Epilepsy (1989) A revised proposal for the classification of epilepsy and epileptic syndromes. Epilepsia 30:389–399

Cooper JD (2003) Progress towards understanding the neurobiology of Batten disease or neuronal ceroid lipofuscinosis. Curr Opin Neurol 16:121–128

Deuschl G, Wilms H (2002) Palatal tremor: the clinical spectrum and physiology of a rhythmic movement disorder. Adv Neurol 89:115–130

Doose H (1992) Myoclonic-astatic epilepsy. Epilepsy Res [Suppl 6]:163–168

Doose H (1992) Myoclonic-astatic epilepsy [Review]. Epilepsy Research [Suppl 6]:163–168

Frucht SJ (2002) The clinical challenge of posthypoxic myoclonus. Adv Neurol 89:85–88

Frucht SJ, Louis ED, Chuang C, Fahn S (2001) A pilot tolerability and efficacy study of levetiracetam in patients with chronic myoclonus. Neurology 57:1112–1114

Fukuhara N (1991) MERRF: a clinicopathological study. Relationships between myoclonus epilepsies and mitochondrial myopathies. Rev Neurol (Paris) 147:476–469

Hallett M (2002) Neurophysiology of brainstem myoclonus. Adv Neurol 89:99–102

Krumholz A, Stern BJ, Weiss HD (1988) Outcome from coma after cardiopulmonary resuscitation: Relation to seizures and myoclonus. Neurology 38:401–405

Lance JW (1986) Action myoclonus, Ramsay Hunt syndrome, and other cerebellar myoclonic syndromes. Adv Neurol 43:33–55

Lehesjoki AE (2002) Clinical features and genetics of Unverricht-Lundborg disease. Adv Neurol 89:193–197

Lempert T, Bauer M, Schmidt D (1994) Syncope: a videometric analysis of 56 episodes of transient cerebral hypoxia. Ann Neurol 36:233–237

Marsden CD, Hallett M, Fahn S (1981) The nosology and pathophysiology of myoclonus. In: Marsden CD, Fahn S (eds) Neurology 2 – Movement disorders. Butterworth Scientific, London, pp 196–248

Marsden CD, Harding AE, Obeso JA, Lu CS (1990) Progressive myoclonic ataxia (The Ramsay Hunt syndrome). Arch Neurol 47:1121–1125

Minassian BA (2002) Progressive myoclonus epilepsy with polyglucosan bodies: Lafora disease. Adv Neurol 89:199–210

Pranzatelli MR, Nadi NS (1995) Mechanism of action of antiepileptic and antimyoclonic drugs. Adv Neurol 67:329–360

Rothwell JC (2002) Pathophysiology of spinal myoclonus. Adv Neurol 89:137–144

Shiang R, Ryan SG, Zhu YZ (1993) Mutations in the alpha1 subunit of the inhibitory glycine receptor cause the dominant neurologic disorder, hyperekplexia. Nat Genet 5: 351–357

Shibasaki H (2002) Physiology of negative myoclonus. Adv Neurol 89:103–113

Tassinari CA, Lyagoubi S, Santos V, Gambarelli F, Roger J, Dravet C, Gastaut H (1970) Studies on spike and wave discharges in man. II. Clinical and EEG aspects of myoclonic absences. Electroencephalogr Clin Neurophysiol 29:103

Thomas JE, Reagan TJ, Klass DW (1977) Epilepsia partialis continua. A review of 32 cases. Arch Neurol 34:266–275

Thomas PK, Abrams JD, Swallow D, Stewart G (1979) Sialidosis type 1: cherry red spot-myoclonus syndrome with sialidase deficiency and altered electrophoretic mobilities of some enzymes known to be glycoproteins. 1. Clinical findings. J Neurol Neurosurg Psychiatry 42:873–880

Thompson PD (2002) Neurodegenerative causes of myoclonus. Adv Neurol 89:31–34

Ugawa Y, Hanajima R, Okabe S, Yuasa K (2002) Neurophysiology of cortical positive myoclonus. Adv Neurol 89: 89–97

Van Cott AC, Blatt I, Brenner RP (1996) Stimulus-sensitive seizures in postanoxic coma. Epilepsia 37:868–874

Werhahn KJ, Brown P, Thompson PD, Marsden CD (1997) The clinical features and prognosis of chronic post hypoxic myoclonus. Mov Disord 12:216–220

Paroxysmale Gedächtnisstörungen

P. Urban

Paroxysmale Gedächtnisstörungen sind ein nicht seltener Vorstellungsgrund in der Notaufnahme einer neurologischen Klinik und werden nach unserer Einschätzung deutlich zu selten diagnostiziert.

Sie führen oft zu einer erheblichen Verunsicherung der betroffenen Patienten und deren Angehörigen. Bei spontanem Auftreten und ohne weitere Begleitsymptome handelt es sich meistens um eine transiente globale Amnesie (TGA), auf die im Folgenden ausführlich eingegangen wird.

12.1 Transiente globale Amnesie

12.1.1 Definition und Klinik

Die Bezeichnung »transiente globale Amnesie« (TGA) wurde 1958 von Fisher und Adams eingeführt, die 12 Patienten mit flüchtigen, akut einsetzenden Gedächtnisstörungen beschrieben.

Im deutschen Sprachraum wurde von Mumenthaler und Roll (1969) die synonyme Bezeichnung »amnestische Episode« vorgeschlagen. Das Leitsymptom der TGA ist eine vorübergehende, akut einsetzende anterograde Störung der Merkfähigkeit, die alle Gedächtnisinhalte (visuell, taktil, verbal) betrifft. Während der Attacke ist die Behaltensspanne für neue Informationen auf 30–180 s reduziert, weshalb die Patienten während der TGA keine neuen Gedächtnisinhalte über einen längeren Zeitraum speichern können (anterograde Amnesie). Parallel dazu ist auch der Zugriff auf alte, vor der TGA erworbene Gedächtnisinhalte gestört (retrograde Amnesie), was vor allem Ereignisse aus der jüngeren Vergangenheit (Tage bis zu wenigen Jahren) betrifft. Sehr alte Erinnerungen sowie Faktenwissen über das eigene und öffentliche Leben bleiben dagegen intakt. Die Patienten sind deshalb zur Zeit und zur Situation oft nicht, aber zur Person immer orientiert. Aus dem Betroffensein anterograder und retrograder Gedächtnisleistungen resultiert die Bezeichnung »globale« Amnesie. Die mnestische Störung fällt der Umgebung meist dadurch auf, dass die Betroffenen (etwa 2/3 aller Patienten) plötzlich irritierte und – trotz deren Beantwortung – ständig wiederholte Fragen stellen, z. B. »Wie komme ich hierher?«, »Was mache ich jetzt hier?«, »Wie viel Uhr ist es?« usw., dadurch ratlos wirken und beunruhigt sind. Dadurch kann fälschlicherweise der Eindruck eines allgemeinen Verwirrtheitszustandes und einer Desorientiertheit entstehen, der vermutlich auf den plötzlichen Beginn der Amnesie zu beziehen ist. Das fortgesetzte Stellen derselben Fragen ist nach unserer Erfahrung ein pathognomonisches Symptom der TGA. Konfabulationen werden bei der TGA im Gegensatz zum Korsakow-Syndrom nicht beobachtet. Obwohl sich die Patienten zum Beispiel nicht erinnern können, wie sie in das Krankenhaus gekommen sind, sind sie noch in der Lage, komplexe erlernte Tätigkeiten auszuführen wie z. B. einen PKW zu lenken ohne sich zu verfahren, mit der Bahn zu einem bestimmten Ziel zu fahren, zu kochen etc. Dabei sind die Betroffenen bewusstseinsklar, nicht vigilanzgemindert und normal kontaktfähig. Einige Patienten klagen über begleitende vegetative Symptome, z. B. Übelkeit, leichte Kopfschmerzen oder Benommenheitsgefühl. Der körperlich-neurologische Untersuchungsbefund ist während der TGA normal. Andere kognitive Leistungen, wie z. B. Sprache oder Denkvermögen, sind ebenfalls nicht beeinträchtigt.

▶ Kasuistik

Eine 59-jährige Frau hatte sich mit ihrem Ehemann zu einem abendlichen Konzertbesuch verabredet, auf den sich beide schon lange gefreut hatten.

Ihr Ehemann berichtet, dass sie verabredet hatten, sich im Foyer der Konzerthalle zu treffen, da er zuvor noch einen beruflichen Termin wahrnehmen musste. Zum verabredeten Zeitpunkt war die Ehefrau nicht im Foyer der Konzerthalle erschienen, obwohl sie erst vor zwei Stunden miteinander telefoniert hatten und über den Konzertbesuch sprachen. Er war deshalb besorgt und rief sofort zu Hause an. Dort meldete sich seine Frau mit ihrem Namen und sagte: »Entschuldige, ich weiß nicht was los ist«, »Ich fühle mich komisch«, »Wo bist Du?«. Die letzte Frage wurde nach deren Beantwortung mehrfach wiederholt und sie wusste nicht mehr, dass sie sich für das Konzert verabredet hatten. Als der Ehemann nach Hause fuhr und etwa 15 min später dort ankam, konnte sich die Patienten auch nicht an die Ereignisse der vorangegangenen Tage erinnern. Auch eine Reise

▼

nach Rom vor vier Wochen hatte sie vergessen. Die vom Ehemann erzählten Ereignisse wurden sofort wieder vergessen. Sie stimmte zu, die Tochter zu rufen. Als diese wenig später erschien, fragte die Patientin sofort nach dem Anlass des Besuchs. Sie wollte sich das Datum merken, vergaß es jedoch immer wieder, obwohl es ihr mehrfach gesagt wurde. Ihren Geburtstag wusste sie aber sofort.

Direkt danach fuhr sie der Ehemann in die Notaufnahme der Klinik. Hier war zu erfahren, dass die Patientin als junge Frau mehrere typische Migräneattacken hatte, z. T. mit Aura, aber seit der Menopause beschwerdefrei war. Darüber hinaus sei sie nie krank gewesen, als vaskulärer Risikofaktor liegt eine leichte Hypercholesterinämie vor. Zum Aufnahmezeitpunkt war die Patientin wach und zur Person, aber nicht zum Ort und zur Zeit orientiert. Angaben dazu wurden nach kurzer Zeit vergessen. Kopfschmerzen wurden verneint. Die Patientin wirkte sehr besorgt, war unruhig und stellte mehrfach die gleichen Fragen. Die Patientin wusste nichts von einem geplanten Konzertbesuch und sie konnte sich nicht an den Ablauf des Tages zu Hause erinnern. Einzelne Ereignisse vom Vortag wurden korrekt erinnert, aber politische Ereignisse der letzten Tage konnten nicht wiedergegeben werden. Dafür kannte die Patientin historische Daten und den Namen früherer Bundeskanzler, aber nicht den des jetzigen.

Der übrige klinische Untersuchungsbefund war völlig regelrecht. Das Elektroenzephalogramm (EEG) war unauffällig, ebenso ein Computertomogramm (CT). Etwa 6 h nach Einweisung in die Notaufnahme wurden von der Patientin keine wiederholten Fragen mehr gestellt. Sie berichtete, dass sie sich daran erinnern könne, vorhin im CT untersucht worden zu sein. Die Patientin wurde mit der Diagnose einer TGA nach Hause entlassen und es wurde ein Anruf am nächsten Tag vereinbart. Dabei berichtete die Patientin, dass sie sich an die letzten Ereignisse in der Notaufnahme erinnern könne, sie wisse, dass sie in eine Röhre geschoben worden sei, könne aber nicht sagen, wie sie in die Notaufnahme gekommen sei. Der komplette Tag fehle in ihrer Erinnerung. Nach Entlassung aus der Notaufnahme sei sie zu Bett gegangen und sie

▼

habe bis zum darauf folgenden Morgen gut geschlafen. Die Erinnerung an die vorangegangenen Tage sei wieder weitgehend vorhanden, und sie könne sich auch wieder an alle Dinge des aktuellen Tages erinnern.

12.1.2 Vorausgehende Ereignisse

Etwa die Hälfte der TGA-Episoden treten spontan auf.

In den übrigen Fällen gehen bestimmte Situationen voraus, die als Auslöser diskutiert werden. In einer retrospektiven Studie an 72 Patienten (Rösler et al. 1999) waren dies:

- emotionale Erregung (20),
- körperliche Anstrengung (14),
- der Kontakt mit kaltem oder heißem Wasser (13),
- Schmerzen (9),
- Koitus (1) und
- Husten (1).

In mehreren Untersuchungen zeigte sich übereinstimmend eine statistisch signifikant überproportionale Koinzidenz zu einer Migränevorgeschichte, wobei die gelegentlich während der TGA auftretenden Kopfschmerzen selbst nicht migränetypisch sind und der TGA auch kein Migränekopfschmerz folgt.

12.1.3 Dauer

Die Dauer der TGA beträgt meist 1–8 h, maximal 24 Stunden.

Die amnestische Episode klingt allmählich ab. Die Patienten können in der Phase des Abklingens Gesprächsinhalte zuerst bruchstückhaft und dann immer deutlicher speichern. Parallel dazu bildet sich die retrograde Amnesie zurück. Für den Zeitraum, in dem die TGA voll ausgeprägt war, sowie für einen kurzen vorausgehenden Abschnitt verbleibt eine dauerhafte amnestische Lücke. Auch wenn die TGA in der Regel keine das tägliche Leben beeinträchtigenden Gedächtnisstörungen zur Folge hat, wurden nach der TGA in testpsychologischen Studien signifikante Schwächen des verbalen Langzeitgedächtnis, der visuellen Aufmerksamkeit, des visuellen Sofortgedächtnis und des logischen Gedächtnis beschrieben (Galassi et al. 1988). Andere Autoren konnten im Wechsler-Test fassbare Einschränkungen der Gedächtnisleistungen nur nach TGA-Rezidiven, nicht aber nach einer einmaligen TGA finden (Mathew u. Meyer 1975).

12.1.4 Epidemiologie

Die Inzidenz der TGA, die beide Geschlechter gleich häufig betrifft, liegt bei etwa 3/100.000 Einwohnern/Jahr (Hodges 1991).

Es gibt gute Gründe für die Annahme, dass TGAs tatsächlich sehr viel häufiger auftreten, da sie insbesondere bei kurzer Dauer und fehlender Fremdanamnese nicht registriert werden bzw. nicht zum Arztbesuch führen. Auch ist davon auszugehen, dass Nichtneurologen mit dem Krankheitsbild nur wenig vertraut sind. Der Altersgipfel liegt in der sechsten Dekade; nur sehr wenige Fälle treten vor dem 40. Lebensjahr auf. Meistens handelt es sich um ein einmaliges Ereignis, aber etwa 18% aller Patienten erleiden eine weitere TGA. Das Rezidivrisiko wird mit 3,4% pro Jahr angegeben, wobei in der Regel zwei Attacken einen zeitlichen Abstand von >2 Jahren aufweisen. Eine familiäre Häufung der TGA ist in einer Serie von 114 TGA-Patienten bei 1,75% beschrieben worden (Hodges u. Warlow 1990a). Vaskuläre Risikofaktoren sind bei TGA-Patienten nicht häufiger als in altersentsprechenden gesunden Kontrollkollektiven.

12.1.5 Diagnose

Die Diagnose der TGA stützt sich auf die neurologische und orientierende neuropsychologische Untersuchung und den Ausschluss in Frage kommender Differentialdiagnosen und kann sowohl im Akutstadium als auch danach anhand der Kriterien von Caplan (1985) und Hodges (1991) rein klinisch gestellt werden.

Diagnosekriterien der TGA

- Akut beginnende und ausgeprägte Störung des Neugedächtnis
- Dauer mindestens eine Stunde, Rückbildung innerhalb von 24 Stunden
- Fehlen fokal-neurologischer Symptome bzw. Befunde und Fehlen zusätzlicher kognitiver Defizite
- Kein vorangehendes Trauma oder Epilepsie
- Das Ereignis muss von einer weiteren Person beobachtet worden sein.

Die Beobachtung der Episode durch einen Außenstehenden ist wichtig, um die TGA von posttraumatischen Amnesien und Amnesien nach zerebralen Anfällen abgrenzen zu können. Außenstehende können über den Beginn der Episode, vom Patienten geklagte Beschwerden und über das Verhalten der Patienten während der Attacke berichten, so z. B. ob repetitive Fragen gestellt wurden.

Klinische Symptome, die über eine Störung der Gedächtnisfunktion und leichte vegetative Beschwerden hinausgehen, sprechen gegen eine TGA. Hierzu zählen starke Kopfschmerzen, Erbrechen, Verwirrtheit sowie eine inkomplette Rückbildung nach mehr als 24 h. Amnestische Störungen, die länger als 24 h andauern, sprechen eher für das Vorliegen einer symptomatischen Ursache (Insult, Enzephalitis, Schädel-Hirn-Trauma etc.).

12.1.6   Untersuchung der Gedächtnisstörung

Von den anterograden mnestischen Störungen sind die retrograden mnestischen Störungen (retrograde Amnesien) abzugrenzen.

Hier können Informationen nicht mehr erinnert werden, die vor der Erkrankung nachweislich noch gewusst und reproduziert werden konnten. Die retrograde Amnesie bezieht sich auf den erworbenen, reproduzierbaren Gedächtnisbesitz, also auf das Altgedächtnis. Anterograde Gedächtnisstörungen beeinträchtigen dagegen die Fähigkeit, neue Gedächtnisinhalte abrufen zu können.

Im Folgenden werden einige praktikable Gedächtnistests für den klinischen Einsatz dargestellt, um die Störung der anterograden und retrograden Gedächtnisleistungen bei einer TGA zu objektivieren.

Anterograde Amnesie

Bei der TGA besteht eine anterograde Störung des expliziten (deklarativen) Gedächtnis.

Unter dem deklarativen Gedächtnis versteht man das bewusste Gedächtnis, das funktionell auf einem limbisch-dienzephalen System basiert. Es ermöglicht das Lernen und Integrieren neuer Informationen, die letztlich in der Hirnrinde gespeichert werden, und kann in Form des freien Erinnerns, des Erinnerns mit Abrufhilfen oder des Wiedererkennens geprüft werden. Bei der TGA betrifft die anterograde Amnesie verbale und nichtverbale Funktionen, die getrennt überprüft werden sollten.

Anterogrades Gedächtnis für verbales Material. Eine Wortliste oder eine Kurzgeschichte wird vorgelegt: Es folgt ein Abfragen der aus sechs Wörtern bestehenden Wortliste (z. B. Zitrone, Schlüssel, Ball, Auto, Tisch, Baum) oder einer Kurzgeschichte.

Das Abfragen innerhalb von 1 min ergibt in der Regel normale Resultate, während sich der Patient nach 5 min kaum noch an Inhalte erinnern kann.

Anterogrades Gedächtnis für nichtverbales Material. Im Rahmen einer orientierenden Untersuchung werden dem Patienten sechs Gegenstände gezeigt (z. B. Armbanduhr, Kugelschreiber, Schlüssel, Reflexhammer, Brille, Buch).

Auch hier ergibt das Abfragen innerhalb von 1 min in der Regel normale Resultate, während nach 5 min kaum noch Inhalte erinnert werden können. Eine Möglichkeit zur Testung der Gedächtnisspanne für visuelle Reize stellt das Kopieren der Rey-Osterrieth-Figur dar (Osterrieth 1944). Während das direkte Kopieren normal ist und das Abfragen innerhalb von 1 min in der Regel normale Resultate ergibt, werden etwa 10 min später keinerlei Elemente der Rey-Osterrieth-Figur erinnert.

Das implizite Gedächtnis (oder prozedurale Gedächtnis) ist bei der TGA nicht beeinträchtigt. Das implizite Gedächtnis umschreibt das unbewusste

Lernen und Konsolidieren motorischer Funktionen. Implizites Lernen erfolgt vorwiegend visuoperzeptiv und benutzt den Assoziationskortex. Die Patienten sind daher in der Lage, hoch automatisierte Fertigkeiten (z. B. Klavierspielen, Autofahren) auch während der TGA auszuüben.

Retrograde Amnesie

Bei der TGA liegt auch eine retrograde Amnesie vor.

Die retrograde Amnesie beeinträchtigt insbesondere die Erinnerungsfähigkeit für personenbezogene Ereignisse (episodisches Gedächtnis). Zum Beispiel kann sich der Patient daher an bestimmte Ereignisse (z. B. »Wie haben Sie Ihren letzten Geburtstag gefeiert?«) oder Reisen nicht mehr erinnern. Auch aktuelle Nachrichten wie politische oder sportliche Ereignisse werden nicht erinnert.

Früher vermittelte Wissensfakten (semantisches Gedächtnis) bleiben dagegen bei der TGA erhalten. Die Patienten erinnern sich an früher erlernte Fremdsprachen, Schulwissen, Weltkriege, Bundeskanzler, Hauptstädte, VIPs, etc.

Zum Ausschluss einer Sprachstörung muss das Benennen von Objekten (z. B. Einzelteile einer Uhr oder von Gegenständen im Untersuchungsraum) und das Verstehen verbaler Anweisungen geprüft werden.

12.1.7   Apparative Diagnostik

Bei typisch verlaufender TGA ist keine weitere Diagnostik notwendig (Schmidtke et al. 1999; AWMF-Leitlinien).

Das EEG kann bei klassischer TGA Theta- und Deltawellen in den temporalen Ableitungen auf-

☐ **Tabelle 12.1.** Differentialdiagnosen akut einsetzender Gedächtnisstörungen

Erkrankung	Klinische Merkmale
Transiente globale Amnesie	Komplette anterograde Amnesie, repetitive Fragen, retrograde Amnesie v. a. für kürzer zurückliegende Ereignisse, Bewusstseinsklarheit während der Episode
Posttraumatische Amnesie	Trauma, Prellmarken am Kopf, Erbrechen, vorausgegangene Bewusstlosigkeit, bei Contusio cerebri Anfälle und weitere Herdsymptome
Intoxikation	Anamnese, Hinweise auf Einnahme von Drogen oder Medikamenten (v. a. Benzodiazepine), Somnolenz, Verwirrtheit, Beta-EEG, positives toxikologisches Screening
Korsakow-Syndrom	Alkoholanamnese, Desorientiertheit, Konfabulationen, z. T. Kombination mit Wernicke-Enzephalopathie (Augenbewegungsstörungen, Ataxie, Desorientiertheit)
»Epileptische transitorische Amnesie«	Aura, begleitende Bewusstseinsstörung oder Verhaltensauffälligkeiten (Automatismen), Fehlen repetitiver Fragen, gehäuftes Auftreten der Episoden in kürzeren Abständen
Herpesenzephalitis (Initialstadium)	Fieber, oft mit Sprachstörung, Anfällen und Verwirrtheit, weitere neurologische Herdsymptome, pathologischer MRT-, EEG- und Liquorbefund
Ischämie, Blutung bzw. Thrombose im Bereich von Thalamus (v. a. linksseitiger anteriorer Thalamus) oder Hippocampus	Verwirrtheit, Somnolenz, längere Dauer der Amnesie, weitere neurologische Herdsymptome, pathologischer CT- bzw. MRT-Befund
Psychogene Amnesie	Vor allem bei jüngeren Personen nach emotionalem Trauma, v. a. retrograde Amnesie, Desorientiertheit zur Person, Agitiertheit oder scheinbare emotionale Indifferenz, keine repetitiven Fragen

weisen, ist aber in der Mehrzahl der Fälle unauffällig. Bei abweichendem Verlauf der Symptomatik oder zusätzlichen neurologischen Symptomen bzw. Befunden ist eine ergänzende bildgebende Diagnostik (CT/MRT: Magnetresonanztomographie) und in Abhängigkeit von differentialdiagnostischen Erwägungen (◘ Tabelle 12.1) eine weitere Abklärung notwendig.

12.1.8   Therapie

Aufgrund der spontanen und vollständigen Rückbildung einer TGA besteht keine Notwendigkeit zu einer Therapie.

Bis zum Abklingen der Symptomatik empfiehlt sich eine Beobachtung des Patienten. Der Patient und die Angehörigen sollten über die Gutartigkeit dieser Erkrankung aufgeklärt werden. Eine Rezidivprophylaxe ist nur sehr selten zu erwägen, über ein Ansprechen auf Metoprolol wurde kasuistisch berichtet (Berlit 2000).

12.1.9   Läsionslokalisation der TGA

Aufgrund des klinischen Bildes wird von einer passageren Funktionsstörung mediobasaler Anteile des Temporallappens unter Einbeziehung der Hippocampi ausgegangen, da diese Strukturen sowohl in die Gedächtniskonsolidierung als auch den Abruf von Gedächtnisinhalten involviert sind.

Für diese Annahme sprechen auch bildgebende Untersuchungsbefunde. So zeigten SPECT-Untersuchungen (SPECT: »single photon emission computertomography«) während der TGA eine bilaterale temporale Hypoperfusion. In einigen Fällen überdauerte die temporobasale Hypoperfusion die Amnesie um bis zu einen Tag. Dies stimmt mit neuropsychologischen Untersuchungen überein, die noch viele Stunden nach klinischer Remission ein Defizit des Neugedächtnisses fanden. PET-Untersuchungen (PET: »positron emission tomography«) wurden bisher bei nur sehr wenigen Patienten durchgeführt, die eine Hypoperfusion im Amygdala und linken Hippocampus (Guillery et al. 2002, n = 2), im rechtsfrontalen Kortex (Baron et al. 1994, n = 1) und im linken präfrontotemporalen

Kortex und dem Nucleus lentiformis (Eustache et al. 1997, n = 1) aufwiesen. In der diffusionsgewichteten Magnetresonanztomographie (DWI: »diffusion weighted imaging«) wurden während der TGA und bis zu wenigen Stunden danach Signalanhebungen im linken mediobasalen Temporallappen einschließlich des Hippocampus und des angrenzenden entorhinalen Kortex ohne T2-Korrelat beschrieben (Ay et al. 1988, n = 1 Strupp et al. 1988, n = 7/10). Andere Autoren, die zusätzliche Untersuchungen des Wasserdiffusionskoeffizienten (ADC: »apparent diffusion coefficient«) durchführten, konnten dagegen keine Veränderungen der Diffusion beobachten (Gass et al. 1999, n = 8; Huber et al. 2002, n = 10). Auch die MR-Spektroskopie während einer TGA ergab keinen pathologischen Befund (Zorzon et al. 1998). Dagegen wurden bei dem Sonderfall transienter Amnesien nach einer Vertebralisangiographie nicht nur Diffusionsstörungen, sondern auch Signalanhebungen in den T2-Bildern, vereinbar mit einer frischen Ischämie, im rechten Hippocampus und beiden Okzipitallappen beschrieben (Woolfenden et al. 1997).

12.1.10   Hypothesen zur Ätiopathogenese

Die Ursache der TGA ist unbekannt.

Aufgrund z. T. ähnlicher Auslösefaktoren, der reversiblen Symptomatik und einer signifikant erhöhten Migräneprävalenz in mehreren Fallkontrollstudien wurde ein Zusammenhang zwischen TGA und Migräne vermutet. Gegen einen solchen Zusammenhang spricht allerdings, dass die TGA ihren Häufigkeitsgipfel im höheren Lebensalter aufweist, während die Migräne im Alter an Ausprägung und Häufigkeit abnimmt. Als gemeinsames pathophysiologisches Korrelat von Migräne und TGA wurde die sog. »spreading depression« vermutet, bei der eine über den Kortex wandernde Depolarisationsfront zu einem passageren neurologischen Defizit führt. Problematisch an diesem Konzept sind fehlende weitere neurologische Defizite bei der TGA, die bei einer sich über den Kortex ausbreitenden »spreading depression« zu erwarten wären, und die Dauer der TGA, denn tierexperimentell stellt sich das Phänomen der »spreading depression« als eine nur 1–2 min anhaltende Diffusionsverlangsamung im MRT dar.

Da der TGA zum Teil valsalvaähnliche Atemmuster vorausgehen, wurde ein durch den erhöhten intrathorakalen Druck passager verminderter zerebral-venöser Rückfluss aus gedächtnisrelevanten Arealen postuliert (Lewis 1998). Farbduplexsonographisch wurden bei TGA-Patienten als möglicherweise prädisponierender Faktor gehäuft inkompetente Venenklappen der V. jugularis interna nachgewiesen (Sander et al. 2000). Auch bei dieser Hypothese ist allerdings nur schwer zu verstehen, weshalb ein venöser Rückstau gerade zu einer transienten Amnesie führen soll. Auch die Diskrepanz zwischen häufig auftretenden valsalvaähnlichen Atemmustern und der Seltenheit einer TGA bleibt zunächst ungelöst.

Ausgehend vom Valsalvamechanismus wurde auch die Möglichkeit paradoxer Hirnembolien diskutiert. Obwohl sich bei 53 TGA-Patienten mit einer Prävalenz von 55% Vorhofseptumdefekte nachweisen ließen (Klötzsch et al. 1996) und diese somit gegenüber der Prävalenz der Gesamtbevölkerung (25%) deutlich häufiger waren, erscheint es wenig plausibel, dass paradoxe Embolien ein solch monomorphes und immer passageres neurologisches Defizit auslösen können. Darüber hinaus ließ sich in einer weiteren Studie an 48 TGA-Patienten kein signifikant häufigerer Kontrastmittelübertritt in der Patientengruppe (18,75%) gegenüber einer altersentsprechenden Kontrollgruppe (16,6%) nachweisen (Maalikjy Akkawi et al. 2003).

Auch wenn zerebrale Ischämien zu akut auftretenden Gedächtnisstörungen führen können (▶ s. Differentialdiagnosen), sprechen zahlreiche Argumente gegen eine ischämische Genese der TGA im Sinne einer transitorisch-ischämischen Attacke (TIA). Gegen diese Hypothese spricht, dass bei TGA-Patienten vaskuläre Risikofaktoren nicht häufiger auftreten als in altersentsprechenden gesunden Kontrollkollektiven. Bei einer TIA-Symptomatik wären außerdem weitere TIAs und ein vermehrtes Auftreten zerebraler Ischämien zu erwarten. Beides trifft für die TGA nicht zu. Gegen eine ischämische Genese sprechen ebenfalls die o. g. MRT-Befunde ohne Nachweis ischämischer Läsionen in den T2-gewichteten Aufnahmen und fehlender Diffusionsstörung in den ADC-Bildern. Eine

Ausnahme stellt der Sonderfall einer transienten Amnesie als Komplikation einer zerebralen Angiographie dar, bevorzugt bei Angiographien des hinteren Stromgebietes. Da es sich bei dieser Form der Gedächtnisstörung um keine spontan auftretende Amnesie handelt, sollte nicht die Bezeichnung »TGA« gewählt werden. Postangiographisch auftretenden Amnesien liegt am ehesten eine Ischämie des hinteren Abschnitts des Hippocampus zugrunde, der über die A. cerebri posterior versorgt wird. Als Mechanismus dieser Form der transienten Amnesie werden Embolien durch abgelöste arteriosklerotische Plaques, Luftbläschen oder kleine Gerinnsel, Ischämien durch den Katheter, Vasospasmen sowie toxische Kontrastmittelwirkungen postuliert.

In einer Nachbeobachtungsstudie an 114 TGA-Patienten wurde bei acht Patienten (7%) die Entwicklung einer Epilepsie beobachtet, davon bei sieben Patienten eine Temporallappenepilepsie mit komplex-fokaler Anfallssemiologie und ein Patient mit generalisierten Anfällen (Hodges u. Warlow 1990b). Bei allen acht Patienten lag allerdings keine ausreichende Fremdanamnese der amnestischen Episode vor. Gegen die Annahme eines epileptischen Anfallsäquivalents als Ursache einer TGA sprechen:

- das meist nur einmalige Auftreten einer TGA im Gegensatz zu rezidivierenden epileptischen Anfällen,
- das Fehlen eindeutiger weiterer generalisierter oder fokaler Anfälle,
- die ausgestanzte Semiologie als reine Amnesie ohne weitere Anfallssymptome (z. B. Automatismen, Bewusstseinsstörung, Myoklonien),
- die längere Dauer der TGA im Vergleich zu einzelnen epileptischen Anfällen und
- das Fehlen epilepsietypischer EEG-Veränderungen während der TGA.

»Amnestische Anfälle« stellen somit allenfalls eine Differentialdiagnose einer TGA dar (▶ s. unten).

In Analogie zur Amnesie nach der Einnahme kurzwirkender Benzodiazepine wurde über eine vermehrte Ausschüttung endogener Benzodiazepine spekuliert. Die intravenöse Applikation des Benzodiazepinantagonisten Flumazenil führte bei einem Patienten mit einer TGA allerdings nicht zu einer sofortigen Beendigung der Amnesie, was diese Hypothese nicht unterstützt (Danek et al. 2002). Ebenso hatte unter der Annahme einer erhöhten Endorphinfreisetzung die intravenöse Gabe des Opiatantagonisten Naloxon bei drei Patienten mit einer TGA keinen Einfluss auf deren Verlauf (Croisile et al. 1990).

12.2   Posttraumatische Amnesie

Als posttraumatische Amnesie wird üblicherweise eine reversible anterograde Gedächtnisstörung nach einem gedeckten Schädel-Hirn-Trauma bezeichnet.

Diagnostische Schwierigkeiten ergeben sich aufgrund des vorangehenden Traumas bzw. indirekter Hinweise (Prellmarken), einer initialen Bewusstseinsstörung und weiterer Herdsymptomen in der Regel nicht. Nach dem Abklingen einer eventuellen Bewusstlosigkeit nehmen die Patienten über einen Zeitraum von einigen Stunden bis zu Tagen hinweg keine neuen Eindrücke (Tagesereignisse, Namen von Ärzten, etc.) ins Langzeitgedächtnis auf. Diese Gedächtnisstörung ist unabhängig von einer evtl. ebenfalls bestehenden zeitlich-örtlich-personellen Desorientiertheit. Das Wiedereinsetzen der Merkfähigkeit (und damit die Dauer der posttraumatischen Amnesie) kann von den Patienten meist genau angegeben werden. Mit der Erholung von dem Trauma wird die mnestische Lücke immer kürzer, meist können auch einzelne Ereignisse aus dieser Zeit erinnert werden (»Gedächtnisinseln«). Zusätzlich zur anterograden Gedächtnisstörung kann eine retrograde Amnesie bestehen, z. B. für den Unfallhergang, deren Dauer meist auf die letzten Sekunden bis Minuten (selten auch Stunden) vor dem Ereignis begrenzt ist.

12.3   Intoxikation

Hinweise auf das Vorliegen einer intoxikationsbedingten Amnesie ergeben sich oft aus den Umständen des Auftretens (z. B. nach Alkoholexzess, Einnahme von Sedativa in suizidaler Absicht etc.).

In der Regel liegt eine zusätzliche Bewusstseinsstörung vor, die dann über ein Drogenscreening meist rasch zu einer Diagnose führt.

12.4   Korsakow-Syndrom

Das amnestische Korsakow-Syndrom tritt meist als Folge von chronischem Alkoholismus, selten auch nach anderen Grundkrankheiten mit schwerer Fehlernährung und damit verbundenem Thiaminmangel (Vitamin-B1-Mangel) auf.

Die subakut auftretende Amnesie des Korsakow-Syndroms ist sowohl durch einen schweren anterograden als auch einen ausgedehnten retrograden Gedächtnisdefekt gekennzeichnet. Typischerweise ist die retrograde Amnesie der Korsakow-Patienten durch einen zeitlichen Gradienten charakterisiert, d. h. die jüngeren Gedächtnisinhalte sind proportional stärker von der Amnesie betroffen als die weiter zurückliegenden. Dem entspricht ein relativ gut erhaltenes Altgedächtnis. Die immer wieder als besonderes Merkmal der Korsakow-Amnesie hervorgehobene Konfabulationsneigung steht nicht in direktem Zusammenhang mit der Gedächtnisstörung; sie ist im chronischen Stadium der Amnesie meist nicht mehr vorhanden. Meist liegt eine erhebliche Indifferenz gegenüber den mnestischen Störungen vor. Häufig ist das Korsakow-Syndrom mit der Wernicke-Enzephalopathie assoziiert, die in klassischer Ausprägung durch die Trias Psychosyndrom, Augenbewegungsstörung und Gangstörung gekennzeichnet ist. Die mnestischen Störungen stellen dabei nur einen Teil des psychopathologischen Syndroms dar, das durch kognitive Störungen, delirante Symptomatik und mehr oder minder ausgeprägte Bewusstseinsstörungen ergänzt wird. Bei den Augenbewegungsstörungen finden sich Nystagmus, beidseitige Abduzensparesen, Blickparesen, Pupillenstörungen und seltener auch eine Ptosis. Bei der Gangstörung handelt es sich um eine überwiegend zerebelläre Ataxie, die oft durch eine Hinterstrangsymptomatik und Polyneuropathie überlagert wird. Je schneller nach Auftreten der Symptomatik eine hochdosierte parenterale Thiaminbehandlung eingeleitet wird, umso größer ist die Chance einer vollständigen Rückbildung der Ausfälle. Am besten sprechen die okulären Symptome und die Ataxie an, während die Rückbildung der psychopathologischen Symptomatik oft nur protrahiert und unvollständig erfolgt.

12.5 Epileptische transitorische Amnesie

Bisher wurden nur sehr wenige überzeugende »amnestische Anfälle« als einziges epileptisches Symptom beschrieben, wobei in einem Fall der Patient auch repetitive Fragen gestellt hat (Gallassi et al. 1988).

Es wurde auch über einzelne Patienten im EEG-Monitoring berichtet, die während des im EEG gesicherten Temporallappenanfalls reagibel waren, für den Anfall aber eine Amnesie aufwiesen. In allen Fällen dauerten die amnestischen Episoden zwischen 10 und 15 min (maximal bis 60 min) und traten häufig rezidivierend auf. Die kurze Dauer und die Häufung solcher Episoden sprechen bereits ohne zusätzliche apparative Diagnostik (EEG) gegen eine TGA. Bei den zur TGA abzugrenzenden Amnesien im Rahmen epileptischer Anfälle handelt es sich aufgrund ihrer kurzen Dauer oft weniger um einzelne Anfälle als vielmehr um einen Status nichtkonvulsiver Anfälle, die Stunden bis Tage andauern können. Beim Status nichtkonvulsiver Anfälle kann es sich um einen komplex-fokalen Status epilepticus oder um einen generalisierten (Absence-)Status handeln.

Der komplex-fokale Status epilepticus ist in der Regel Ausdruck einer symptomatischen Erkrankung des Gehirns. Klinisch ist er durch eine Bewusstseinsstörung fluktuierenden Ausmaßes gekennzeichnet, häufig begleitet von einer Störung des Antriebs, der Intention, des Gedankenablaufs und der Sprache mit inadäquatem Verhalten. Neben Verlangsamung, verminderter Reaktions- und Auffassungsfähigkeit und Desorientiertheit sind oft motorische Automatismen wie beim isolierten komplex-fokalen Anfall mit oralen Automatismen, Nesteln und anderen stereotypen Bewegungen vorhanden. Das Oberflächen-EEG ist wie die klinische Symptomatik vielgestaltig und reicht von einer generalisierten Verlangsamung mit und ohne eingelagerte Sharp-wave-Potentiale bis zu schneller Spike-Aktivität und nachfolgender rhythmischer Theta- und Deltaaktivität mit Betonung über den temporalen oder temporookzipitalen Regionen.

Der Absencestatus kann in jedem Lebensalter auftreten, ist aber im Kindes- und Jugendalter am häufigsten. Die meisten Patienten haben eine Anamnese von einer idiopathischen primär generalisierten Epilepsie mit und ohne Absencen. Mehrfach wurde ein nichtkonvulsiver generalisierter Status aber auch als Ursache eines plötzlich aufgetretenen Verwirrtheitszustandes bei älteren Patienten ohne vorbekanntes Anfallsleiden beschrieben. Als auslösende exogene Faktoren sind in diesen Fällen in erster Linie Elektrolytstörungen und metabolische Entgleisungen zu diskutieren (Tomson et al. 1992). Die klinische Symptomatik variiert von Abwesenheitszustand mit Stupor bis zu quantitativ geringeren Bewusstseinsveränderungen mit leichten kognitiven Funktionsstörungen und psychomotorischer Verlangsamung. Viele Patienten sind während des Status in der Lage, einfache sinnvolle Handlungen wie Essen, Trinken, Anziehen, Umherlaufen korrekt auszuführen. Zusätzlich zur Bewusstseinsstörung sind Myoklonien der Augenlider, des Gesichts oder seltener der Extremitäten zu beobachten. Für die Dauer des Status kann eine vollständige oder eine teilweise Amnesie bestehen. Das EEG zeigt eine generalisierte und bilateral synchrone Spike-wave-Aktivität variabler Frequenz von 1–4 Hz und differenziert so typischerweise von einem komplex-fokalen Status epilepticus.

12.6 Herpesenzephalitis

Bei der Herpesenzephalitis handelt es sich um ein schweres Krankheitsbild, das aufgrund des begleitenden Fiebers und weiterer neurologischer Herdsymptome mit Sprachstörungen, Anfällen, Verhaltensänderung und Verwirrtheit, pathologischem MRT-, EEG- und Liquorbefund keine differentialdiagnostischen Schwierigkeiten gegenüber einer TGA bereitet.

Die Amnesie nach Herpesenzephalitis (Initialstadium) ist oft durch eine schwere antero- und retrograde Amnesie geprägt. Die retrograde Amnesie erstreckt sich oft ohne zeitlichen Gradienten über viele Jahre zurück.

12.7   Ischämie, Blutung und Hirnvenenthrombose

Vor allem bilaterale und links anteriore Infarkte des Thalamus, die den Tractus mamillothalamicus betreffen, Infarkte des Fornix und seltener des temporomedialen Versorgungsgebietes der A. cerebri posterior können zu akuten und lang anhaltenden Gedächtnisstörungen führen, die vorwiegend durch einen anterograden Gedächtnisdefekt gekennzeichnet sind.

Die retrograde Amnesie ist oft zeitlich begrenzt oder kann auch fehlen. Konfabulationen werden selten beobachtet und die Patienten sind sich der Gedächtnisstörung im Gegensatz zum Korsakow-Syndrom durchaus bewusst. Blutungen, v. a. durch Ruptur von Aneurysmen der A. communicans anterior, haben schwere antero- und retrograde Gedächtnisstörungen zur Folge. Als Besonderheit dieser Patienten wurde eine auffällige emotionale Indifferenz beschrieben. Problematischer als Insulte mit langanhaltenden Amnesien lassen sich TIAs der o. g. Stromgebiete von einer TGA differenzieren. So haben Ghika und Bogousslavsky (1990) alle bis dahin publizierten Fälle mit klinisch typischer TGA zusammengetragen, bei denen sich ursächlich ein Infarkt oder eine Blutung in der Bildgebung nachweisen ließ. Dabei waren die auch einseitigen Läsionen v. a. im Thalamus, thalamokapsulär oder im Temporallappen lokalisiert, ohne dass eine Seite bevorzugt wurde. Bei Infarkten im Stromgebiet der A. cerebri posterior und der A. choroidea anterior kam es ebenfalls zu passageren Amnesien wie bei einer TGA, wobei allerdings in diesen Lokalisationen meist weitere Herdsymptome (Bewusstseinsstörung, Gesichtsfelddefekte, Doppelbilder, Ataxie, Hemiparese etc.) vorlagen. Auch wenn zum Zusammenhang zwischen TGA und zerebraler Ischämie keine prospektiven, kontrollierten Studien vorliegen, kann es durch die berichteten Kasuistiken und Fallserien als gesichert angesehen werden, dass typische TGAs durch eine zerebrale Ischämie bedingt sein können. So gehen Ghika und Bogousslavsky (1990) von einer Infarkthäufigkeit von etwa 5% bei allen TGAs aus, was unter Berücksichtigung der jüngeren Literatur mit nahezu immer negativer MRT-Bildgebung (keine T2-Korrelate, ▶ s. oben) u. E. deutlich zu hoch angesetzt ist.

Auch Amnesien aufgrund einer Subarachnoidalblutung oder Hirnvenenthrombose lassen sich anhand weiterer Herdsymptome und Kopfschmerzen von einer TGA abgrenzen.

12.8   Psychogene Amnesie

Bei der sehr selten auftretenden psychogenen Amnesie handelt es sich um eine Konversionssymptomatik im Sinne einer hysterischen Neurose.

Hodges (1991) gibt an, unter mehr als 100 persönlich untersuchten TGA-Patienten nur einen Fall einer psychogenen Amnesie erlebt zu haben. Die meist jüngeren Patienten sind zur Person oft scheinbar desorientiert, agitiert oder weisen eine erstaunliche emotionale Indifferenz (»belle indifference«) gegenüber der Gedächtnisstörung auf. Im Gegensatz zur TGA liegt meist nur eine retrograde Amnesie vor und es werden keine repetitiven Fragen gestellt. Häufig lässt sich eine emotionale Belastungssituation (z. B. Trennung vom Partner, suizidale Krise, Begehung einer Straftat) in der unmittelbar vorangegangen Zeit fremdanamnestisch eruieren, wobei die als subjektiv qualvoll erlebte Vergangenheit verdrängt wird. Eine psychogene Amnesie kann forensische Bedeutung erlangen, wenn nach schweren Straftaten eine Amnesie angegeben wird. Diagnostische Kriterien für eine psychogene bzw. dissoziative Amnesie (F44) sind im ICD 10:

- kein Nachweis einer körperlichen Krankheit, die eine Gedächtnisstörung erklären könnte,
- enger zeitlicher Zusammenhang zwischen dem Auftreten der Amnesie und belastenden Ereignissen, Problemen oder Bedürfnissen,
- eine teilweise oder vollständige Amnesie für vergangene Ereignisse oder Probleme, die traumatisch oder belastend waren oder noch sind,
- die Amnesie ist zu ausgeprägt und zu lang anhaltend, um mit einer normalen Vergesslichkeit oder durch eine gewollte Simulation erklärt werden zu können.

Literatur

AWMF-Leitlinie Transiente globale Amnesie; http://leit-linien.net/

Ay H, Furie KL, Yamada K, Koroshetz WJ (1998) Diffusion-weighted MRI characterizes the ischemic lesion in transient global amnesia. Neurology 51:901–903

Baron J-C, Petit-Taboue MC, Le Doze F, Desgranges B, Ravenel N, Marchal G (1994) Right frontal cortex hypometabolism in transient global amnesia. A PET study. Brain 117: 545–552

Berlit P (2000) Successful prophylaxis of recurrent transient global amnesia with metoprolol. Neurology 55:1937–1938

Croisille B, Trillet M, Laurent B (1990) Cerebral blood flow and pharmacological tests during transient global amnesia. In: Markowitsch HJ (ed) Transient global amnesia and related disorders. Hogrefe & Huber, Toronto, pp 121–130

Danek A, Uttner I, Straube A (2002) Is transient global amnesia related to endogenous benzodiazepines? J Neurol 249: 628

Eustache F, Desgranges B, Petit-Taboue M-C et al. (1997) Transient global amnesia: implicit/explicit memory dissociation and PET assessment of brain perfusion and oxygen metabolism in the acute stage. J Neurol Neurosurg Psychiatry 63:357–367

Fisher CM, Adams RD (1958) Transient global amnesia. Trans Am Neurol Assoc 83:143–146

Gallassi R, Morreale A, Lorusso S, Pazzaglia P, Lugaresi E (1988) Epilepsy presenting as memory disturbances. Epilepsia 29:624–629

Gallassi R, Stracciari A, Moorelae A, Lorusso S, Ciussi G (1988) Transient global amnesia follow-up: a neuropsychological investigation. Ital J Neurol Sci Suppl 9:33–34

Gass A, Gaa J, Hirsch J, Schwartz A, Hennerici MG (1999) Lack of evidence of acute ischemic tissue change in transient global amnesia on single-shot echo-planar diffusion-weighted MRI. Stroke 30:2070–2072

Ghika J, Bogousslavsky J (1990) Transient global amnesia and stroke. In: Markowitsch HJ. Transient global amnesia and related disorders. Hogrefe & Huber, Toronto, pp 66–78

Guillery B, Desgranges B, de la Sayette V, Landeau B, Eustache F, Baron J-C (2002) Transient global amnesia: concomitant episodic memory and positron emission tomography assessment in two additional patients. Neurosci Lett 325:62–65

Hodges JR (1991) Transient amnesia. Clinical and neuro-psychological aspects. Saunders, London

Hodges JR, Warlow CP (1990a) Syndrome of transient global amnesia: towards a classification. A study of 153 cases. J Neurol Neurosurg Psychiatry 53:834–843

Hodges JR, Warlow CP (1990b) The aetiology of transient global amnesia. A case – control study of 114 cases with prospective follow – up. Brain 113:639–657

Huber R, Aschoff, Ludolph AC, Riepe MW (2002) Transient global amnesia. J Neurol 249:1520–1524

Kaplan LB (1985) Transient global amnesia. In: Frederiks JAM (ed) Handbook of clinical neurology, vol 1. Elsevier, Amsterdam, pp 205–218

Klötzsch C, Sliwka U, Berlit P, Noth J (1996) An increased frequency of patent foramen ovale in patients with transient global amnesia. Arch Neurol 53:504–508

Lewis SL (1998) Aetiology of transient global amnesia. Lancet 352:397–399

Maalikjy Akkawi N, Agosti C, Anzola GP et al. (2003) Transient global amnesia: a clinical and sonographic study. Eur Neurol 49:67–71

Mathew NT, Meyer JS (1974) Pathogenesis and natural history of transient global amnesia. Stroke 5:303–311

Mumenthaler M, Roll L von (1969) Amnestische Episoden. Analyse von 16 eigenen Beobachtungen. Schweiz Med Wochenschr 99:133–139

Osterrieth PA (1944) Le test de copie d'une figure complexe. Arch Psychol 30:206–356

Rösler A, Mrass GJ, Frese A, Albert I, Schnorpfeil F (1999) Precipitating factors of transient global amnesia. J Neurol 246:53–54

Sander D, Winbeck K, Etgen T, Knapp R, Klingelhöfer J, Conrad B (2000) Disturbance of venous flow patterns in patients with transient global amnesia. Lancet 356:1982–1984

Schmidtke K, Strupp M, Brüning R, Reinhardt M (1999) Transiente globale Amnesie. Dtsch Ärztebl 96:2602–2606

Strupp M, Brüning R, Wu RH, Deimling M, Reiser M, Brandt T (1998) Diffusion-weighted MRI in transient global amnesia: elevated signal intensity in the left mesial temporal lobe in 7 of 10 patients. Ann Neurol 43:164–170

Tomson T, Lindbom U, Nilsson BY (1992) Nonconvulsive status epilepticus in adults: thirty-two consecutive patients from a general hospital population. Epilepsia 33:829–835

Woolfenden AR, O'Brien M, Schwartzberg RE, Norbash AM, Tong DC (1997) Diffusion-weighted MRI in transient global amnesia precipitated by cerebral angiography. Stroke 28:2311–2314

Zorzon M, Longo R, Mase G, Biasutti E, Vitrani B, Cazzato G (1998) Proton magnetic resonance spectroscopy during transient global amnesia. J Neurol Sci 156:78–82

Dissoziative Anfälle

B. Schmitz

Dieses Kapitel bricht mit dem Prinzip des Buches, Anfallsformen nach ihrem klinischen Erscheinungsbild sortiert zu diskutieren.

Diesem Prinzip folgend hätte man auf die Besprechung psychogener Anfälle ganz verzichten müssen, da es für diese Anfälle geradezu pathognomonisch ist, dass sie keinem bestimmten phänomenologischen Muster folgen, sondern in ihrem Erscheinungsbild individuell verschieden und mit kulturellen und zeitgeschichtlichen Einflüssen wandelbar sind. Psychogene Anfälle spielen aber in der Differentialdiagnose aller Varianten somatischer Anfälle eine herausragende Rolle. Sie sollten nicht allein auf der Basis eines Ausschlussverfahrens diagnostiziert werden. Es gibt positive diagnostische Kriterien, und für die Behandlung und prognostische Einschätzung ist eine ätiologische Differenzierung entscheidend; deshalb ist den psychogenen bzw. dissoziativen Anfällen ein eigenes Kapitel gewidmet.

Psychogene Anfälle werden häufig fälschlich als somatische Anfälle verkannt und vice versa. Die nach wie vor übliche (allerdings neuropsychiatrischen Gegebenheiten nicht gerecht werdende) diagnostische Haltung, streng zwischen somatischen und psychogenen Störungen im Sinne eines »Entweder-oder« zu unterscheiden, fördert vorschnelle Fehldiagnosen.

13.1 Dissoziative Anfälle in der aktuellen Praxis

Ein noch neuer Patient, der Lehrer Popów, ein magerer und stiller Mensch... erwies sich, da eben das Essen in vollem Gange war, als epileptisch, indem er einen krassen Anfall dieser Art erlitt, mit jenem Schrei, dessen dämonischer und außermenschlicher Charakter oft geschildert worden ist, zu Boden stürzte und neben seinem Stuhle unter den scheußlichsten Verrenkungen mit Armen und Beinen um sich schlug...

Der Hofrat selbst war bei der Mahlzeit zugegen, und er war es, der... den Ekstatiker, blau, schäumend, steif und verzerrt, wie er war, aus dem Saal in die Halle schaffte, wo man die Ärzte, die Oberin und anderes Personal noch längere Zeit an dem Sinnlosen hantieren sah, der dann auf einer Bahre davongetragen wurde. Ganz kurze Zeit danach aber sah man Herrn Popów stillvergnügt, in Gesellschaft seiner stillvergnügten Braut, wieder am... Tisch sitzen und, als sei nichts geschehen, sein Mittagessen beenden!

◻ **Tabelle 13.1.** Einige der diagnostischen Fallstricke in der Differenzierung zwischen psychogenen und epileptischen Anfällen

Psychogene Anfälle	Epileptische Anfälle
Koinzidenz mit epileptischen Anfällen	Koinzidenz mit psychogenen Anfällen
Anfälle aus dem Pseudoschlaf	Psychogene Auslösung
Verletzungen, Zungenbiss, Inkontinenz	Bizarre Automatismen
Rhythmische iktale EEG-Artefakte	Normales interiktales EEG
Zerebrale Läsionen, pathologisches interiktales EEG	Normale Zusatzbefunde

Die Damen… wurden von den verschiedensten Zuständen betreten, so dass einige es Herrn Popów fast gleichtaten. Ihre Schreie gellten. Man sah nichts als zugekrampfte Augen, offene Münder und verdrehte Oberkörper. Eine einzelne gab stiller Ohnmacht den Vorzug. Erstickungsanfälle, da jedermann von dem wilden Ereignis im Kauen und Schlucken überrascht worden war, spielten sich ab. Ein Teil der Tischgesellschaft suchte durch die verfügbaren Ausgänge das Weite. (Hysterische Reaktionen auf einen epileptischen Anfall. Aus: Thomas Mann, Der Zauberberg)

In Deutschland beträgt das Intervall zwischen Erstmanifestation psychogener Anfälle und korrekter Diagnose im Mittel 7,2 Jahre (Reuber et al. 2002)! Etwa 3/4 der Patienten werden initial mit Antiepileptika behandelt, mit den damit verbundenen Risiken für Unverträglichkeiten und vermeidbaren Kosten. Eine verschleppte Diagnosestellung verursachte bei 125 Patienten folgende unindizierte Maßnahmen: 372 EEGs, 135 Video-EEG-Ableitungen, 48 MRI-Aufnahmen, 52 neuropsychologische Tests, 388 Krankenhaustage und 1200 Arztbesuche (umgerechnet 15.000$ pro Patient; Lancman et al. 1995).

Die Diagnose ist in den meisten Fällen einfach, sobald die Diagnose überhaupt in Betracht gezogen wird, und auch Nichtneurologen, praktische Ärzte und Notärzte können die wesentlichen diagnostischen Kriterien leicht lernen. Die differentialdiagnostische Abgrenzung, besonders zu epileptischen Anfällen, ist in Einzelfällen aber auch sehr schwie-

rig. Dabei kann es nützlich sein, einige der häufigsten Fallstricke zu kennen (◻ Tabelle 13.1). Gründe für Fehleinschätzungen sind mannigfaltig: So läuft man bei einer flüchtigen Erhebung von Eigen- und Fremdanamnesen leicht Gefahr, einzelne Symptome vorschnell zu interpretieren (z. B. einen Zungenbiss als ausreichenden Hinweis für einen epileptischen Anfall). Andererseits werden seltene Anfallsformen, die nicht ganz einfach organisch erklärt werden können, wie z. B. episodische Erkrankungen bei Ionenkanalstörungen, häufig fehlinterpretiert, ebenso wie somatische Störungen, die emotional getriggert werden, wie bei der Startle-Krankheit, der Kataplexie oder dem Stiff-person-Syndrom. Gerade in der Frühphase neurologischer Erkrankungen werden von unsicheren Diagnostikern häufig somatoforme Störungen diagnostiziert. In einer englischen Untersuchung entwickelten 50% aller Patienten mit der initialen Diagnose einer hysterischen Störung im weiteren Krankheitsverlauf eine chronische neurologische Erkrankung.

Wichtig ist auch die Differenzierung zwischen »hysterischen« Symptomen einerseits und einer »hysterischen« Persönlichkeit andererseits. Nicht alle Patienten mit dissoziativen Störungen haben eine histrionische Persönlichkeitsstruktur oder gar -störung. Natürlich können Patienten mit hysterischen Persönlichkeitsstrukturen organisch erkranken, wobei diese Patienten in der Darstellung ihrer Symptome entsprechend ihrer Natur häufig »übertreiben«, was es mitunter sehr erschwert, den organischen Kern zu erfassen.

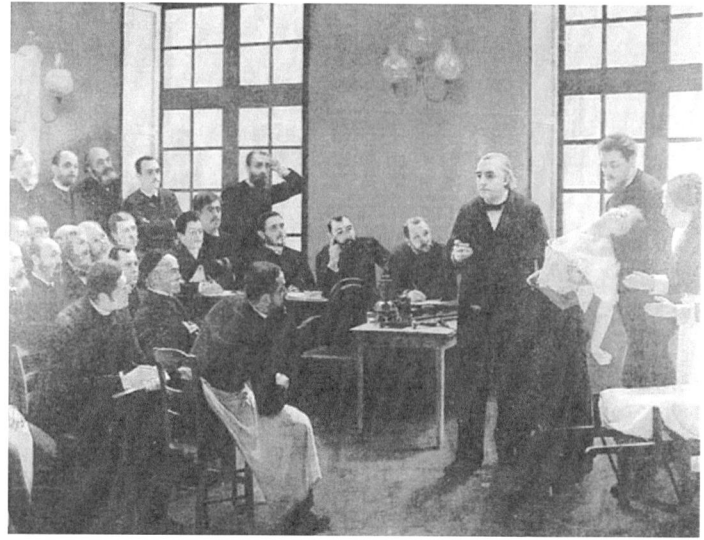

◙ **Abb. 13.1.** Charcot in der Arena seiner berühmten Dienstags-vorlesung, im Kreise seiner Schüler, nach einem durch Suggestion provozierten Anfall, die Hysterikerin ist in die Arme von Babinski ge-sunken, im Hintergrund der Zeichner Paul Richer. Gemälde von André Brouillet, 1887

13.2   Historischer Rückblick

> Der durch Enthaltsamkeit seiner Eigentümerin frustrierte Uterus wandert im Körper umher, um sich schließlich im Gehirn festzufressen, wo ihm die weiße Substanz das zu spärlich zur Verfügung gestellte Sperma ersetzt. Dabei erzeugt es Fieber und Ausdünstungen, Krisen und Kreischen.   (Hippokrates, 460–377 v. Chr.)

Hippokrates verdanken wir den Begriff der Hysterie. Nach ihm erkranken vorwiegend Jungfern und Witwen aufgrund ihrer sexuellen Enthaltsamkeit. Die Hypothese, die weiblichen Geschlechtsorgane hätten etwas mit der Hysterie zu tun, wurde noch im 19. Jahrhundert ausführlich diskutiert. Argumente für den kausalen Zusammenhang waren z. B., dass Anfälle durch Stimulation hysterogener Zonen – insbesondere über den Ovarien – provoziert werden können, dass es während der Anfälle zu tastbaren, wurmförmigen Bewegungen des Uterus kommen kann, dass Anfälle durch Druck auf die Ovarialgegend unterbrochen werden können und dass es postiktal zu einer verstärkten vaginalen Sekretion kommen kann.

Charcot beschäftigte sich intensiv mit der Phänomenologie hysterischer Anfälle (◙ Abb. 13.1). Unterstützt wurde er dabei von einem Fotografen, Paul Régnard, und einem Zeichner, Paul Richer,

zwei fleißigen und begabten Künstlern. Ihnen verdanken wir Studien zu typischen Posen hysterischer Anfälle (◙ Abb. 13.2), die von Charcot in einem komplizierten semiologischen System klassifiziert wurden.

Der große hysterische Anfall hatte demnach verschiedene Phasen. Nach einer längeren Prodromalphase begann der Anfall mit einer Aura, wurde von einer epileptoiden Phase eingeleitet, es kam dann zu der Phase des Clownismus mit unlogischen Stellungen und Verrenkungen, gefolgt von leidenschaftlichen Gebärden und einer abschließenden deliranten Phase mit Erinnerungswahn, in der die Patienten häufig Schlüsselerlebnisse aus ihrer Biographie preisgaben.

In den großen Krankensälen hatten die Patienten, denen von Charcot, seinen Schülern und seinen »Ikonografen« Régnard und Richer so viel Aufmerksamkeit geschenkt wurde, alle Gelegenheit, den großen hysterischen Anfall à la Salpêtrière einzuüben, durch die unmittelbare Beobachtung ihrer Mitpatienten dazuzulernen und sich gegenseitig in ihrer Anfallsgestaltung zu übertreffen (▶ s. a. Didi-Hubermann 1997). Die starke Ansteckungsfähigkeit der Hysterie veranlasste Babinski im Jahre 1901, eine Namensänderung vorzuschlagen: »la pithiatisme« (gr. überreden, nachahmen).

Endgültig verworfen wurde die organische Hypothese einer Beziehung zu den Geschlechts-

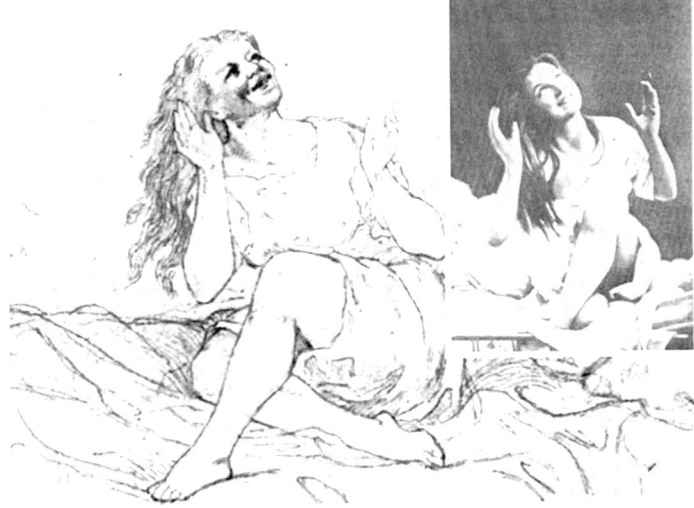

❏ **Abb. 13.2.** Die Phase der leidenschaftlichen Gebärden, dargestellt von
Charcots »Starpatientin« (Didi-Hubermann 1997) Augustine, fotografiert
von Paul Régnard 1878, gezeichnet
von Paul Richer 1885

organen erst mit Freud, der als junger Neurologe 1885 zu Studienzwecken an die Salpêtrière kam. Freud hatte sich dort wissenschaftlich mit der Differentialdiagnose der Hysterie beschäftigt:

> Die Hysterie verrät sich dadurch, dass sie sich in ihren Manifestationen so verhält, als ob es die Anatomie nicht gäbe, oder als ob sie keinerlei Kenntnis von derselben hätte. (Freud 1893)

Ein Lehrsatz, der auch heute noch gültig ist, vorausgesetzt der Neurologe kennt die Anatomie tatsächlich besser als seine Patienten.

Freud war allerdings der Ansicht, dass man dem Wesen der Hysterie nicht durch die Beobachtung – also nicht durch die Klassifikation der Anfallsphänomene – näher kommt. Er vertrat die Ansicht, dass man den Patienten zuhören muss, was bei Charcot gar nicht üblich war, und entwickelte aus dieser Erkenntnis die Psychoanalyse.

Das Freud'sche Modell der hysterischen Neurose mit ödipalem Konflikt in der Kindheit, der durch eine Verdrängung oder Verleugnung abgewehrt und im Erwachsenenalter durch eine Wiederholung reaktiviert und aufgrund der angstprovozierenden Unerträglichkeit auf eine somatische Ebene konvertiert wird, ist auch für Neurologen verständlich. Allerdings ist es in dieser schlichten Interpretation zu simpel und deshalb

von modernen Analytikern weitgehend verworfen bzw. modifiziert worden.

Nach Freud drücken sich in der Gestalt des hysterischen Anfalls symbolisch ins Motorische übersetzte unbewusste Phantasien aus.

> Wenn man eine Hysterika, deren Leiden sich in Anfällen äußert, der Psychoanalyse unterzieht, so überzeugt man sich leicht, dass diese Anfälle nichts anderes sind als ins Motorische übersetzte, auf die Motilität projizierte, pantomimisch dargestellte Phantasien. (Freud 1909)

Es ist deshalb bemerkenswert, dass im letzten Jahrhundert wenig unternommen wurde, um den Zusammenhang zwischen Phänomenologie und zugrunde liegender Psychodynamik zu klären. Eine Ausnahme ist der Klassifikationsversuch von Tim Betts, der drei Formen psychogener Anfälle (»emotional attacks«) bestimmte Auslöser zuordnet:

- »swoons« (»Cut-off-Verhalten«),
- »tantrums« (Frustration bzw. Wut) und
- »abreactive« (symbolische Anfälle; Betts u. Boden 1992).

Nach Betts besteht ein Zusammenhang zwischen Anfallsform und Verarbeitungsmodus eines Traumas. So kommt es zu »swoons« (bzw. Ohnmachten) im Rahmen einer dissoziativen Reaktion auf Flashbacks, also gedanklichen Intrusionen bei

Missbraucherfahrung, während »Abreaktive-Attacken« Ausdruck einer Konversionsreaktion mit symbolischer Wiederholung des Missbraucherlebnisses sind. Nach einer jüngeren Untersuchung, in der allerdings lediglich zwischen Schwächeanfällen mit Reaktionslosigkeit und motorischen Anfällen unterschieden wurde, besteht möglicherweise auch ein Zusammenhang zur Natur des Traumas. In der motorischen Gruppe war eine Missbrauchanamnese häufiger (46% versus 0%; Abubakr et al. 2004).

13.3   Definition

Unter psychogenen Anfällen verstehen wir psychisch verursachte, paroxysmale Störungen des Verhaltens, der Wahrnehmung oder des Erlebens, die somatischen Anfällen, insbesondere epileptischen Anfällen, ähnlich sehen, ohne die für diese Erkrankungen organischen Funktionsstörungen aufzuweisen.

Im klinischen Alltag ebenso wie in der internationalen Literatur existiert leider eine uneinheitliche, verwirrende Terminologie. Schuld daran tragen zum Teil Neurologen, zum Teil Psychiater; den größten Anteil an der Begriffsverwirrung trägt aber vermutlich die Erkrankung selbst. Kaum eine andere Krankheit ist über die Jahrhunderte so oft umbenannt worden wie die Hysterie, ohne dass dies aufgrund neuer ätiologischer Erkenntnisse notwendig war.

> Die Definition der Hysterie ist niemals gegeben worden und wird auch niemals gegeben werden.   (Lasègue 1889)

Ein neues Etikett kann naturgemäß nichts an der Diskriminierung einer Erkrankung ändern. Ein bisschen Hysterie kann unterhaltsam und charmant sein, eine Begabung, die gesellschaftlich durchaus erfolgreich sein kann. Zu viel Hysterie wird allerdings als ein Zeichen von Willensschwäche, mangelnder Standhaftigkeit und Belastbarkeit gesellschaftlich verpönt. Der Mensch dissoziiert, weil er einen Konflikt nicht ertragen, eine Angst nicht niederzwingen kann. Das ist insbesondere eine Schande für Männer (die vermutlich nicht weniger hysterisch sind als Frauen, aber vorzugsweise andere somatoforme Störungen entwickeln, z. B. Herzphobien).

13.3.1   Begriffe

Der Begriff der **Hysterie** ist eindeutig, aber – weil diskriminierend und vom Wortstamm falsch – aus allen modernen Klassifikationssystemen (nicht aber aus der klinischen Umgangssprache) verschwunden.

Die Diskussionen darüber, wie man diese Anfälle besser bezeichnen sollte, haben zu zahlreichen Vorschlägen geführt. Für jeden dieser Begriffe gibt es Pros und Kontras:

Der im klinischen Alltag beliebte Begriff des **funktionellen Anfalls** ist keinesfalls neu, er war im 19. Jahrhundert, als man erstmals auf der Suche nach der verantwortlichen zerebralen Läsion war, neben dem Begriff der dynamischen Läsion eingeführt worden. Heute ist diese ursprüngliche Bedeutung verloren gegangen. Die Diagnose einer funktionellen Störung entspricht eher unserem Bedürfnis der Vernebelung und der Vermeidung klarer Botschaften im klinischen Kontext.

Den Engländern wirft man vor, dass der von ihnen bevorzugte Begriff **Pseudoanfall** nicht nur unlogisch, sondern auch wieder diskriminierend ist, weil etwas Unechtes, Quasi-Neurologisches unterstellt wird. Die ebenfalls in der englischen Literatur gebrauchte Bezeichnung als psychogene »**attack disorder**« ist wegen der suggerierten Aggressivität auf Kritik gestoßen. Am wenigsten falsch, allerdings auch etwas umständlich, ist die von der deutschsprachigen Epileptologie bevorzugte Bezeichnung **psychogener nichtepileptischer Anfall**. Damit wird der Tatsache Rechnung getragen, dass es auch psychogen ausgelöste und psychogen ausgestaltete epileptische Anfälle gibt. Allerdings müsste man konsequenterweise diese Terminologie eigentlich um die anderen differentialdiagnostisch erwägbaren Anfallsformen ergänzen (nichtsynkopaler, nichtkataplektischer Anfall etc.). Außerdem befinden wir uns mit diesem Begriff noch auf einer oberflächlich-deskriptiven Ebene, die für die notwendige psychiatrische Differenzierung nicht ausreicht.

13.3.2 Moderne psychiatrische Klassifikationssysteme

In der aktuellen psychiatrischen Terminologie kann man hysterische Anfälle in Abhängigkeit von ihrer Bewusstseinsnähe verschiedenen Diagnosen zuordnen (◘ Abb. 13.3).

Zu den (klinisch selteneren) bewussten bzw. bewusstseinsnahen Störungen gehören die Simulation und die Gruppe der artifiziellen Störungen, zu denen auch das Münchhausen-Syndrom zählt, das mit Pseudostatus epilepticus einhergehen kann.

Für die uns primär interessierenden unbewussten Anfälle werden in der modernen psychiatrischen Terminologie drei Termini benutzt:

- Konversion,
- somatoforme Störung und
- Dissoziation (◘ Abb. 13.4).

Unter einer Konversion verstehen wir nach Freud (»der rätselhafte Sprung«) die Somatisierung eines unbewussten, unerträglichen seelischen Konfliktes. Letzterer muss also identifiziert werden, wenn man von einer Konversion sprechen will.

Mit der Dissoziation, ein Begriff mit bewegter Geschichte (Brown 2002), wird ein mentaler Prozess beschrieben, bei dem es zu einer Störung der integrativen Funktionen der Identität, des Gedächtnisses oder des Bewusstseins kommt. Anders als in der originalen Definition von Janet (1889), der von komplett unabhängigen Bewusstseinszuständen (»dedoublément«) ausging, versteht man heute unter Dissoziation teils pathologische, teils physiologische Mechanismen der Separation kognitiver

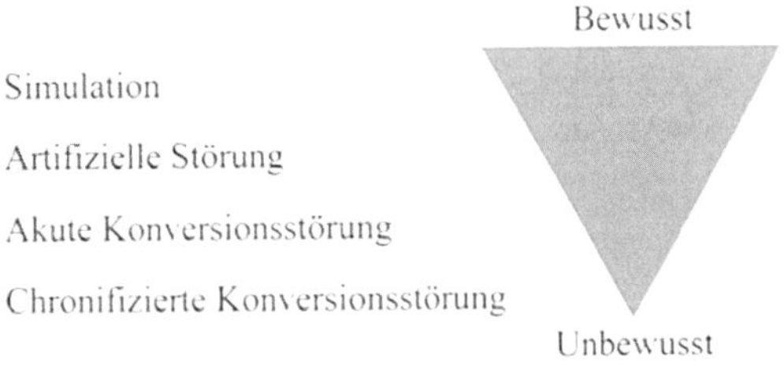

Simulation

Artifizielle Störung

Akute Konversionsstörung

Chronifizierte Konversionsstörung

Bewusst

Unbewusst

◘ **Abb. 13.3.** Psychogene Anfälle: Ein Kontinuum der Bewusstseinsnähe

Funktionen. Ein Phänomen sinnvoller Dissoziation kann die Fähigkeit sein, sich während des Autofahrens gleichzeitig zu unterhalten.

Von einer somatoformen Störung sprechen wir, wenn Symptome eine körperliche Störung nahe legen, ohne dass entsprechende organische Befunde vorliegen.

Mit diesen drei Begriffen können durchaus identische Probleme – aber aus unterschiedlichem Blickwinkel bzw. mit unterschiedlicher Gewichtung – beschrieben werden. Sie sind nicht scharf voneinander abzugrenzen und deshalb auch nicht leicht in ein Klassifikationssystem zu zwängen. Dennoch ist es wenig erfreulich, dass die Zuordnung dieser Begriffe in den beiden weltweit üblichen Klassifikationssystemen unterschiedlich gelöst wurde:

Im europäischen ICD 10 geht die Konversion in die Dissoziation ein, sie wird ihr gleichgesetzt und mit ihr von der somatoformen Störung abgegrenzt. Unter der Diagnose der dissoziativen Störung werden dann alle pseudoneurologischen und pseudopsychiatrischen Störungen zusammengefasst, wäh-

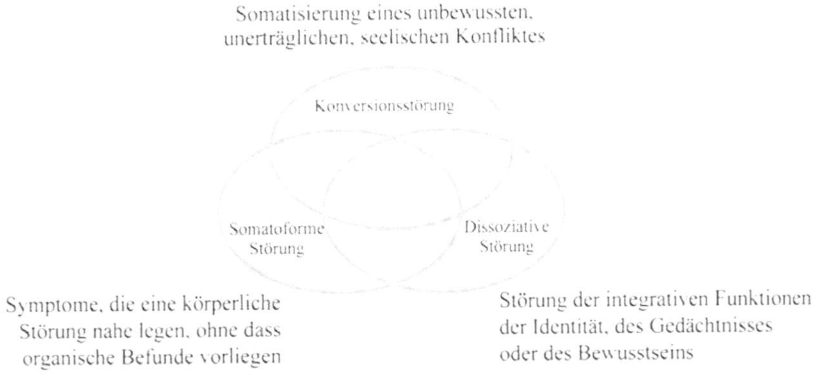

Somatisierung eines unbewussten, unerträglichen, seelischen Konfliktes

Konversionsstörung

Somatoforme Störung

Dissoziative Störung

Symptome, die eine körperliche Störung nahe legen, ohne dass organische Befunde vorliegen

Störung der integrativen Funktionen der Identität, des Gedächtnisses oder des Bewusstseins

◘ **Abb. 13.4.** Psychogene Störungen: Terminologie

	Dissoziative (Konversions-)Störung	Somatoforme Störung
Diagnostische Leitlinien	Keine körperliche Erkrankung; Beleg für psychische Ursache	Wiederholte Präsentation multipler Symptome; hartnäckige Weigerung, eine nichtorganische Genese zu akzeptieren
Unterformen	Amnesie; Fugue; Stupor; Trance; Bewegungsstörungen; **Krampfanfälle**; Sensibilitätsstörungen; Ganser-Syndrom; multiple Persönlichkeit	Somatisierung; Hypochondrie; autonome Störung; Schmerzstörung

◻ **Tabelle 13.2.** Psychogene Anfälle im ICD 10

rend unter der somatoformen Störung die mehr pseudointernistischen Störungen, die Hypochondrie und die Somatisierungsstörung zu finden sind (◻ Tabelle 13.2).

Im amerikanischen DSM IV ist die Zuordnung ganz anders (◻ Abb. 13.5). Hier ist die Konversionsstörung als eigenständige Diagnose erhalten worden als eine von zwei wesentlichen Varianten der somatoformen Störung. Psychogene Anfälle dürfen dann in Abhängigkeit von assoziierten diagnostischen Kriterien hier oder dort klassifiziert werden. Im amerikanischen System wird der entscheidende Wert auf den Ausschluss einer organischen Genese gelegt – das ist vielleicht nicht so verwunderlich und entspricht auch einer juristischen Perspektive. Im Unterschied dazu wird im ICD 10 die Konversions- bzw. dissoziative Störung durch die psychologische Verursachung positiv definiert.

Die dissoziativen Störungen beschreiben im DSM IV eine eigene Gruppe mit Störungen, bei denen es primär zu einer Veränderung des Gedächtnisses, des Bewusstseins oder der Persönlichkeit kommt. Hier sind also solche pseudoneurologischen Störungen, bei denen primär die Motorik

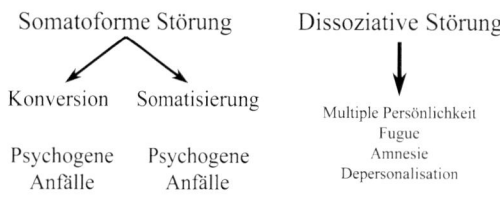

◻ **Abb. 13.5.** Psychogene Anfälle im DSM IV

betroffen ist, z. B. konvulsive psychogene Anfälle, nicht als dissoziative Störung zu klassifizieren.

> **Merke**
>
> Unabhängig von aktuellen psychiatrischen Klassifikationssystemen sollte man psychogene Anfälle immer als ein Symptom begreifen, nicht als eigenständige Diagnose.

13.4   Epidemiologie

Jeder vierte Patient, der mit der Verdachtsdiagnose epileptischer Anfälle in einer Epilepsieambulanz vorgestellt wird, und jeder fünfte Patient, der wegen einer pharmakoresistenten Epilepsie im Video-EEG untersucht wird, hat psychogene nichtepileptische Anfälle.

Der Pseudostatus epilepticus ist der häufigste Grund für einen vermeintlich pharmakoresistenten Status epilepticus (Shorvon 1994). Die Prävalenz liegt bei 2–33:100.000, die Inzidenz bei 1,4–3:100.000 Personen (Benbadis u. Hauser 2000, Sirgurdatottir u. Olafsson 1998). Damit sind epileptische Anfälle etwa 25-mal häufiger als psychogene nichtepileptische Anfälle. In Anbetracht der häufigen Fehldiagnosen sind die epidemiologischen Daten allerdings zurückhaltend zu werten (in der isländischen Studie von Sigurdardottir sind nur Patienten berücksichtigt worden, bei denen epileptische Anfälle differentialdiagnostisch erwogen wurden und psychogene Anfälle videoelektroenzephalographisch belegt wurden). Deshalb ist von

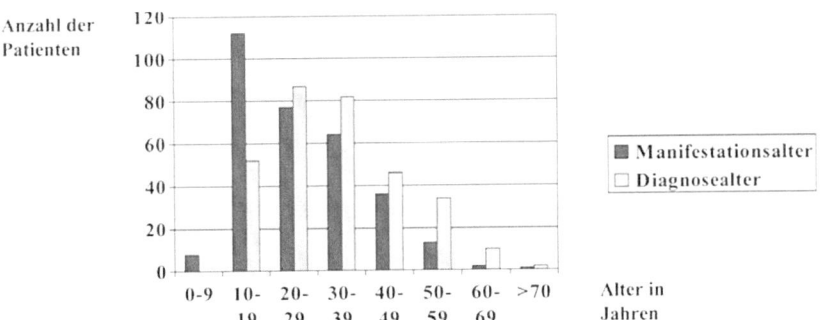

❏ **Abb. 13.6.** Manifestations- und Diagnosealter bei psychogenen Anfällen
313 konsekutiv an der Klinik für Epileptologie der Universität Bonn diagnostizierte Patienten (April 1991 bis April 2001).
212 Patienten hatten nur psychogene nichtepileptische Anfälle, 101 Patienten zusätzlich epileptische Anfälle.
(Weitere Einzelheiten zu Patientengruppe und Diagnoselatenz ▶ s. Reuber et al. 2002)

einer erheblichen Dunkelziffer psychogener Anfälle auszugehen. Außerdem wird die klinische Signifikanz nicht allein durch die Häufigkeit definiert, denn diese Patienten, auch wenn es vielleicht nicht so viele sind, können medizinisch sehr anspruchsvoll und aufwändig sein.

Psychogene nichtepileptische Anfälle entwickeln sich überwiegend erst nach der Pubertät (❏ Abb. 13.6). Sie sind am häufigsten im jungen Erwachsenenalter, kommen aber auch im Senium vor (typisch sind psychogene Sturzanfälle mit hohem Fehldiagnoserisiko). Ein Erkrankungsbeginn vor dem 10. Lebensjahr ist selten, eine Manifestation vor dem 5. Lebensjahr eine absolute Rarität, es sei denn, man wertet die kindlichen Schreianfälle und »tantrums« als dissoziative Anfälle.

Frauen sind mit einem Anteil von etwa 75% deutlich häufiger betroffen als Männer. Freud, der ausdrücklich und zum großen Ärger der Wiener Gesellschaft darauf hingewiesen hatte, dass auch bei Männern hysterische Anfälle vorkommen können, erklärte die weibliche Prädilektion durch unerfüllte sexuelle Wünsche bzw. ödipale Konflikte. Andere Autoren erklärten die Häufung psychogener Anfälle bei Frauen durch die Benachteiligung des weiblichen Geschlechts in der Gesellschaft als dissoziative Reaktion auf Gefühle der Ohnmacht, Wut und Angst, eine im Unterschied zu gezielten aggressiven Handlungen bei Frauen gesellschaftlich besser akzeptierte Reaktionsform.

Kombinationen epileptischer und psychogener nichtepileptischer Anfälle sind gerade in epileptologischen Zentren nicht ungewöhnlich. Etwa 10% der Epilepsiepatienten, die in spezialisierten Abteilungen behandelt werden, haben zusätzlich psychogene Anfälle. Ähnlich hoch ist der Anteil kombinierter Fälle, betrachtet man die Gruppe mit psychogenen Anfällen (Benbadis et al. 2001). Besonders hoch ist die Koinzidenz mit psychogenen Anfällen bei intelligenzgeminderten Epilepsiepatienten.

13.5 Diagnose

Entscheidend für die Diagnose sind die Anamnese und die Anfallsbeobachtung.

Letztere kann im Zweifel durch eine Videoaufzeichnung, optimal mit simultaner EEG-Registrierung, erleichtert werden. Manchmal lassen sich nur in der Videoaufzeichnung psychogene Anfallselemente erfassen (z. B. in der Zeitlupe sichtbare Schutzreflexe bei Sturzanfällen). Auch bei dieser Methode gibt es Fehlerquellen (Fallbeispiel 1). So entwickeln Epilepsiepatienten nicht selten (vielleicht, weil sie es unbedingt gut machen wollen) unter dem Videomonitoring de novo psychogene Anfälle. Man sollte daher immer die aufgezeichneten Anfälle von Angehörigen als typisch identifizieren lassen. Für die sichere Beurteilung eines Video-EEGs ist viel Erfahrung notwendig, aber auch Profis sind sich mitunter in der Interpretation einer Anfallsaufzeichnung uneinig.

13.5.1   Anamnese

Vorgeschichte. Besonders bei Patienten, die rezidivierende nichtepileptische Status entwickeln, ist ein Zusammenhang mit sexuellem oder anderem Missbrauch in der Kindheit beschrieben worden.

In einer Untersuchung war bei 50% der Fälle ein sexueller Missbrauch in der Kindheit bekannt. Dabei ist aber zu berücksichtigen, dass sexueller Missbrauch auch von Epilepsiepatienten mit 10% häufiger berichtet wird als in der Allgemeinbevölkerung.

Nachahmung. Viele Patienten kennen epileptische Anfälle aus ihrer beruflichen oder privaten Umgebung, haben also ein »Modell«. Prädisponiert sind deshalb Personen aus paramedizinischen Hilfsberufen. Eine positive Familienanamnese ist also nicht notwendigerweise als ein Indiz für eine genetische Prädisposition zu werten. In einer Studie hatten 38% der Patienten mit psychogenen Anfällen einen an Epilepsie erkrankten Familienangehörigen (Lancman et al. 1993).

Viele Patienten »lernen« im Rahmen einer langen Krankengeschichte eine »epileptische« Anfallsschilderung. Daran haben auch Ärzte Anteil – durch wiederholte, suggestive Anamnesen (»Steigt die Aura vielleicht vom Bauch langsam hoch?«) und gut gemeinte lehrreiche Kommentare. Ein Phänomen, das besonders häufig bei Patienten mit interiktalen epilepsieverdächtigen EEG-Befunden vorkommt.

Antiepileptikaresistenz. Die Resistenz gegenüber Antiepileptika ist kein zuverlässiges diagnostisches Kriterium, denn natürlich gibt es auch pharmakoresistente Epilepsien. Bei psychogenen Anfällen beobachtet man allerdings häufiger paradoxe Reaktionen, also eine Steigerung der Anfallsfrequenz bei Intensivierung der Pharmakotherapie bzw. Ausdosierung von Antiepileptika, z. B. vermehrte Anfälle trotz zerebellärer Intoxikationszeichen (cave: prokonvulsive Wirkungen von Antiepileptika in hoher Dosierung z. B. bei Phenytoin). Verdächtig sind wiederholte Rettungsstellenbesuche und stationäre Aufnahmen, aber auch das kommt natürlich bei schweren Epilepsien vor. Weitere Hinweise sind andere Konversionssymptome im neurologi-schen Befund, somatoforme Störungen aus dem internistischen Bereich oder wiederholte chirurgische Eingriffe.

> **Psychogene Anfälle: Typische Hinweise in der Anamnese**
> - Vage und widersprüchliche Anfallsbeschreibung
> - »Belle indifférence«
> - Emotionale, situative Auslöser
> - Anfälle vor Zeugen (vor Ärzten)
> - Anfälle nicht aus dem Schlaf (cave: Pseudoschlafanfälle)
> - Paramedizinischer Beruf
> - (Sexueller) Missbrauch in der Kindheit
> - Epileptische Anfälle in der Umgebung (Modell)
> - Andere Konversionssymptome
> - Pharmakoresistenz

Anfallsschilderung. Patienten mit psychogenen Anfällen beschreiben ihre Anfälle typischerweise vage, wolkig und widersprüchlich. Konkreten Fragen in der Anamnese weichen sie häufig aus. Dieses eigentümliche Verhalten ist inzwischen systematisch durch linguistische Untersuchungen differenziert worden. Demnach können Patienten mit dissoziativen Anfällen subjektive Anfallssymptome allenfalls stichwortartig benennen, bei Nachfragen wird nicht das innere Erleben beschrieben, statt dessen werden szenische Begebenheiten ausgeführt. Dem Versuch der Fokussierung durch den Arzt wird mit auffälliger Wortkargheit, langen Pausen, verwirrender und unvollständiger Beschreibung entgegnet. Negationen kommen in der Anfallsschilderung häufig vor. Aktivitäten, einem Anfall entgegenzuwirken, werden von Patienten mit dissoziativen Anfällen im Unterschied zu Epilepsiepatienten fast nie berichtet. Empfohlen wird, nach dem allerersten, dem letzten und vielleicht einem besonders dramatischen Anfall zu fragen. Die diagnostische Einschätzung nach einem in diesem Sinne systematischen Interview wurde in 95% der Fälle im Video-EEG bestätigt, was den Zeitaufwand der Anamnese sicher rechtfertigt (Schöndienst 2001). Fremdanamnesen sind ebenfalls wichtig und unverzichtbar – auch wenn manche Kollegen die damit verbundene Mühe meiden mit der Entschuldigung, dass Laien unzuverlässige Zeugen seien.

Leidensdruck. Bei einigen Patienten lässt sich gerade bei der Schilderung schwerster Anfallsereignisse ein fehlender Leidensdruck oder gar eine unangemessene Zufriedenheit beobachten, nach Charcot »la belle indifférence« genannt. Auch Patienten mit epileptischen Anfällen lassen oft keinen angemessenen Leidensdruck erkennen, wenn sie ihre Anfälle selber nicht bemerken. Diese Haltung ist besonders bei Anfällen, die aus dem Schlaf heraus auftreten, und bei Anfällen, die plötzlich ohne Aura einsetzen und ohne Verletzungen oder postiktale Beeinträchtigungen einhergehen, nicht ungewöhnlich. Gleichwohl zeigen sie nicht diese seltsam zufrieden scheinende Indifferenz, wenn sie nach ihren Anfällen befragt werden.

Vorgefühle. Die Vorgefühle bei dissoziativen Anfällen sind wenig stereotyp, dauern unterschiedlich lange. Mitunter wird berichtet, dass über Stunden gegen einen drohenden Anfall angekämpft wird. Luftnot und besonders Kopfschmerzen sind charakteristische Prodromi; beides ist bei epileptischen Anfällen als Aura nicht üblich. Kopfschmerzen kommen bei epileptischen Anfällen häufig postiktal vor. Über Angst während der Aura wird bei epileptischen wie nichtepileptischen Anfällen berichtet (Kap. 14). Die Amnesie für einen Anfall ist meist inkomplett und kann in der Anamnese durch hartnäckiges Nachfragen aufgelöst werden.

Situation. Psychogene Anfälle manifestieren sich oft unmittelbar im Zusammenhang mit akuten seelischen Belastungen; typischerweise ereignen sie sich vor Publikum. Besonders verdächtig ist ein wiederholtes Auftreten im Beisein von Ärzten (cave: vasovagale Synkopen bei medizinischen Manövern). Nur scheinbar können sie aus dem Schlaf heraus auftreten; wird in diesen Fällen simultan ein EEG abgeleitet, stellt man fest, dass es vor den Anfällen regelmäßig zu einem Arousal, also einem Erwachen, gekommen war. Man spricht dann auch von »Pseudoschlaf«.

13.5.2 Anfallssymptome

Die Symptome im Anfall (◻ Tabelle 13.3) sind bei einzelnen Patienten sehr verschieden, abhängig von der individuellen Persönlichkeit, der zugrundeliegenden Krise und dem jeweiligen »Modell«, so dass jeweils unterschiedliche epileptische und nichtepileptische somatische Anfallsformen differentialdiagnostisch abgegrenzt werden müssen.

Einige Anfälle bestehen in rein subjektiv empfundenen Störungen (DD: einfach-fokale Anfälle). Bei anderen Anfällen kommt es lediglich zu einer Bewusstseinsstörung (DD: Absencen oder komplex-fokale Anfälle). Bei Patienten mit psychogenen Stürzen müssen atonische bzw. tonische epileptische Anfälle ausgeschlossen werden. Am häufigsten kommen motorische Anfälle vor, mit entweder heftigen »hypermotorischen« Bewegungen einschließlich Hin- und Herwerfen, Schlagen, Treten etc. oder mit milderen motorischen Erscheinungen mit Versteifungen und Zittern. Solche Anfälle können generalisierten tonisch-klonischen Anfällen ähnlich sehen. Die klassische deutschsprachige Epileptologie unterscheidet drei Haupttypen, nämlich

- Bewegungssturm,
- Zitteranfall und
- Ohnmacht.

Dies sind Varianten, die auch mit statistischen Clusteranalysen moderner Videodokumentationen bestätigt wurden.

Stereotypie. Das wichtigste diagnostische Kriterium ist die fehlende intra- und interindividuelle Stereotypie im Anfallsablauf. Dies gilt sowohl für die Ausgestaltung wie für die Dauer. Letztere ist in der Regel sehr viel länger als bei epileptischen Anfällen. Das kann bis zum Pseudostatus epilepticus führen, bei dem nicht selten ein Münchhausen-Syndrom (mit rezidivierenden Krankenhauseinweisungen) vorliegt. Für die Differentialdiagnose zu generalisierten tonisch-klonischen Anfällen ist es wichtig zu wissen, dass letztere in der Regel nicht länger als 2 min dauern. In einer Video-EEG-Analyse von 120 sekundär generalisierten tonisch-klonischen epileptischen Anfällen dauerte keiner der spontan sistierenden Anfälle länger als 2 min.

☐ Tabelle 13.3. Typische Unterschiede zwischen epileptischen und psychogenen Anfällen
(cave: kein Symptom ist für sich allein beweisend!)

	Grand mal	Dissoziativer Anfall
Auslöser	Definierte Reflexmechanismen oder Schlafentzug	Emotionaler Auslöser
Vorgefühl	Stereotyp, kurz	Variabel, protrahiert
Augen	Initial Augen geöffnet	Augen geschlossen, geotrope Blickwendung
Sturz	Abrupt durch tonischen, atonischen oder myoklonischen Haltungsverlust	Abfangbewegung, Sturz in Richtung auf Umstehende, fehlende Verletzungen, allmähliches Hinsinken
Mydriasis	Lichtstarre Pupillen	Kommt vor (Sympathikotonus)
Automatismen	Repetitive Stereotypien, oroalimentär	Undulierend, changierend, bizarr, symbolträchtig, Weinen, Kopfschütteln, suggestibel, negativistisch (Augen zukneifen)
Konvulsionen	Tonisch-klonisch mit decrescendo	Irregulär, asynchron, crescendo oder »waxing and waning«
Verletzungen	Stereotypes Verletzungsmuster	Selbstverletzungen, gezielte Fremdaggression
Zungenbiss	Zungenrand, Wange	Fehlt, oder Zungenspitze, mitunter mehrere Bisse
Vokalisationen	Unnatürlich	Emotional, Schimpfen, Fluchen, Schmähungen
Enuresis	Möglich	Möglich (Stuhlabgang selten)
Atmung	Apnoe, reduzierte Sauerstoffsättigung	Normal oder Atempausen ohne Zyanose
Gesichtsfarbe	Zyanotisch	Normal
Dauer	<2 min	>5 min
Amnesie	Komplett	Insulär und auflösbar
Postiktal	Langsame Orientierung, Todd'sche Phänomene, Babinski-Zeichen	Staunendes Erwachen, Augenreiben, Schreien, Wimmern, Stöhnen
Kopfschmerzen	Postiktal	Präiktal

Unphysiologische Symptome. Die iktale Phänomenologie kann symbolträchtig, expressiv gestaltet sein, mit einem bizarren oder sexuell anmutenden Ausdruck. Symptomkombinationen sind häufig unphysiologisch:
— ein vermeintlicher Grand mal ohne begleitende Mydriasis (bei einer Patientin der Berliner Klinik mit Pseudostatus epilepticus wurde allerdings ein Fläschchen eines Mydriatikums im Nachttisch gefunden) oder mit prompter Reorientierung (cave: Frontallappenanfälle);
— generalisierte Myoklonien bei erhaltenem Bewusstsein (cave: Status myoklonischer Anfälle bei Juveniler Myoklonischer Epilepsie),

▭ stundenlange Konvulsionen ohne Zyanose und ohne laborchemische Veränderungen der Blutgase oder der Creatinkinase.

Kornealreflex und Analgesie. Abgeschwächter Kornealreflex und Analgesie können auch im dissoziativen Anfall vorkommen und sind deshalb differentialdiagnostisch nur begrenzt hilfreich. Dennoch kann im Zweifelsfall ein intensiver Schmerzreiz, z. B. an der Nasenscheidewand gesetzt werden. Bei einem anderen Test, um ein psychogenes Koma zu belegen, wird ein Arm über den Kopf des Patienten gehalten, dann fallengelassen. Manchmal führt dann ein unwillkürlicher Schutzreflex dazu, dass der Arm nicht entsprechend der Schwerkraft auf das Gesicht fällt. Mit einem vor das Gesicht gehaltenen großen Spiegel (schnell abmontiert, gibt es in jedem Bad eines Krankenzimmers) kann bei psychogener Ohnmacht die erhaltene Okulomotorik nachgewiesen werden. Eine Mydriasis kann aufgrund eines erhöhten Sympathikotonus auch im psychogenen Anfall vorkommen, nicht aber lichtstarre Pupillen.

Modifizierbarkeit. Die Anfälle sind in der Regel durch Reaktionen der Helfer modifizierbar, Symptome verstärken sich bei Ansprache und Zuwendung. Eine lateralisierte Kopfwendung kann z. B. durch eine gerichtete Ansprache »gewendet« werden. Eine Blickwendung zum Boden wechselt nach passiver Kopfdrehung (»geotrope Blickwendung«). Ein anderes negativistisches Symptom ist das aktive Augenzukneifen mit Bell'schem Phänomen, wenn der Untersucher versucht, die Augen zu öffnen.

Notfallmedikation. Die Reaktion auf Notfallmedikamente ist typischerweise paradox mit einer Exazerbation des Anfallgeschehens, was nicht selten zu einer nichtindizierten Intensivbehandlung eskalieren kann, mit der möglichen Konsequenz iatrogener Schäden bis hin zu Todesfällen.

Zu beobachtende Details. Bei der Anfallsbeobachtung sind es häufig aber nur Details, die die Differentialdiagnose ermöglichen. So sind Zuckungen bei dissoziativen Anfällen im Unterschied zu epileptischen Myoklonien asynchron, regellos in ihrer Amplitude und Richtung und von willkürlichem Charakter. Häufiger sind der Rumpf und die Beine betroffen, während bei epileptischen Myoklonien primär die Schultergürtelmuskulatur betroffen ist. Auch dissoziative Anfälle können wie generalisierte tonisch-klonische Anfälle initial tonisch mit vorherrschenden Streckbewegungen imponieren mit Zuckungen im späteren Anfallsverlauf. Ohne eigene Beobachtung oder Videoaufzeichnung kann diese Differenzierung allein auf der Basis von Fremdbeschreibungen sehr schwierig sein. Während aber ein generalisierter tonisch-klonischer Anfall mit maximaler Intensität beginnt und sich allmählich erschöpft, beobachtet man beim psychogenen Anfall das Gegenteil. Häufig werden die Bewegungen allmählich intensiver (crescendo: einüben, hineinsteigern). Typisch ist auch ein wiederkehrendes An- und Abschwellen der Zuckungen und Krämpfe (engl. »waxing and waning«).

Herzfrequenz. Die Herzfrequenz steigt bei komplex-fokalen und generalisierten tonisch-klonischen Anfällen regelmäßig an. In der Untersuchung von Opherk und Hirsch (2002) hatte eine iktale Herzfrequenzerhöhung um 30% einen positiv prädiktiven Wert von 97% für die Diagnose psychogener Anfälle (unter 29 psychogenen Anfällen war nur ein Anfall mit einer Herzfrequenzsteigerung von mehr als 30%; unter 36 komplex-fokalen Anfällen waren sechs Anfälle mit einer Herzfrequenzerhöhung von weniger als 30%). Wenn es im psychogenen Anfall zu einer Tachykardie kommt, so lässt sich bei einer simultanen EEG-Registrierung manchmal feststellen, dass diese bereits vor dem Anfall einsetzt. Beim epileptischen Anfall kommt es gleichzeitig mit dem Anfallsbeginn zur Herzfrequenzsteigerung.

Augen. Im psychogenen Anfall sind die Augen typischerweise geschlossen. Die Hände sind häufig zu Fäusten geballt; weitere typische Symptome sind Kopfschütteln, Weinen oder eine opisthotone Verrenkung, der »hysterische Bogen« oder »arc de cercle« nach Charcot. Aber auch diese Phänomene sind für sich betrachtet nicht beweisend: Obwohl sehr selten, sind auch bei epileptischen Anfällen Kopfschütteln und Weinen bzw. »dacrystische« Automatismen dokumentiert worden (◗ Tabelle 13.4).

◻ Tabelle 13.4. Typisch epileptische und typisch psychogene Phänomene und ihre Ausnahmen

Vermeintlich typisch epileptische Phänomene bei psychogenen Anfällen

Inkontinenz	Peguero et al 1995
Zungenbiss	Benbardis 1995
Verletzungen	Peguero et al. 1995
Anfälle aus dem (Pseudo-)Schlaf	Benbardis et al. 1996
Hippokampussklerose	Benbardis 2000b

Vermeintlich typisch psychogene Phänomene bei epileptischen Anfällen

Rhythmische Beckenbewegungen	Geyer, Payne u. Drury 2000
Kopfschütteln	Saygi et al. 1992
Weinen (»dacrystische Automatismen«)	Luciano et al. 1992

Inkontinenz und Zungenbiss. Umgekehrt kommen vermeintlich epilepsietypische Phänomene wie Inkontinenz, Zungenbiss und Verletzungen auch bei 40–44% der Patienten im psychogenen Anfall vor. Feinheiten der Anfallsbeobachtung können dennoch weiterhelfen. Zu Urininkontinenz kommt es im epileptischen Anfall erst im Ausklingen eines Grand mal in der frühen postiktalen Phase. Wenn es beim psychogenen Anfall zu Einnässen kommt, dann in frühen Anfallsstadien. Einkoten ist bei psychogenen Anfällen extrem selten. Zungenbisse beim epileptischen Anfall sind am seitlichen Zungenrand, nicht an der Spitze lokalisiert; man findet auch Verletzungen der Wangenschleimhaut. Beim psychogenen Anfall kommen Zungenbisse ebenfalls vor; sie betreffen allerdings mehr die Zungenspitze, verlaufen nicht in Längs-, sondern in Querrichtung über die Zunge. Mitunter findet man gleich mehrere Bisswunden nach einem einzigen Anfall. Typisch für den epileptischen Anfall sind demgegenüber seitliche Zungenbisse, die häufig einseitig sind und bei wiederholten Anfällen in der Regel dieselbe Zungenseite betreffen.

Verletzungen. Auch Verletzungen im epileptischen Anfall sind stereotyp: Patienten mit tonischen oder atonischen Sturzfällen z. B. verletzen sich immer wieder an derselben Stelle, beispielsweise am Kinn, an der Stirn oder am Hinterkopf. Verletzungen im psychogenen Anfall sind in der Regel – aber nicht ausnahmslos – milder; typisch sind Folgen von Selbstverletzungen, Kratz- oder Bissverletzungen. Charakteristisch sind auch »Teppichverbrennun-

gen« (»carpet burns«) durch das repetitive Reiben der Extremitäten auf dem Boden. Wenn es im Rahmen von psychogenen Anfällen zu schweren Verletzungen (z. B. Fensterstürze) kommt, liegt meist eine Persönlichkeitsstörung mit Suizidalität vor. Ertrinken und Verbrennungen sind allerdings häufiger bei epileptischen Anfällen. Wirbelbrüche sind typische Komplikationen generalisierter tonisch-klonischer Anfälle (ohne Sturz) und kommen bei psychogenen Anfällen ohne adäquaten Sturz nicht vor.

Primärer und sekundärer Krankheitsgewinn. Wenig hilfreich ist die Feststellung eines primären oder sekundären Krankheitsgewinns, ersterer ist bei dissoziativen Anfällen nämlich häufig nicht offensichtlich, letzterer kommt auch nach langjährigen Epilepsieverläufen vor. Dasselbe gilt für emotionale Auslöser, die von Patienten mit dissoziativen Anfällen häufig nicht berichtet oder nicht bemerkt werden, epileptische Anfälle aber durchaus triggern können.

Frontallappenepilepsie. Besonders schwierig kann die Unterscheidung zwischen dissoziativen und hypermotorischen Anfällen des Frontallappens sein. Frontallappenanfälle wurden wegen ihrer dramatischen Symptomatik schon als »Pseudo-Pseudo-Anfälle« bezeichnet. Frontallappenanfälle gehen typischerweise mit heftigen, durchaus auch sexuell anmutenden motorischen Automatismen (rhythmischen Beckenbewegungen), scheinbaren Ausdrucksbewegungen und mit emotional anmu-

◻ Tabelle 13.5. Frontallappenanfälle versus psychogene Anfälle. (Nach Saygi et al. 1992)

	FLA	PA
Hohe Frequenz	+	+
Anfälle aus dem Schlaf	+	–
Vokalisation	+	+
Hypermotorische Automatismen (rhythmische Beckenbewegungen, Wälzen, Strampeln, Fahrradfahren, Spreizen der Beine)	+	+
Kurze Dauer	+	–
Unvollständige Amnesie	+	+
Rasche Orientierung	+	+
Stereotypie	+	–

tender Vokalisation einher. Sie dauern allerdings nur kurz und häufig ist das Bewusstsein trotz heftiger Automatismen nicht eingeschränkt. Die Anfälle enden im Unterschied zu komplex-fokalen Anfällen des Temporallappens abrupt; Patienten sind ohne Reorientierungsphase sofort wieder kommunikativ. Bei frontal generierten Anfällen können auch einmal alternierende Kopfwendungen mit Kopfschütteln beobachtet werden, Phänomene, die eigentlich für dissoziative Anfälle typisch sind. Drei Kriterien erleichtern die Diagnose:

- Dauer,
- Stereotypie und
- Auslösung aus dem (echten) Schlaf (◻ Tabelle 13.5).

13.5.3 Diagnostische Hilfen

Post-hoc-Möglichkeiten der Diagnosestellung

Eine einfache Maßnahme, um postiktal einen Grand mal von psychogenen Anfällen zu unterscheiden, ist die Bestimmung der Creatinkinase (CK), die nach einem Grand mal bei bis zu 90% der Fälle über das 10-fache ansteigt (◻ Abb. 13.7).

Nach psychogenen Anfällen, selbst wenn sie sehr lange dauern, steigt die CK nicht wesentlich an, es sei denn, es kommt zu sturzbedingten Verletzungen der Muskulatur. Postiktale Leukozytose und Fieber beobachtet man regelmäßig nur bei einem Status epilepticus.

Es ist auch heute noch sinnvoll, Patienten postiktal zügig neurologisch zu untersuchen. Man kann dann bei epileptischen Anfälle Todd'sche Phänomene finden, also flüchtige neurologische Ausfälle, die auf einen fokalen Anfallsursprung hinweisen. Das kann eine Parese nach einem Jackson-Anfall, eine aphasische Störung nach dominant-temporalem oder ein Gesichtsfelddefekt nach okzipitalem Anfall sein. Ein anderes klinisch nützliches Zeichen ist das Babinski-Phänomen, das wie andere Pyramidenbahnzeichen vorübergehend nach einem generalisierten tonisch-klonischen Anfall positiv sein kann, nach psychogenen Anfällen aber nie vorkommt.

Prolaktin

Prolaktinbestimmungen, sofern eine Baselinebestimmung vorliegt, sind zwar nicht beweisend, können aber bei der Abgrenzung von psychogenen ver-

◻ Abb. 13.7. Diagnostische Tests für die retrospektive Diagnose eines epileptischen Anfalls. (Nach Bauer 2000)

Zeit nach Anfall				
0 – 30 Min	30 Min – 24 h	24 – 48 h	48 – 72 h	72 h – 1 Woche
Prolaktin ↑	-	-		-
-	Kreatinkinase↑	Kreatinkinase↑	Kreatinkinase↑	
Babinski-Zeichen	-	-	-	-
Todd'sche Lähmung	Todd'sche Lähmung	-	-	-
Zungenbiss	Zungenbiss	Zungenbiss	Zungenbiss	Zungenbiss
Petechien	Petechien	Petechien	Petechien	-
Enuresis	-	-	-	-
Abnormes EEG	Abnormes EEG	-	-	-

sus generalisierten tonisch-klonischen Anfällen hilfreich sein.

Prolaktin steigt innerhalb von 10–30 min nach generalisierten tonisch-klonischen Anfällen durch eine hypothalamisch-hypophysäre Anfallspropagation an, bleibt für etwa eine Stunde erhöht und fällt dann wieder ab. Der Prolaktinanstieg nach komplex-fokalen Anfällen, besonders nach Anfällen des Frontallappens, ist wenig zuverlässig. Nach einfach-fokalen Anfällen bleibt ein Anstieg in der Regel aus. Selbst nach Anfallsserien und im Status epilepticus kann der Prolaktinwert normal sein. Es ist vermutet worden, dass die Menge von freisetzbarem Prolaktin begrenzt ist und sich in Abhängigkeit von der Anfallsfrequenz erschöpft (Grenze 24 h). Nach Synkopen kann Prolaktin ansteigen (Kap. 2), weshalb die Bestimmung bei dieser Differentialdiagnose wenig taugt. Bei psychiatrischen Patienten, die mit Neuroleptika behandelt werden, können wegen der pharmakogenen Prolaktinerhöhung falschpositive Werte bestimmt werden. Falschpositive Werte sind auch berichtet worden bei Frauen, bei denen es im Rahmen des Anfalls zu einer mechanischen Stimulation der Brüste kommt (Rowan 2000).

Eine Erhöhung auf über 700μU/ml oder 60μg/l (bei einer Baseline von unter 400μU/ml) gilt als verdächtig. Bei intra- und interindividuell variablen Prolaktinwerten wird empfohlen, als Referenz einen Baselinewert zu bestimmen (Bauer et al. 1996). Dies sollte nach dem Anfall und zusätzlich an einem anderen (anfallsfreien) Tag zur selben Uhrzeit erfolgen wegen bekannter zirkadianer Schwankungen (Anstieg während des Schlafes, Abfall nach dem morgendlichen Erwachen). Empfohlen wird eine Prolaktinbestimmung postiktal nach 10–30 min, nach 2 h und nach 24 h. Ein mindestens dreifacher Anstieg gegenüber der Baseline spricht für einen Grand mal. Mit einem Cut-off von drei Standardabweichungen vom Basiswert hat die postiktale Prolaktinerhöhung einen positiv prädiktiven Wert für Grand mal von 89%, einen negativ prädiktiven Wert für dissoziative Anfälle allerdings lediglich von 61% (Anzola 1993). Das heißt, eindeutig erhöhte Werte sprechen für einen Grand mal, negative Werte sind aber keinesfalls für die Diagnose dissoziativer Anfälle beweisend.

Suggestion

Suggestion (z.B. die Infusion eines vermeintlich anfallsprovozierenden Medikaments »Prokonvulsin«; gut geeignet sind farbige Vitaminlösungen) ist ein wirksames Verfahren zur Provokation psychogener Anfälle.

Anfälle können auf diese Weise bei etwa 80% der Patienten ausgelöst werden. Die Methode ist unter Klinikern umstritten als ein »unethischer Trick«, der die Arzt-Patienten-Beziehung untergräbt. Glücklicherweise ist diese zweifelhafte Methode meist nicht notwendig, da im Rahmen des Video-EEG-Monitorings psychogene Anfälle überwiegend innerhalb der ersten Tage auftreten. Nach Parra et al. (1998) ereignen sich 98% der Anfälle innerhalb der ersten 48 Stunden. Es gibt im übrigen nach Benbadis et al (2000) eine weniger täuschende Induktionsmethode mit identisch positiven Ergebnissen (84%), bei der man primär epileptologische Provokationsmethoden wie Hyperventilation oder Photostimulation suggestiv einsetzt. Zusätzlich könnte man vielleicht auch einen Schlafentzug machen. Immer sollte man auch die Patienten nach geeigneten Provokationsmöglichkeiten fragen und diese einsetzen.

Eine Sorge im Hinblick auf Suggestion bezieht sich auf die Gefahr der Provokation neuer Anfälle. So gibt es Berichte, wonach sowohl erstmalig psychogene Anfälle wie auch »echte« epileptische Anfällen durch eine Placeboinjektion provoziert auftraten.

EEG und andere neurologische Untersuchungsverfahren

Ebenso wenig wie ein normales EEG eine Epilepsie ausschließt, kann man wegen eines pathologisches EEGs dissoziative Anfälle ausschließen.

Pathologische EEG-Befunde kommen bei Patienten mit dissoziativen Anfällen häufiger vor als in der Normalbevölkerung, bei Reuber et al. (2000) 1,8-mal häufiger als bei gesunden Kontrollen. In der Untersuchung von Cohen und Suter (1982) hatten 37% der Patienten ein pathologisches EEG, 12% hatten sogar epilepsietypische Entladungen (Spikes oder Spike-waves).

Bei Patienten mit psychogenen Anfällen werden häufig physiologische interiktale EEG-Phänomene überbewertet und fälschlich als epilepsietypisch interpretiert. In einer Untersuchung von Benbadis et al. (2001) waren unter 15 solcher EEGs überwiegend physiologische Schwankungen der Hintergrundaktivität fehlbewertet worden, nur vereinzelt wurden physiologische Muster wie »wicket spikes« und Hyperventilationseffekte falsch bewertet.

In der Regel zeigt das iktale EEG bei epileptischen Anfällen epilepsietypische Potentiale, bei psychogenen Anfälle ist das iktale EEG normal. Manchmal ist aber auch das iktale EEG irreführend. So können rhythmische Artefakte als epileptische Entladung verkannt werden oder physiologische Schwankungen der Grundaktivität werden überinterpretiert (Fallbeispiel 1).

Es gibt auch epileptische Anfälle, bei denen das Oberflächen-EEG keine Entladungen zeigt, z. B. wenn Anfälle im orbitofrontalen Kortex oder mesial frontal generiert werden. Gerade bei den abrupt und mit hypermotorischen Automatismen einhergehenden frontalen Anfällen können epileptische Veränderungen von Bewegungsartefakten verschleiert werden. Allerdings sind Anfälle, die ohne EEG-Evidenz für ein Arousal aus dem Tiefschlaf heraus auftreten, sicher nicht psychogen. Hier müssen differentialdiagnostisch aber auch Parasomnien bedacht werden. Ein Anfall, der mit vermeintlichem Bewusstseinsverlust und gleichzeitig gut organisiertem Alpha-EEG einhergeht, ist mit großer Sicherheit psychogener Natur. Wenn ein iktales EEG aufgrund von Bewegungsartefakten nicht interpretiert werden kann, ist bei einem generalisierten tonisch-klonischen Anfall das postiktale EEG mit den dafür typischen Veränderungen beweisend.

Auch andere Untersuchungen wie SPECT und strukturell bildgebende Verfahren können pathologisch sein. In einer Untersuchung hatten vier Patienten mit gesicherten psychogenen Anfällen sogar Zeichen einer Hippokampussklerose. In einer neuropsychologischen Studie machten Patienten mit pathologischen Gesamtleistungen typische, psychogen anmutende Fehler mit häufiger falschnegativen, selten falsch-positiven Antworten.

Knapp ein Viertel aller Patienten hatten in einer Studie eine anamnestisch belegte neurologische Vorschädigung, am häufigsten ein Schädelhirntrauma. Warum das so ist, ist unklar. Einerseits

könnte man spekulieren, dass Menschen mit kognitiven und affektiven Defiziten dissoziative Anfälle als primitive Kommunikations- bzw. Ausdrucksform bei anders nicht lösbaren oder vermittelbaren Konflikten einsetzen. Andererseits ist aber im Zusammenhang mit pathologischen neurologischen Zusatzbefunden immer wieder über die Pathophysiologie dissoziativer Anfälle spekuliert worden. Verknüpft mit dieser Diskussion ist die Suche nach dem zentralnervösen Korrelat, das einerseits pseudoneurologische Symptome generiert, andererseits aber deren Bewusstwerdung verhindert. So ist wiederholt darauf aufmerksam gemacht worden, dass bei allen somatoformen Störungen linksseitige Symptome häufiger vorkommen als rechtsseitige, woraus eine Rolle der rechten Hemisphäre abgeleitet wurde; und in funktionellen Aktivierungsstudien wurden außerhalb der direkt verantwortlichen Kortexregion Aktivierungen insbesondere im Frontalhirn beobachtet. Es ist allerdings auch kritisch bemerkt worden, dass mit solchen Befunden nicht viel mehr objektiviert wird als die banale Erkenntnis, dass auch dissoziative Störungen ein zentralnervöses Korrelat haben.

13.5.4 Pseudostatus epilepticus

An den Pseudostatus epilepticus sollte differentialdiagnostisch immer bei jedem therapierefraktären Status epilepticus – spätestens aber vor Einleitung einer Barbituratnarkose – gedacht werden:

- Ein Drittel aller Patienten mit psychogenen Anfällen haben einen Pseudostatus epilepticus.
- Drei Viertel aller Pseudostatus epilepticus rezidivieren.
- Bei einem Viertel der Fälle wird ein solcher Status intensivmedizinisch behandelt.
- Bei der Hälfte aller therapierefraktären Status handelt es sich um einen Pseudostatus epilepticus.

Die Patienten landen gesetzmäßig unter dramatisch verwirrenden Umständen in den Notaufnahmen von Kliniken, typischerweise außerhalb der regulären Arbeitszeiten, häufig an Feiertagen, wo die kompetente Diagnose einer dissoziativen Störung am unwahrscheinlichsten ist. Die Behandler sind dann geneigt, ohne Exploration der Vorgeschichte, gründliche Untersuchung und Beobachtung und ohne Recherche früherer stationärer Aufenthalte vorschnell aggressiv zu behandeln. Dabei sistieren die Anfälle in der Regel unmittelbar, wenn – z. B. nach Rücksprache mit dem regionalen Epilepsiezentrum, wo diese Patienten in der Regel gut bekannt sind – diagnostische Sicherheit eintritt und auf intensivmedizinische Maßnahmen konsequent verzichtet wird. Dennoch kommt es immer wieder zu überflüssigen aggressiven Intensivbehandlungen mit durchaus schweren iatrogenen Folgeschäden. Kürzlich wurde sogar von einem Todesfall berichtet. Patienten mit rezidivierendem Pseudostatus epilepticus plus epileptischen Anfällen sind sehr selten.

Bei Patienten, meistens sind es Patientinnen, mit rezidivierenden Pseudostatus besteht in der Regel eine schwere psychiatrische Grunderkrankung (◘ Tabelle 13.6), am häufigsten eine Persönlichkeitsstörung (etwa 50% haben eine Borderlinepersönlichkeitsstörung).

Bei einigen dieser Patienten liegt auch eine Spielart eines Münchhausen-Syndroms vor. Dieses im ICD 10 unter den artifiziellen Störungen klassifizierte Syndrom ist definiert durch:
- absichtliches Erzeugen oder Vortäuschen von Symptomen,
- Pseudologia fantastica,
- fehlenden sekundären Krankheitsgewinn und
- Therapieabbruch nach Konfrontation.

◘ **Tabelle 13.6.** Psychiatrische Diagnosen bei 18 Fällen mit Pseudostatus epilepticus. (Rechlin, Loew u. Joraschky 1997)

Major depression	5
Esstörung	7
Sucht	7
Persönlichkeitsstörung	15
Borderline: 10	
Histrionisch: 3	
Antisozial: 2	
Suizidversuche	12

13.5.5   Psychiatrische Komorbidität

Psychiatrische Störungen wurden bei etwa 70–80% (Spannbreite 40 bis 100%) der Patienten mit psychogenen Anfällen beschrieben.

In einer Studie wurden 4,4 aktuelle und 6 lebenslange DSM-Achse-I-Diagnosen gestellt (Bowman u. Markand 1996). Differentialdiagnostisch ist die Diagnose einer begleitenden psychiatrischen Störung allerdings nicht sehr hilfreich. Einerseits fehlt nicht selten eine (offensichtliche) psychiatrische Erkrankung bei psychogenen Anfällen, und andererseits ist eine psychiatrische Komorbidität auch bei Epilepsien nicht selten: In einer kontrollierten Studie wurde kein Unterschied in der Häufigkeit psychiatrischer Begleiterkrankungen zwischen Patienten mit psychogenen Anfällen und Patienten mit epileptischen Anfällen gefunden (Arnold u. Privitera 1996). In einer anderen Studie war der Unterschied nur diskret: 70% bei psychogenen Anfällen versus 60% bei epileptischen Anfällen (Krishnamoorthy et al. 2001).

Besonders häufig kommen psychogene Anfälle im Rahmen von affektiven Störungen, Depressionen und Angsterkrankungen vor. Daneben kommen aber auch akute und chronische Belastungsreaktionen, posttraumatische Belastungsstörungen und Persönlichkeitsstörungen vom Borderlinetyp (bei Epilepsie ungewöhnlich), seltener vom antisozialen und histrionischen Typ, vor. Bei einigen Patienten besteht eine multisymptomatische somatoforme Störung im Sinne einer Somatisierungsstörung mit diversen pseudosomatischen Beschwerden und ungünstiger Prognose. Weiterhin sind intelligenzgeminderte und mehrfachbehinderte Patienten häufig betroffen.

Differentialdiagnostisch werden bestimmte paroxysmale Störungen bei primär psychiatrischen Störungen abgegrenzt: Angststörungen mit Panikattacken, somatoforme Störungen mit Hyperventilation, Fuguezustände, Halluzinationen bei Psychosen, Tics bei Zwangsstörungen und Flashbacks bei der posttraumatischen Belastungsstörung.

13.6 Therapie

Bisherige Studien (randomisierte Studien gibt es nicht) haben keinen eindeutigen Vorteil bestimmter Psychotherapieverfahren belegen können.

Die Behandlung psychogener Anfälle sollte daher von deren Ätiologie, begleitenden psychiatrischen Störungen und der Motivation und Einsichtsfähigkeit des Patienten geleitet werden. Ganz allgemein werden heute verhaltenstherapeutische oder systemisch-interaktionelle Verfahren bevorzugt. Allerdings sind bei entsprechender Genese auch tiefenpsychologisch fundierte Verfahren indiziert. Im Einzelfall – und wieder abhängig von der psychiatrischen Diagnose – können natürlich auch Psychopharmaka unterstützend eingesetzt werden.

Es gibt in der Klinik nur wenige Situationen, die von Anfängern – aber auch von fortgeschrittenen Medizinern – so gefürchtet und gemieden werden wie das aufklärende Gespräch mit Patienten mit dissoziativen Störungen. Dafür gibt es viele Gründe. So stellt man bei diesen Patienten nicht selten initial Fehldiagnosen, vor denen auch der noch so raffinierte und erfahrene Neurologe und Epileptologe nicht gefeit ist. Das führt dann unweigerlich zu einer gewissen Beschämung, sich geirrt zu haben, und vielleicht auch zu Ärger und zu dem Gefühl, getäuscht worden zu sein. Es kann sich auch eine detektivische Genugtuung einstellen, wenn man den Patienten »entlarvt« hat. Negativ gefärbte Gegenübertragungsreaktionen können subtile Entwertungen auslösen, aber auch zu Simulationsvorwürfen Anlass geben bis hin zu übereilten Entlassungen und Überweisungen.

Cave

Lachkrämpfe beim Anblick hysterischer Anfälle sind sicher unangemessen. Trotzdem sollten natürliche Reaktionen auf komische Elemente im Verhalten hysterischer Patienten nicht dogmatisch tabuisiert werden.

Nach Weizsäcker ist Humor im therapeutischen Umgang mit diesen Patienten nicht verboten. Im Gegenteil: Unter der Überschrift »Nicht zu ernst nehmen« findet man folgenden Rat zum Umgang mit der Hysterie:

Man nehme sie nicht ernster als sie es verdient; man erinnere sich, dass sie ein Stück Kindisches enthält, mit dem Charme eines Spieles ausgestattet. Die Weisheit ist: ihr gegenüber nicht zu weise zu sein. Nicht nur von der Berechnung etwas zu erwarten, sondern auch von der Überraschung. Wer gar nicht spielen kann oder mag, der lasse die Hände weg. (v. Weizsäcker 1986, 474 ff)

Bei Patienten mit Anfällen sollte man grundsätzlich die Möglichkeit psychogener Anfälle berücksichtigen. Das frühe Ansprechen dieser Differentialdiagnose (»seelische Anfälle« ist für viele Patienten ein verständlicher und akzeptabler Begriff) ist ebenso hilfreich wie der Hinweis, dass auch diese Diagnose eine medizinische Erkrankung mit Therapienotwendigkeit und Therapiemöglichkeit darstellt. Dabei kommt es auf eine authentische Anerkennung des subjektiven Leidens an sowie auf klare und unzweideutige Erklärungen und Empfehlungen.

In der akuten Anfallssituation sollte versucht werden, eine häufig bereits dramatisierte Situation zu deeskalieren, d. h. überflüssige Helfer wegschicken, unnötige Intensivbehandlungen konsequent abbrechen (◘ Abb. 13.8). Dem Patienten sollte man gleichzeitig vermitteln, dass man ihn und seine Not ernst nimmt, nicht aber die Anfälle (nach v. Weizsäcker: »Ja, aber nicht so«).

Mechthilde Kütemeyer (2001) empfiehlt für den Umgang mit psychogenen Anfällen:

Die Medizin braucht eine Aufwertung der »weiblichen Methoden«: die »männlichen Methoden«, das Eindringen, Durchleuchten, Spritzen und andere invasive Maßnahmen dürfen an Bedeutung zurücktreten, Wahrnehmen, Einfühlen, Empathie und Verstehen an Bedeutung zunehmen... Für die Verfeinerung der Wahrnehmung brauchen wir nicht die schnelle und aktive Medizin, sondern eine »Medizin der Langsamkeit«... Die Medizin braucht »Abrüstung«, weniger »apparative Hochrüstung« in den Kliniken (die viel Personal schluckt); stattdessen Personal, das Zeit hat... und für Kommunikation ausgebildet ist.

☐ Abb. 13.8. Umgang mit psychogenen Anfällen

- Akut: Deeskalation, Suggestion
- Exploration von Auslösern
- Behutsame Konfrontation
- Absetzen von Antiepileptika
- Verzicht auf unnötige Diagnostik
- Positive Verstärkung von anfallsfreien Intervallen
- Vermeidung eines sekundären Krankheitsgewinnes
- Behandlung einer psychiatrischen Grunderkrankung
- Psychotherapie

} Neurologe

} Psychiater

Bei neu auftretenden Anfällen ist die unmittelbare Aufklärung der Patienten über die vermutete Psychogenese der Anfälle zu empfehlen. Die meisten Patienten verstehen, wenn man auf andere Beispiele seelisch bedingter körperlicher Reaktionen (z. B. Herzklopfen, Schwitzen, Zittern bei Angst) verweist. Häufig lässt sich dann im Arzt-Patienten-Gespräch der Auslöser identifizieren (eine besonders günstige Gelegenheit, um Ursachen herauszufinden, bietet sich unmittelbar postiktal). Nach Stellung der Diagnose sollte man eine etwaige antiepileptische Medikation zügig absetzen (nur bei Barbituraten und Benzodiazepinen ist wegen der Gefahr von Entzugsanfällen ein langsames Ausschleichen notwendig) und auf nichtindizierte Untersuchungen verzichten, um der organischen Hypothese des Patienten konsequent entgegenzuwirken.

Patienten mit psychogenen Anfällen kommen primär zum Neurologen, der das Aufklärungsgespräch nicht an den Psychiater delegieren sollte (dort kommen viele überwiesene Patienten nicht an), und der sich auch nicht mit dem Ausschluss epileptischer Anfälle begnügen darf, sondern auch die Klärung des psychologischen und psychiatrischen Hintergrundes versuchen sollte. Als behandelnder Neurologe kann man das existierende Vertrauensverhältnis nutzen (das diagnostische Gespräch, die Anamnese, ist das erste therapeutische Gespräch). Die weitere Therapie psychogener Anfälle wird von ihrer psychiatrischen bzw. neurosenpsychologischen Differenzierung bestimmt. Hier kann und muss der Neurologe die entscheidenden Weichen stellen, damit die anfangs oft ambivalente Therapiemotivation des Patienten nicht durch frustrane psychiatrische Begegnungen versiegt. Aus diesem Grund ist auch nach Stellung der Diagnose dissoziativer Anfälle eine weitere und im Einzelfall

langfristige Mitbetreuung durch den Neurologen sinnvoll, der durch die Sicherheit seiner Einschätzung einem erneuten Zweifel an der Diagnose durch den Patienten oder seinen Psychotherapeuten vorbeugen kann. Auch bei chronifizierten somatoformen Störungen können regelmäßige Gespräche mit dem Neurologen (oder auch mit dem Hausarzt) sinnvoll sein, weil durch die wiederholte Aussprache Exazerbationen und Krisen vorgebeugt werden kann. Ganz wichtig ist die Einbeziehung von engen Angehörigen, die ebenso sorgfältig aufgeklärt werden müssen wie die Patienten selbst, weil deren unmittelbare Reaktionen auf Anfälle entscheidenden positiv oder negativ verstärkenden Einfluss haben können.

Umstritten ist die Frage der Fahrtauglichkeit. Formal dürfen Patienten mit psychogenen Anfällen nicht Auto fahren. Eine systematische Studie zum tatsächlichen Unfallrisiko bei diesen Patienten hatte in den USA allerdings keine erhöhte Unfallrate ergeben (Benbadis et al. 2000).

13.7 Prognose

Die Prognose psychogener Anfälle gilt gemeinhin als schlechter als die epileptischer Anfälle.

Nach einer Synopsis von 16 Studien werden nur 37% nach einem mittleren Follow-up von 39 Monaten anfallsfrei (☐ Tabelle 13.7). In einer Untersuchung von Lempert und Schmidt (1990) waren nach zwei Jahren 41% in ihrer Anfallsfrequenz unverändert. Ernüchternd ist auch eine Studie, nach der vier Jahre nach Diagnosestellung 41% der Patienten noch oder wieder auf Antiepileptika eingestellt waren (Reuber et al. 2003)!

Im Gegensatz zu früh korrekt diagnostizierten Fällen haben Patienten mit fixiertem sekundären

□ Tabelle 13.7. Synopsis von 16 Studien zur Prognose psychogener Anfälle

	Mittelwerte
Gruppengröße	59
Follow-up (Monate)	39
Frauen (%)	76
Anfallsfrei (%)	37
Antiepileptisch behandelt (%)	30
Unabhängiges Leben (%)	36

Krankheitsgewinn und entsprechend fehlendem Leidensdruck eine schlechte Prognose (□ Tabelle 13.8). Prognostisch ungünstig sind auch schwere Persönlichkeitsstörungen. Patienten mit hypermotorischer Anfallssemiologie und Patienten mit aggressiven Verhaltensmustern haben ebenfalls eine schlechtere Prognose. Günstigere Verläufe beobachtet man bei jüngerem Erkrankungsalter, guter sozialer Integration, normalem IQ und Akzeptanz der Diagnose.

Unmittelbar nach Mitteilung der korrekten Diagnose wurden 13 von 45 Patienten anfallsfrei (Kanner et al. 1999). Oft ist über die Mitteilung der richtigen Diagnose hinaus keine Psychotherapie notwendig. Damit ist die rasche Diagnose und die zügige, vor allem aber »emotionslose« Aufklärung durch den Neurologen für den weiteren Verlauf entscheidend. Steht die Verdachtsdiagnose psychogener Anfälle im Raum, sollte deshalb möglichst rasch

Klarheit geschaffen werden durch Exploration und Beobachtung eines erfahrenen Untersuchers, ggf. durch eine Video-EEG-Ableitung. Dadurch werden indirekt auch medizinische Ressourcen gespart: Nach einer Video-EEG-gesicherten Diagnose nahmen Rettungsstellenbesuche um 97%, Ambulanzbesuche um 80% und diagnostische Tests um 67% ab (Martin et al. 1998).

Die Strategie, eine antiepileptische Medikation bei zweifelhafter Diagnose fortzusetzen, ist inkonsequent und falsch. Rechtfertigungen der Art, dass man sich damit auf der sicheren Seite bewegt und dass Antiepileptika auch stimmungsstabilisierend wirken, sind aus zwei Gründen inakzeptabel:
- weil Antiepileptika ernste Nebenwirkungen haben können und
- weil eine einmal begonnene antiepileptische Medikation von anderen leicht als diagnostischer Hinweis auf eine Epilepsie gewertet wird, womit dann eine falsche Diagnose zementiert wird (Fallbeispiel 1).

Zu berücksichtigen ist außerdem, dass durch eine verzögerte Diagnosestellung auch zugrunde liegende psychiatrische bzw. neurotische Störungen unbehandelt bleiben mit den daraus resultierenden Nachteilen einschließlich der Gefahr durch eine evt. vorhandene Suizidalität.

Bei Patienten mit epileptischen und psychogenen Anfällen kann der Verlauf durch ein Alternieren der Anfallsformen kompliziert sein, mit einer Exazerbation psychogener Anfälle bei medikamentöser Unterdrückung der epileptischen Anfälle, ein

□ Tabelle 13.8. Psychogene Anfälle: Prognostische Faktoren

Günstig	Ungünstig
Kurze Anamnese	Lange Anamnese
Kurzes Intervall zwischen Trauma und Erstmanifestation	Etablierter sekundärer Krankheitsgewinn
Akzeptanz der Diagnose	Persönlichkeitsstörung
Selbstständiges Leben	Niedriger IQ
Jüngeres Alter	Hypermotorische Semiologie

in der Epileptologie lange bekanntes Phänomen, das auch nach erfolgreichen epilepsiechirurgischen Eingriffen vorkommen kann. Schon Rabe (1966) hatte darauf verwiesen, dass es Patienten gibt, bei denen bei einem solchen »Szenenwechsel« eine tiefergehende Störung vorliegt, die auch bei medikamentöser Unterdrückung eine Gesundung verhindert und deshalb hysterische Anfälle provoziert. In solchen Fällen sollte primär angestrebt werden, dass Patienten lernen, zwischen epileptischen und seelischen Anfällen zu unterscheiden. Bei konsequenter Unterstützung durch die Betreuer gelingt dies auch meistens. Als zweiter Schritt kann dann eine Psychotherapie einsetzen.

Die Prognose wird nicht allein durch eine absolute Anfallsfreiheit bestimmt; es gibt Patienten, die ihre Anfälle als für sie unverzichtbare Form der Konfliktbewältigung behalten, aber ebenso wie ihre Angehörigen damit umzugehen gelernt haben, weil sie um ihre Ursache und ihre somatisch betrachtet medizinische Harmlosigkeit wissen (Fallbeispiel 1). Manchmal braucht es auch einen sehr langen Atem, bis sich eine Anfallssituation bessert. Hier ist Geduld gefordert – nicht immer ganz leicht für Neurologen, die gerne schnelle Erfolge sehen.

❯ Fallbeispiel 1: 29-jährige Patientin, psychogene Anfälle mit Erkrankungsbeginn in der Kindheit und später Diagnose

Die Patientin hatte eine komplizierte Geburt (Zangengeburt) und erhielt in der Folge die Diagnose einer milden perinatalen Hirnschädigung mit motorischer Ungeschicklichkeit, kognitiver Verlangsamung und Konzentrationsschwäche bei mindestens durchschnittlicher Intelligenz. Zusätzlich bestand eine ausgeprägte Skoliose. Im vierten Lebensjahr kam es nach einer schweren Verbrennung zu einem langen Krankenhausaufenthalt, sie entwickelte daraufhin einen transienten psychogenen Mutismus mit seither bestehendem schweren Stottern. Anfälle traten erstmals im Alter von neun Jahren auf mit insgesamt drei Unfällen ohne Verletzungsfolge (Sturz vom Baum, Sturz von der Sprossenwand, Fahrradsturz). Sie berichtete jeweils anschließend, sie habe sich vorher wie im Traum gefühlt. Beobachtet wurde dann eine sekundenlange Bewusstlosigkeit mit geschlossenen

▼

Augen und nachfolgendem grobschlägigen Zittern der Extremitäten. Im EEG gab es unspezifische Auffälligkeiten (rechts betonte biokzipitale Dysrhythmie) und im CT eine fragliche links temporale Hypodensität, die später als Ventrikelausziehung interpretiert wurde.

Der behandelnde Neurologe war sich in der Diagnose unsicher und verzichtete zunächst auf eine antiepileptische Therapie. In der Folge traten Anfälle besonders in schulischen Belastungsphasen auf mit initialem Entfremdungsgefühl, Kopfschmerzen und lang anhaltender körperlicher Schwäche. Unregelmäßig beschriebene Symptome waren Verschwommensehen, Schwindel, Übelkeit und Zittern ohne Bewusstlosigkeit. Bei stationärer Abklärung dieser Anfälle im 15. Lebensjahr wurden erstmals Hinweise einer generalisierten Erregbarkeitssteigerung beobachtet, die allerdings nicht spezifiziert wurden. Daraufhin wurde probatorisch eine Medikation mit Carbamazepin eingeleitet. Aus dieser Zeit stammt von der Patientin folgendes Zitat: »Ich hätte ja nichts mehr, wenn ich die Probleme mit der Sprache und die Skoliose nicht hätte.« Der behandelnde Arzt zweifelt weiter an der Diagnose und setzt das Carbamazepin nach unveränderter Anfallsfrequenz wieder ab, plant ein Langzeit-EEG, das aber immer wieder verschoben und letztlich nicht durchgeführt wird.

Die Patientin wechselt im 18. Lebensjahr wegen eines Umzugs den Arzt. Der neue Arzt diagnostiziert aufgrund seiner Anamnese und ohne mit dem Vorbehandler Rücksprache zu halten »eindeutig psychomotorische Anfälle«. Die Patientin spricht jetzt wohl selbst davon, epileptische Anfälle zu haben, berichtet von einer aufsteigenden Übelkeit aus dem Bauch und behauptet, dass Carbamazepin wegen Unverträglichkeit abgesetzt wurde. Der neue Arzt beginnt wieder mit einer antiepileptischen Medikation und steigert diese bei »hochgradiger Resistenz der Anfälle« bis zu wechselnden Dreierkombinationen. Die Patientin wird in ein Epilepsiezentrum zur epilepsiechirurgischen Abklärung eingewiesen. Es werden dann MRT, PET, interiktales SPECT (sämtlich unauffällig) und eine stationäre Video-EEG-Ableitung durchgeführt. Die Ableitung von drei Anfällen gelingt.

▼

Trotz negativem iktalen SPECT und fehlenden iktalen epilepsietypischen Potenzialen wird aufgrund einer Abflachung der Grundaktivität vor Anfallsbeginn an der Diagnose Epilepsie festgehalten.

Die Patientin ist jetzt aufgrund der Anfälle dauerhaft krankgeschrieben mit grundsätzlichen Einschränkungen beruflicher Tätigkeiten einschließlich Bildschirmtätigkeiten und Schichtarbeit, nachdem es bei jeder schulischen oder beruflichen Belastung zu einer Exazerbation der Anfälle gekommen war. Die Anfallssemiologie hat sich wieder geändert, die Patientin berichtet jetzt von einem initialen Einsamkeits- oder Angstgefühl, dann über Stunden anhaltendem Schwindel und körperlicher Schwäche. Andere Anfälle dauern nur wenige Sekunden, gelegentlich kommt es zu einem Zittern am ganzen Körper, dann zu Kribbeln der rechten Hand, einmal wird sogar von einer Verkrampfung der rechten Hand und einer rechtsseitigen Schwäche nach einem Anfall berichtet. Tränenfluss oder Heulkrampf kommt vor, aber auch ein Reiben der Hände im Anfall. Nach dem Tod der Schwester wird die Patientin im 26. Lebensjahr stationär aufgenommen wegen einer Anfallsserie, die auch unter intravenöser Medikation nicht zu durchbrechen war. Es werden jetzt differentialdiagnostisch psychogene Anfälle diskutiert. Im daraufhin erneut durchgeführten Video-EEG werden Anfälle mit Um-sich- und Auf-die-Brust-Schlagen, Ächzen, Strampeln und Schütteln beobachtet. Das Fazit lautet jetzt »Epilepsie plus psychogene Anfälle«. Im selben Jahr wird ein Rentenantrag gestellt, weshalb eine medizinische Rehabilitation im Epilepsiezentrum Bethel angestrengt wird. Dort werden nach mehreren Anfallsbeobachtungen und nach einer Reevaluation sämtlicher Befunde ausschließlich dissoziative Anfälle diagnostiziert.

Die Patientin zieht dann zu ihrem Freund nach Berlin und ist seither in regelmäßiger Betreuung einer Anfallsambulanz, parallel macht sie eine kognitiv-verhaltenstherapeutisch orientierte Psychotherapie. Die Patientin nimmt keine Antiepileptika, ist allerdings nicht frei von Anfällen. Gelegentliche Zweifel an der Diagnose seitens der Patientin konnten bisher im Gespräch ausgeräumt werden. Eine Rente auf Zeit wurde bewilligt nach dem er-

▼

neuten Scheitern einer Arbeitserprobung (mit intensivmedizinischer Aufnahme und prompter Anfallsdurchbrechung und Entlassungsmöglichkeit nach Rücksprache mit der Berliner Behandlerin). Seit zwei Jahren sind keine stationären Aufenthalte mehr erfolgt. Die Patientin besucht zurzeit erfolgreich ein Abendgymnasium.

> **Fallbeispiel 2: 38-jährige Patientin, Epilepsie bei Borderline-Persönlichkeitsstörung**
Die Patientin wurde im achten Lebensmonat adoptiert; über ihre biologische Familie und ihre Geburtsanamnese ist nichts bekannt. Erste Anfälle traten im 11. Lebensjahr auf und wurden als Grand mal interpretiert. Dabei gab es keine tageszeitliche Bindung; gelegentlich kam es zu Zungenbiss und Einnässen. Die Patientin bemerkte keine Aura, beschrieb postiktal allerdings ein quälendes Gefühl der Entfremdung und des Gespaltenseins für einige Tage. Wiederholt wurde die Patientin aufgrund schwerer Sturzverletzungen einschließlich Frakturen postiktal in eine Rettungsstelle eingewiesen. Die Anfälle waren pharmakoresistent gegen Antiepileptika der ersten und zweiten Wahl in Monotherapie und in Kombination. Wiederholte Routine-EEGs, Schlafentzug-EEGs und ein MRT waren unauffällig.

Etwa die Hälfte der Anfälle wurden emotional ausgelöst. So berichtete die Patientin, dass sie jedes Mal bei Beerdigungen einen Anfall hatte. Aber auch positive emotionale Reaktionen könnten Anfälle auslösen. Nach Beziehungsproblemen, beruflichem Scheitern sowie Verschuldung wurde eine Psychotherapie begonnen. Die Diagnose lautete: emotional instabile Borderline-Persönlichkeitsstörung. Im Verlauf der Therapie änderten sich die Anfälle; es traten jetzt auch Anfälle mit einem Schwellgefühl im Hals und Angst mit und ohne Bewusstseinsverlust auf.

Nach der Erkrankung der Adoptivmutter an amyotropher Lateralsklerose kam es zu einer Exazerbation der Anfallssituation. Unter dem Verdacht zusätzlicher oder ausschließlicher dissoziativer Anfälle wurde eine Langzeit-Video-EEG-Ableitung versucht, die allerdings schon am ersten Tag nach einem Streit mit der EEG-Assistentin von der Patientin abgebrochen wurde, bevor ein Anfall auf-

▼

trat. Dieses Verhalten verstärkte den Verdacht auf dissoziative Anfälle. Die antiepileptische Medikation wurde deshalb nicht mehr umgestellt. Unter fortgesetzter Psychotherapie kam es aber zu einer weiteren Verschlechterung der Anfallssituation und auch zu neuen Beschwerden wie Kopfschmerzen und subkutanen Abszessen. Deshalb wurde ein erneutes Video-EEG gegen den Widerstand der Patientin durchgesetzt. Diesmal gelang die Ableitung von mehreren eindeutig epileptischen, frontal eingeleiteten, sekundär generalisierten tonisch-klonischen Anfällen. Die Umstellung der antiepileptischen Medication auf Levetiracetam führte zu einer seit 14 Monaten anhaltenden Anfallsfreiheit. Die Psychotherapie wurde fortgesetzt und es ist inzwischen zu einer emotionalen Stabilisierung gekommen.

Literatur

Abubakr A, Kablinger A, Caldito G (2003) Psychogenic seizures: clinical features and psychological analysis. Epilepsy Behav 4(3):241–245

Alper K, Devinsky O, Perrine K, Vazquez B, Luciano D (1993) Nonepileptic seizures and childhood sexual and physical abuse. Neurology 43(10):1950–1953

Anzola GP (1993) Predictivity of plasma prolactin levels in differentiating epilepsy from pseudoseizures: a prospective study. Epilepsia 34(6):1044–1048

Arnold LM, Privitera MD (1996) Psychopathology and trauma in epileptic and psychogenic seizure patients. Psychosomatics 37(5):438–443

Bauer J (1996) Epilepsy and prolactin in adults: a clinical review. Epilepsy Res 24(1):1–7 (Review)

Bauer J (2000) Rational diagnosis of non-epileptic seizures. In: Schmidt D, Schachter SC (eds) Epilepsy: Problem solving in clinical practice. Martin Dunitz, London, pp 29–41

Benbardis SR (1999) How many patients with pseudoseizures receive antiepileptic drugs prior to diagnosis? Eur Neurol 41(2):114–115

Benbadis SR (2001) Controversies in Neurology. Provocative techniques should be used for the diagnosis of psychogenic nonepileptic seizures. Arch Neurol 58:2063–2065

Benbardis SR, Agrawal V, Tatum WO 4th (2001) How many patients with psychogenic nonepileptic seizures also have epilepsy? Neurology 57(5):915–917

Benbardis SR, Allen Hauser W (2000) An estimate of the prevalence of psychogenic non-epileptic seizures. Seizure 9(4):280–281

Benbardis SR, Blustein JH, Sunstad L (2000) Should patients with psychogenic nonepileptic seizures be allowed to drive? Epilepsia 41(7):895–897

Benbardis SR, Johnson K, Anthony K et al. (2000a) Induction of psychogenic nonepileptic seizures without placebo. Neurology 55(12):1904–1905

Benbardis SR, Lancman ME, King LM, Swanson SJ (1996) Preictal pseudosleep: a new finding in psychogenic seizures. Neurology 47(1):63–67

Benbardis SR, Tatum WO 4th, Murtagh FR, Vale FL (2000b) MRI evidence of mesial temporal sclerosis in patients with psychogenic nonepileptic seizures. Neurology 55(7):1061–1062

Benbardis SR, Tatum WO (2003) Overinterpretation of EEGs and misdiagnosis of epilepsy. J Clin Neurophysiol 20(1):42–44

Benbardis SR, Wolgamuth BR, Goren H, Brener S, Fouad-Tarazi F (1995) Value of tongue biting in the diagnosis of seizures. Arch Intern Med 155(21):2346–2349

Betts T, Boden S (1991) Pseudoseizures (non-epileptic attack disorder) In: Trimble MR (ed) Women and epilepsy. Wiley, Chichester New York Brisbane Toronto Singapore, pp 243–258

Betts T, Boden S (1992) Diagnosis, management and prognosis of a group of 128 patients with non-epileptic attack disorder. Part I. Seizure 1(1):19–26

Blumer D, Monouris G, Hermann B (1995) Psychiatric morbidity in seizure patients on a neurodiagnostic monitoring unit. J Neuropsychiatry Clin Neurosci 7(4):445–456

Bortz JJ, Prigatano GP, Blum D, Fisher RS (1995) Differential response characteristics in nonepileptic and epileptic seizure patients on a test of verbal learning and memory. Neurology 45(11):2029–2034

Bowman ES, Markand ON (1996) Psychodynamics and psychiatric diagnoses of pseudoseizure subjects. Am J Psychiatry 153(1):57–63

Brown R (2002) Dissociation. In: Schmitz B, Trimble MR (eds) The psychobiology of epilepsy. Cambridge University Press, pp 189–209

Charcot JM, Richer P (1988) Die Besessenen in der Kunst. Übersetzt von Willi Hendrichs. Steidl-Verlag, Göttingen

Charcot JM (1890) Neue Vorlesungen über Krankheiten des Nervensystems, insbesondere Hysterie 1886/1887, übersetzt von Freud S. Toeplitz & Deuticke, Leipzig Wien

Chesson AL, Kasarkis EJ, Small VW (1983) Postictal elevation of serum creatine kinase level. Arch Neurol 40:315–317

Cohen RJ, Suter C (1982) Hysterical seizures: suggestion as a provocative EEG test. Ann Neurol 11(4):391–395

Didi-Hubermann G (1997) Erfindung der Hysterie. Wilhelm Fink Verlag, München

DSM-IV (Diagnostic and Statistical Manual of Mental Disorders) (1995) International Version. American Psychiatric Association, Washington, DC

Freud S (1971) Hysterie und Angst. Studienausgabe, Bd VI. S Fischer, Frankfurt/Main

Gates JR (2001) Controversies in Neurology. Provocative testing should not be used for nonepileptic seizures. Arch Neurol 58:2065–2066

Geyer JD, Payne TA, Drury I (2000) The value of pelvic thrusting in the diagnosis of seizures and pseudoseizures. Neurology 54(1):227–229

Groppel G, Kapitany T, Baumgartner C (2000) Cluster analysis of clinical seizure semiology of psychogenic nonepileptic seizures. Epilepsia 41(5):610–614

Henry TR, Drury I (1998) Ictal behaviors during nonepileptic seizures differ in patients with temporal lobe interictal epileptiform EEG activity and patients without interictal epileptiform EEG abnormalities. Epilepsia 39(2): 175–182.

Howell SJ Owen L Chadwick DW (1989) Pseudostatus epilepticus. Q J Med 71:507–519

Israël L (1993) Die unerhörte Botschaft der Hysterie. Ernst Reinhardt Verlag, München

Janet P (1889) L'automatisme psychologique. Felix Alcan, Paris

Kanner AM, Parra J, Frey M, Stebbins G, Pierre-Louis S, Iriarte J (1999) Psychiatric and neurologic predictors of psychogenic pseudoseizure outcome. Neurology 53(5):933–938

Kotagal P, Costa M, Wyllie E, Wolgamuth B (2002) Paroxysmal nonepileptic events in children and adolescents. Pediatrics 110(4):e46

Krishnamoorthy ES, Brown RJ, Trimble MR (2001) Personality and psychopathology in nonepileptic attack disorder and epilepsy: A prospective study. Epilepsy Behav 2(5): 418–422

Kütemeyer M (2001) Neurologie und Psychosomatik. Erinnerungen an die Janz'sche Klinik. In: Jacobi RME, Claussen PC, Wolf P (Hrsg) Die Wahrheit der Begegnung. Anthropologische Perspektiven der Neurologie. Festschrift für Dieter Janz. Königshausen und Neumann, Würzburg, S 190–214

Kuyk J, Leijten F, Meinardi H, Spinhoven P, Van Dyck R (1997) The diagnosis of psychogenic non-epileptic seizures: A review. Seizure 6:243–253

Lancman ME, Brotherton TA, Asconape JJ, Penry JK (1993) Psychogenic seizures in adults: a longitudinal analysis. Seizure 2(4):281–286

Lancman M, Gibson P, Ascanope J, Brotherton T (1995) Financial cost of delayed diagnosis of pseudoseizures. Epilepsia [Suppl 3]:S179

Lancman ME, Asconape JJ, Craven WJ, Howard G, Penry JK (1994) Predictive value of induction of psychogenic seizures by suggestion. Ann Neurol 35:359–361

Lempert T, Schmidt D (1990) Natural history and outcome of psychogenic seizures: a clinical study in 50 patients. J Neurol 237:35–38

Luciano D, Devinsky O, Perrine K (1993) Crying seizures. Neurology 43(10):2113–2117

Luciano D, Perrine K, Clayton B, Devinsky O (1992) Stress as a seizure precipitant and its relationship to ictal focus. Epilepsia 33 [Suppl 3]:130

Malkowicz DE, Legido A, Jackel RA, Sussman NM, Eskin BA, Harner RN (1995) Prolactin secretion following repetitive seizures. Neurology 45(3 Pt 1):448–452

Mann T (1924) Der Zauberberg. Fischer, Berlin

Marsden CD (1986) Hysteria – a neurologist's view. Psychol Med 16(2):277–288

Martin RC, Gilliam FG, Kilgore M, Faught E, Kuzniecky R (1998) Improved health care resource utilization following video-EEG-confirmed diagnosis of nonepileptic psychogenic seizures. Seizure 7(5):385–390

Meierkord H, Shorvon S, Lightman S, Trimble M (1992) Comparison of the effects of frontal and temporal lobe partial seizures on prolactin levels. Arch Neurol 49(3):225–230

Mulder OG (1990) Management of pseudo-epileptic seizures. In: Dam M, Gram L (eds) Comprehensive epileptology. Raven Press, New York, pp 495–504

Peguero E, Abou-Khalil B, Fakhoury T, Mathews G (1995) Self-injury and incontinence in psychogenic seizures. Epilepsia 36(6):586–591

Opherk C, Hirsch LJ (2002) Ictal heart rate differentiates epileptic from non-epileptic seizures. Neurology 58(4): 636-8. Erratum in: Neurology 58(11):1708

Rabe F (1966) Hysterische Anfälle bei Epilepsie. Nervenarzt 37:141–147

Rechlin T, Loew TH, Joraschky P (1997) Pseudoseizure »status«. J Psychosom Res 42(5):495–498

Régnard P and Richer P (1878) Etudes sur l'attaque hystéro-épileptique faites à l'aide de la méthode graphique. Rev Mensuelle Méd Chirurgie, pp 641–661

Reuber M, Fernandez G, Bauer J, Helmstaedter C, Elger CE (2002a) Diagnostic delay in psychogenic nonepileptic seizures. Neurology 58(3):493–495

Reuber M, Fernandez G, Bauer J, Singh DD, Elger CE (2002b) Interictal EEG abnormalities in patients with psychogenic nonepileptic seizures. Epilepsia 43(9):1013–1020

Reuber M, Pukrop R, Bauer J, Helmstaedter C, Tessendorf N, Elger CE (2003) Outcome in psychogenic nonepileptic seizures: 1 to 10-year follow-up in 164 patients. Ann Neurol 53(3):305–311

Reuber M, Elger CE (2003) Psychogenic nonepileptic seizures: review and update. Epilepsy Behav 4(3):205–216

Rowan AJ (2000) Diagnosis of non-epileptic seizures. In: Gates JR, Rowan AJ (eds) Non-epileptic seizures, 2nd edn. Butterworth Heinemann, Boston, pp 15–30

Richer P (1885) Etudes cliniques sur la grande hystérie ou hystéro-épilepsie, précédé d'une lettre préface de M. le professeur J.M. Charcot, 2. Aufl. Delahaye & Lecrosnier, Paris

Saygi S, Katz A, Marks DA, Spencer SS (1992) Frontal lobe partial seizures and psychogenic seizures: comparison of clinical and ictal characteristics. Neurology 42(7):1274–1277

Schöndienst M (2001) Zur differenzialdiagnostischen Nutzung unterschiedlicher Diskursparameter epileptischer vs. dissoziativer Patienten. Z Epileptol 14:136–137

Shorvon S (1994) The outcome of tonic-clonic status epilepticus. Curr Opin Neurol 7(2):93–95

Sigurdardottir KR, Olafsson E (1998) Incidence of psychogenic seizures in adults: a population-based study in Iceland. Epilepsia 39(7):749–752

Theodore WH, Porter RJ, Albert P et al. (1994) The secondarily generalized tonic-clonic seizure: a videotape analysis. Neurology 44(8):1403–1407

Walczak TS, Rubinsky M (1994) Plantar responses after epileptic seizures. Neurology 44:2191–2193

Walczak TS, Papacostas S, Williams DT, Scheuer ML, Lebowitz N, Notarfrancesco A (1995) Outcome after diagnosis of psychogenic nonepileptic seizures. Epilepsia 36(11): 1131–1137

Walczak TS, Williams DT, Berten W (1994) Utility and reliability of placebo infusion in the evaluation of patients with seizures. Neurology 44(3 Pt 1):394–399

Weizsäcker Vv (1986) Gesammelte Schriften 6: Körpergeschehen und Neurose. Suhrkamp, Frankfurt/Main

Weizsäcker Vv (1951) Der kranke Mensch. Eine Einführung in die Medizinische Anthropologie. In: Von Achilles P, Janz D, Schrenk M, Weizsäcker CF (Hrsg) (1988) Gesammelte Schriften, Bd 9. Suhrkamp, Frankfurt/Main, S 319 ff

Weltgesundheitsorganisation (1991) ICD 10 (Internationale Klassifikation psychischer Störungen). Huber, Bern Göttingen Toronto

Wilkus RJ, Thompson PM, Vossler DG (1990) Bizarre ictal automatisms: Frontal lobe epileptic or psychogenic Seizures? J Epilepsy 3:207–213

Wyllie E, Lueders H, MacMillan JP, Gupta M (1984) Serum prolactin levels after epileptic seizures. Neurology 34(12): 1601–1604

Wyllie E, Lueders H, Pippenger C, VanLente F (1985) Postictal serum creatine kinase in the diagnosis of seizure disorders. Arch Neurol 42(2):123–126

Angst

P. Henningsen

Angst- und insbesondere Panikstörungen sind eine häufige Form paroxysmaler Störungen in der Neurologie.

Wegen der ausgeprägten Somatisierungstendenz sind sie häufig nicht leicht als solche zu erkennen. Wegen der primär geringen Bereitschaft der Patienten, sich auf psychotherapeutisch-psychiatrische Hilfe einzulassen, kommt dem Umgang des Neurologen oder Hausarztes mit diesen Angstpatienten besondere Bedeutung zu – nicht nur zur richtigen Diagnosestellung, sondern auch zur Symptomlinderung, Prävention von Chronifizierung und Fixierung sowie zur Motivation zur Psychotherapie (Lloyd 2000).

14.1 Definition und klinische Beschreibung

Angst hat viele Gesichter: sie ist existentielle Erfahrungsform der »condition humaine« ebenso wie nützliches Signal vor realer Gefahr, sie ist aber auch wichtiges Symptom vieler menschlicher Krankheiten.

Angst ist nie nur »im Kopf«, z. B. als Gedanke; als gesunde Emotion wie als pathologisches Symptom ist sie immer auch eine körperliche Erfahrung von Enge (»Angst«), Zittern, Herzbeschwerden, Bauchschmerz, Schwindel usw.

Angstkrankheiten werden vom Betroffenen, aber auch von Ärzten sehr oft nicht als solche erkannt und lange als organische Krankheit angesehen; entsprechend spät werden sie dann angemessen behandelt. Umgekehrt – aber viel seltener – werden organische Störungen, die mit offensichtlichen Ängsten einhergehen, fälschlich zuerst als psychogen angesehen.

Geht es um Angst als häufige paroxysmale Störung in der Neurologie, ergibt sich folgende klinische Einteilung von Angststörungen und -symptomen:

- Angststörungen, die mit Symptomen manifest werden, die auf eine neurologische Erkrankung hinweisen (z. B. Schwindel, Zittern etc.), ohne dass aber eine organische Läsion nachweisbar ist – »pseudoneurologische Angststörungen«,
- Angstsymptome als Manifestation neurologischer Krankheiten (z. B. Auren bei Temporallappenepilepsie),
- Angststörungen als psychische Reaktion auf neurologische Krankheiten (z. B. bei Morbus Parkinson u. a. gehbehindernden Störungen),

- Angstsymptome als Nebenwirkung neurologisch notwendiger Medikation und
- unabhängige Komorbidität von Angststörungen und neurologischen Krankheiten.

Das klinische Erscheinungsbild und die Zusammenhänge von panischer, phobischer und generalisierter Angst lassen sich gut anhand der klinisch-diagnostischen Leitlinien der ICD 10 (WHO 1992) veranschaulichen (das amerikanische Diagnostic and Statistical Manual [DSM IV] setzt in der Einteilung der Angststörungen andere Akzente als die ICD 10, die hier aber nicht von Bedeutung sind).

14.1.1   Panikstörung

Wesentliches Kennzeichen einer Panikstörung oder sog. episodisch paroxysmaler Angst nach ICD 10 F41.0 sind wiederkehrende, also nicht isoliert auftretende schwere Angstattacken oder Panikanfälle, die sich nicht auf eine spezifische Situation oder besondere Umstände beschränken und deshalb auch nicht vorhersehbar sind.

Typisch ist der plötzliche Beginn mit:
- Herzklopfen (25%),
- Brustschmerz (22%),
- Erstickungsgefühlen (13%),
- unsystematischem Schwindel (18%),
- Kopfschmerz (20%) und
- Entfremdungsgefühlen (4%).

Weitere typische körperliche Symptome im Rahmen einer solchen Attacke sind jedem aus der Psychophysiologie normaler Angst bekannt, so z. B. Schweißausbrüche, Tremor, Übelkeit, Schmerz und Unruhegefühl im Magen-Darm-Bereich (33%), Schwäche, Hitze- oder Kälteschauer oder Kribbelgefühle (7%; alle Prozentangaben aus Katon 1984).

Fast stets entsteht im Rahmen eines Panikanfalls sekundär auch Todesangst, Angst vor Kontrollverlust oder Angst, wahnsinnig zu werden – das Erleben der Angst ist aber nicht obligat zur Stellung der Diagnose »Panikanfall«. Die einzelnen Anfälle dauern meist nur Minuten, manchmal auch länger. Tritt eine Panikattacke in einer besonderen Situation auf, z. B. in einem Bus oder in einer Menschenmenge, so wird der Betroffene die entsprechende Situation möglicherweise fluchtartig verlassen und in Zukunft vermeiden. Einer Panikattacke folgt meist die ständige Furcht vor einer erneuten Attacke.

14.1.2   Phobische Störung

Bei phobischen Störungen wird Angst ausschließlich oder überwiegend durch eindeutig definierte, im Allgemeinen ungefährliche Situationen oder Objekte hervorgerufen.

Diese Situationen werden charakteristischerweise gemieden oder voller Angst ertragen. Die Angst wird nicht durch die Erkenntnis gemildert, dass andere Menschen die fragliche Situation nicht als gefährlich oder bedrohlich betrachten. Phobische Angst ist subjektiv, physiologisch und im Verhalten nicht von anderen Angstformen zu unterscheiden und reicht von leichtem Unbehagen bis hin zu panischer Todesangst.

Agoraphobie

Die wichtigste Form phobischer Störungen ist die Agoraphobie (ICD 10 F40.0).

Der Begriff bezeichnet nicht nur die Angst vor offenen Plätzen, sondern eine zusammenhängende und sich häufig überschneidende Gruppe von Phobien: Angst,
- das eigene Haus zu verlassen,
- Geschäfte zu betreten,
- sich in eine Menschenmenge oder auf öffentliche Plätze zu begeben oder
- alleine in Zügen, Bussen oder Flugzeugen zu reisen.

Viele Patienten empfinden Panik bei dem Gedanken, zu kollabieren und hilflos in der Öffentlichkeit liegen zu bleiben. Typischerweise sind agoraphobe Ängste durch die Anwesenheit einer »sicheren« Begleitperson stark gemildert oder aufgehoben. Meist tritt die Agoraphobie kombiniert mit einer Panikstörung auf (ICD 10 F40.01). Seltener sind andere angstbesetzte Erlebnisse wie z. B. Stürze infolge einer Gehbehinderung Auslöser einer agoraphoben Entwicklung. Dann spricht man von einer Agoraphobie ohne Panikstörung (ICD 10 F40.00).

Soziale Phobie

Soziale Phobien (ICD 10 F40.1) sind auf bestimmte soziale Situationen begrenzt (z. B. Sprechen oder Essen in der Öffentlichkeit).

Spezifische Phobie

Spezifische (isolierte) Phobien umfassen ein breites Spektrum von Tierphobien, Zahnarztphobie, Höhenangst bis zur Phobie vor einer AIDS-Ansteckung.

Von besonderem neurologischen Interesse sind hier die sog. Raumphobie (»space phobia«, Marks 1981) und die phobische Angst vor weiteren Stürzen (»fear of falling«; Lachman et al. 1998) bei gehbehinderten bzw. bei alten Menschen, die schon einmal gestürzt sind.

Hypochondrische Störung

Bei der hypochondrischen Störung leidet der Patient vorwiegend unter einer ängstlich getönten, meist konkreten organischen Ursachenüberzeugung (z. B. Krebs, bereits eingetretene AIDS-Infektion) für organisch unerklärte Körperbeschwerden – diese Störung wird nicht den Phobien zugerechnet, da das angstbesetzte Objekt nicht wie bei sonstigen Phobien außerhalb der betreffenden Person liegt.

14.1.3   Generalisierte Angststörung

Die dritte wichtige Form von Angststörungen neben Panik- und phobischer Störung ist die generalisierte Angststörung (ICD 10 F41.1).

Das wesentliche Symptom ist eine generalisierte und anhaltende, frei flottierende Angst mit Befürchtungen unterschiedlichster Art (Unfälle und andere Unglücke für sich und Nahestehende, Krankheiten etc. betreffend). Diese über Wochen und Monate vorherrschenden Befürchtungen gehen außer mit den schon erwähnten vielfältigen körperlichen Korrelaten von Angst typischerweise zusätzlich mit Anspannungssymptomen wie Muskelverspannungen, Spannungskopfschmerzen, Kloßgefühlen bzw. Schluckbeschwerden und allgemeiner Unruhe einher.

Das Muster der vielfältigen körperlichen und psychischen Angstsymptome ist allerdings kein Unterscheidungskriterium für eine der genannten Angstformen. Spezifisch für die Panikstörung ist der wiederkehrende, anfallsartige Verlauf (grenzt ab gegen generalisierte Angst) sowie die fehlende situative Bindung der nicht auf ein spezifisches Objekt gerichteten Angst (grenzt ab gegen phobische Angst). Darüber hinaus drückt sich in der Bezeichnung als Panik auch ein erheblicher Schweregrad der Angst aus – aber auch bei den anderen Formen kann die Angst so stark werden, dass sie als »panisch« erscheint (z. B. bei Annäherung an das sonst phobisch gemiedene Objekt). Insofern kann ein Panikanfall durchaus auch im Rahmen einer phobischen, seltener auch einer generalisierten Angststörung auftreten, ohne dass von einer eigenständigen Panikstörung gesprochen werden muss (vgl. Andrews und Slade 2002; ◻ Tabelle 14.1).

14.2   Epidemiologie von Angststörungen

Bei Bevölkerungsuntersuchungen findet sich eine Lebenszeitprävalenz für Panikanfälle von etwa 15% (Eaton et al. 1994), die 1-Monat-Prävalenz für Panikanfälle beträgt etwa 3%, für Panikstörung in verschiedenen Ländern zwischen 1 und 3% (Weissman et al. 1997).

Angststörungen insgesamt fanden sich im bundesdeutschen Gesundheitssurvey mit einer Häufigkeit von 9% in der Bevölkerung (Wittchen et al. 1999). Angststörungen treten insgesamt mindestens 2-mal häufiger bei Frauen auf, der Beginn liegt meist im jüngeren bis mittleren Erwachsenenalter (Weissman et al. 1997; Sheikh, Leskin u. Klein 2002).

In der Primärversorgung finden sich erwartungsgemäß höhere Raten: Bei 7 bis 13% der Patienten in verschiedenen Hausarztsettings finden sich z. B. Panikstörungen (Katon et al. 1986; Birchall, Brandon u. Taub 2000).

In der bislang sorgfältigsten Studie fand sich unter 300 unausgewählten ambulanten neurologischen Patienten eine Rate von Angststörungen von 31%, davon 7% Panikstörungen (Carson et al. 2000a). Waren die körperlichen Beschwerden dieser Patienten organisch-neurologisch nicht erklär-

◘ Tabelle 14.1. Charakteristika der wichtigsten Angststörungen

	Panikstörung	Agoraphobie	Generalisierte Angststörung	Soziale bzw. spezifische Phobie
Leitsymptome	Im Anfall vielfältige körperliche Beschwerden als »Angstkorrelate«	Vermeidung vieler angstbesetzter Orte und Situationen	Vielfältige Befürchtungen aller Art	Vermeidung von Aufmerksamkeit in sozialen und anderen isolierten Situationen
	Begleitende Todesangst, nicht obligat	Bei Nichtvermeidung bzw. Exposition: Angst bis Panik	Körperliche Anspannungssymptome und Unruhe	Bei Nichtvermeidung bzw. Exposition: Angst bis zur Panik
Zeitliche Charakteristika	Anfallsartig, »aus heiterem Himmel«	Angstausmaß von Erfolg der Vermeidung abhängig	Kontinuierlich, »frei flottierend«	Angstausmaß von Erfolg der Vermeidung abhängig, ggf. angstfrei!
	Im Intervall »Angst vor der Angst«, häufig mit Agoraphobie	Häufig Ausweitung der vermiedenen Orte im Verlauf		
Besondere diagnostische Schwierigkeit	Wird von Betroffenem und von Behandelndem lange als körperliche Krankheit verkannt	Kann übersehen werden, wenn nicht aktiv nach Vermeidung gefragt wird	Abgrenzung zur Depression	Kann übersehen werden, wenn nicht aktiv nach Vermeidung gefragt wird

◘ Tabelle 14.2. Epidemiologie von Angststörungen

	Panikanfälle bzw. Panikstörung		Angststörungen allgemein	
Bevölkerung	Panikanfälle	15% (LZ)	Angststörung	9% (PP)
	Panikanfälle	3% (PP)		
	Panikstörung	1–3% (PP)		
Primärversorgung	Panikstörung	7–13% (PP)	Angststörung	15–22% (PP)
Neurologische Ambulanz				
– Allgemein	Panikstörung	7% (PP)	Angststörung	31% (PP)
– Organisch unerklärbare Symptome			Angststörung oder depressive Störung	70% (PP)
– Kopfschmerzen	Panikstörung	13–16% (PP)		
– Schwindel	Panikstörung	5–76% (PP)		

LZ = Lebenszeitprävalenz; PP = Punkt-/Einmonatsprävalenz.

bar, stieg die Rate von Angst- und depressiven Störungen in dieser Population auf 70% an. Waren sie komplett organisch erklärbar, lag die Rate nur bei 32% (Carson et al. 2000b).

Bei Populationen, die nach bestimmten neurologischen Leitsymptomen ausgewählt werden, finden sich noch höhere Raten an Panikstörungen als bei unausgewählten neurologischen Patienten. So stellten Breslau et al. (2001) bei Patienten mit schweren, nichtmigränösen Kopfschmerzen eine Lebenszeitrate von Panikstörungen von 13%, bei Patienten mit Migräne von 15,9%, bei Kontrollen dagegen von 3,6% fest. Unter Patienten mit Schwindel schwankt die Rate von Panikstörungen zwischen 5 und 76% – die Schwankungsbreite hat methodische, aber auch konzeptuelle Gründe (Asmundson et al. 1998, ▸ s. 14.3.2). Auch hier gilt, dass bei organisch unerklärtem Schwindel die Rate an Panikstörungen etwa doppelt so hoch ist wie bei Patienten mit organisch erklärtem Schwindel (Sullivan et al. 1993; ◘ Tabelle 14.2).

14.3 Diagnose, Differentialdiagnose und Komorbidität panischer Angst

14.3.1 Diagnose

Patientenperspektive

Unerwartete panische Angst wird überwiegend vom Betroffenen als ein bedrohliches körperliches Ereignis erlebt, wobei häufig eine einzelne körperliche Beschwerde im Vordergrund steht, z. B. Schwindel, Brustschmerz oder starker Kopfdruck (in einer Primärversorgungsstudie von Katon (1984) präsentierten 89% aller Panikpatienten primär Körperbeschwerden).

Der Betroffene selbst attribuiert die von ihm zeitgleich erlebte intensive (Todes-)Angst fast immer als Folge dieses körperlichen Ereignisses und versieht sie mit einer sog. katastrophisierenden Bewertung, z. B. Angst vor Herzinfarkt, Schlaganfall oder Hirnblutung. Auch wenn sich durch entsprechende ärztliche Untersuchungen später herausstellt, dass diese Annahme nicht stimmte, sind die Patienten typischerweise nur schwer davon zu

überzeugen, dass das gesamte Phänomen einschließlich der bedrohlichen Körpersensationen »nichts anderes« sei als Angst. Es bleibt die Sorge, dass bei der Untersuchung möglicherweise etwas übersehen wurde und dass beim nächsten derartigen Zustand die befürchtete körperliche Katastrophe doch noch einträte.

Patienten mit panischer Angst »somatisieren« also regelhaft in dem Sinne, dass sie dem ärztlichen Untersucher zunächst ihre körperlichen Beschwerden vortragen und spontan oder auf Nachfrage auch ihre zugehörige, entsprechend angstbesetzte organische Ursachenüberzeugung äußern. Sie wenden sich konsequenterweise mit ihren Beschwerden primär an somatisch tätige Ärzte, wegen der akuten Bedrohung häufig im Rahmen von Notfallambulanzen. Somatisierende Angstpatienten werden von Ärzten mindestens dreimal schlechter als solche erkannt als psychologisierende (Kirmayer et al. 1993).

Panische Angst wird also sowohl im subjektiven Erleben des Betroffenen wie in der Darstellung gegenüber den Behandelnden meistens als akutes körperliches Ereignis verkannt, das scheinbar reaktiv verständliche Angst auslöst.

Sehr viel seltener tritt sie von Anfang an »offen« auf, d. h. dass das gesamte akute Ereignis vom Betreffenden und seiner Umgebung als Angst(anfall) erlebt wird. Der geringe Prozentsatz »offen« erlebter Angst hat nicht nur damit zu tun, dass dem Betreffenden schwer vorstellbar ist, dass ein so intensiv erlebtes Körperereignis psychischen Ursprungs sein soll, hier spielt auch Abwehr der Stigmatisierung als psychisch Kranker (»Spinner«, »Simulant«) bzw. Kampf um die Legitimität als »richtig« Kranker eine Rolle.

Untersucherperspektive

Aus der Perspektive z. B. einer neurologischen Ambulanz gilt es, organische bzw. psychische Ursachen bei den vielen Patienten zu identifizieren, die mit einem akuten Leitsymptom wie Schwindel, Kopfdruck, Entfremdungsgefühlen etc. und entsprechendem Leidensdruck vorstellig werden.

Alleine durch Anamnese und körperlichen Befund lassen sich organische Ursachen dieser

Leitsymptome meist wahrscheinlich machen, durch entsprechende Zusatzuntersuchungen lässt sich eine entsprechende Diagnose zusätzlich sichern. Lässt sich keine eindeutige Zuordnung des Leitsymptoms zu einer organischen Erkrankung treffen, hängt die weitere Diagnostik in der Praxis von der Kenntnis und auch Bereitschaft ab, psychogene Ursachen im weiteren Sinne als diagnostische Möglichkeit zu erwägen. Diese Bereitschaft ist dabei je nach Leitsymptom sehr unterschiedlich: Während z. B. in sog. Schwindelsprechstunden diese Möglichkeit dank der Vorarbeiten entsprechender Arbeitsgruppen sehr anerkannt ist, wird z. B. die Bedeutung von unspezifischen Kopfschmerzen als Symptom von Angst, Depression oder einer anderen funktionellen bzw. psychischen Störung von Neurologen weit seltener erkannt (Preter 2001). Es sei an dieser Stelle darauf hingewiesen, dass die Art der Körperbeschwerden nicht spezifisch ist für bestimmte psychische Störungen, z. B. treten Schmerz und Erschöpfung, die gemeinhin als typische Depressionskorrelate gelten, auch als Leitsymptom von Patienten mit Panikstörungen auf (Katon 1984; Kuch et al. 1991). Wird die Möglichkeit einer psychischen Störung nicht erkannt oder gar nicht erwogen – nach Schätzungen werden neun von zehn Angststörungen initial nicht als solche erkannt (Stahl u. Soefjie 1995) – wird der Behandelnde möglicherweise, ebenso wie der Patient, verunsichert sein, eine organische Ursache übersehen zu haben und noch weitere, invasivere Diagnostik veranlassen. Damit fühlt sich der Patient bestätigt in seiner eigenen Sorge, dass körperlich noch etwas Schlimmes passieren könne: Seine organische Ursachenüberzeugung wird entsprechend fixiert, das Verhalten des Behandelnden wird potentiell zu einem Chronifizierungsfaktor z. B. der Angststörung.

Objektiv gesehen ist es daher wichtig, in jedem uneindeutigen Fall an die Möglichkeit einer (durch die Klage über Körperbeschwerden schwerer erkennbaren) Angst- oder anderen psychischen Störung zu denken.

Bei entsprechendem Verdacht muss die Anamnese frühzeitig über das Leitsymptom hinaus um gegenwärtige und frühere Körperbeschwerden erweitert werden – Patienten, deren Körperbeschwerden als organisch unerklärt bzw. psychisch

bedingt eingeschätzt werden, klagen über mehr Körperbeschwerden als Patienten mit organisch erklärten Störungen (Kroenke, Jackson u. Chamberlin 1997). Nach (Todes-)Angst muss aktiv ebenso gefragt werden wie nach Vermeidungsverhalten und dadurch bedingten Einschränkungen im Alltagsleben – dies ist besonders wichtig, da Patienten mit »erfolgreicher« phobischer Vermeidung aktuell evtl. gar keine oder nur wenige Angstsymptome mehr haben. Das Erfragen der Ursachenvorstellung des Patienten gibt wichtige Anhaltspunkte für das erwartbare Krankheitsverhalten und in diesem Zusammenhang auftretende Interaktionsprobleme. Selbstverständlich gibt die Anamnese der Vorbehandlungen auch wichtige Hinweise auf Vulnerabilität in Form bereits vorbestehender psychischer bzw. psychosomatischer Erkrankungen.

Generell ist es günstig, sich möglichst frühzeitig, in jedem Fall noch vor Abschluss aller Untersuchungen, einen Eindruck von der aktuellen Lebenssituation, von momentanen Belastungen und Konflikten zu verschaffen. Dies ist möglich, indem man sich die private und berufliche Situation kurz schildern lässt. Wenn man den Patienten nur nach »besonderen Belastungen« fragt, macht man sich in der Einschätzung von seiner entsprechenden Bewertung abhängig. Diese frühzeitige Frage trifft erfahrungsgemäß als umfassendes Interesse auf sehr viel höhere Akzeptanz beim Patienten als wenn ihm mitgeteilt wird, man habe »nichts gefunden« und müsse sich nun der psychischen oder psychosomatischen Seite zuwenden. Dabei ist allerdings zu beachten, dass Patienten mit Panikstörungen, auch wenn diese häufig im Zusammenhang mit psychosozialen Belastungen auftreten, diesen Zusammenhang regelhaft erst einmal nicht sehen und darauf bestehen, dass die Beschwerden »aus heiterem Himmel« kamen.

Die Erhebung einer biographischen Anamnese einschließlich möglicher Traumatisierungen bleibt in der Regel, falls es zu einer entsprechenden Überweisung kommt, dem Psychosomatiker, Psychiater oder Psychotherapeuten vorbehalten.

Auch wenn der Untersucher erkannt hat, dass es sich um einen Angstanfall gehandelt hat, bleibt der weitere Interaktionsverlauf oft schwierig. Untersucher ohne größere Erfahrung mit Angstpatienten sind meist irritiert darüber, dass sich der Patient mehr oder weniger stark gegen die Aussage wehrt, dass alles »nur Angst« oder »psychosomatisch« sei. Sie stellen frustriert fest, dass sich Patienten nach einer solchen Äußerung trotz bester Absichten des Untersuchers häufig nicht motiviert zeigen für eine Überweisung zum »Psycho« und dass sie sogar die weitere Behandlung abbrechen und einen anderen Arzt aufsuchen. Entsprechend gehören Panikpatienten in besonderem Maße zur Gruppe der »high utilizer« im Gesundheitswesen (Katon, Von Korff u. Lin 1992).

Damit zeigen Patienten mit panischer Angst zumindest initial ein Krankheitsverhalten, das dem von Patienten mit somatoformen Störungen (anhaltenden organisch nicht ausreichend erklärten Körperbeschwerden, die nicht als körperlicher Ausdruck von Angst und Depression erscheinen) weitgehend entspricht – welche Empfehlungen es für den Umgang damit gibt, wird weiter unten (Abschnitt 14.4.1) beschrieben.

14.3.2 Neurologische und psychische Differentialdiagnose

Zwei Schritte der neurologischen Differentialdiagnose

Die neurologische Differentialdiagnose besteht aus zwei unterschiedlichen Schritten, der symptomatischen und der syndromalen Differentialdiagnose: Erstens gilt es, das jeweilige Leitsymptom, z. B. Schwindel, Kopfschmerz, Zittern, Erregung etc. möglichen organischen oder psychischen Syndromen ursächlich zuzuordnen.

Wenn bei diesem ersten Schritt ein Angstsyndrom diagnostiziert wurde, z. B. Panikanfälle oder eine Panikstörung, geht es zweitens darum, für das gesamte Syndrom differentialdiagnostisch neurologische Ursachen auszuschließen.

Der erste Schritt der symptomatischen Differentialdiagnose wurde weiter oben schon diskutiert. Häufig problematisch ist dabei die Abgrenzung eines sog. phobischen Schwankschwindels von bzw. die Zuordnung zu Panikanfall bzw. Panikstörung. Einige Autoren sind der Ansicht, dass sich isolierter Schwankschwindel durch das Fehlen von spontan berichteter Angst und durch eine geringe-

re Anzahl anderer körperlicher Symptome gegen einen Panikanfall abgrenze (Kapfhammer et al. 1997; Dieterich et al. 2001). Andere vertreten dagegen die Meinung, dass hier in jedem Fall eine Panikstörung vorliege, zumal das Erleben von Angst dafür, wie oben erwähnt, nicht obligat ist (Frommberger et al. 1993).

In Anlehnung an die genauer formulierten sog. Forschungskriterien der ICD 10 Kapitel V (F) wird folgende nosologische Zuordnung empfohlen: Wenn außer dem attackenförmigen Schwankschwindel in der Attacke drei oder mehr weitere vegetative, thorakale, abdominelle oder psychische Angstkorrelate vorliegen (wenigstens eines davon vegetativ wie Palpitation, Schweißausbruch, Tremor, Mundtrockenheit), ist ein Panikanfall bzw. bei Wiederkehr der Anfälle eine Panikstörung zu diagnostizieren. Dies gilt auch dann, wenn vom Patienten subjektiv keine Angst berichtet wird. Liegen weniger Symptome als die genannten oder andere körperliche Begleitsymptome vor, ist – da organisch unerklärte Körperbeschwerden dominieren – die Alternative einer somatoformen Störung zu erwägen. Auf diese wird weiter unten bei der psychischen Differentialdiagnose eingegangen. Allerdings erfasst diese Diagnose noch nicht den unterschiedlich ausgeprägten Anteil phobischer Vermeidung. Dieser müsste, streng genommen, zusätzlich zur somatoformen Störung diagnostiziert werden, je nach Vielfalt der vermiedenen Situationen als spezifische oder als Agoraphobie.

Insgesamt ist – dies als Trost – die schwer fassbare nosologische Stellung des phobischen Schwankschwindels zwischen somatischer Medizin (hier Neurologie), somatoformen Störungen und Angststörungen (bzw. ggf. auch depressiven Störungen) typisch für sog. funktionelle Syndrome. Diese treten in jeder somatischen Disziplin häufig auf. Sie zeichnen sich regelmäßig durch das nicht in einfache Schubladen passende Zusammentreffen von körperlichen, angst- und ggf. depressionsbezogenen Symptomen aus (z. B. Colon irritabile in der Gastroenterologie, Fibromyalgie in der Rheumatologie etc. – vgl. Wessely, Nimnuan u. Sharpe 1999).

Zum ersten Schritt der symptomatischen Differentialdiagnose gehört prinzipiell auch die differentielle Zuordnung von Symptomen zu einer der neben den Angststörungen häufigsten anderen psychischen Störungen, den somatoformen und depressiven Störungen. Da diese Aufgabe aber das engere Gebiet der neurologischen Differentialdiagnose verlässt, wird sie weiter unten getrennt abgehandelt.

Kann im ersten Schritt geklärt werden, dass Beschwerdemuster, Zeitverlauf und Verhalten tatsächlich für ein Angstsyndrom sprechen, z. B. im Sinne einer Panikstörung (oder wenn diese von Anfang »offen« erkennbar war), geht es im zweiten darum, nicht für einzelne Leitsymptome, sondern für dieses gesamte Angstsyndrom differentialdiagnostisch organische Ursachen auszuschließen. Diese Möglichkeit, dass ein phänomenologisch komplettes Angstsyndrom vorliegt, das dennoch auf organische Ursachen zurückgeht, ist natürlich viel seltener gegeben als die Möglichkeit, dass ein einzelnes Leitsymptom organischen statt psychischen Ursachen zuzuordnen ist. Neurologisch bedeutsam ist hier vor allem der Ausschluss einer Epilepsie mit komplex-partiellen Anfällen als Ursache einer organisch-(prä)iktalen Angststörung (Thompson et al. 2000). Während die Art der Beschwerden sehr ähnlich sein kann, sprechen kürzere Anfallsdauer, Stereotypie des Ablaufs inklusive fremdanamnestisch gesicherter Automatismen und Bewusstseinsstörungen schon anamnestisch für diese Möglichkeit. Bei gesicherter Epilepsie kann interiktal natürlich auch zusätzlich eine Panikstörung vorliegen (Schwartz u. Marsh 2000).

Von internistischer Seite ist z. B. der Ausschluss von (Neben-)Schilddrüsenüberfunktionen oder einem Phäochromozytom von Belang.

Natürlich kann zudem bei jeder Panik- oder anderen Angststörung, auch wenn sie noch so psychogen ist im Sinne psychosozialer Hintergründe und Auslöser, prinzipiell eine parallele zentralnervöse Dysfunktion postuliert werden. Dies gilt auch, ohne dass zunächst klar ist, ob diese kausal relevant ist. In diesem Sinne gilt die Hypothese vestibulärer Dysfunktionen bei Panikstörungen als umstritten (Asmundson, Larsen u. Stein 1998). Auch die Annahme erhöhter limbischer Erregungsbildung bei Angstattacken ist noch sehr wenig gesichert (Gallinat u. Hegerl 1999). Klinisch-differentialdiagnostische Bedeutung haben diese Hypothesen bislang nicht.

Psychische Differentialdiagnose

Wenn sich ein akutes körperliches Leitsymptom organisch nicht erklären lässt, muss natürlich nicht unbedingt stattdessen eine Panik- oder eine andere Angststörung vorliegen, wenn Muster bzw. Zeitverlauf der Symptome nicht dazu passen.

Zum Beispiel kann es sein, dass Schwindel und Kopfdruck kontinuierlich, nicht anfallsartig mit Crescendo und Decrescendo vorliegen, dass andere Angstkorrelate weitgehend fehlen und auch phobische Vermeidung, Nervosität etc. nicht zu erheben sind. Dann muss daran gedacht werden, dass auch eine andere psychische Störung vorliegen kann – am wichtigsten sind dabei die schon erwähnten somatoformen und die depressiven Störungen.

Somatoforme Störungen. Somatoforme Störungen werden nach ICD 10 F45 eingeteilt in mehrere Unterformen, deren Aufschlüsselung hier nicht von spezieller Relevanz ist.

Interessant ist die allgemeine Definition, die im Kapitel F45 den diagnostischen Kriterien der einzelnen Unterformen vorangestellt ist. Dort heißt es:

Definition

Das Charakteristikum der somatoformen Störungen ist die wiederholte Darbietung körperlicher Symptome in Verbindung mit hartnäckigen Forderungen nach medizinischen Untersuchungen trotz wiederholter negativer Ergebnisse und Versicherung der Ärzte, dass die Symptome nicht körperlich begründbar sind. Auch wenn Beginn und Fortdauer der Symptome eine enge Beziehung zu unangenehmen Lebensereignissen, Schwierigkeiten oder Konflikten aufweisen, widersetzt sich der Patient gewöhnlich den Versuchen, die Möglichkeit einer psychischen Ursache zu diskutieren; sogar bei offensichtlich depressiven und Angstsymptomen kann es sich so verhalten. Das zu erreichende Verständnis für die körperliche oder psychische Verursachung der Symptome ist häufig für Patienten und Ärzte enttäuschend.

Dabei ist es wichtig zu beachten, dass neben dem vom Patienten aktuell betonten Leitsymptom zeitgleich oder im Verlauf noch andere Körperbeschwerden bestehen, für die sich keine ausreichende organische Erklärung finden lässt bzw. ließ.

Ein Nachteil der Diagnose einzelner, leitsymptomorientierter funktioneller Syndrome in der spezialisierten somatischen Medizin ist, dass diese regelhafte Überlappung unterschiedlichster Körperbeschwerden dem spezialisierten »Scheuklappenblick« entgeht.

Am häufigsten sind in Verbindung mit der typischen anhaltend organischen Ursachenüberzeugung:

- Schmerzen aller Lokalisationen,
- Funktionsstörungen z. B. des Herzens und Magen-Darm-Trakts sowie
- Erschöpfungssymptome.

Bei Konversionsstörungen, die hier zur Vereinfachung und wegen der großen Ähnlichkeit entsprechend den Leitlinien auch zu den somatoformen Störungen gerechnet werden (vgl. Henningsen et al. 2002), liegen »pseudoneurologische« Störungen der Bewegung bzw. der Empfindung vor.

Die in Abgrenzung zur Panikstörung wichtigste Unterform somatoformer Störungen ist die sog. somatoforme autonome Funktionsstörung des kardiovaskulären Systems, früher auch Herzneurose genannt: Wenn die organisch unerklärten Herzbeschwerden nicht anfallsartig auftreten und die angstbesetzten Ursachenvorstellungen (Herzinfarkt!) nicht überwiegen, kommt diese Diagnose statt der Panikstörung in Betracht. Der sog. isolierte, nicht einer Panikstörung zuzuordnende Schwankschwindel gehört auch am ehesten in diese Unterkategorie (ggf. zusätzlich mit der Diagnose einer Phobie, ▶ s. oben).

Depressive Störung. Auch die meisten Patienten mit depressiven Störungen präsentieren zunächst primär körperliche Beschwerden wie Erschöpfung, Appetitlosigkeit, Kopfschmerzen etc.

Die Frage nach Niedergeschlagenheit und Freudlosigkeit ist ein sehr gutes Screeninginstrument für Depressionen: Wer beides verneint, hat mit sehr hoher Wahrscheinlichkeit keine Depression. Allerdings ist zu beachten, dass diese beiden zentralen psychischen Depressionssymptome oft nur auf Nachfrage genannt bzw. als Folge der Kör-

perbeschwerden angesehen werden. Auch hier ist der Verlauf typischerweise nicht anfallsartig, die organische Ursachenüberzeugung ist vielfach nicht so ausgeprägt und anhaltend wie bei Patienten mit somatoformen und Panikstörungen.

Insofern alle diese psychischen Störungen als »psychogen« gelten, verbergen sich hinter diesem speziell unter Neurologen beliebten Begriff für organisch unerklärte Körperbeschwerden also immer mehrere mögliche Diagnosen nach ICD 10 (vgl. zur Verteilung von Angst-, depressiven, somatoformen und Konversionsstörungen am Beispiel »psychogener Schwindel«: Eckhardt-Henn et al. 1997).

Allerdings ist dabei Folgendes zu beachten: Angst, Depression und somatoforme Störungen treten nur teilweise isoliert auf, mindestens so häufig aber gemeinsam beim selben Patienten. Angesichts dieser Überlappung (die im alten, unscharfen »Neurosekonzept« im Übrigen besser erfasst wurde als in der präziseren, aber künstlich in scheinbar getrennte Schubladen aufteilenden Klassifikation nach ICD 10 oder DSM IV) lässt sich hier nicht sinnvoll von Komorbidität unabhängiger Störungen sprechen. Praktisch-diagnostisch heißt dies, dass bei einem Patienten, bei dem eine Angststörung gesichert wurde, sowohl gleichzeitig wie im Verlauf auf Symptome depressiver und somatoformer (bzw. funktioneller) Störungen besonders zu achten ist (Henningsen, Zimmermann u. Sattel 2003; ◼ Abb. 14.1).

14.3.3 Komorbidität

Während bei vielen neurologischen Krankheitsbildern wie multipler Sklerose und Schlaganfall Depressionen als psychische Komorbidität dominieren, kommt es bei einigen gehäuft zum Auftreten von Panik- und anderen Angststörungen.

Dabei ist schwer zu sagen, ob die Angststörung als eine psychische Reaktion auf die Erkrankung zu verstehen, ob sie Folge hirnorganischer Veränderungen oder Folge medikamentöser Behandlung im Rahmen der Erkrankung ist.

Insbesondere bei Patienten mit Parkinson-Erkrankung wird mit 40–65% eine sehr hohe Rate von Angststörungen aller Art beobachtet, insbesondere

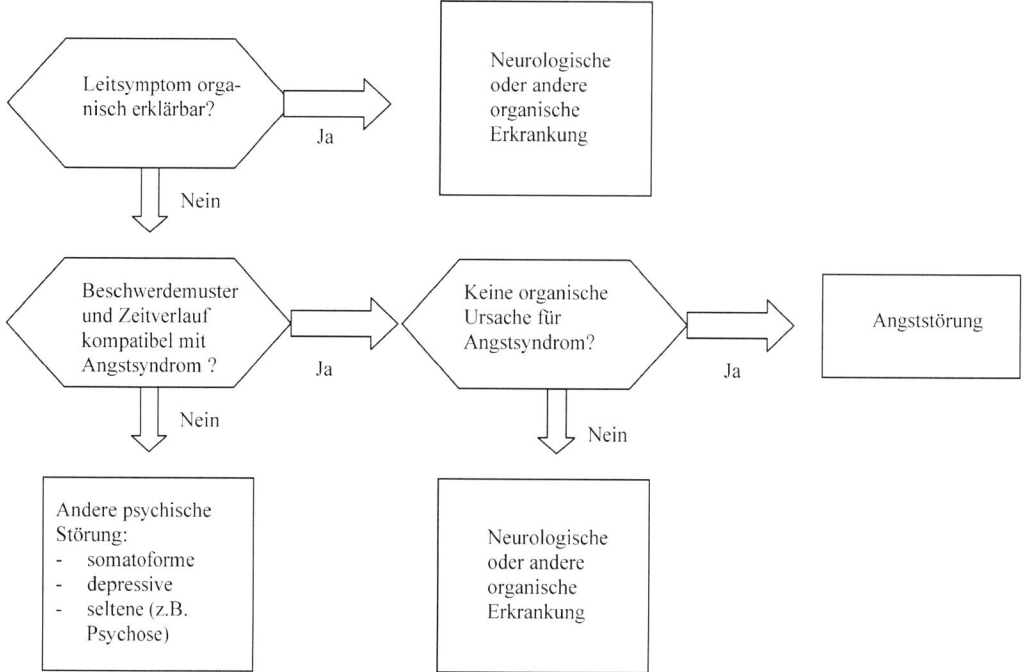

◘ Abb. 14.1. Flussdiagramm zum differentialdiagnostischen Vorgehen bei Angst

von Panikstörungen. Diese Rate ist höher als bei Patienten mit anderen vergleichbar behindernden körperlichen Erkrankungen, was dafür spricht, dass es sich nicht um eine reine psychische Reaktion auf die Behinderung handelt. Es werden zusätzlich sowohl neurochemische Veränderungen durch die Erkrankung wie ein Einfluss der Antiparkinsonmittel auf die Angst diskutiert (Lamberg 2001; Walsh u. Bennett 2001).

Beim Stiff-man-Syndrom, einer seltenen Bewegungsstörung mit plötzlichen schmerzhaften Verkrampfungen, in deren Pathogenese autoimmun vermittelte Störungen der neuronalen Inhibition eine Rolle spielen, kommt es in etwa 50% zum Auftreten einer spezifischen Phobie mit häufig panischer Angst vor Situationen, die zu Stürzen und Verkrampfungen führen können, wie Treppensteigen, Straßenüberqueren etc. (vgl. Kap. 10). Da die Verkrampfungen und Schmerzen häufig mit einem ansonsten regelrechten klinisch-neurologischen Befund einhergehen, überrascht es nicht, dass das zusätzliche Auftreten der Phobie empirisch gesichert zu initialen Fehldiagnosen ver-

führt: Wenn heftige Verkrampfung mit heftiger Angst und unauffälligem klinischen Befund einhergeht, liegt der irreführende Gedanke nahe, dass es sich um eine psychogene Bewegungsstörung handelt. Ein ätiologischer Zusammenhang zwischen Phobie und neurologischer Grunderkrankung, z. B. vermittelt über Störungen des GABA-ergen Systems, ist nicht gesichert (Henningsen u. Meinck 2003).

Zur psychischen Komorbidität jenseits der schon erwähnten Überlappung mit depressiven und somatoformen Störungen ist anzumerken, dass Angststörungen aller Art aus psychosomatisch-psychotherapeutischer Sicht ein sehr unterschiedliches Gepräge je nach Art und Integrationsniveau der begleitenden Persönlichkeitsstruktur haben (Rudolf, Grande u. Henningsen 2002); bei schweren Angststörungen sind häufig Persönlichkeitsstörungen zu beobachten. Außerdem muss bei Angsterkrankungen immer speziell auf Suchtentwicklungen geachtet werden, bei Männern bevorzugt durch Alkohol, bei Frauen – meist iatrogen unterstützt – durch Benzodiazepine.

14.4 Therapie

14.4.1 Therapeutisches Vorgehen im neurologischen Setting

Die Regeln für den Umgang mit einem somatisierenden Angstpatienten im Kontext der Primär- oder auch somatischen Spezialversorgung z. B. in der Neurologie können sich wegen der inhaltlichen Überlappung an den Handlungsempfehlungen orientieren, die für den Umgang mit somatoformen Patienten gelten (Henningsen et al. 2002).

Psychotherapeutische Grundkenntnisse z. B. im Sinne der psychosomatischen Grundversorgung helfen erheblich, die folgenden Empfehlungen erfolgreich in die eigene Praxis zu übersetzen (◘ Tabelle 14.3).

Zunächst einmal ist es wichtig, bei ausreichender diagnostischer Sicherheit entschlossen zu bleiben und sich nicht von dem Patienten zu weitergehender Diagnostik nur »zur Beruhigung« verleiten zu lassen, da dies zur Fixierung der organischen Ursachenüberzeugung beiträgt. Statt einer nur negativen Erklärung (»Sie haben nichts«) sollte man den Patienten zunächst dadurch entlasten, dass kein Anhalt für eine schlimme organische Erklärung besteht, und ihm dann auch positiv erklären, welche Störung bei ihm vorliegt. Hier bieten sich psychophysiologische Kreismodelle an (ungewohnte Körperwahrnehmung [Schwindel o. Ä]

◘ **Tabelle 14.3.** Sieben therapeutische Prinzipien beim Umgang mit Angstpatienten in der Neurologie

1	An die Möglichkeit einer Angst- oder einer anderen psychischen Störung denken
2	Zügige diagnostische Sicherung
3	Keine Beruhigungsdiagnostik
4	»Positive« Aufklärung
5	Vermeidung vermeiden
6	Angst thematisieren
7	Follow-up-Termin trotz Überweisung

macht Angst – Angst führt zu einer vermehrten Körperbeobachtung und -unsicherheit – diese macht empfänglich für entsprechende Wahrnehmungen etc.). Während es ein Fehler ist, den Patienten frühzeitig mit der Aussage zu konfrontieren, dass »alles psychisch bzw. psychosomatisch« sei, kann Angst als Folge des Erlebens durchaus thematisiert werden. Grundsätzlich ist eine Orientierung an einer Bewältigung der Beschwerden statt an Ursachen und deren Heilung zu empfehlen. Dazu gehört es, Patienten zu dosierten Aktivitäten zu ermutigen (Vermeidung vermeiden), kleine Schritte statt die Suche nach »Wunderheilungen« zu propagieren und den Patienten aufzufordern, auf Zusammenhänge zwischen Symptomzu- oder -abnahme und aktuellem sozialem Kontext zu achten. Im akuten Angstanfall kann die Gabe eines Benzodiazepins hilfreich sein (z. B. Lorazepam; cave: Entzugssymptome und Abhängigkeit, stufenweises Absetzen schon bei Einnahme über wenige Tage notwendig). In weniger gravierenden Fällen kann allein eine derartige Aufklärung und Beratung verbunden mit einem oder mehreren Kontrollterminen ausreichend sein. Sollte der Eindruck entstehen, dass eine Überweisung zum Psychosomatiker, Psychiater oder Psychotherapeuten sinnvoll ist, steigt die Erfolgswahrscheinlichkeit dieser Überweisung erheblich, wenn sie mit dem Patienten mit ausreichend Zeit besprochen wird (»Kollege, der besonders viel Erfahrung in der Bewältigung solcher Zustände hat«). Besonders wichtig ist, dass sie mit einer Wiederbestellung zur Befundbesprechung verbunden wird – dann entsteht nicht der Eindruck einer »Abschiebung«.

14.4.2 Psychosomatisch-psychiatrische Therapie

Aus dem bisher Gesagten geht hervor, dass viele Angstpatienten, die zunächst in neurologischen o. ä. Ambulanzen gesehen wurden, einer Überweisung zum Psychosomatiker oder Psychiater nur ambivalent Folge leisten werden.

Entsprechend ist auch hier Beziehungsaufbau und Motivationsentwicklung zur Psychotherapie neben detaillierter Psychodiagnostik ein wichtiges therapeutisches Element der Initialphase. Eine alleinige Behandlung von Angstpatienten mit Medikamenten, z. B. Antidepressiva, kann nicht empfohlen werden.

Unter den psychotherapeutischen Methoden zur Behandlung von Angststörungen ist die Wirkung kognitiv-verhaltenstherapeutischer Methoden am besten belegt, aber psychodynamische Therapieverfahren sind – soweit untersucht – auch wirksam (vgl. Leitlinien Behandlung von Angststörungen, http://www.awmf-online.de). Generell muss jede Behandlung von Angststörungen Elemente der Angstkonfrontation enthalten, bei Panikstörungen am ehesten im Sinne der Reaktionskonfrontation oder der »inneren Reizkonfrontation«. Die Behandlung hat sich auch nach dem Komorbiditätsmuster, nach der Persönlichkeit und dem Auftrag des Patienten (z. B. nur Symptomreduktion oder Klärung motivationaler Zusammenhänge) zu richten (Bassler u. Hoffmann 2002). Die kurzfristige Prognose ist unter Behandlung gut, allerdings neigen viele Angststörungen zur Chronifizierung und zu Rückfällen.

Literatur

American Psychiatric Association (Hrsg)(1994) Diagnostisches und Statistisches Manual Psychischer Störungen DSM IV. Beltz, Weinheim

Andrews G, Slade T (2002) Agoraphobia without a history of panic disorder may be part of the panic disorder syndrome. J Nerv Ment Dis 190:624–630

Asmundson GJ, Larsen DK, Stein MB (1998) Panic disorder and vestibular disturbance: an overview of empirical findings and clinical implications. J Psychosom Res 44:107–120

Bassler M, Hoffmann SO (2002) Angstneurose: generalisierte Angststörung, Panikstörung. In: Ahrens S, Schneider W (Hrsg) Lehrbuch der Psychotherapie und Psychosomatischen Medizin, 2. Aufl. Schattauer, Stuttgart, S 267–275

Birchall H, Brandon S, Taub N (2000) Panic in a general practice population: prevalence, psychiatric comorbidity and associated disability. Soc Psychiatry Psychiatr Epidemiol 35:235–241

Breslau N, Schultz LR, Stewart WF, Lipton R, Welch KM (2001) Headache types and panic disorder: directionality and specificity. Neurology 56:350–354

Carson AJ, Ringbauer B, MacKenzie L, Warlow C, Sharpe M (2000a) Neurological disease, emotional disorder, and disability: they are related: a study of 300 consecutive new referrals to a neurology outpatient department. J Neurol Neurosurg Psychiatry 68:202–206

Carson AJ, Ringbauer B, Stone J, McKenzie L, Warlow C, Sharpe M (2000b) Do medically unexplained symptoms matter? A prospective cohort study of 300 new referrals to neurology outpatient clinics. J Neurol Neurosurg Psychiatry 68:207–210

Dieterich M, Krafczyk S, Querner V, Brandt T (2001) Somatoform phobic postural vertigo and psychogenic disorders of stance and gait. Adv Neurol 87:225–233

Eaton WW, Kessler RC, Wittchen HU, Magee WJ (1994) Panic and panic disorder in the United States. Am J Psychiatry 151:413–420

Eckhardt-Henn A, Hoffmann SO, Tettenborn B, Thomalske C, Hopf HC (1997) »Phobischer Schwankschwindel«. Eine weitere Differenzierung psychogener Schwindelzustände erscheint erforderlich. Nervenarzt 68:806–812

Frommberger UH, Tettenborn B, Buller R, Benkert O (1994) Panic disorder in patients with dizziness. Arch Intern Med 154:590–591

Gallinat J, Hegerl U (1999) Gesteigerte limbische Erregungsbildung bei Angstattacken. Nervenarzt 70:206–215

Henningsen P, Hartkamp N, Loew T, Sack M, Scheidt CE, Rudolf G (2002) Somatoforme Störungen. Leitlinien und Quellentexte. Schattauer, Stuttgart

Henningsen P, Meinck HM (2003) Specific phobia is a frequent non-motor feature in Stiff Man Syndrome. J Neurol Neurosurg Psychiatry 74:462–465

Henningsen P, Zimmermann T, Sattel H (2003) Medically unexplained physical symptoms, anxiety and depression: a meta-analytic review of common distress syndromes. Psychosom Med (im Druck)

Kapfhammer HP, Mayer C, Hock U, Huppert D, Dieterich M, Brandt T (1997) Course of illness in phobic postural vertigo. Acta Neurol Scand 95:23–28

Katon W (1984) Panic disorder and somatization. Am J Med 77:101–106

Katon W, Vitaliano PP, Russo J, Cormier L, Anderson K, Jones M (1986) Panic disorder: epidemiology in primary care. J Fam Pract 23:233–239

Katon WJ, Von Korff M, Lin E (1992) Panic disorder: relationship to high medical utilization. Am J Med 92: 7S–11S

Kirmayer LJ, Robbins JM, Dworkind M, Yaffe MJ (1993) Somatization and the recognition of depression and anxiety in primary care. Am J Psychiatry 150:734–741

Kroenke K, Jackson JL, Chamberlin J (1997) Depressive and anxiety disorders in patients presenting with physical complaints: clinical predictors and outcome. Am J Med 103:339–347

Kuch K, Cox BJ, Woszczyna CB, Swinson RP, Shulman I (1991) Chronic pain in panic disorder. J Behav Ther Exp Psychiatry 22:255–259

Lachman ME, Howland J, Tennstedt S, Jette A, Assmann S, Peterson EW (1998) Fear of falling and activity restriction: the survey of activities and fear of falling in the elderly (SAFE). J Gerontol B Psychol Sci Soc Sci 53: P43–50

Lamberg L (2001) Psychiatric symptoms common in neurological disorders. JAMA 286:15–156

Lloyd GG (2000) Who should treat psychiatric disorders in neurology patients? J Neurol Neurosurg Psychiatry 68: 134–135

Marks I (1981) Space »phobia«: a pseudo-agoraphobic syndrome. J Neurol Neurosurg Psychiatry 44:387–391

Preter M (2001) The interrelations of migraine, vertigo, and migranous vertigo. Neurology 57:1522

Rudolf G, Grande T, Henningsen P (2002) Die Struktur der Persönlichkeit. Vom theoretischen Verständnis zur therapeutischen Anwendung des psychodynamischen Strukturkonzepts. Schattauer, Stuttgart

Schwartz JM, Marsh L (2000) The psychiatric perspectives of epilepsy. Psychosomatics 41:31–38

Sheikh JI, Leskin GA, Klein DF (2002) Gender differences in panic disorder: findings from the National Comorbidity Survey. Am J Psychiatry 159:55–58

Stahl SM, Soefje S (1995) Panic attacks and panic disorder: The great neurologic imposters. Sem Neurol 15:126–132

Sullivan M, Clark MR, Katon WJ et al. (1993) Psychiatric and otologic diagnoses in patients complaining of dizziness. Arch Intern Med 153:1479–1484

Thompson SA, Duncan JS, Smith SJ (2000) Partial seizures presenting as panic attacks. BMJ 321:1002–1003

Walsh K, Bennett G (2001) Parkinson´s disease and anxiety. Postgrad Med J 77:89–93

Weissman MM, Bland RC, Canino GJ et al. (1997) The cross-national epidemiology of panic disorder. Arch Gen Psychiatry 54:305–309

Wessely S, Nimnuan C, Sharpe M (1999) Functional somatic syndromes: one or many? Lancet 354:936–939

Weltgesundheitsorganisation (Hrsg) (1993) Internationale Klassifikation psychischer Störungen. ICD 10 Kapitel V (F), 2. Aufl. Huber, Bern

Wittchen HU, Müller N, Pfister H, Winter S, Schmidtkunz B (1999) Affektive, somatoforme und Angststörungen in Deutschland – Erste Ergebnisse des bundesweiten Zusatzsurveys »Psychische Störungen«. Gesundheitswesen 61:S216–S222

Vegetative Anfälle

S. Noachtar

Vegetative (synonym: autonome) Phänomene treten bei vielen verschiedenen epileptischen Anfällen auf.

So ist es z. B. typisch für generalisierte tonisch-klonische Anfälle, dass es neben den charakteristischen motorischen Entäußerungen, die der Anfallsform den Namen gegeben haben, zu Hypersalivation (»Schaum vor dem Mund«), Enuresis und seltener Enkopresis kommt (Noachtar et al. 1997). Mit vegetativen Anfällen ist jedoch gemeint, dass die vegetativen Phänomene im Vordergrund des Anfallsgeschehens stehen und somit die prädominanten Anfallssymptome darstellen (Noachtar et al. 1998). In diesem Kapitel wird nur auf die vegetativen Auren und Anfälle epileptischer Genese im Detail eingegangen. Anfallsweise auftretende vegetative Symptome sind jedoch auch bei einer ganzer Reihe anderer, vorwiegend internistischer Erkrankungen zu beobachten und müssen differentialdiagnostisch abgegrenzt werden. Hierzu gehören in erster Linie das Phäochromozytom, das Karzinoid, die Hyperthyreose, Synkopen, Panikattacken, Migräneattacken sowie neurogen bedingte hypertensive Krisen.

Erkrankungen mit anfallsweise auftretenden vegetativen Symptomen

- Vegetative epileptische Anfälle
- Phäochromozytom
- Karzinoid
- Synkopen
- Alkoholentzugssyndrom
- Tetanus
- Erkrankungen mit erhöhtem Hirndruck
- Hyperthyreose
- Migräneattacken
- Transitorische ischämische Attacken
- Neurogene Hypertensionen

15.1   Phäochromozytom

Phäochromozytome sind katecholaminproduzierende Tumoren des chromaffinen Gewebes.

Ungefähr 90% entwickeln sich intraabdominell, davon etwa 90% im Nebennierenmark. Die klinische Symptomatik des Phäochromozytoms ist durch die permanente oder schubweise Belastung des Organismus mit Katecholaminen geprägt. Es leiden 95% der Patienten mit Phäochromozytom unter Hyperhidrose bzw. rezidivierenden Tachyarrhythmien und Palpitationen bzw. heftigen Kopfschmerzattacken, so dass bei Patienten mit Dauerhypertonie oder paroxysmalen, krisenartigen Blutdrucksteigerungen diese Symptome Anlass zur Suche nach einem Phäochromozytom geben sollten. Etwa 30% der Patienten mit Phäochromozytom sind normotensiv.

Für die Diagnosestellung ist der biochemische Nachweis einer autonomen Mehrproduktion von

Katecholaminen zu fordern, was am besten durch die Messung der Ausscheidung von freien Katecholaminen im 24-Stunden-Urin erfolgt. Auch die Bestimmung der Ausscheidung von Metaboliten wie Metanephrin und auch Vanillinmandelsäure eignet sich zum Nachweis der erhöhten Katecholaminsekretion.

15.2 Karzinoidsyndrom

Die Hauptsymptome des Karzinoidsyndroms sind:

- unangenehme Hitzewallungen mit Rötung des Gesichts und des Oberkörpers (Flush), die durch Mahlzeiten, Alkohol oder emotionale Reize ausgelöst werden können,
- wässrige Durchfälle und
- paroxysmale abdominelle Schmerzen, oft begleitet von asthmatischer Beklemmung.

Der Flush ist für das Syndrom besonders typisch und fehlt nur bei wenigen Patienten während eines Anfalls, während Patienten mit einem Phäochromozytom eher durch Gesichtsblässe imponieren. Manche Karzinoidträger haben als hervorstechendes Symptom Dyspnoe wie bei Asthma bronchiale. Das Karzinoidsyndrom wird verursacht durch Karzinoide, die mit Abstand häufigsten endokrinen Tumoren des Gastrointestinaltrakts. Appendix- und Dickdarmkarzinoide metastasieren fast nie, das klinische Syndrom tritt aber nur bei ausgedehnter Metastasierung, bevorzugt bei Lebermetastasen auf. Die Diagnose wird gesichert durch erhöhte Plasmaspiegel von Serotonin oder Tachykininen oder die gesteigerte Ausscheidung von 5-Hydroxyindolessigsäure im Urin.

Gelegentlich treten Karzinoidsymptome im Rahmen eines paraneoplastischen Syndroms bei Karzinomen von Lungen, Pankreas, Magen oder Leber auf.

Auf Synkopen, Panikattacken und anfallsweise auftretende Kopfschmerzen wird an anderer Stelle in diesem Buch detaillierter eingegangen.

15.3 Vegetative Auren und Anfälle

Vegetative Auren sollten von vegetativen Anfällen unterschieden werden (Noachtar, 2001b).

Auren, auch die **vegetative Aura**, beziehen sich per Definition auf rein subjektive Phänomene, also nur für den Patienten wahrzunehmen Anfallserlebnisse. Wir sind auf die Schilderung der Betroffenen angewiesen und finden keinerlei objektive Korrelate, außer psychischen Reaktionen auf die Aura. Diese Reaktionen können z. B. Unruhe und Angst, aber auch vegetative Symptome wie Herzfrequenzsteigerung oder Schweißneigung umfassen. Die sekundären psychischen Reaktionen mit ihren assoziierten vegetativen Begleiterscheinungen auf das Erleben der Aura müssen sorgfältig von vegetativen Auren im eigentlichen Sinne unterschieden werden, was anamnestisch manchmal problematisch sein kann, insbesondere, wenn die verbalen Ausdrucksmöglichkeiten der betroffenen Patienten eingeschränkt sind. Die vegetative Aura entspricht, wie alle Auren, einer epileptischen Aktivierung von Kortexregionen, nur dass im Falle der vegetativen Aura die betreffende epileptisch erregte Kortexregion nur zu subjektiv erlebten vegetativen Symptomen führt.

Mit **vegetativen Anfällen** im engeren Sinne sind Anfälle gemeint, die sich unabhängig von der Wahrnehmung des Patienten in objektiv messbaren vegetativen Veränderungen ausdrücken, z. B. eine Piloerektion oder Tachykardie (Noachtar 2001b; Noachtar et al. 2000). Hier weist nur die simultane Registrierung des iktalen EEG-Anfallsmusters auf die epileptische Ursache einer z. B. subjektiv nichtempfundenen vegetativen Änderung hin. Dies ist eine sehr seltene Situation, die praktisch nur im EEG-Video-Monitoring auftritt (Noachtar et al. 2003).

Der Begriff vegetativer Anfall wird zumeist synonym für autonomen Anfall benutzt. Was darunter zu verstehen ist, variiert z. T. erheblich von Autor zu Autor. Man kann die vegetativen Phänomene im epileptischen Anfall auf folgende Organe bzw. Organsysteme zusammenfassen:

- kardiovaskuläre Phänomene (Tachykardie, Bradykardie, sinoatrialer Arrest, ventrikuläre Fibrillation, arterielle Hypertonie oder Hypotonie),

- respiratorische Phänomene (Atemdepression, Apnoe, Tachypnoe, pulmonales Ödem),
- gastrointestinale Phänomene (Veränderungen der ösophagealen, gastralen Peristaltik, Erbrechen, Spucken, Borborygmus, Enkopresis),
- Hautreaktionen (Hyperhydrosis, Blässe, Rötung, Piloerektion),
- Pupillenreaktionen (Mydriasis, Miosis)
- genitale bzw. sexuelle Phänomene (Erektion, Erregung) und
- Harnblasenreaktionen (Harndrang, Enuresis).

Vegetative Auren und Anfälle müssen von Prodromi unterschieden werden: Dies ist nicht zuletzt deshalb wichtig, da Prodromi auch bei generalisierten Epilepsien auftreten können, Auren aber nicht. Die Dauer hilft in der Unterscheidung, da Prodromi in der Regel wesentlich länger andauern als Auren, typischerweise Stunden. Prodromi sind unspezifisch in der Schilderung, bleiben vage, können aber neben psychischen Veränderungen auch vegetative Sensationen umfassen (Schweißneigung, Stuhlunregelmäßigkeiten, Hitzeempfindung). Auren dauern Bruchteile von Sekunden bis zu wenigen Minuten. Ansonsten handelt es sich um die seltene Aura continua, also einen Aurastatus. Die den generalisierten tonisch-klonischen Anfällen unmittelbar vorausgehenden Empfindungen mancher Patienten mit idiopathischen generalisierten Epilepsien rühren vermutlich vom getrübten Erleben gehäufter Absencen oder myoklonischer Anfälle her, die in generalisierte tonisch-klonische Anfälle münden (So 2001). Die Schilderungen sind allerdings in Abhängigkeit von der Verbalisationsfähigkeit und Psychopathologie manchmal recht elaboriert und vielfältig.

Unter dem Begriff viszerale Auren oder Anfälle werden häufig epigastrische Auren subsummiert. Im angelsächsischen Sprachraum werden epigastrische Auren auch abdominelle Auren (»abdominal auras«) genannt.

Die einem vermeintlich vegetativen Anfallsphänomen zugrunde liegenden Mechanismen können komplex sein.

> **Beispiel**
>
> Eine isolierte Apnoe kann als Ausdruck epileptischer Anfallsaktivität durch verminderten Atemantrieb verstanden werden; sie kann aber ebenso durch Verkrampfung der Atemmuskulatur bewirkt werden oder auch die Folge kardiorespiratorischer Reflexmechanismen auf epileptische Aktivität sein (Burgess 2000).

Diese Aspekte müssen bei der Interpretation einer Apnoe als Symptom eines epileptischen vegetativen Anfalls berücksichtigt werden. Autonome Symptome können aber auch postiktal auftreten. Sie wären somit nicht direkter Ausdruck epileptischer Aktivierung von symptomatogenen Zonen, sondern Folge des eigentlichen Anfallsgeschehens wie z. B. manche Enuresis. Oftmals lassen sich die zugrunde liegenden Mechanismen allein anamnestisch nicht differenzieren. Dann sollte möglichst wenig über die Zusammenhänge spekuliert und das Ereignis nur als vegetativer Anfall bezeichnet werden, wenn die vegetative Anfallssymptomatik eindeutig ist und im Vordergrund des Anfallsgeschehens steht.

> **Beispiel**
>
> Wenn im Verlauf eines klonischen Anfalls der linken Gesichtshälfte eine Hypersalivation auftritt, so ist die Hypersalivation zwar ein vegetatives Symptom, der Anfall wird jedoch als klonischer Anfall klassifiziert, da die einseitigen Kloni im Vordergrund stehen. Wenn allerdings zuerst eine Hypersalivation auftritt, die erst im Verlauf von linksseitigen Gesichtskloni gefolgt ist, würde man folgendermaßen klassifizieren:
>
> Vegetativer Anfall (Hypersalivation) → klonischer Anfall linke Gesichtshälfte

Die klinische Bedeutung einer solchen Unterscheidung läge in der Frage, welche Hirnregion zuerst in die epileptische Aktivität einbezogen ist bzw. erst im Gefolge der Anfallsausbreitung zur Anfallssymptomatik beiträgt (Noachtar et al. 1998).

Ob ein Phänomen wie Lakrimation auch als direkte Folge vegetativer epileptischer Aktivität anzusehen wäre, ist umstritten (O'Donovan et al. 2000).

Manchmal werden unspezifische Aurasensationen, die von den Patienten als unbestimmt »im

Kopf« angegeben werden, als »zephale« Aura bezeichnet und unter die vegetativen Auren subsummiert. Auch werden manchmal diffuse, unscharfe Körpersensationen, die beide Körperseiten umfassen und im Gegensatz zu den kontralateralen einseitigen Sensibilitätsstörungen (typischerweise Parästhesien) der somatosensiblen Auren stehen, als vegetative Auren bezeichnet. Meines Erachtens ist dies zu spekulativ, da keine Evidenz für eine vegetative Genese besteht und sich darin eine zu weit gefasste Vorstellung vegetativer Phänomene ausdrückt.

Im Folgenden wird eine Übersicht über vegetative epileptische Anfälle, ihre diagnostische und differentialdiagnostische Bedeutung, die Assoziation mit verschiedenen Epilepsiesyndromen bzw. ihre lokalisatorische Wertigkeit gegeben. Auf vegetative Paroxysmen anderer Genese, z. B. durch dienzephale Läsionen, wird in dem Abschnitt Differenzialdiagnose eingegangen.

15.3.1 Epidemiologie

Es ist lange bekannt, dass vegetative Symptome im Rahmen epileptischer Auren auftreten können.

Gowers (1901) beschrieb bei 18% seiner Patienten mit Auren vegetative Auren, die anderen Anfallsformen vorausgingen (n=1,145), wobei epigastrische Auren hier mit eingeschlossen wurden. Eine vergleichbare ältere Studie mit 764 Patienten mit Auren zeigt ähnliche Angaben zur Häufigkeit (14,5%; Gowers 1933). Auch hier sind epigastrische Auren mit eingeschlossen. Bei 50 Patienten mit Temporallappenepilepsien fanden sich vegetative Symptome wie z. B. Gesichtsblässe oder -rötung, Miktionsdrang, Blähungen, Schweißneigung, in etwa 20 Fällen vor dem Auftreten von Automatismen (Feindel et al. 1954).

Neuere Studien (Palmini et al. 1992a; van Donselaar et al. 1990) finden weniger vegetative Auren, sofern epigastrische Auren ausgeschlossen werden. In einer Studie würde nur die Aura eines von 67 Patienten der o. g. Definition einer vegetativen Aura entsprechen (Kälteempfindung; van Donselaar et al.1990). Die anderen Auren bestanden zumeist aus einem undefinierten Schwindelgefühl oder nicht näher definiertem Unwohlsein.

Die Angaben zur Häufigkeit vegetativer Auren variieren deutlich, weil wenig Übereinstimmung zur Definition vegetativer Anfälle besteht und weil die Angaben wesentlich von der Zielrichtung und Details der Datenerhebung (Anamnese) abhängen. In einer retrospektiven Analyse berichteten z. B. 10 von 196 Patienten über eine diffuse warme Sensation als Aura, während dies im prospektiven Teil der gleichen Studie von keinem Patienten mehr geschildert wurde (Palmini et al. 1992a). Unterschiede in den Konzepten der Epilepsien spielen vermutlich eine große Rolle bei den Unterschieden zwischen retro- und prospektiven Analysen von Auren. Manche Epilepsiesyndrome wie z. B. die mesiale Temporallappenepilepsie bei mesialer temporaler Sklerose, die mesialen Frontallappenepilepsien und die benignen fokalen Epilepsien des Kindesalters waren bis vor wenigen Jahren bzw. Jahrzehnten nicht etabliert und somit die klinische Herangehensweise und Datenanalyse sicher anders als heutzutage.

Darüber hinaus treten die Schilderungen vegetativer Anfallsphänomene oft gegenüber dramatischeren Anfallszeichen zurück. Angaben zur Häufigkeit vegetativer Anfälle fehlen, da die o. g. Unterscheidung zwischen vegetativen Auren und vegetativen Anfällen bislang nicht etabliert ist (Noachtar et al. 1998). Ein weiterer interessanter Aspekt ergibt sich aus der Beobachtung, dass Patienten Auren vergessen können. Dies geschieht umso häufiger, je heftiger die nachfolgenden Anfälle sind, insbesondere wenn es zu generalisierten tonisch-klonischen Anfällen und bilateralen Anfallsmustern im EEG kommt (Schulz et al. 1995).

Die als vegetativ klassifizierte Auraform ist in den meisten Studien die epigastrische Aura, die vor allem bei Temporallappenepilepsien auftritt (Henkel et al. 2002). Sie sollte jedoch wegen ihrer klar abgrenzbaren Charakteristik und hohen lokalisatorischen Bedeutung separat und nicht als vegetative Aura klassifiziert werden.

▶ **Kasuistik 1**

Ein 34-jähriger Patient berichtet, dass er zu Beginn des Anfalls ein merkwürdiges, schwer zu beschreibendes Gefühl in der Magengegend verspüre, das innerhalb weniger Sekunden zum Kopf aufsteige.

▼

Das Gefühl selbst sei charakteristisch, so dass daran zu erkennen sei, dass ein Anfall beginne. Durch Umschreibungen wie »im Aufzug« oder »in der Achterbahn« sei das Gefühl nur unzureichend beschrieben. Manchmal wird das aufsteigende Gefühl in der Magengegend auch als eine Art Übelkeit oder Schwindelgefühl beschrieben.

> **Kasuistik 2**

Eine 7-jährige Patientin schilderte ihre Aura als einen »Schmerz im Hals«, der zum Kopf aufsteige. Als junge Erwachsene wurde die Aura dann als ein aufsteigendes Wärmegefühl aus dem Epigastrium geschildert.

15.3.2 Diagnose und Differentialdiagnose

Wie oben erwähnt gibt es keine systematischen Angaben zu vegetativen Anfällen bei Epilepsien.

Über Auren gibt es einige Daten, da sie in der klinischen Epileptologie einen hohen diagnostischen Wert besitzen. Ihr Vorliegen hilft in der differentialdiagnostischen Abgrenzung nichtepileptischer Anfälle und stützt die Diagnose einer fokalen Epilepsie. Die lokalisatorische Bedeutung der Auren wurde in wenigen neueren Studien prospektiv untersucht (Palmini et al. 1992). Die lokalisatorische Bedeutung von unilateralen somatosensiblen Auren, unilateralen visuellen Auren und epigastrischen Auren ist etabliert, während sog. zephalen Auren, Verwirrung oder Schwindel als Aura keine lokalisatorische Bedeutung zukommt (Palmini et al. 1992). Nach einem ersten generalisierten tonisch-klonischen Anfall war die diagnostische bzw. lokalisatorische Ausbeute durch Auraschilderungen gering (van Donselaar et al. 1990). Dies mag auch daran liegen, dass viele Patienten erst nach wiederholten Auren in der Lage sind ihr Erleben so eindeutig zu schildern, dass eine Zuordnung möglich ist. Typischerweise haben Patienten anfangs Schwierigkeiten, vor allem vegetative Auren oder unbestimmte Sensationen zu schildern, die keine natürliche Entsprechung haben. Die unterschiedliche Einschätzung der klinisch-diagnostischen Bedeutung der Auren hängt vermutlich von weiteren Faktoren ab wie Spezialisierung der Untersucher,

Wortgewandtheit der befragten Patienten, Verteilung der Epilepsiesyndrome und Rahmenbedingungen der Befragung der Patienten (Zeit, Telefoninterview, Anamnese durch medizinisches Hilfspersonal etc.).

Ihre lokalisatorische Bedeutung bekommen Auren durch Jahrzehnte klinischer Beobachtung und Beschreibung der Anfallssemiologie (insbesondere bei epilepsiechirurgisch behandelten Patienten) und durch die Vergleiche mit den Sensationen, die durch elektrische Stimulation des Gehirns beschrieben worden sind (Penfield et al. 1954). In älteren Arbeiten ist die Lokalisation der epileptogenen Zone allerdings oft unsicher. Die technischen Neuerungen der bildgebenden Diagnostik und der kontinuierlichen EEG-Video-Aufzeichnungen haben erhebliche lokalisatorische Fortschritte erbracht.

Bei den Stimulationsergebnissen muss immer berücksichtigt werden, dass die Symptome Ausdruck der elektrischen Erregung der symptomatogenen Zone sind, aber auch durch Ausbreitung epileptischer Erregung über den eigentlichen Stimulationsort hinaus bedingt sein können (Lüders et al. 2001). Dies kann nur durch simultane EEG-Registrierung der sog. Nachentladungen unterschieden werden, die jedoch durch die Möglichkeit der Elektrodenplatzierung beschränkt ist. Penfield und Jasper (1954) haben wegen technischer Einschränkungen keine Nachentladungskontrolle durchgeführt.

Durch Stimulation der Inselregion kommt es häufig zu Sensationen, wie sie für epigastrische Auren typisch sind (Penfield et al. 1954). Die Anfälle von 491 konsekutiven Patienten mit fokalen Epilepsien wurden prospektiv im Hinblick auf epigastrische Auren untersucht und semiologisch klassifiziert (Henkel et al. 2002). Alle Patienten waren mittels EEG-Video-Monitoring und MRT untersucht worden. Es hatten 45% Temporallappenepilepsien, 23% extratemporale Epilepsien und bei 32% der Patienten konnte die fokale Epilepsie nicht auf einen Anfallsursprung in einem Lappen begrenzt werden. Epigastrische Auren waren signifikant häufiger bei Temporallappenepilepsien (117 von 223 Patienten, 52%) als bei extratemporalen Epilepsien (13 von 113 Patienten, 12%, p<0,0001). Sie waren auch häufiger bei mesialen (70 von 110 Patienten, 64%) als bei neokortikalen Temporallappenepilepsien (16 von 41 Patienten, 39%, p=0,007). Es bestand keine Seitenbevorzugung. Die Analyse der Anfallsevolution erbrachte eine wesentlich bessere Unterscheidung zwischen temporalen und extratemporalen Epilepsien. Orale und manuelle Automatismen (automotorischer Anfall) folgten den epigastrischen Auren zumindest in einem der aufgezeichneten Anfälle bei allen Temporallappenepilepsiepatienten (100%), aber nur bei zwei von 13 Patienten mit extratemporalen Epilepsien (15%, p<0,0001). Epigastrische Auren sprachen mit einer Wahrscheinlichkeit von 73% für eine Temporallappenepilepsie, die Evolution einer epigastrischen Aura zu einem automotorischen Anfall erhöht die Wahrscheinlichkeit auf 98,3%. Dies zeigt, dass die Analyse der Anfallsevolution eine wesentlich bessere lokalisatorische Bedeutung hat als die isolierte Bewertung der einen oder anderen Anfallsform (Henkel et al. 2002).

Bei vielen epileptischen Anfällen kommt es zu einem Anstieg der Herzfrequenz. Dies kann durch die epileptische Aktivierung von kortikalen Regionen (z. B. Inselregion) bedingt sein, aber auch durch sekundäre Reaktionen auf emotionale oder motorische Anfallsphänomene. In einer Studie wurden sog. subklinische Anfälle untersucht, die im Video-EEG-Monitoring ohne subjektive oder objektive klinische Symptome blieben, aber im EEG Anfallsmuster boten. So konnte ausgeschlossen werden, dass das subjektive Erleben der Aura oder der motorischen Entäußerungen für die Tachykardie verantwortlich waren. Es zeigte sich bei 22 zuvor als subklinisch eingestuften Anfällen von 21 Patienten mit fokalen Epilepsien, dass eine Herzfrequenzsteigerung auf über das Doppelte signifikant häufiger bei temporalem (8 von 13) als bei extratemporalem (1 von 9) Anfallsmuster im EEG zu beobachten war (Weil et al. 2002). Dies stützt Befunde, die für eine Nähe der kortikalen Regulation der Herzfrequenz zur Inselregion sprechen. Einer reinen iktalen Tachykardie kommt somit eine lokalisierende Bedeutung mit Assoziation zur Schläfenregion zu. Eine interessante Beobachtung wurde bei Patienten mit Temporallappenepilepsien beschrieben, die mittels invasiver EEG-Ableitungen untersucht wurden: Ein signifikanter Anstieg der Herzfrequenz zeigte sich iktal bei links- und rechtsseitigen Temporallap-

penepilepsien. Bei den Patienten mit rechtsseitigen Temporallappenepilepsien kam es allerdings bereits vor dem Anfall zu einem Herzfrequenzanstieg, nicht aber bei den Patienten mit linksseitigen Epilepsien (Saleh et al. 2000). Diese Beobachtung weist darauf hin, dass trotz invasiver EEG-Ableitung bereits vor dem Erkennen der Anfallsaktivität im Gehirn Mechanismen ablaufen, die dem invasiven EEG verborgen bleiben.

Bradykardien wurden während epileptischer Anfälle zumeist temporalen oder frontotemporalen Ursprungs beschrieben (Tinuper et al. 2001). Hierbei zeigte sich eine Präponderanz der linken Hemisphäre. Der plötzliche unerklärte Tod der Epilepsiekranken (SUDEP, »sudden unexplained death of epileptic patients«) wird als mögliche Folge kardialer Bradykardien angesehen.

Eine Reihe interessanter vegetativer Symptome wurden in den letzten wenigen Jahren beschrieben, die bei Patienten mit im Wesentlichen temporalen Epilepsien im Zusammenhang mit anderen Anfallsformen auftreten und somit nicht die prädominante Anfallssemiologie darstellen. Folgenden vegetativen Anfallsphänomenen kommt eine hohe lateralisierende Bedeutung mit Anfallsursprung in der nichtsprachdominanten Hemisphäre zu:

- iktaler Harndrang (Baumgartner et al. 2000),
- iktales Spucken (Voss et al. 1999),
- iktales Erbrechen (Kramer et al. 1988) und
- postiktaler Husten (Wennberg 2000).

Die Unterscheidung von Synkopen und epileptischen Anfällen ist eine klinisch häufige Frage. Dies kann insbesondere Probleme bereiten, wenn während Synkopen motorische Entäußerungen wie tonische Verkrampfungen oder Myokloni auftreten, was recht häufig der Fall ist (▶ s. Kap. 2). Erfahrungsgemäß werden in diesen Situationen epileptische Anfälle zu häufig diagnostiziert. Synkopen können jedoch auch Ausdruck eines vegetativen Anfalls sein, wie der Fall eines Patienten mit 18q-Deletionssyndrom zeigt, bei dem durch epileptische Aktivität eine Tachykardie mit der Folge synkopaler Symptomatik ausgelöst wurde (Sturm et al. 2000).

15.3.3   Therapie

Für die spezifische Auswahl der medikamentösen Behandlung spielt es derzeit keine Rolle, ob vegetative Anfälle auftreten oder nicht.

Lediglich die Unterscheidung zwischen fokalen und generalisierten Epilepsien ist hier wichtig. Sofern das Vorliegen vegetativer Anfälle bei dieser Unterscheidung hilft, hat dies Einfluss auf die Wahl der Antiepileptika. Derzeit ist die Rangfolge der Substanzen in Monotherapie im Fluss, da einige neue Antiepileptika zur Monotherapie zugelassen sind und eine Reihe weiterer Substanzen bald folgen werden. Zu den Mitteln der ersten Wahl zählen aktuell Carbamazepin, Oxcarbazepin, Lamotrigin und Valproat. Weitere Substanzen sind Levetiracetam, Phenytoin, Gabapentin, Topiramat und Phenobarbital (Hufnagel et al. 2003).

Die chirurgische Behandlung ist insbesondere erfolgreich, wenn der Anfallsursprung ermittelt und komplett reseziert werden kann. Dies gelingt in der Regel nur, wenn der Anfallsursprung in einer Region liegt, die nicht eloquent ist und somit ohne oder mit nur geringem Risiko für neurologische bzw. neuropsychologische Defizite reseziert werden kann, oder die epileptogene Region durch die chronische Epilepsie so geschädigt ist, dass keine nennenswerte Funktion mehr vorliegt (Noachtar et al. 2003). Eingriffe am Schläfenlappen sind prognostisch besonders günstig (58% anfallsfrei), insbesondere da die medikamentöse Behandlung oft unbefriedigend bleibt, wenn die Ätiologie in einer mesialen temporalen Sklerose besteht (Wiebe et al. 2001).

15.3.4   Prognose

Die Prognose einer Epilepsie hängt nicht direkt von einer Anfallsform ab, sondern von der Ätiologie und dem Epilepsiesyndrom.

Dies gilt auch für vegetative Anfälle.

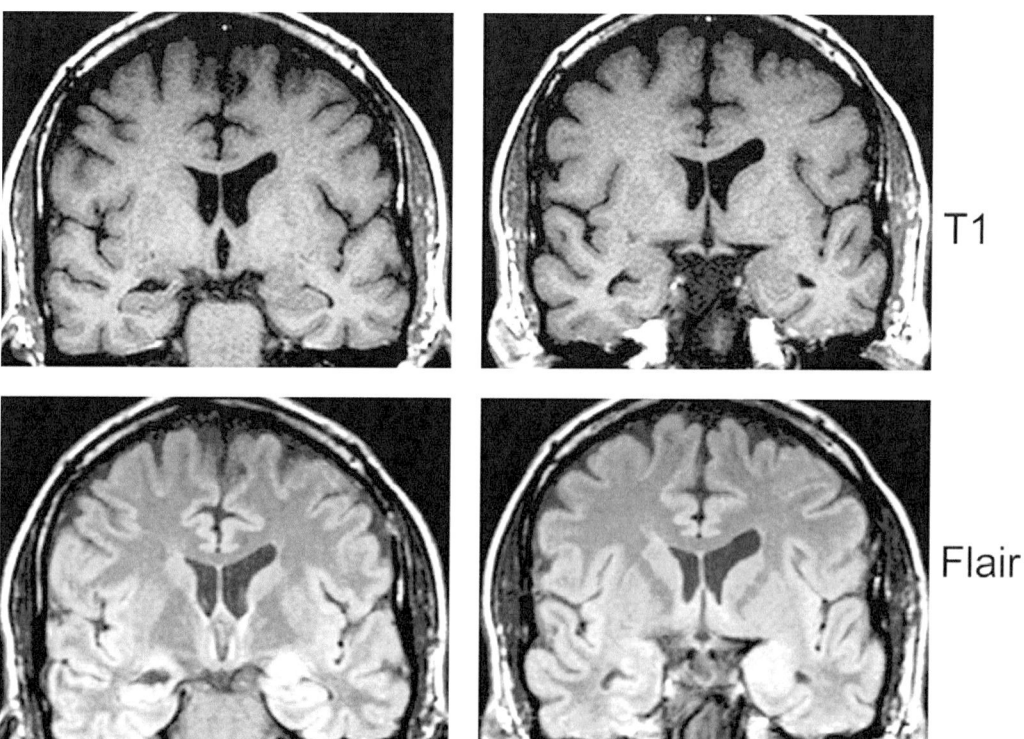

◻ **Abb. 15.1.** MRT mit T1 und FLAIR-Sequenzen. Es zeigt sich eine Raumforderung mesial-temporal mit erhöhter Signalintensität im FLAIR

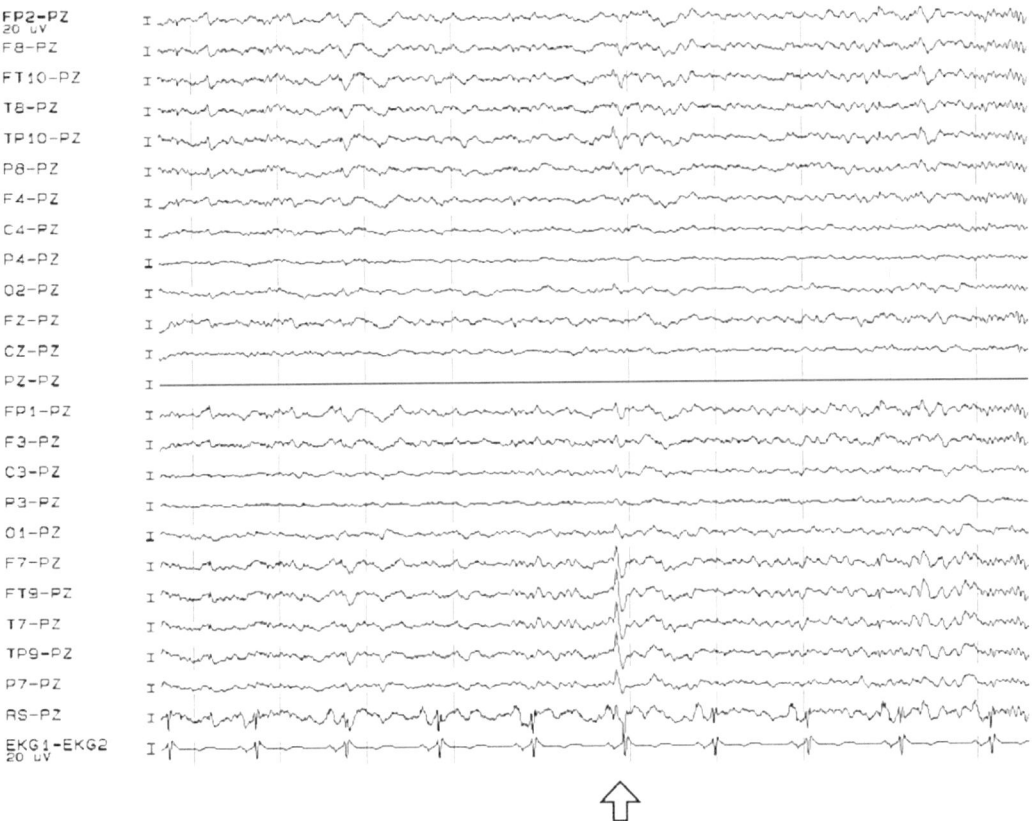

❑ **Abb. 15.2.** Interiktales EEG mit einem mesial-temporalen Spike. Das Maximum des negativen Potentialfeldes liegt in der Elektrode FT9 (Pfeil)

Grundsätzlich haben idiopathische generalisierte Epilepsien eine bessere Prognose als symptomatische fokale Epilepsien. Bei fokalen Anfällen mit vegetativer Symptomatik wird die Prognose von der Ätiologie der Epilepsie und deren Therapiemöglichkeiten abhängen. Bei etwa 30% aller Epilepsiepatienten wird eine medikamentöse Behandlung nicht erfolgreich sein. Einem kleineren Teil dieser Patienten kann ein epilepsiechirurgischer Eingriff helfen (etwa 50–80% Anfallsfreiheit bei 1–5% Operationsmorbidität; Noachtar et al. 2003).

❯ **Kasuistik 3**

Ein 43-jähriger Patient berichtet über wenige Sekunden dauernde Attacken von Gänsehaut an beiden Armen, die ihm seit etwa zwei Jahren aufgefallen seien.

▼

Manchmal sei er dann in einem psychisch veränderten Zustand und fühle sich in vertraute Szenen seiner Kindheit versetzt, die nur wenige Sekunden anhielten. Dies habe ihn zunächst an Rückenschauer und Déjà-vu-Sensationen seiner Kindheit und frühen Jugend erinnert, so dass er diesen Zuständen keinerlei weitere Bedeutung beigemessen habe. Außenstehenden sei nichts an ihm aufgefallen. Im weiteren Verlauf habe er jedoch bemerkt, dass – sofern die Empfindung der Gänsehaut und der psychischen Veränderung etwas länger dauerte – eine Unfähigkeit zu sprechen auftrat. Er konnte die Verlegenheit in Gesellschaft zunächst kompensieren, indem er sich den Situationen entzog oder durch Verlegenheitsgesten die wenigen Sekunden der Aphasie überspielte. Erst als ein solches Ereignis zufällig bei einer Routine-

▼

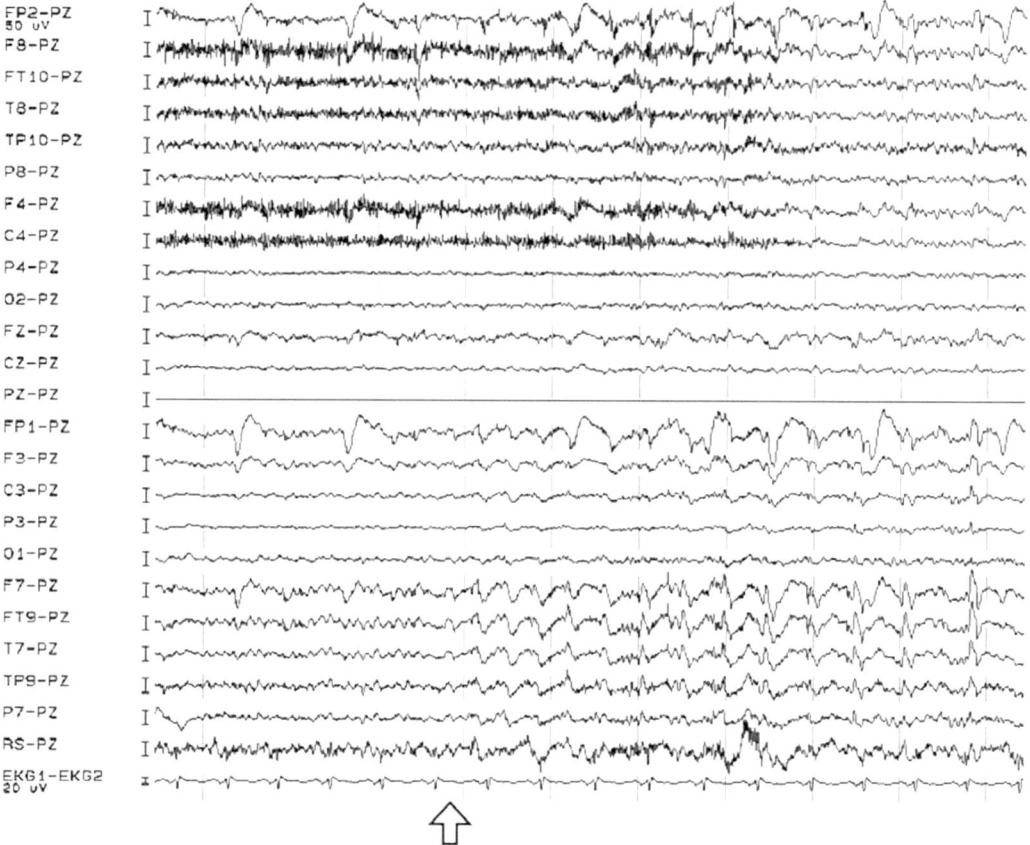

◘ Abb. 15.3. Während der Sensation von Gänsehaut auf beiden Armen zeigt das iktale EEG ein Anfallsmuster linkstemporal. Der Pfeil markiert den Beginn des EEG-Anfallsmusters

untersuchung vom Hausarzt beobachtet werden konnte, wurde eine weitere Diagnostik veranlasst. In der Wartezeit auf die MRT des Gehirns erlitt der Patient den ersten generalisiert tonisch-klonischen Anfall, der von den oben geschilderten Symptomen eingeleitet wurde. Die MRT zeigte eine Raumforderung im mesialen Temporallappen links, die als benigner hirneigener Tumor eingeschätzt wurde (◘ Abb. 15.1). Das interiktale EEG zeigte häufige linksmesial-temporale epilepsietypische Potentiale (◘ Abb. 15.2). Das iktale EEG zeigte während des Auftretens der Gänsehaut auf beiden Armen ein linkstemporales Anfallsmuster (◘ Abb. 15.3). Bei diesem Anfall kam es nach der Gänsehaut noch zu einer Empfindung vertrauter Umgebung. Die Diagnose lautet somit (Noachtar 2001a):

▼

- Syndrom: mesiale Temporallappenepilepsie links;
- Ätiologie: Tumor links mesialtemporal;
- Anfälle: vegetative Aura (Gänsehaut beider Arme) → psychische Aura → aphasischer Anfall → generalisierter tonisch-klonischer Anfall

Unter einer Medikation mit 1,6 g Oxcarbazepin traten nur noch kurze Auren und danach selten aphasische Anfälle ohne Bewusstseinsverlust auf. Derzeit ist eine mesiale Temporallappenteilresektion links aus tumorchirurgischer und epilepsiechirurgischer Sicht geplant. Möglicherweise hat eine iktale Gänsehaut eine lateralisierende Bedeutung: In einer Fallserie hatten vier von fünf Patienten, die Gänsehaut während epileptischer Anfälle erlebten, linksseitige Temporallappenepilepsien (Stefan et al. 2002).

Literatur

Baumgartner C, Groppel G, Leutmezer F et al. (2000) Ictal urinary urge indicates seizure onset in the nondominant temporal lobe. Neurology 55:432–434

Burgess RC (2000) Autonomic signs associated with seizures. In: Lüders HO, Noachtar S (eds) Epileptic seizures; pathophysiology and clinical semiology. Churchill Livingstone, New York, pp 631–641

Feindel W, Penfield WG (1954) Localization of discharge in temporal lobe automatisms. Arch Neurol Psychiatry 72:605–630

Gowers WR (1933) Aura in epilepsy: a statistical review of 1.359 cases. Arch Neurol Psychiatry 30:374–387

Gowers WR (1901) Epilepsy and other chronic convulsive diseases: their causes, symptoms and treatment, 2nd edn. Churchill, London

Henkel A, Noachtar S, Pfander M, Lüders HO (2002) The localizing value of the abdominal aura and its evolution: a study in focal epilepsies. Neurology 58:271–276

Hufnagel A, Noachtar S (2003) Epilepsien und ihre medikamentöse Behandlung. In: Brandt T, Dichgans J, Diener J (Hrsg) Therapie neurologischer Erkrankungen, 4. Aufl. Kohlhammer, München, S 212–235

Kramer RE, Lüders H, Goldstick LP et al. (1988) Ictus emeticus: an electroclinical analysis. Neurology 38:1048–1052

Lüders HO, Noachtar S (2001) Atlas of epileptic seizures and syndromes. Saunders, Philadelphia

Noachtar S (2001a) Die Klassifikation epileptischer Anfälle und Syndrome im Rahmen neurologischer Systematik. Z Epileptol 14:69–72

Noachtar S (2001b) Seizure semiology. In: Lüders HO (ed) Epilepsy: comprehensive review and case discussions. Martin Dunitz Publishers, London, pp 127–140

Noachtar S, Carreno M, Foldvary N, Lüders HO (2000) Seizures and pseudoseizures. Suppl Clin Neurophysiol 53:259–270

Noachtar S, Hufnagel A, Winkler PA (2003) Chirurgische Behandlung der Epilepsien. In: Brandt T, Dichgans J, Diener J (Hrsg) Therapie neurologischer Erkrankungen, 4. Aufl. Kohlhammer, München, S 236–251

Noachtar S, Lüders HO (1997) Classification of epileptic seizures and epileptic syndromes. In: Gildenberg PL, Taxer RR (eds)Textbook of stereotactic and functional neurosurgery. McGraw-Hill, New York, pp 1763–1774

Noachtar S, Rosenow F, Arnold S et al. (1998) Die semiologische Klassifikation epileptischer Anfälle. Nervenarzt 69:117–126

O'Donovan CA, Burgess RC, Lüders HO (2000) Autonomic auras. In: Noachtar S (ed) Epileptic seizures: pathophysiology and clinical semiology. Churchill Livingstone, New York, pp 320–328

Palmini A, Gloor P (1992a) The localizing value of auras in partial epilepsies. Neurology 42:801–808

Penfield W, Jasper H (1954) Epilepsy and the functional anatomy of the human brain. Brown Little, Boston

Saleh Y, Kirchner A, Pauli E, Hilz MJ, Neundörfer B, Stefan H (2000) Temporallappenepilepsien: Einfluss der Fokusseite auf die autonome Regulation der Herzfrequenz? Nervenarzt 71:477–480

Schulz R, Lüders HO, Noachtar S et al. (1995) Amnesia of the epileptic aura. Neurology 45:231–235

So NK (2001) Epileptic auras. In: Wyllie E (ed)The treatment of epilepsy: principles and practice. Lippincott, Williams & Wilkins, Philadelphia, pp 299–308

Stefan H, Pauli E, Kerling F, Schwarz A, Koebnick C (2002) Autonomic auras: left hemispheric predominance of epileptic generators of cold shivers and goose bumps? Epilepsia 43:41–45

Sturm K, Knake S, Schomburg U et al. (2000) Autonomic seizures versus syncope in 18q- deletion syndrome: a case report. Epilepsia 41:1039–1043

Tinuper P, Bisulli F, Cerullo A et al. (2001) Ictal bradycardia in partial epileptic seizures: autonomic investigation. Brain 124:2361–2371

van Donselaar CA, Geerts AT, Schimsheimer RJ (1990) Usefullness of an aura for classification of a first generalized seizure. Epilepsia 31:529–535

Voss NF, Davies KG, Boop FA, Montouris GD, Hermann BP (1999) Spitting automatism in complex partial seizures: a nondominant temporal localizing sign? Epilepsia 40: 114–116

Weil S, Arnold S, Noachtar S (2002) Heart rate increase in otherwise subclinical seizures is different in temporal versus extratemporal EEG seizure pattern. Epilepsia 43 [Suppl 7]:244

Wennberg R (2000) Electroclinical analysis of postictal noserubbing. Can J Neurol Sci 27:131–136

Wiebe S, Blume WT, Girvin JP, Eliasziw M (2001) A randomized, controlled trial of surgery for temporal-lobe epilepsy. N Engl J Med 345:311–318

Episodische Ataxien

M. Jeub, T. Klockgether

Unter den autosomal-dominant vererbten Ataxien gibt es zwei Varianten mit phasenhaft auftretender Ataxie: die episodische Ataxie Typ 1 (EA1) und die episodische Ataxie Typ 2 (EA2).

Die episodischen Ataxien werden wegen der instabilen Symptomatik häufig fehldiagnostiziert. Sie sind sehr viel seltener als die spinozerebellären Ataxien, die langsam progressiv verlaufen und je nach Typ zu verschiedenen zusätzlichen neurologischen Störungen führen.

16.1 Episodische Ataxie Typ 1

16.1.1 Definition

Die episodische Ataxie Typ I (EA1) ist eine seltene, autosomal-dominant vererbte Krankheit, die durch Sekunden bis Minuten andauernde, oftmals durch Bewegungen provozierte Attacken von Ataxie und rhythmischen Bewegungen sowie unwillkürlicher kontinuierlicher Muskelaktivität in Ruhe charakterisiert ist.

Ursächlich sind Mutationen im KCNA1-Gen auf dem kurzen Arm des Chromosoms 12 (12p13), welches für die porenformende Untereinheit eines spannungsabhängigen Kaliumkanals kodiert.

16.1.2 Epidemiologie

Aufgrund der Seltenheit der EA1 gibt es nur Schätzungen bezüglich der Prävalenz, die bei 0,2:100.000 liegen.

Da die Krankheit bei einigen Familien wahrscheinlich nicht erkannt wird, ist die wirkliche Prävalenz möglicherweise höher.

> Molekulare Pathogenese
> 1994 wurde erstmals eine Misssense-Mutation im KCNA1-Gen auf dem kurzen Arm des Chromosoms 12 (12p13; Brown et al. 1994) nachgewiesen, die mit der EA1 assoziiert ist.
>
> Seitdem wurden weitere Misssense-Mutationen und bis zum heutigen Zeitpunkt eine Nonsense-Mutation in hoch konservierten
> ▼

Regionen dieses Gens gefunden. Das KCNA1-Gen kodiert für hKv1.1, eine porenformende Untereinheit des »Delayed-rectifier-Kaliumkanals«. Dieser Kanal ist ein Tetramer aus vier hKv1-Untereinheiten und zusätzlichen modifizierenden Beta-Untereinheiten und ist für die Repolarisation der Zellmembran während eines Aktionspotentials sowie Verminderung der Zellerregbarkeit verantwortlich. Die betroffene Kanaluntereinheit ist im ZNS und im peripheren Nervensystem weit verbreitet, ist aber speziell in Axonen von Korbzellen des Kleinhirns und den juxtaparanodalen Regionen von motorischen Nerven angereichert. Elektrophysiologische Untersuchungen der mutierten Untereinheit zeigen je nach Mutation einen reduzierten Kaliumstrom, Verschiebungen der Spannungsschwelle in depolarisierender Richtung und Veränderungen der kinetischen Parameter (Adelman et al. 1995; Kullmann et al. 2001; Kullmann 2002). Darüber hinaus gibt es Hinweise, dass bei einigen Mutationen zusätzlich die Polymerisation, der korrekte Transport zur Zellmembran und die Degradation von Kanälen, die defekte Untereinheiten enthalten, gestört sind (Rea et al. 2002). Insgesamt scheinen alle diese Effekte zu einer Reduktion des Kaliumstroms zu führen.

Um den heterozygoten Zustand zu imitieren, wurden Wildtyp- und mutierte Untereinheiten zusammen in vitro exprimiert. Für einige Mutationen wurde gezeigt, dass sich mutierte Untereinheiten mit Wildtypuntereinheiten zu funktionierenden Kanälen verbinden können und Eigenschaften aufweisen, die zwischen denen vom Wildtyp und mutierten Kanälen allein liegen (Zerr, Adelman u. Maylie 1998).

Aufgrund der hohen Konzentration der hKv1.1-Untereinheiten an Verzweigungsstellen und synaptischen Endigungen der Axone von zerebellären Korbzellen könnte es dort zu einem verminderten Kaliumausstrom kommen, der aufgrund eines lokalen depolarisierenden Effekts die Weiterleitung von Aktionspotentialen begünstigen und die GABAerge Transmis-
▼

sion an den Korbzell-Purkinjezell-Synapsen potenzieren würde. In den Purkinjezellen konvergieren exzitatorische und inhibitorische Signale des Zerebellums, während ihre GABAergen Axone die einzigen Ausgangsfasern der Kleinhirnrinde bilden. Eine verstärkte Hemmung der Purkinjezellen durch Korbzellen würde zu einer Disinhibition und somit zu einer Aktivierung der Zielneurone in den tiefen zerebellären Kernen führen. Diese Vermutungen wurden durch Untersuchungen an einem kürzlich entwickelten transgenen Mausmodell (Herson et al. 2003) bestätigt. Allerdings bleibt die Ursache der episodischen Natur der Störung weiterhin ungeklärt.

Den Myokymien liegt wahrscheinlich eine aufgrund der gestörten Kaliumkanalfunktion erhöhte axonale Erregbarkeit und eine verminderte Repolarisationsfähigkeit von Motoraxonen zugrunde, die zu verstreuten, spontanen repetitiven Entladungen entlang der Motoraxone führt (Brunt u. van Weerden 1990).

16.1.3   Klinisches Bild

Die Erkrankung beginnt meist zwischen dem vierten und siebten Lebensjahr, wobei die Spannbreite zwischen zwei und 15 Jahren liegt.

Es ist wahrscheinlich, dass die Attacken auch schon zu einem früheren Zeitpunkt beginnen, aber von der Außenwelt unbemerkt bleiben.

Eine Attacke kann spontan beginnen, wird aber meist durch Bewegung provoziert. Ein typisches Beispiel ist der Start bei einem Wettlauf. Es kommen aber auch schnelle unwillkürliche Bewegungen (z. B. Stolpern, Erschrecken, Fallen) oder lang andauernde Bewegungen (z. B. Fahrradfahren) als Auslösemechanismen vor. Anfallsprovokation durch Karussellfahren oder durch kalorische Stimulation legt eine vestibulogene Provokation nahe. Angst, Nervosität, Müdigkeit, Hyperventilation, prämenstruelle Hormonverschiebung und Fieber erhöhen die Anfallswahrscheinlichkeit. Dagegen haben Schlafmangel, Hunger, Alkohol und Kaffee keinen Einfluss.

Einer Attacke kann eine Art Aura vorausgehen. Einige Betroffene berichten über ein »Klicken« gefolgt von einem Gefühl von Steifheit, Schlaffheit oder Schwäche, das sich über den Körper ausbreitet. Andere beschreiben die begleitenden Wahrnehmungen als Gefühl von Schwerelosigkeit, Drehen der Augen, Schwindel oder als Eindruck, zu fallen.

Die Attacke selbst ist dann durch Dysarthrie, Stand- und Gangunsicherheit, Extremitätenataxie, Tremor und weitere unwillkürliche Bewegungen mit dystonen oder choreatiformen Komponenten gekennzeichnet. Einige Patienten beschreiben ein gestörtes Sehen und Doppelbilder. Ein Spontan- oder Blickrichtungsnystagmus tritt aber nicht auf. Andere berichten über Schwindel in Form einer Gangunsicherheit. Ein klassischer Schwindel im Sinne von Scheinbewegungen der Umgebung, Übelkeit oder Erbrechen kommt nicht vor. Vegetative Symptome oder Kopfschmerzen sind äußerst selten. Eine Bewusstseinsstörung oder ein Bewusstseinsverlust tritt nie auf.

Essen, Schreiben und zielgerichtete Bewegungen sind gewöhnlich während einer Attacke nicht möglich. Um eine Attacke zu mildern und zu verkürzen, setzen oder legen sich die meisten Patienten hin und vermeiden Bewegungen. Nach einer Attacke besteht eine refraktäre Pause, so dass ein erneutes Auftreten in der nächsten Stunde sehr unwahrscheinlich ist. Normalerweise liegt die Dauer einer Attacke zwischen Sekunden und einigen Minuten. Selten erstreckt sich eine Attacke über mehrere Stunden.

Interiktal treten bei der EA1 Myokymien (Muskelwogen) der Gesichts- und Handmuskulatur auf. Einige Patienten zeigen eine kontinuierliche Adduktions-Oppositions-Haltung der Daumen (»Priesterhand«) oder eine Hand- manchmal auch Fußhaltung, die an einen Karpopedalspasmus erinnert. Bei anderen sind die Myokymien nicht sichtbar und werden erst durch Palpation beziehungsweise durch die elektrophysiologische Untersuchung entdeckt. Die Myokymien sind auch intraindividuell von wechselnder Ausprägung und meistens während Anfällen, aber auch nach Anstrengung oder bei Kälte verstärkt.

16.1.4   Episodische Ataxie Typ 1 und Epilepsie

Vergleicht man die Fallberichte von Patienten mit EA1 aus der Literatur, fällt auf, dass häufig ein gleichzeitiges Auftreten einer Epilepsie beschrieben wird (Beispiele sind die benigne partielle Epilepsie des Kindesalters und fokale, sekundär generalisierte Epilepsien; Zuberi et al. 1999).

Nimmt man ein allgemeines Erkrankungsrisiko für Epilepsie von 1:200 in der Bevölkerung an, so ist das Risiko von EA1-Patienten an einer Epilepsie zu erkranken etwa zehnfach erhöht. Einen pathogenetischen Zusammenhang zwischen Kv1.1-Veränderungen und Epilepsie legt das spontane Auftreten von epileptischen Anfällen bei Kv1.1-knock-out-Mäusen nahe (Smart et al. 1998). Darüber hinaus wirken hKv1.1-blockierende Pharmaka beim Menschen prokonvulsiv. Genetische Untersuchungen an Familien mit benignen familiären Neugeborenenkrämpfen haben Mutationen in verwandten Kaliumkanälen als ursächlich aufgedeckt. Interessanterweise treten bei einigen dieser Familien auch Myokymien auf (Dedek et al. 2001).

16.1.5   Diagnose, spezifische Untersuchungstechniken

Da ein genetischer Test routinemäßig nicht zur Verfügung steht, wird die Diagnose durch eine sorgfältig erhobene Anamnese einschließlich Familienanamnese und eine klinische Untersuchung gestellt.

In einigen Fällen ist mit Einverständnis des Patienten auch eine Provokation von Attacken möglich. Am effektivsten zur Anfallsauslösung hat sich anhaltende körperliche Bewegung mit einer zusätzlichen plötzlichen Provokation erwiesen.

Das interiktale EMG von betroffenen Muskeln zeigt unabhängig auftretende, sich regelmäßig wiederholende Duplets oder Triplets, aber auch einzelne Spikes und Multiplets. Zusätzlich zu dieser rhythmischen Aktivität treten in unregelmäßigen Abständen einzelne Potentiale und komplexe Bursts wechselnder Form von ungefähr 50 bis 100 ms Dauer auf. Starke willentliche Kontraktion für 10 s kann typischerweise die Myokymien für

2–5 s unterdrücken. Proximale Nervenblockade führt zu teilweiser und distale Nervenblockade zu vollständiger Suppression der Myokymien. Bei den Patienten, die klinisch keine Myokymien aufweisen, kann eine elektrophysiologische Untersuchung nichtsichtbare Myokymien aufdecken. Dazu verwendet man aufgrund der großen Detektionsfläche am besten Oberflächenelektroden und untersucht die kleinen Handmuskeln, in denen sich nahezu immer myokymische Aktivität bei EA1-Patienten nachweisen lässt. Gelingt dies nicht, kann ein Provokationsversuch durch regionale Ischämie mit einer Druckmanschette um den Arm durchgeführt werden. Nach vorübergehender Ischämie kommt es zu einem Auftreten von neuer myokymischer Aktivität, während schon bestehende Aktivität vorübergehend verstärkt wird (Brunt u. van Weerden 1990). Bei einigen Patienten lässt sich eine leicht erhöhte CK nachweisen.

Die übrige Routineblutuntersuchung, die Liquordiagnostik, das EEG zwischen und während Attacken, die übrige elektrophysiologische Untersuchung sowie CT und MRT-Bildgebung erbringen Normalbefunde.

16.1.6 Differentialdiagnose

- **Episodische Ataxie Typ II** (▶ s. unten und ❑ Tabelle 16.1)
- **Erkrankungen mit kontinuierlicher Muskelaktivität bzw. Myokymien anderer Ätiologie:**
  - Myokymien und Epilepsie bei Mutationen in anderen Kaliumkanälen (Dedek et al. 2001),
  - symptomatische Myokymien bei strukturellen Läsionen und
  - Myokymien bei Antikörpern gegen spannungsabhängige Kaliumkanäle (Oh et al. 2003).
- **Paroxysmale dystone Choreoathetose und paroxysmale kinesiogene Choreoathetose** (Bhatia 1999): Bei diesen Erkrankungen handelt es sich um attackenförmig auftretende hyperkinetische Bewegungsstörungen mit Dystonie, Chorea, Athetose oder Ballismus ohne Ataxie.
- **Fokale Epilepsien:** Zur Unterscheidung von fokalen Epilepsien dient eine genaue Anfallsanamnese, Familienanamnese, Eruierung der anfallsprovozierenden Faktoren sowie ein iktales und interiktales EEG. EA1-Patienten, die gleichzeitig an einer Epilepsie leiden, können ihre Ataxieattacken gut von epileptischen Anfällen unterscheiden.
- **Autosomale oder X-chromosomal-rezessive Erkrankungen mit symptomatischer episodischer Ataxie:** Der Pyruvatdehydrogenasemangel, der Pyruvatdecarboxylasemangel, die Ahornsirupkrankheit, die Hartnup-Krankheit sowie autosomal-rezessiv vererbte Defekte im Ammoniakmetabolismus sind Stoffwechselerkrankungen aus dem Bereich der Pädiatrie, die zum Teil mit schweren, intermittierenden metabolischen und neurologischen Komplikationen einhergehen und durch entsprechende Labortests diagnostiziert werden können.
- **Vorübergehende Durchblutungsstörungen im vertebrobasilären System:** Hier kommt es in der Regel zu begleitenden neurologischen Symptomen bei einer häufig gerichteten oder halbseitigen Ataxie.
- **Multiple Sklerose mit paroxysmalen Phänomenen:** Bei der multiplen Sklerose kann es zu wiederkehrenden kurzdauernden Attacken mit ataktischen oder dysarthrischen Symptomen kommen, die durch eine ephaptische Aktivierung von Axonen innerhalb von teilweise demyelinisierten Herden erklärt werden. Die differentialdiagnostische Abklärung erfolgt durch die Anamnese, den neurologischen Befund und die im Rahmen der Multiplen-Sklerose-Abklärung erfolgende Zusatzdiagnostik mit zerebralem MRT, Liquordiagnostik und evozierten Potentialen.
- **Episodische vestibuläre Störungen:** Ähnlich wie bei der Trigeminusneuralgie kann es durch aberrierende arteriosklerotisch elongierte und erweiterte Gefäße zu einer neurovaskulären Kompression des N. vestibularis mit kurzen und häufigen Schwindelattacken kommen. Typisch ist die Auslösung durch bestimmte Kopfhaltungen. Ataktische Symptome treten bei dieser sog. Vestibularisparoxysmie nie auf (▶ s. auch Kap. 6).

16.1.7　Therapie

Nach Diagnosestellung ist es wichtig, den Patienten über die Natur dieser seltenen Erkrankung aufzuklären.

Insbesondere sollte eine Abgrenzung zu psychogenen Störungen gezogen werden und erklärt werden, dass die Attacken nicht gefährlich sind. Einige Patienten lernen, durch die Vermeidung von abrupten Bewegungen Attacken zu verhindern.

Ist eine medikamentöse Behandlung erforderlich, sollte, obwohl weniger sicher wirksam als bei der EA2, Acetazolamid (500–700 mg/Tag) als Medikament der ersten Wahl eingesetzt werden. Allerdings wird die Einnahme durch häufig einsetzende Nebenwirkungen wie Parästhesien, Muskelsteifheit, leichte Ermüdbarkeit, Nierensteine und bemerkenswerterweise Verstärkung der Myokymien begrenzt. Durch zusätzliche Einnahme von Kaliumchlorid kann den häufig auftretenden Parästhesien entgegengewirkt werden. Sultiam (100–300 mg täglich), ebenfalls ein Carboanhydrasehemmer, ist zwar weniger potent, wird aber von vielen Patienten aufgrund der selteneren Nebenwirkungen bevorzugt. Aufgrund ihrer sofortigen Wirkung können die Carboanhydrasehemmer auch bei Bedarf, z. B. vor sportlichen Aktivitäten eingenommen werden. Als Medikamente der zweiten Wahl können Carbamazepin oder Phenytoin Verwendung finden.

Bei einigen Patienten wurden noch vor Auftreten der ersten Ataxieattacken in den ersten Lebensmonaten Haltungsanomalien der Hände und Füße als Folge der kontinuierlichen Muskelaktivität beobachtet. Bei den in der Literatur beschriebenen Fällen kam es zu einer spontanen kontinuierlichen Besserung dieser Haltungsanomalien, so dass eine chirurgische Intervention vermieden werden sollte (Zuberi et al. 1999).

16.1.8　Prognose

Die EA1 führt nicht zu einer bleibenden Behinderung und hat somit eine gute Prognose.

Bei den meisten Patienten werden die Attacken mit zunehmendem Alter milder. Allerdings stellen die Attacken für die betroffenen Patienten oft eine große psychische Belastung dar. In einigen Fällen kam es während Attacken zu Verkehrsunfällen oder beinahe zum Ertrinken.

16.2　Episodische Ataxie Typ 2

16.2.1　Definition

Die episodische Ataxie Typ 2 (EA2) ist eine autosomal-dominant vererbte Krankheit, die durch Minuten bis Stunden (Tage) andauernde Episoden von Ataxie, meistens ausgelöst durch emotionalen Stress oder Anstrengung, und interiktale zerebelläre Symptome wie Blickrichtungsnystagmus bis hin zu einer langsam progredienten zerebellären Gang- und Standataxie charakterisiert ist.

Ursächlich sind Mutationen des CACNA1A-Gens auf dem kurzen Arm des Chromosoms 19 (19p13), welches für die Hauptuntereinheit eines spannungsabhängigen Kalziumkanals kodiert.

16.2.2　Epidemiologie

Aufgrund der Seltenheit der EA2 gibt es bis heute keine genauen Angaben zur Prävalenz.

Da es zu den anderen allelischen Erkrankungen des CACNA1A-Gens, der familiären hemiplegischen Migräne und der spinozerebellären Ataxie Typ 6 (SCA6) fließende Übergänge gibt, wird eine Schätzung der Häufigkeit zusätzlich erschwert.

Molekulare Pathogenese

Die EA2 ist mit Mutationen im CACNA1A-Gen auf dem Chromosom 19 (19p13) assoziiert, welches für die Alpha-$_{1A}$-Untereinheit des P/Q-Typ-Kalziumkanals kodiert.

Der P-Typ-Strom (Purkinjezelltyp) und der Q-Typ-Strom (Körnerzelltyp) besitzen ein leicht unterschiedliches pharmakologisches Profil und Inaktivierungsverhalten, das durch alternatives Spleißen der Alpha-$_{1A}$-Untereinheit zustande kommt. Eine einzige Alpha-$_{1A}$-Untereinheit bildet den Spannungssensor und die

▼

Kanalpore, während zusätzliche Untereinheiten (Beta, Alpha-2-Delta, Gamma) modulierende Effekte ausüben. P-Q-Typ-Kalziumkanäle sind für einen Großteil des Ca^{2+}-Einstroms und der folgenden Transmitterausschüttung an Synapsen im zentralen und peripheren Nervensystem verantwortlich. Ihre Lokalisation an Dendriten und Zellkörpern lässt eine zusätzliche postsynaptische Rolle vermuten. Eine besonders hohe Expression findet sich in zerebellären Purkinje- und Körnerzellen. Die EA2 ist in den meisten Fällen mit Mutationen assoziiert, die zu vorzeitigen Stoppcodons oder einem veränderten Spleißen mit resultierendem vorzeitigen Abbruch der Peptidkette führen. Da die meisten dieser Mutationen zu einem Abbruch von mindestens einer oder zwei Domänen führen, liegt die Vermutung nahe, dass die entstehenden Kanäle nicht funktionstüchtig sind. Dies wird durch In-vitro-Untersuchungen von mutierten Kanälen bestätigt, die keine oder minimale Ströme aufwiesen (Wappl et al. 2002). Für eine Mutation allerdings, die nur zum Abbruch des letzten Stücks der Proteinkette, des C-Terminus führt, wurde gezeigt, dass sie zwar alleine nicht funktionsfähig ist, aber bei gleichzeitiger Expression mit Wildtypkanälen deren Ströme verkleinert (Jouvenceau et al. 2001).

Neben der EA2 werden auch die familiäre hemiplegische Migräne und die SCA6 durch Mutationen im CACNA1A-Gen verursacht. Im Gegensatz zu den die Proteinkette verkürzenden Mutationen der EA2 wird die familiäre hemiplegische Migräne klassischerweise durch Missense-Mutationen und die SCA6 durch abnorm lange CAG-Triplet-Wiederholungen verursacht. Allerdings wurden bei einigen Patienten mit einem offensichtlichen EA2-Phänotyp ebenfalls Missense-Mutationen beziehungsweise verlängerte CAG-Triplet-Wiederholungen nachgewiesen. In-vitro-Untersuchungen von Missense-Mutationen, die mit dem EA2-Phänotyp assoziiert sind, zeigen, dass die entstehenden Kanäle ebenfalls nicht funktionsfähig (Guida et al. 2001) oder wesentlich in

▼

ihrer Funktion beeinträchtigt sind (Wappl et al. 2002). Dies legt die Vermutung nahe, dass dem EA2-Phänotyp ein Funktionsverlust von Alpha-$_{1A}$-Kanälen durch Haploinsuffizienz zugrunde liegt. Allerdings sind heterozygote Alpha-$_{1A}$-knock-out-Mäuse asymptomatisch. Nur die homozygoten Nullmutanten entwickeln eine Ataxie und Dystonie und sterben vorzeitig (Jun et al. 1999). Die Auswirkungen der EA2-Mutationen auf zellulärer und Netzwerkebene, die schließlich zum EA2-Phänotyp führen, sowie die episodische Natur der Störung und das Ansprechen auf Acetazolamid sind bis heute nicht geklärt.

16.2.3 Klinisches Bild

Der Beginn der Erkrankung liegt zwischen zwei und 30 Jahren.

Eine Attacke wird typischerweise durch Anstrengung, emotionalen Stress, aber auch durch Alkohol, Phenytoin und Koffein ausgelöst. Die Attackendauer beträgt Minuten bis mehrere Stunden. Selten wurden Attacken beschrieben, die bis zu einem Tag oder länger andauerten.

Die Attacken selbst sind gekennzeichnet durch eine zerebelläre Symptomatik mit Stammataxie, Dysarthrie und Extremitätenataxie. Bei Patienten, die interiktal keinen Nystagmus aufweisen, tritt während einer Attacke ein Nystagmus auf. Ist bei Patienten bereits interiktal ein Nystagmus nachweisbar, kommt es zu einer Verstärkung des Ausprägungsgrades.

Über die zerebelläre Symptomatik hinaus können Symptome auftreten, die auf die Beteiligung des Hirnstamms oder sogar des Kortex hinweisen. Schwindel, Übelkeit und Erbrechen sind dabei mit über 50% die häufigsten Symptome. Über die Hälfte der Patienten berichtet über Kopfschmerzen, die die Kriterien einer Migräne erfüllen.

Zwischen den Attacken ist ein Blickrichtungsnystagmus mit den Charakteristika eines Reboundnystagmus (Rucknystagmus) bei nahezu jedem Patienten vorhanden. In einem Drittel der Fälle lässt sich ein spontaner vertikaler Nystagmus, insbesondere ein Downbeatnystagmus, nachweisen. In manchen Fällen beginnt dieser lagerungsabhängig bei nach unten gerichteten Kopfpositionen und entwickelt sich mit der Zeit zu einem spontanen Downbeatnystagmus. Im weiteren Krankheitsverlauf können eine langsam progrediente milde Stand- und Gangataxie sowie eine sakkadierte Blickfolge und dysmetrische Sakkaden hinzutreten.

Bei einigen Patienten ist eine ausgeprägte Muskelschwäche beschrieben, die während oder unabhängig von Ataxieattacken auftritt. In Einzelfaser-EMG-Untersuchungen wurde bei diesen eine abnorme neuromuskuläre Übertragung festgestellt (Jen et al. 2001). Es ist möglich, dass mutierte Kanäle an der neuromuskulären Endplatte zu einem verminderten Kalziumeinstrom mit resultierender verminderter Acetylcholinausschüttung führen, was klinisch als myasthenes Syndrom imponiert.

Wie im Abschnitt »molekulare Pathogenese« beschrieben, gibt es noch zwei andere allelische Erkrankungen des CACNA1A-Gens, die familiäre hemiplegische Migräne und die SCA6. Die familiäre hemiplegische Migräne ist eine seltene, schwere Form der Migräne mit Aura, die sich in der ersten bis zweiten Dekade manifestiert und durch eine Hemikranie mit einer motorischen Hemisymptomatik charakterisiert ist. Die SCA6 ist durch eine meist in der fünften bis sechsten Dekade beginnende, isolierte, langsam progrediente zerebelläre Symptomatik gekennzeichnet, die auf einer langsam fortschreitenden Kleinhirndegeneration mit Betonung der Purkinjezellen basiert.

Es ist bemerkenswert, dass viele EA2-Patienten über Migränekopfschmerzen und vegetative Symptome wie bei einer Migräne klagen oder eine erst im höheren Alter auftretende, langsam progrediente Ataxie wie bei der SCA6 aufweisen. Auch bei den von der familiären hemiplegischen Migräne oder der SCA6 betroffenen Patienten sind fließende Übergänge zu den anderen Krankheitsbildern beschrieben.

16.2.4   Episodische Ataxie Typ 2 und Epilepsie

Obwohl epileptische Anfälle üblicherweise nicht zum Symptomenkomplex der EA2 gehören, wur-

den EEG-Abnormalitäten bei einigen Patienten beschrieben.

Spontane rezessive Mausmutanten für die Alpha-$_{1A}$-Untereinheit weisen neben einer Ataxie auch Absencen auf (Fletcher u. Frankel 1999). Ein Fallbericht in der Literatur beschreibt eine zu einem Stoppcodon führende Neumutation im CACNA1A-Gen bei einem Jungen mit nächtlichen generalisierten tonisch-klonisch Anfällen, Absencen, episodischer und progredienter Ataxie sowie leichten Lernschwierigkeiten (Jouvenceau et al. 2001).

16.2.5   Diagnose, spezifische Untersuchungstechniken, Differentialdiagnose

Da ein genetischer Test routinemäßig nicht zur Verfügung steht, stützt sich die Diagnose auf eine sorgfältige Anamnese einschließlich Familienanamnese (wobei spontane Neumutationen und eine unvollständige Penetranz beschrieben sind) und die klinische Untersuchung.

Das EEG einiger Patienten weist Abnormalitäten in Form einer Allgemeinveränderung oder von paroxysmalen Dysrhythmien auf. Kernspintomographische Untersuchungen zeigen, insbesondere bei Patienten mit lange bestehender Symptomatik, eine Kleinhirnatrophie mit Akzentuierung des oberen Kleinhirnwurms. In der MR-Spektroskopie von unbehandelten Patienten wurden erhöhte zerebelläre pH-Werte gemessen, die sich unter Acetazolamidbehandlung normalisierten (Bain et al. 1992).

Bezüglich der Differentialdiagnose gelten bis auf Krankheiten mit Myokymien die gleichen Überlegungen wie bei der EA1. Bei Patienten mit zusätzlicher progredienter Ataxie muss eine Abgrenzung zu erblichen und nichterblichen progredienten Ataxien erfolgen.

16.2.6   Therapie

Acetazolamid ist das Mittel der ersten Wahl zur Therapie von EA2-Patienten.

Bei den meisten Patienten stellt sich eine bemerkenswerte Verbesserung der Symptomatik ein. Sowohl die Attackenhäufigkeit als auch die Ausprägung der Symptome kann beträchtlich gesenkt werden. Allerdings gibt es Einzelfälle, die nicht auf Acetazolamid ansprechen. Patienten, die an einer SCA6 mit aufgesetzten episodischen Attacken leiden, können auch von Carboanhydrasehemmern profitieren. Ob die langsam progrediente Ataxie durch Acetazolamid günstig beeinflusst werden kann, ist nicht bekannt. Dosierung und Nebenwirkungen entsprechen den bei der EA1 beschriebenen. Da emotionaler Stress oft als Anfallsauslöser wirkt, können Stressbewältigungstechniken wie Biofeedback und Meditation hilfreich sein. Alkohol und Koffein sollten vermieden werden.

16.2.7 Prognose

Im Gegensatz zu der EA1 kann mit zunehmendem Alter eine langsam progrediente zerebelläre Ataxie hinzutreten, die relativ milde verläuft (◘ Tabelle 16.1).

16.3 Andere episodische Ataxien

16.3.1 Episodische Ataxien mit Mutationen außerhalb des KCNA1- oder CACNA1A-Gens

- Bei einer Familie mit EA2-Phänotyp wurde eine Missense-Mutation in der Beta-$_4$-Kalziumkanal-Untereinheit gefunden (Escayg et al. 2000). Beta-Untereinheiten sind Hilfseinheiten, die modifizierende Effekte auf den Kalziumkanal ausüben. Die Beta-$_4$-Untereinheit ist besonders im Zerebellum exprimiert. Interessanterweise weist eine andere nichtverwandte Familie mit der gleichen Mutation eine generalisierte Epilepsie auf (Escayg et al. 2000).
- Die periodische vestibulozerebelläre Ataxie (Damji et al. 1996) ist eine autosomal-dominant vererbte Erkrankung, die durch eine sakka-

◘ **Tabelle 16.1.** Gegenüberstellung episodische Ataxie Typ 1 und episodische Ataxie Typ 2

	Episodische Ataxie Typ 1	Episodische Ataxie Typ 2
Vererbungsmodus	Autosomal-dominant	Autosomal-dominant
Gen	KCNA1-Gen (12p13)	CACNA1A-Gen (19p13)
Erkrankungsalter	Kleinkindalter	Schulalter, frühes Erwachsenenalter
Auslösemechanismus	Bewegung, Erschrecken	Emotionaler Stress, Anstrengung, Koffein, Alkohol
Attacken	Dysarthrie, Extremitäten und Stammataxie, Tremor, selten dystone oder choreatiforme Bewegungen	Dysarthrie, Extremitäten und Stammataxie, Nystagmus, Kopfschmerzen, Übelkeit, Erbrechen
Attackendauer	Sekunden bis Minuten	Minuten bis Stunden (Tage)
Interiktale Symptome: a) **Myokymien** b) **Progrediente Ataxie**	 Ja Nein	 Nein Ja
Therapie	Acetazolamid, Phenytoin, Carbamazepin	Acetazolamid, Sultiam
Epilepsie	Häufig	Einzelfälle

dierte Blickfolge, Blickrichtungsnystagmus, Ataxie und Drehschwindel charakterisiert ist. Der Beginn der Erkrankung liegt zwischen der dritten und sechsten Dekade. Acetazolamid scheint keinen positiven Effekt auf die Symptome auszuüben. Bis jetzt wurde die Erkrankung nur bei zwei Familien aus North Carolina beschrieben. Eine Kopplung zu den Genorten der EA1 und EA2 wurde durch genetische Untersuchung ausgeschlossen, so dass die periodische vestibulozerebelläre Ataxie auch als episodische Ataxie Typ 3 (EA3) bezeichnet wird. Das zugehörige Gen ist bis zum heutigen Zeitpunkt noch nicht gefunden.

— Weiterhin ist in der Literatur eine große kanadische Familie mit autosomal-dominantem Erbgang beschrieben, bei der Attacken mit generalisierter Ataxie, Drehschwindel, Gleichgewichtsstörungen und Tinnitus (Steckley et al. 2001) auftreten. Die Attacken werden durch Bewegung ausgelöst, dauern in der Regel einige Minuten an und sprechen auf Acetazolamid an. Interiktal finden sich bei einigen Patienten Myokymien. Der Zeitpunkt des Erkrankungsbeginns ist variabel und kann auch erst im Erwachsenenalter liegen. Kopplungsanalysen haben die Genorte der EA1 und EA2 als ursächlich ausgeschlossen. Das krankheitsverursachende Gen ist bis heute nicht gefunden. Die Beschreiber dieser Erkrankung schlagen vor, diese Erkrankung als episodische Ataxie Typ 4 (EA4) zu bezeichnen, wobei es aufgrund der klinischen Ähnlichkeit mit der EA3 gut möglich ist, dass es sich um dieselbe Erkrankung handelt.

16.3.2 Sporadische spät beginnende paroxysmale zerebelläre Ataxie

Bei einigen Patienten ohne familiären Hintergrund wurde eine um das 60. Lebensjahr auftretende episodische Ataxie beobachtet, zu der im weiteren Verlauf eine progrediente zerebelläre Ataxie hinzutrat (Julien et al. 2001).

Bemerkenswert sind der fluktuierende Verlauf der Erkrankung und das Nichtansprechen auf Acetazolamid. Bei dem einzigen neuropathologisch untersuchten Fall wurde ein ausgeprägter Verlust an Purkinjezellen mit besonderer Betonung des Kleinhirnwurms diagnostiziert. Eine Expansion von CAG-Wiederholungen oder eine das Gen verkürzende Mutation im CACNA1A-Gen wurden ausgeschlossen.

❯ Kasuistik

Ein sechsjähriger Junge wurde erstmals bei einem niedergelassenen Neuropädiater vorgestellt. Seit dem vierten Lebensjahr litt er an Attacken, während derer sein Gang unbeholfen und unsicher war und er seine Arme und Hände nur noch ungeschickt gebrauchen konnte. Auch die Sprache war während der Attacken sehr undeutlich. Bisweilen, so berichtete die Mutter, würde es dabei auch zu einem Wackeln des Kopfes, des Körpers oder der Extremitäten kommen. Der Beginn dieser Attacke war plötzlich und manchmal von einem komischen, nicht näher lokalisierbaren Gefühl eingeleitet. Das Bewusstsein war immer vollkommen klar erhalten. Die Attacken variierten in ihrer Intensität und dauerten meistens 3–5 min. Die Attackenfrequenz wechselte zwischen einmal im Monat und bis zu mehr als 10-mal pro Tag. Die Attacken begannen manchmal ohne klaren Auslösefaktor, wurden aber meistens während körperlicher Anstrengung ausgelöst, besonders in Kombination mit Erschrecken oder Anspannung. Der Patient schilderte als Beispiel, dass es, wenn er mit seinen Freunden Fahrradrennen veranstalten würde und er bei einem Beinahezusammenstoß plötzlich die Richtung ändern müsse, ganz häufig zu diesen Attacken käme.

Die Schwangerschaft, seine Geburt und die motorische und geistige Entwicklung liefen völlig normal. Seine Mutter berichtete, dass auch sie selbst und ihr Vater in der Kindheit an solchen Attacken gelitten hätten. Mit der Zeit seien diese aber viel besser geworden und wären nahezu gar nicht mehr aufgetreten. Sie hätte bei ihrem Vater auch oft ein Zucken um die Augen und die Mundwinkel bemerkt, welches bei ihr selbst und ihrem Sohn aber nicht auftreten würde. Man hätte damals die Störung bei ihr und ihrem Vater nicht zuordnen können. Eine probatorische Behandlung

▼

Literatur

mit Antiepileptika hätte allerdings zu einer Besserung geführt. In der neurologischen Untersuchung des Patienten zeigte sich ein altersentsprechender Normalbefund. Später, als er seine Hände ruhig auf den Schoß gelegt hatte, fiel ein leichtes Zucken der ulnaren Finger auf. Die Routineblutparameter, die kraniale Bildgebung und das EEG ergaben unauffällige Befunde. Im EMG zeigten sich spontane rhythmische Entladungen im Sinne einer Myokymie in der Handmuskulatur, aber auch in klinisch nicht betroffenen Muskeln. Daraufhin wurde die Diagnose einer episodischen Ataxie Typ 1 gestellt und eine Therapie mit Acetazolamid begonnen. Dadurch wurde die Attackenhäufigkeit und -intenstität stark gesenkt. Oft kam es nur zu sehr kurzen und abortiven Attacken, die von der Außenwelt nicht bemerkt wurden. Als Nebenwirkungen traten Müdigkeit und Parästhesien auf. Letztere konnten durch die orale Einnahme von Kaliumchlorid gemildert werden.

Literatur

Adelman JP, Bond CT, Pessia M, Maylie J (1995) Episodic ataxia results from voltage-dependent potassium channels with altered functions. Neuron 15:1449–1454

Bain PG, O'Brien MD, Keevil SF, Porter DA (1992) Familial periodic cerebellar ataxia: a problem of cerebellar intracellular pH homeostasis. Ann Neurol 31:147–154

Bhatia KP (1999) The paroxysmal dyskinesias. J Neurol 246:149–155

Browne DL, Gancher ST, Nutt JG et al. (1994) Episodic ataxia/myokymia syndrome is associated with point mutations in the human potassium channel gene, KCNA1. Nat Genet 8:136–140

Brunt ER, van Weerden TW (1990) Familial paroxysmal kinesigenic ataxia and continuous myokymia. Brain 113 (Pt 5): 1361–1382

Damji KF, Allingham RR, Pollock SC (1996) Periodic vestibulocerebellar ataxia, an autosomal dominant ataxia with defective smooth pursuit, is genetically distinct from other autosomal dominant ataxias. Arch Neurol 53:338–344

Dedek K, Kunath B, Kananura C et al. (2001) Myokymia and neonatal epilepsy caused by a mutation in the voltage sensor of the KCNQ2 K+ channel. Proc Natl Acad Sci USA 98:12272–12277

Escayg A, De Waard M, Lee DD (2000) Coding and noncoding variation of the human calcium-channel beta4-subunit gene CACNB4 in patients with idiopathic generalized epilepsy and episodic ataxia. Am J Hum Genet 66:1531–1539

Fletcher CF, Frankel WN (1999) Ataxic mouse mutants and molecular mechanisms of absence epilepsy. Hum Mol Genet 8:1907–1912

Guida S, Trettel F, Pagnutti S (2001) Complete loss of P/Q calcium channel activity caused by a CACNA1A missense mutation carried by patients with episodic ataxia type 2. Am J Hum Genet 68:759–764

Herson PS, Virk M, Rustay NR et al. (2003) A mouse model of episodic ataxia type-1. Nat Neurosci 6:378–383

Jen J, Wan J, Graves M et al. (2001) Loss-of-function EA2 mutations are associated with impaired neuromuscular transmission. Neurology 57:1843–1848

Jouvenceau A, Eunson LH, Spauschus A et al. (2001) Human epilepsy associated with dysfunction of the brain P/Q-type calcium channel. Lancet 358:801–807

Julien J, Denier C, Ferrer X et al. (2001) Sporadic late onset paroxysmal cerebellar ataxia in four unrelated patients: a new disease? J Neurol 248:209–214

Jun K, Piedras-Renteria ES, Smith SM (1999) Ablation of P/Q-type Ca(2+) channel currents, altered synaptic transmission, and progressive ataxia in mice lacking the alpha-(1A)- subunit. Proc Natl Acad Sci USA 96:15245–15250

Kullmann DM, Rea R, Spauschus A, Jouvenceau A (2001) The inherited episodic ataxias: how well do we understand the disease mechanisms? Neuroscientist 7:80–88

Kullmann DM (2002) The neuronal channelopathies. Brain 125:1177–1195

Oh SJ, Alapati A, Claussen GC, Vernino S (2003) Myokymia, neuromyotonia, dermatomyositis, and voltage-gated K+ channel antibodies. Muscle Nerve 27:757–760

Rea R, Spauschus A, Eunson LH, Hanna MG, Kullmann DM (2002) Variable K(+) channel subunit dysfunction in inherited mutations of KCNA1. J Physiol 538:5–23

Smart SL, Lopantsev V, Zhang CL et al. (1998) Deletion of the K(V)1.1 potassium channel causes epilepsy in mice. Neuron 20:809–819

Steckley JL, Ebers GC, Cader MZ, McLachlan RS (2001) An autosomal dominant disorder with episodic ataxia, vertigo, and tinnitus. Neurology 57:1499–1502

Wappl E, Koschak A, Poteser M et al. (2002) Functional consequences of P/Q-type Ca2+ channel Cav2.1 missense mutations associated with episodic ataxia type 2 and progressive ataxia. J Biol Chem 277:6960–6966

Zerr P, Adelman JP, Maylie J (1998) Episodic ataxia mutations in Kv1.1 alter potassium channel function by dominant negative effects or haploinsufficiency. J Neurosci 18:2842–2848

Zuberi SM, Eunson LH, Spauschus A et al. (1999) A novel mutation in the human voltage-gated potassium channel gene (Kv1.1) associates with episodic ataxia type 1 and sometimes with partial epilepsy. Brain 122 (Pt 5): 817–825

Sachverzeichnis

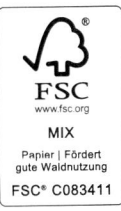

Zeitfracht Medien GmbH
Ferdinand-Jühlke-Straße 7
99095 Erfurt, Deutschland
produktsicherheit@kolibri360.de